全国中医药行业高等教育"十三五"创新教材

中医药学概论

（供中药学、药学、管理学及相关专业用）

（第二版）

主　编　翟华强（北京中医药大学）
安冬青（新疆医科大学）
王燕平（中国中医科学院）

副主编　董　玲（北京中医药大学）　彭　康（南方医科大学中西医结合医院）
张　艺（成都中医药大学）　刘　芳（天津中医药大学第一附属医院）
许汉林（湖北中医药大学）　李　耿（中日友好医院）
曹红波（天津中医药大学）　兰　卫（新疆医科大学）
冯德强（云南中医药大学）　张国豪（贵州茅台医院）
刘　霞（武汉理工大学）　邓德强（乌鲁木齐市中医医院）

主　审　王永炎

中国中医药出版社

·北　京·

图书在版编目(CIP)数据

中医药学概论/翟华强，安冬青，王燕平主编．——2版．—北京：中国中医药出版社，2019.1(2019.12重印)

全国中医药行业高等教育“十三五”创新教材

ISBN 978-7-5132-5244-7

Ⅰ.①中… Ⅱ.①翟… Ⅲ.①中国医药学-中医学院-教材 Ⅳ.①R2

中国版本图书馆CIP数据核字（2018）第224873号

中国中医药出版社出版

北京经济技术开发区科创十三街31号院二区8号楼

邮政编码 100176

传真 010-64405750

三河市同力彩印有限公司印刷

各地新华书店经销

开本 850×1168 1/16 印张 39.25 字数 924 千字

2019年1月第2版 2019年12月第2次印刷

书号 ISBN 978-7-5132-5244-7

定价 98.00元

网址 www.cptcm.com

社长热线 010-64405720

购书热线 010-89535836

维权打假 010-64405753

微信服务号 zgzyycbs

微商城网址 https://kdt.im/LIdUGr

官方微博 http://e.weibo.com/cptcm

天猫旗舰店网址 https://zgzyycbs.tmall.com

如有印装质量问题请与本社出版部联系（010-64405510）

全国中医药行业高等教育“十三五”创新教材

《中医药学概论》编委会

主　编　翟华强（北京中医药大学）
　　　　　安冬青（新疆医科大学）
　　　　　王燕平（中国中医科学院）

主　审　王永炎

副主编
董　玲（北京中医药大学）	彭　康（南方医科大学中西医结合医院）
张　艺（成都中医药大学）	刘　芳（天津中医药大学第一附属医院）
许汉林（湖北中医药大学）	李　耿（中日友好医院）
曹红波（天津中医药大学）	兰　卫（新疆医科大学）
冯德强（云南中医药大学）	张国豪（贵州茅台医院）
刘　霞（武汉理工大学）	邓德强（乌鲁木齐市中医医院）

编　委（排名不分先后）
史楠楠（中国中医科学院）	张　颖（中国中医科学院眼科医院）
李　飞（中国药科大学）	韩永龙（上海交通大学附属第六人民医院）
肖连宇（北京中医药大学）	黄传俊（湖北中医药大学附属医院）
陈新梅（山东中医药大学）	赵翡翠（新疆自治区中医医院）
王　腾（武汉大学医学院）	郑敏霞（浙江中医药大学附属第一医院）
于　静（新疆医科大学）	柴士伟（天津中医药大学第一附属医院）
黄江荣（长江大学医学院）	李立华（安徽中医药大学第一附属医院）
王　飞（成都中医药大学）	孔祥文（北京中医药大学第三附属医院）
刘立萍（辽宁中医药大学）	鲁　爽（中国中医科学院广安门医院）
孔明望（湖北中医药大学）	张　鑫（南方医科大学中西医结合医院）
郭沛鑫（云南中医药大学）	谈煊忠（南京中医药大学第三附属医院）
刘春宇（北京中医药大学）	黄　莹（乌鲁木齐市中医医院）
徐惠芳（武汉市中医医院）	王　斌（遵义市中医院）

中医药学概论
理法方药汇融

颜正華题

编 写 说 明

本教材系全国中医药行业高等教育“十三五”创新教材之一，是在国家中医药管理局教材办公室和全国高等中医药教材建设研究会的领导与组织下，联合全国27所高等院校共同编写而成的。它可供全国高等中医药院校药剂、制药工程、生物制药、药学、工商管理、人文社法、市场营销、护理等相关专业使用，也可满足全国高等医药院校药学专业及相关学科的使用。

《中医药学概论》作为学习中医药学的专业基础课，根据专业的教学计划和教学大纲要求进行编写。该书在尊重中医药学科特色基础上，系统论述了中医基础理论、中医诊断学、中药学、方剂学等课程的基本理论、基本知识、基本方法，将“理、法、方、药”连贯成一体，有利于学生在有限的学时里，系统了解中医理论学术体系，掌握中医临床诊断精要以及中药临床应用情况，体现了“医药圆融、互为一体”的特点。通过本课程的学习，要求学生系统掌握中医与中药的基本理论、中医诊断的基本技巧及辨证用药的思路、常用中药的性能与用法、常用方剂的组成与临床应用等，为后继学习相关课程奠定专业基础。

为了确保教材体系的连续性，本次编写在充分尊重第一版教材的基础上，参考了近年来各地出版的有关中医基础理论、中医诊断学、中药学和方剂学的教材、教学参考书和相关著作，吸纳了各兄弟院校在教学、教改方面的宝贵经验和成果。在教材的编写过程中，遵循“中医要发展、教材要改革”，保障中医药理论传统性和系统性的原则，结合药剂、制药工程、生物制药、药学、工商管理、人文社法、市场营销、护理等专业学生知识结构的特点，对教材的内容进行了充实和优化；对中医药理论的主要学术观点和内容，力求运用准确、严谨的现代语言进行表述；对教材的结构做了相应的调整，力求使本教材最大限度地达到科学、缜密和先进的水平。

教材编写是高等院校教学的基础性工作，也是一项艰巨的任务。编写过程中，得到国医大师颜正华挥毫寄语、中国工程院王永炎院士主审定稿，在此表示诚挚感谢。虽然各编委在编写过程中殚精竭力，但不尽人意之处在所难免，敬祈各兄弟院校的师生在使用本教材的过程中，提出宝贵的意见，以便进一步修订和提高。

《中医药学概论》编委会

2018年9月

目　　录

第一部分　中医基础理论

第二部分 中医诊法概要

第三部分 中 药 学

第四部分　方 剂 学

第一部分　中医基础理论

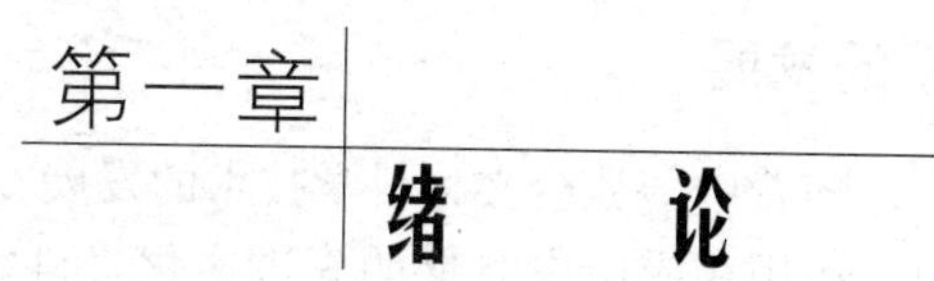

第一章　绪　论

中医学是在中国古代的唯物论和辩证法思想的影响和指导下，通过长期的医疗实践，不断积累，反复总结而逐渐形成的具有独特风格的传统医学科学，是中国人民长期同疾病作斗争的过程中积累的极为丰富的经验总结，具有数千年的悠久历史，是中国传统文化的重要组成部分。中医基础理论研究阐发中医学的基本观念、基本概念、基本理论和基本原则，它在整个中医学科中占有极其重要的地位，是中医学各分支学科的理论基础。

第一节　中医学理论体系的形成和发展

一、中医学理论体系的形成

（一）中医学与中医学理论体系

1. 中医学　是研究人体生理、病理、疾病的诊断与防治，以及养生康复的一门传统医学科学，具有独具特色的理论体系。

2. 中医学理论体系　是按照中医学逻辑演绎程序从基本原理、基本概念推导出来的科学结论，是以中国古代的唯物论和辩证法思想，即气一元论和阴阳五行学说为哲学基础，以整体观念为指导思想，以脏腑经络的生理和病理为核心，以辨证论治为诊疗特点的独特的医学理论体系。

（二）中医学理论体系形成的标志

中医学理论体系形成的标志是《黄帝内经》的问世。《黄帝内经》吸收了秦汉以前的天文、历法、气象、数学、生物、地理等多种学科的重要成果，总结了春秋战国以前的医疗成就和治疗经验，确定了中医学的理论原则，系统地阐述了生理、病理、经络、解剖、诊断、治疗、预防等问题，建立了独特的理论体系，成为中医学发展的基础和理论源泉。

（三）中医学独特理论体系的确立

《黄帝内经》的成书实际上标志着中医学基本理论的确立，它与张仲景的《伤寒杂病论》分别是中医学基本理论和辨证论治的奠基之作。二者与《神农本草经》《难经》一起，被历代医家奉为“四大经典”，由此确立了中医学独特的理论体系，给后世医学的发展以深远的影响。

二、中医学理论体系的发展

中医理论体系的发展，是随着中国社会文化科学技术的发展，通过历代医家和人民群众在长期与疾病斗争的实践中，运用相应历史时期的先进文化、科学技术成就，不断地完善、提高而发展的。因此，中医学理论体系的发展反映了相应历史时期的文化科学技术水平。

（一）中国历代医家的贡献

在中医学理论发展的过程中，上自晋、唐、宋、金、元，下迄明清的许多医家，在《黄帝内经》《伤寒杂病论》等经典著作的基础上，在各自的临床经验和理论研究中，均从不同角度发展了中医学理论体系。

魏晋隋唐时期：晋·王叔和著《脉经》，丰富了脉学的基本知识和理论。皇甫谧的《针灸甲乙经》是一部针灸学专著。隋·巢元方的《诸病源候论》是一部病因、病理和证候学专书。唐·孙思邈的《千金要方》《千金翼方》以及王焘的《外台秘要》等，集唐以前医学之大成，从理论到临床均有新的发展。

宋金元时期：自宋以后，迄至明清，许多医家在继承了前人已有成就的基础上，勇于创新，提出自己的独到见解，从而使中医学术有了新的突破和发展。其中，金元四大家对中医学理论的发展作出了重要的贡献。刘完素（约1100年，卒年不详）以火热立论，力倡“六气皆从火化”“五志过极皆能生火”，用药多用寒凉，火热在表，治以辛凉甘寒，火热在里，则用承气诸方，表里俱热，用防风通圣、凉膈散解之，所以被称为“寒凉派”。刘氏之火热理论，促进了温病学说的发展，对温病学说的形成有深刻的影响。张从正（约1156～1228年）传河间之学，认为病由邪生，攻邪已病，主张“邪去则正安”，用汗、吐、下三法以攻邪，所以被称为“攻下派”。李东垣（约1180～1251年）提出了“内伤脾胃，百病由生”的内伤学说，治疗重在升补脾阳，被称为“补土派”。朱丹溪（约1281～1358年）重视相火妄动，耗伤真阴，提出“阳常有余，阴常不足”之论，治病以滋阴、降火为主，因此被称为“养阴派”。金元四大家各具特色，各有创见，均从不同角度丰富和发展了中医学，促进了中医学理论和临床实践的发展。

明清时期：在中医学术发展史上，这一时期温补学派颇为盛行，其中薛立斋、孙一奎、赵献可、张景岳、李中梓等大抵俱重视脾肾，善于温补。温病学派的出现，标志着中医学术发展又取得了突出成就。吴又可创立了传染病病因学“戾气学说”的新概念，提出了治疗传染病较完整的学术见解，著成《温疫论》，为温病学说的形成奠定了基础。叶天士《温热论》，首创卫气营血辨证；吴鞠通《温病条辨》，创三焦辨证；薛生白《湿热病篇》，指出

“湿热之病，不独与伤寒不同，且与温病大异”；王孟英《温热经纬》“以轩岐仲景之文为经，叶薛诸家之辨为纬”。这些温病学家大胆地突破了“温病不越伤寒”的传统观念，创立了以卫气营血、三焦为核心的一套比较完整的温病辨证论治的理论和方法，从而使温病学在证因脉治方面形成了完整的理论体系。温病学说和伤寒学说相辅相成，成为中医治疗外感热病的两大学说，在治疗急性热病方面作出了巨大的贡献。

（二）中医学理论的现代化

中医学的历史，是学术不断发展、不断创新的历史。自中华人民共和国成立以来，在中国共产党和中华人民共和国政府的关怀下，中医学理论取得了长足的进步，在研究的广度和深度及方法上均超过了历史任何时期。当代中医学理论的研究，以系统整理、发扬提高为前提，运用传统方法和现代科学方法，多学科多途径地逐步揭示了中医学理论的奥秘，使中医学理论出现了不断深化、更新，并有所突破的态势。

第二节　中医学理论体系的基本特点

一、整体观

（一）整体观念的基本概念

整体性就是统一性、完整性和联系性。整体性表现为整体联系的统一性，即整体与部分、部分与部分、系统与环境联系的统一性。整体思维是中国古代所具有的独特的思维形态，它强调整体、和谐和协调。整体观念是关于事物和现象的完整性、统一性和联系性的认识。

中医学的整体观是关于人体自身以及人与环境之间的统一性、完整性和联系性的认识，是古代唯物论和自发辩证法思想在中医学的体现，是中医学的基本特点之一，它贯穿于中医生理、病理、诊法、辨证、治疗等整个理论体系之中，具有重要的指导意义。

（二）整体观念的内容

中医学把人体内脏和体表各部组织、器官看成是一个有机的整体，同时认为四时气候、地土方宜、周围环境等因素对人体生理病理有不同程度的影响，既强调人体内部的统一性，又重视机体与外界环境的统一性，这就是中医学整体观念的主要内容。

1. 人是一个有机整体

其一，就形体结构言，人体是由若干脏腑器官构成的。这些脏腑器官在结构上是不可分割、相互关联的。每一脏腑都是人体有机整体中的一个组成部分，都不能脱离开整体而独立存在，属于整体的部分。

其二，就生命物质言，气、血、精、津、液是组成人体并维持人体生命活动的基本物质。分言之，则为气、为血、为精、为津、为液，实则均由一气所化。它们在气化过程中，相互转化，分布、运行于全身各脏腑器官，这种物质的同一性，保证了各脏腑器官机能活动的统一性。

其三，就机能活动言，形体结构和生命物质的统一性，决定了机能活动的统一性，使各种不同的机能活动互根互用，协调和谐，密切联系。所谓“和实生物，同则不继”。人体各个脏器、组织或器官，都有各自不同的生理功能，这些不同的生理功能又都是整体机能活动的组成部分，从而决定了机体的整体统一性。

2. 人与外界环境的统一性

中医学的整体观念强调人体内外环境的整体和谐、协调和统一，认为人体是一个有机整体，既强调人体内部环境的统一性，又注重人与外界环境的统一性。所谓外界环境是指人类赖以存在的自然和社会环境。

(1) 人与自然环境的统一性：人与自然有着统一的本原和属性，人产生于自然，人的生命活动规律必然受自然界的影响。人与自然的物质统一性决定生命和自然运动规律的统一性。

在自然界中，四时气候、地土方宜等均给予人的生命活动与疾病以深刻的影响。如：

①季节气候与人体：“人能应四时者，天地为之父母”（《素问·宝命全形论》）。一年四时气候呈现出春温、夏热、秋燥、冬寒的节律性变化，因而人体也就相应地发生了适应性的变化，如“春弦夏洪，秋毛冬石，四季和缓，是谓平脉”（《四言举要》）。

②昼夜晨昏与人体：天地有五运六气的节律性周期变化，不但有“年节律”“月节律”，而且还有“日节律”。人体气血阴阳运动不仅随着季节气候的变化而变化，而且也随着昼夜的变化而发生节律性的变化。如人体的阳气，随着昼夜阳气的朝始生、午最盛、夕始弱、夜半衰的波动而出现规律性的波动。故曰：“阳气者，一日而主外，平旦人气生，日中而阳气隆，日西而阳气已虚，气门乃闭”（《素问·生气通天论》）。在病理上，一般而言，大多白天病情较轻，傍晚加重，夜间最重，呈现出周期性的起伏变化。故曰：“百病者，多以旦慧昼安，夕加夜甚”（《灵枢·顺气一日为四时》）。

③地区方域与人体：地理环境是自然环境中的重要因素。地理环境包括地质水土、地域性气候和人文地理、风俗习惯等。地理环境的差异，在一定程度上，影响人们的生理机能和心理活动。中医学非常重视地区方域对人体的影响。生长有南北，地势有高低，体质有阴阳，奉养有膏粱藜藿之殊，更加天时有寒暖之别，故“一州之气，生化寿夭不同”（《素问·五常政大论》），受病亦有深浅之异。一般而言，东南土地卑弱，气候多湿热，人体腠理多疏松，体格多瘦削；西北地处高原，气候多燥寒，人体腠理多致密，体格多壮实。

(2) 人与社会的统一性：人的本质，在现实上是一切社会关系的总和。人既有自然属性，又有社会属性。社会是生命系统的一个组成部分。人从婴儿到成人的成长过程就是由生物人变为社会人的过程。人生活在社会环境之中，社会生态变迁与人的身心健康和疾病的发生有着密切关系。社会角色、地位的不同，以及社会环境的变动不仅影响人们的心身机能而且疾病谱的构成也不尽相同。

3. 整体观念的意义 中医学的整体观念，对于观察和探索人体及人体与外界环境的关系和临床诊治疾病，具有重要指导意义。

（1）整体观念与生理：中医学在整体观念指导下，认为人体正常生命活动一方面要靠各脏腑发挥自己的功能，另一方面要靠脏腑间相辅相成的协同作用才能维持。每个脏腑各自协同的功能，又是整体活动下的分工合作，这是局部与整体的统一。这种整体作用只有在心的统一指挥下才能生机不息，“主明则下安……主不明则十二官危”，“凡此十二官者，不得相失也”（《素问·灵兰秘典论》）。经络系统则起着联系作用，它把五脏、六腑、肢体、官窍等联系成为一个有机的整体。精气神学说则反映了机能与形体的整体性。中医学还通过“阴平阳秘”和“亢则害，承乃制，制则生化”的理论来说明人体阴阳维持相对的动态平衡。

（2）整体观念与病理：中医学不仅从整体来探索生命活动的规律，而且在分析疾病的病理机制时，也首先着眼于整体，着眼于局部病变所引起的病理反应，把局部病理变化与整体病理反应统一起来。既重视局部病变和与之直接相关的脏腑，又强调病变与其他脏腑之间的关系，并根据生克制化理论来揭示脏腑间的疾病传变规律。阴阳失调是中医学对病理的高度概括。阳胜则阴病，阴胜则阳病；阳胜则热，阴胜则寒；阳虚则寒，阴虚则热。在病因学和发病学上，中医学十分强调机体正气对于疾病发生与否的决定作用。“正气存内，邪不可干”（《素问·刺法论》），“邪之所凑，其气必虚”（《素问·评热病论》）。这种病因学、发病学的整体观，对医疗实践有重要的意义。

（3）整体观念与诊断：在诊断学上，中医学强调诊断疾病必须结合致病的内外因素加以全面考察。对任何疾病所产生的症状，都不能孤立地看待，应该联系到四时气候、地方水土、生活习惯、性情好恶、体质、年龄、性别、职业等，运用四诊的方法，全面了解病情，加以分析研究，把疾病的病因、病位、性质及致病因素与机体相互作用的反应状态概括起来，然后才能作出正确的诊断。故曰：“圣人之治病也，必知天地阴阳，四时经纪，五脏六腑，雌雄表里，刺灸砭石，毒药所主，从容人事，以明经道，贵贱贫富，各异品理，问年少长，勇怯之理，审于分部，知病本始，八正九候，诊必副矣”（《素问·疏五过论》）。“四诊合参”“审察内外”就是整体观念在诊断学上的具体体现。

（4）整体观念与防治：中医防治学强调人与外在环境的统一，以及人体的整体性。预防和治疗疾病必须遵循人体内外环境相统一的客观规律。人的机体必须适应气候季节的变化，和昼夜阴阳变化相适应，“春夏养阳，秋冬养阴”，方能保持健康，预防疾病。治病“必知天地阴阳，四时经纪”（《素问·疏五过论》），“必先岁气，勿伐天和”（《素问·五常政大论》）。

二、辨证论治

（一）辨证论治的基本概念

辨证论治为辨证和论治的合称，既是中医学认识疾病和治疗疾病的基本原则，又是诊断和防治疾病的基本方法，是中医学术特点的集中表现。

1. 症、证、病的概念　症状是疾病的个别表面现象，是病人主观感觉到的异常感觉或某些病态改变，如头痛、发热、咳嗽、恶心、呕吐等。能被觉察到的客观表现则称为体征，如舌苔、脉象等。广义的症状包括体征。

证，又称证候。证是中医学的特有概念，是中医学认识和治疗疾病的核心。其临床表现是机体在致病因素作用下，机体与周围环境之间以及机体内部各系统之间相互关系紊乱的综合表现，是一组特定的具有内在联系的全面揭示疾病本质的症状和体征。其本质是对疾病处于某一阶段的各种临床表现，结合环境等因素进行分析、归纳和综合，从而对疾病的致病因素、病变部位、疾病的性质和发展趋势，以及机体的抗病反应能力等所作的病理概括。

病，又称疾病，是在病因的作用下，机体邪正交争，阴阳失调，出现具有一定发展规律的演变过程，具体表现出若干特定的症状和各阶段的相应证候。病是由证体现出来的，反映了病理变化的全过程和发生、发展、变化的基本规律。

症、证、病的关系：症、证、病三者既有联系又有区别，三者均统一在人体病理变化的基础之上；但是，症只是疾病的个别表面现象，证则反映了疾病某个阶段的本质变化，它将症状与疾病联系起来，从而揭示了症与病之间的内在联系，而病则反映了病理变化的全部过程。

2. 辨证和论治的含义及相互关系 所谓辨证，就是将四诊（望、闻、问、切）所收集的资料，包括症状和体征，通过分析、综合，辨清疾病的原因、性质、部位，以及邪正之间的关系，概括、判断为某种性质的证候。辨证的关键是“辨”，辨证的过程是对疾病的病理变化作出正确、全面判断的过程，即从感性认识上升为理性认识，分析并找出病变的主要矛盾。所谓论治，又称施治，就是根据辨证的结果，确定相应的治疗原则和方法，也是研究和实施治疗的过程。

总而言之，辨证论治是在中医学理论指导下，对四诊所获得的资料进行分析综合，概括判断出证候，并以证为据确立治疗原则和方法，付诸实施的过程。辨证是决定治疗的前提和依据，论治是治疗疾病的手段和方法。通过论治可以检验辨证的正确与否。辨证论治的过程，就是认识疾病和解决疾病的过程。

辨证和论治，是诊治疾病过程中相互联系不可分割的两个方面，是理论和实践相结合的体现，是理、法、方、药在临床上的具体运用，是指导中医临床工作的基本原则。

（二）辨证论治的运用

1. 常用的辨证方法 在临床实践中常用的辨证方法有：八纲辨证、脏腑辨证、气血津液辨证、六经辨证、卫气营血辨证、三焦辨证、病因辨证等。这些辨证方法，虽有其各自的特点，在对不同疾病的诊断上各有侧重，但又是互相联系和互相补充的。

2. 辨证论治的过程 在整体观念指导下，运用四诊对病人进行仔细的临床观察，将人体在病邪作用下反映出来的一系列症状和体征，根据“辨证求因”的原理进行推理，判断其发病的病因。再结合地理环境、时令气候以及病人的体质、性别、职业等情况具体分析，从而找出疾病的本质，得出辨证的结论，最后确定治疗法则，选方遣药进行治疗。

3. 辨证与辨病的关系 在辨证论治中，必须掌握病与证的关系，既要辨病，又要辨证，而辨证更重于辨病。证是疾病不同阶段、不同病理变化的反映。因此，在疾病发展过程中，可出现不同的证候，要根据不同证候进行治疗。如温病的卫分证、气分证、营分证、血分证，就是温病过程中四个不同阶段的病理反应，应分别治以解表、清气、清营、凉血等法。同病可以异证，异病又可以同证。如同为黄疸病，有的表现为湿热证，治当清热利湿；有的表现为寒湿证，又宜温化寒湿，这就是所谓同病异治。再如，不同的疾病，在其发展过程中，由于出现了性质相同的证，因而可采用同一方法治疗，这就是异病同治。如久痢、脱肛、子宫下垂等，是不同的病，但如果均表现为中气下陷证，就都可以用升提中气的方法治疗。

第二章 中医学的哲学基础

哲学是人们对于整个世界（自然、社会和思维）的根本观点和体系，即研究世界观的学问，是对自然知识和社会知识的概括和总结。中医学属于中国古代自然科学范畴，以中国古代朴素的唯物论和自发的辩证法思想即阴阳学说和五行学说为哲学基础，来建构理论体系，并使之成为中医学理论体系的重要组成部分。

第一节 阴阳学说

阴阳学说属于中国古代唯物论和辩证法范畴。阴阳学说认为：世界是物质性的整体，宇宙间一切事物不仅其内部存在着阴阳的对立统一，而且其发生、发展和变化都是阴阳二气对立统一的结果。

中医学把阴阳学说应用于医学，形成了中医学的阴阳学说，促进了中医学理论体系的形成和发展，中医学的阴阳学说是中医学理论体系的基础之一和重要组成部分，是理解和掌握中医学理论体系的一把钥匙。“明于阴阳，如惑之解，如醉之醒”（《灵枢·病传》）。“设能明彻阴阳，则医理虽玄，思过半矣”（《景岳全书·传忠录·阴阳篇》）。中医学用阴阳学说阐明生命的起源和本质，人体的生理功能、病理变化，疾病的诊断和防治的根本规律，其贯穿于中医的理、法、方、药。长期以来，一直有效地指导着临床实践。

一、阴阳的基本概念

（一）阴阳的含义

1. 阴阳的哲学含义 阴阳是中国古代哲学的基本范畴。阴阳具有对立统一的属性，含有对立统一的意思，所谓“阴阳者，一分为二也”（《类经·阴阳类》）。阴和阳之间有着既对立又统一的辩证关系。阴阳的对立统一是宇宙的总规律：阴阳不仅贯穿于中国古代哲学，而且与天文、历算、医学、农学等具体学科相结合，一并成为各门具体学科的理论基础，促进了各门具体学科的发展。

2. 阴阳的医学含义 阴阳范畴引入医学领域，成为中医学理论体系的基石，成为基本的医学概念。在中医学中，阴阳是自然界的根本规律，是标示事物内在本质属性和性态特征的范畴，既标示两种对立特定的属性，如明与暗、表与里、寒与热等，又标示两种对立的特定的运动趋向或状态，如动与静、上与下、内与外、迟与数等。

（二）阴阳的普遍性、相对性和关联性

1. 阴阳的普遍性　阴阳的对立统一是天地万物运动变化的总规律，“阴阳者，天地之道也，万物之纲纪，变化之父母，生杀之本始”（《素问·阴阳应象大论》）。不论是空间还是时间，从宇宙间天地的回旋到万物的产生和消失，都是阴阳作用的结果。凡属相互关联的事物或现象，或同一事物的内部，都可以用阴阳来概括，分析其各自的属性，如天与地、动与静、水与火、出与入等。

2. 阴阳的相对性　具体事物的阴阳属性，并不是绝对的，而是相对的。也就是说，随着时间的推移或所运用范围的不同，事物的性质或对立面改变了，则其阴阳属性也就要随之而改变。所以说“阴阳二字，固以对待而言，所指无定在”（《局方发挥》）。阴阳这种相对性表现为：

（1）相互转化性：在一定条件下，阴和阳之间可以发生相互转化，阴可以转化为阳，阳也可以转化为阴。如寒证和热证的转化，病变的寒热性质变了，其阴阳属性也随之改变。在人体气化运动过程中，生命物质和生理功能之间，物质属阴，功能属阳。二者在生理条件下，是可以互相转化的，物质可以转化为功能，功能也可以转化为物质。如果没有这种物质和功能之间的相互转化，生命活动就不能正常进行。

（2）无限可分性：阴阳的无限可分性即阴中有阳，阳中有阴，阴阳之中复有阴阳，不断地一分为二，以至无穷。如昼为阳、夜为阴。而上午为阳中之阳，下午则为阳中之阴；前半夜为阴中之阴，后半夜则为阴中之阳。随着对立面的改变，阴阳之中又可以再分阴阳。

所以说：“阴阳者，数之可十，推之可百，数之可千，推之可万，万之大不可胜数，然其要一也”（《素问·阴阳离合论》）。

3. 阴阳的关联性　阴阳的关联性指阴阳所分析的事物或现象，应是在同一范畴，同一层次，即相关的基础之上的。只有相互关联的一对事物，或一个事物的两个方面，才能构成一对矛盾，才能用阴阳来说明，如天与地、昼与夜、寒与热等。如果不具有这种相互关联性的事物，并不是统一体的对立双方，不能构成一对矛盾，就不能用阴阳来说明。

（三）划分事物或现象阴阳属性的标准

“水火者，阴阳之征兆也”（《素问·阴阳应象大论》）。中医学以水火作为阴阳的征象，水为阴，火为阳，反映了阴阳的基本特性。如水性寒而就趋下，火性热而炎上。其运动状态，水比火相对的静，火较水相对的动，寒热、上下、动静……如此推演下去，即可以用来说明事物的阴阳属性。划分事物或现象阴阳属性的标准是：凡属于运动的、外向的、上升的、温热的、明亮的、功能的……属于阳的范畴；静止的、内在的、下降的、寒凉的、晦暗的、物质的……属于阴的范畴。由此可见，阴阳的基本特性，是划分事物和现象阴阳属性的依据。

二、阴阳学说的基本内容

（一）阴阳对立

对立是指处于一个统一体的矛盾双方的互相排斥、互相斗争。阴阳对立是阴阳双方的互相排斥、互相斗争。阴阳学说认为：阴阳双方的对立是绝对的，如天与地、上与下、内与外、动与静、升与降、出与入、昼与夜、明与暗、寒与热、虚与实、散与聚等。万事万物都是阴阳对立的统一。阴阳的对立统一是“阴阳者，一分为二也”的实质。

（二）阴阳互根

互根指相互对立的事物之间的相互依存、相互依赖，任何一方都不能脱离另一方而单独存在。阴阳互根，是阴阳之间的相互依存，互为根据和条件。阴阳双方均以对方的存在为自身存在的前提和条件。阴阳所代表的性质或状态，如天与地、上与下、动与静、寒与热、虚与实、散与聚等，不仅互相排斥，而且互为存在的条件。阳根于阴，阴根于阳，无阳则阴无以生，无阴则阳无以化。阴阳互根深刻地揭示了阴阳两个方面的不可分离性。中医学用阴阳互根的观点，阐述人体脏与腑、气与血、功能与物质等在生理病理上的关系。

（三）阴阳消长

消长，增减、盛衰之谓。阴阳消长，是阴阳对立双方的增减、盛衰、进退的运动变化。阴阳对立双方不是处于静止不变的状态，而是始终处于此盛彼衰、此增彼减、此进彼退的运动变化之中。其消长规律为阳消阴长，阴消阳长。阴阳双方在彼此消长的动态过程中保持相对的平衡，人体才保持正常的运动规律。平衡是维持生命的手段，达到常阈才是健康的特征。阴阳双方在一定范围内的消长，体现了人体动态平衡的生理活动过程。如果这种“消长”关系超过了生理限度，便将出现阴阳某一方面的偏盛或偏衰，于是人体生理动态平衡失调，疾病就由此而生。在疾病过程中，同样也存在着阴阳消长的过程。一方的太过，必然导致另一方的不及；反之，一方不及，也必然导致另一方的太过。阴阳偏盛，是属于阴阳消长中某一方“长”得太过的病变，而阴阳偏衰，是属于阴阳某一方面“消”得太过的病变。阴阳偏盛偏衰就是阴阳异常消长病变规律的高度概括。一般说来，阴阳消长有常有变，正常的阴阳消长是言其常，异常的阴阳消长是言其变。

（四）阴阳转化

转化即转换、变化，指矛盾的双方经过斗争，在一定条件下走向自己的反面。阴阳转化，是指阴阳对立的双方，在一定条件下可以相互转化，阴可以转化为阳，阳可以转化为阴。阴阳的对立统一包含着量变和质变。事物的发展变化，表现为由量变到质变，又由质变到量变的互变过程。如果说“阴阳消长”是一个量变过程，那么“阴阳转化”便是一个质变过程。阴阳转化是事物运动变化的基本规律。在阴阳消长过程中，事物由“化”至“极”，即发展到一定程度，超越了阴阳正常消长的阈值，事物必然向着相反的方面转化。

阴阳的转化，必须具备一定的条件，这种条件中医学称之为“重”或“极”。故曰“重阴必阳，重阳必阴”“寒极生热，热极生寒”（《素问·阴阳应象大论》）。

三、阴阳学说在中医学中的应用

阴阳学说贯穿于中医理论体系的各个方面，用来说明人体的组织结构、生理功能、病理变化，并指导临床诊断和治疗。

（一）说明人体的组织结构

阴阳学说在阐释人体的组织结构时，认为人体是一个有机整体，是一个极为复杂的阴阳对立统一体，人体内部充满着阴阳对立统一现象。人的一切组织结构，既是有机联系的，又可以划分为相互对立的阴、阳两部分。所以说：“人生有形，不离阴阳”（《素问·宝命全形论》）。

阴阳学说对人体的部位、脏腑、经络、形气等的阴阳属性，都作了具体划分。如：

就人体部位来说，人体的上半身为阳，下半身属阴；体表属阳，体内属阴；体表的背部属阳，腹部属阴；四肢外侧为阳，内侧为阴。

按脏腑功能特点分，心、肺、脾、肝、肾五脏为阴，胆、胃、大肠、小肠、膀胱、三焦六腑为阳。五脏之中，心肺为阳，肝脾肾为阴；心肺之中，心为阳，肺为阴；肝脾肾之间，肝为阳，脾肾为阴。而且每一脏之中又有阴阳之分，如心有心阴、心阳，肾有肾阴、肾阳，胃有胃阴、胃阳等。

在经络之中，也分为阴阳。经属阴，络属阳，而经之中有阴经与阳经，络之中又有阴络与阳络。就十二经脉而言，就有手三阳经与手三阴经之分、足三阳经与足三阴经之别。在血与气之间，血为阴，气为阳。在气之中，营气在内为阴，卫气在外为阳等。

（二）说明人体的生理功能

中医学应用阴阳学说分析人体健康和疾病的矛盾，提出了维持人体阴阳平衡的理论。机体阴阳平衡标志着健康，健康包括机体内部以及机体与环境之间的阴阳平衡。人体的正常生命活动，是阴阳两个方面保持着对立统一的协调关系，使阴阳处于动态平衡状态的结果。

1. 说明物质与功能之间的关系　人体生理活动的基本规律可概括为阴精（物质）与阳气（功能）的矛盾运动。属阴的物质与属阳的功能之间的关系，就是这种对立统一关系的体现。营养物质（阴）是产生功能活动（阳）的物质基础，而功能活动又是营养物质所产生的机能表现。人体的生理活动（阳）是以物质（阴）为基础的，没有阴精就无以化生阳气，而生理活动的结果，又不断地化生阴精。没有物质（阴）不能产生功能（阳），没有功能也不能化生物质。这样，物质与功能，阴与阳共处于相互对立、依存、消长和转化的统一体中，维持着物质与功能、阴与阳的相对的动态平衡，保证了生命活动的正常进行。

2. 说明生命活动的基本形式　气化活动是生命运动的内在形式，是生命存在的基本特征。升降出入是气化活动的基本形式。阳主升，阴主降。阴阳之中复有阴阳，所以阳虽主升，但阳中之阴则降；阴虽主降，但阴中之阳又上升。阳升阴降是阴阳固有的性质，阳降阴升则是阴阳交合运动的变化。

（三）说明人体的病理变化

人体与外界环境的统一和机体内在环境的平衡协调，是人体赖以生存的基础。机体阴阳平衡是健康的标志，平衡的破坏意味着生病。疾病的发生，就是这种平衡协调遭到破坏的结果。阴阳的平衡协调关系一旦受到破坏而失去平衡，便会产生疾病。因此，阴阳失调是疾病发生的基础。

1. 分析邪气和正气的阴阳属性 疾病的发生发展取决于两方面的因素：一是邪气。所谓邪气，就是各种致病因素的总称。二是正气。正气泛指人体的机能活动。邪气有阴邪（如寒邪、湿邪）和阳邪（如六淫中的风邪、火邪）之分。正气又有阴精和阳气之别。

2. 分析病理变化的基本规律 疾病的发生发展过程就是邪正斗争的过程。邪正斗争导致阴阳失调，而出现各种各样的病理变化。无论外感病或内伤病，其病理变化的基本规律不外乎阴阳的偏盛或偏衰。

（1）阴阳偏盛：即阴盛、阳盛，是属于阴阳任何一方高于正常水平的病变。

阳盛则热：阳盛是病理变化中阳邪亢盛而表现出来的热象的病变。阳邪致病，如暑热之邪侵入人体可造成人体阳气偏盛，出现高热、汗出、口渴、面赤、脉数等表现，其性质属热，所以说“阳盛则热”。因为阳盛往往可导致阴液的损伤，如在高热、汗出、面赤、脉数的同时，必然出现阴液耗伤而口渴的现象，故曰“阳盛则阴病”。

阴盛则寒：阴盛是病理变化中阴邪亢盛而表现出来的寒象的病变。阴邪致病，如纳凉饮冷，可以造成机体阴气偏盛，出现腹痛、泄泻、形寒肢冷、舌淡苔白、脉沉等表现，其性质属寒，所以说“阴盛则寒”。阴盛往往可以导致阳气的损伤，如在腹痛、泄泻、舌淡苔白、脉沉的同时，必然出现阳气耗伤而形寒肢冷的现象，故曰“阴盛则阳病”。

（2）阴阳偏衰：阴阳偏衰即阴虚、阳虚，是属于阴阳任何一方低于正常水平的病变。

阳虚则寒：阳虚是人体阳气虚损，根据阴阳动态平衡的原理，阴或阳任何一方的不足，必然导致另一方相对偏盛。阳虚不能制约阴，则阴相对偏盛而出现寒象：如机体阳气虚弱，可出现面色苍白、畏寒肢冷、神疲蜷卧、自汗、脉微等表现，其性质亦属寒，所以称“阳虚则寒”。

阴虚则热：阴虚是人体的阴液不足。阴虚不能制约阳，则阳相对偏亢而出现热象。如久病耗阴或素体阴液亏损，可出现潮热、盗汗、五心烦热、口舌干燥、脉细数等表现，其性质亦属热，所以称“阴虚则热”。

（3）阴阳互损：根据阴阳互根的原理，机体的阴阳任何一方虚损到一定程度，必然导致另一方的不足。阳损及阴，阴损及阳是指阳虚至一定程度时，因阳虚不能化生阴液，而同时出现阴虚的现象，称“阳损及阴”；同样，阴虚至一定程度时，因阴虚不能化生阳气，而同时出现阳虚的现象，称“阴损及阳”。“阳损及阴”或“阴虚及阳”最终导致“阴阳两虚”，阴阳两虚是阴阳的对立处在低于正常水平的平衡状态，是病理状态而不是生理状态。

（4）阴阳转化：在疾病的发展过程中，阴阳偏盛偏衰的病理变化可以在一定的条件下各自向相反的方向转化。即阳证可以转化为阴证，阴证可以转化为阳证。阳损及阴和阴损及阳也是阴阳转化的体现。

在病理状态下，对立的邪正双方同处于疾病的统一体中进行剧烈的斗争，它们的力量对比是不断运动变化着的。邪正斗争，是疾病自我运动转化的内在原因，医疗护理是促使转化的外部条件，外因通过内因而起作用。由于阴中有阳，阳中有阴，所以阴证和阳证虽然是对立的，有显著差别的，但这种对立又互相渗透，阳证之中还存在着阴证的因素，阴证之中也存在着阳证的因素，所以阳证和阴证之间可以互相转化。

（四）用于指导疾病的诊断

中医诊断疾病的过程，包括诊察疾病和辨别证候两个方面。即“察色按脉，先别阴阳”（《素问·阴阳应象大论》）。阴阳学说用于诊断学中，旨在分析通过四诊而收集来的临床资料和辨别证候。

1. 阴阳是辨别证候的总纲　如八纲辨证中，表证、热证、实证属阳；里证、寒证、虚证属阴。在临床辨证中，只有分清阴阳，才能抓住疾病的本质，做到执简驭繁。所以辨别阴证、阳证是诊断的基本原则，在临床上具有重要的意义。在脏腑辨证中，脏腑气血阴阳失调可表现出许多复杂的证候，但不外阴阳两大类，如在虚证分类中，心有气虚、阳虚和血虚、阴虚之分，前者属阳虚范畴，后者属阴虚范畴。

2. 阴阳可概括四诊资料之细目　如色泽鲜明者属阳，晦暗者属阴；语声高亢洪亮者属阳，低微无力者属阴；呼吸有力、声高气粗者属阳，呼吸微弱、声低气怯者属阴；口渴喜冷者属阳，口渴喜热者属阴；脉之浮、数、洪、滑等属阳，沉、迟、细、涩等属阴。

（五）用于指导疾病的防治

1. 指导养生防病　中医学十分重视对疾病的预防，不仅用阴阳学说来阐发摄生学说的理论，而且摄生的具体方法也是以阴阳学说为依据的：阴阳学说认为，人体的阴阳变化与自然界四时阴阳变化协调一致，就可以延年益寿。因而主张顺应自然，春夏养阳，秋冬养阴，精神内守，饮食有节，起居有常，做到“法于阴阳，和于术数”（《素问·上古天真论》）。

2. 用于疾病的治疗　由于疾病发生发展的根本原因是阴阳失调，因此，调整阴阳，补偏救弊，促使阴平阳秘，恢复阴阳相对平衡，是治疗疾病的基本原则。阴阳学说用以指导疾病的治疗，一是确定治疗原则，二是归纳药物的性能。

（1）*确定治疗原则*：阴阳偏盛的治疗原则：损其有余，实者泻之。阴阳偏盛，即阴或阳的过盛有余，为有余之证。由于阳盛则阴病，阳盛则热，阳热盛易于损伤阴液。阴盛则阳病，阴盛则寒，阴寒盛易于损伤阳气，故在调整阴阳的偏盛时，应注意有无相应的阴或阳偏衰的情况存在。若阴或阳偏盛而其相对的一方并没有构成虚损时，即可采用“损其有余”的原则。若其相对一方有偏衰时，则当兼顾其不足，配合以扶阳或益阴之法。阳盛则热属实热证，宜用寒凉药以制其阳，治热以寒，即“热者寒之”，如治疗表热证的薄荷、蝉蜕、菊花和治疗里热实证的石膏、栀子、金银花等清热中药。阴盛则寒属寒实证，宜用温热药以制其阴，治寒以热，即“寒者热之”，如治疗表寒证用辛温的麻黄、桂枝和治疗里寒证用大热的附子、干姜、肉桂、花椒等。因二者均为实证，所以称这种治疗原则为“损其有余”，即

“实者泻之”。

阴阳偏衰的治疗原则：补其不足，虚者补之。阴阳偏衰，即阴或阳的虚损不足，或为阴虚，或为阳虚。阴虚不能制阳而致阳亢者，属虚热证，治当滋阴以抑阳，经常会选用相应的补阴药如麦冬、北沙参、玉竹等。一般不能用寒凉药直折其热，须用“壮水之主，以制阳光”（《素问·至真要大论》）的方法，补阴即所以制阳。“壮水之主，以制阳光”又称壮水制火或滋水制火，滋阴抑火，是治求其属的治法，即用滋阴降火之法，以抑制阳亢火盛。如肾阴不足，则虚火上炎，此非火之有余，乃水之不足，故当滋养肾水。故称这种治疗原则为“阳病治阴”（《素问·阴阳应象大论》）。若阳虚不能制阴而造成阴盛者，属虚寒证，治当扶阳制阴，经常会选用相应的补阳药如肉苁蓉、巴戟天、锁阳等。一般不宜用辛温发散药以散阴寒，须用“益火之源，以消阴翳”（《素问·至真要大论》）的方法，又称益火消阴或扶阳退阴，亦是治病求本的治法，即用扶阳益火之法，以消退阴盛。如肾主命门，为先天真火所藏，肾阳虚衰则现阳微阴盛的寒证，此非寒之有余，乃真阳不足，故治当温补肾阳，消除阴寒，故称这种治疗原则为“阴病治阳”（《素问·阴阳应象大论》）。

（2）*归纳药物的性能*：阴阳用于疾病的治疗，不仅用以确立治疗原则，而且也用来概括药物的性味功能，作为指导临床用药的依据；治疗疾病，不但要有正确的诊断和确切的治疗方法，同时还必须熟练地掌握药物的性能。根据治疗方法，选用适宜药物，才能收到良好的疗效。

中药的性能，是指药物具有四气、五味、升降浮沉的特性。四气（又称四性），有寒、热、温、凉。五味有酸、苦、甘、辛、咸。四气属阳，五味属阴。四气之中，温热属阳；寒、凉属阴。五味之中，辛味能散、能行，甘味能益气，故辛甘属阳，如桂枝、甘草、木香、苏叶等；酸味能收，苦味能泻下，故酸苦属阴，如大黄、芍药、五味子、乌梅等；淡味能渗泄利尿（物质的浓淡对比而言，浓属阴，淡属阳）故属阳，如茯苓、通草、薏苡仁、泽泻等；咸味药能润下，故属阴，如芒硝、海藻、牡蛎等。按药物的升降浮沉特性分，药物质轻，具有升浮作用的属阳，如桑叶、菊花等；药物质重，具有沉降作用的属阴，如龟甲、赭石等。治疗疾病，就是根据病情的阴阳偏盛偏衰，确定治疗原则，再结合药物的阴阳属性和作用，选择相应的药物，从而达到“谨察阴阳所在而调之，以平为期”（《素问·至真要大论》）的治疗目的。

第二节　五行学说

五行学说是中国古代的一种朴素的唯物主义哲学思想。五行学说用木、火、土、金、水五种物质来说明世界万物的起源和多样性的统一。自然界的一切事物和现象都可按照木、火、土、金、水的性质和特点归纳为五个系统。自然界各种事物和现象的发展变化，都是这五种物质不断运动和相互作用的结果。天地万物的运动秩序都要受五行生克制化法则的统一支配。

一、五行的基本概念

（一）五行的含义

1. 五行的哲学含义　五行是中国古代哲学的基本范畴之一，是中国上古原始的科学思想。"五"，是木、火、土、金、水五种物质；"行"，四通八达，流行和行用之谓，是行动、运动的古义，即运动变化，运行不息的意思。五行，是指木火土金水五种物质的运动变化。五行学说和阴阳学说一样，从一开始就着眼于事物的矛盾作用，事物的运动和变化。

2. 五行的医学含义　中医学的五行，是中国古代哲学五行范畴与中医学相结合的产物，是中医学认识世界和生命运动的世界观和方法论。中医学对五行概念赋予了阴阳的含义，认为木、火、土、金、水乃至自然界的各种事物都是阴阳的矛盾运动所产生的。阴阳的运动变化可以通过在天之风、热、温、燥、湿、寒六气和在地之木、火、土、金、水五行反映出来。中医学的五行不仅仅是指五类事物及其属性，更重要的是它包含了五类事物内部的阴阳矛盾运动。

（二）五行与阴阳的关系

阴阳是宇宙的总规律，是气本身内在的矛盾要素。五行的运动也必然受阴阳的制约。阴变阳合而生五行。五行中木火属阳，金水土属阴，而五行中每一行又各具阴阳。

二、五行学说的基本内容

（一）五行的特性

五行的特性，是古人在长期生活和生产实践中，对木、火、土、金、水五种物质的朴素认识基础之上，进行抽象而逐渐形成的理论概念。五行的特性是：

"木曰曲直"：曲，屈也；直，伸也。曲直。即能曲能伸之义。木具有生长、能曲能伸、升发的特性。木代表生发力量的性能，标示宇宙万物具有生生不已的功能。凡具有这类特性的事物或现象，都可归属于"木"。

"火曰炎上"：炎，热也；上，向上。火具有发热、温暖、向上的特性。火代表生发力量的升华，光辉而热力的性能。凡具有温热、升腾、茂盛性能的事物或现象，均可归属于"火"。

"土爰稼穑"：春种曰稼，秋收曰穑，指农作物的播种和收获。土具有载物、生化的特性，故称土载四行，为万物之母。土具生生之义，为世界万物和人类生存之本，"四象五行皆藉土"。五行以土为贵。凡具有生化、承载、受纳性能的事物或现象，皆归属于"土"。

"金曰从革"：从，顺从、服从；革，革除、改革、变革。金具有能柔能刚、变革、肃杀的特性。金代表固体的性能，凡物生长之后，必会达到凝固状态，用金以示其坚固性。引申为肃杀、潜能、收敛、清洁之意。凡具有这类性能的事物或现象，均可归属于"金"。

"水曰润下"：润，湿润；下，向下。水代表冻结含藏之意，水具有滋润、就下、闭藏的特性。凡具有寒凉、滋润、就下、闭藏性能的事物或现象都可归属于"水"。

（二）事物属性的五行分类

五行学说根据五行特性，与自然界的各种事物或现象相类比，运用归类和推演等方法，将其最终分成五大类。其具体推理方法是：

1. 类比 类比是根据两个或两类事物在某些属性或关系上的相似或相同而推出它们在其他方面也可能相同或相似的一种逻辑方法。类比也是一种推理方法。类比法，中医学称之为“援物比类”或“取象比类”。中医学五行学说运用类比方法，将事物的形象（指事物的性质、作用、形态）与五行属性相类比，物象具有与某行相类似的特性，便将其归属于某行。如方位配五行、五脏配五行等。方位配五行，旭日东升，与木之升发特性相类，故东方归属于木；南方炎热，与火之炎上特性相类，故南方归属于火。又如五脏配五行，脾主运化而类于土之化物，故脾归属于土，肺主肃降而类于金之肃杀，故肺归属于金等。

2. 推衍 推衍是根据已知的某些事物的属性，推衍至其他相关事物，以得知这些事物的属性的推理方法。属中国古代的类推形式，包括平行式推衍和包含式推衍两种类型。

（1）平行式推衍：与类比思维相比，实际上是发生了量的变化，并没有改变思维运动的性质。通常是某种法则或范本的延伸，这种法则、范本与新的推衍对象之间并不存在包含关系。以木行推衍为例，已知肝属于木，而肝合胆，主筋，开窍于目，故胆、筋、目眦属于木。他如五志之怒、五声之呼、变动之握，以及五季之春、五方之东、五气之风、五化之生、五色之青、五味之酸、五时之平旦、五音之角等，亦归于木。根据木行的特性，在人体以肝为中心，推衍至胆、目、筋、怒、呼、握；在自然界以春为中心，推衍至东、风、生、青、酸、平旦、角等。肝与胆、目、筋、怒、呼、握，以及春与东、风、生、青、酸、平旦、角等之间并不存在包含关系，仅是在五脏之肝、五季之春的基础上发生了量的增加，其他四行均类此。

（2）包含式推衍：包含式推衍又可分为抽象模型推衍和类命题推衍两种形式。五行学说按木、火、土、金、水五行之间生克制化规律，说明人体肝、心、脾、肺、肾五脏为中心的五脏系统，以及人体与自然环境各不同要素之间的统一性，便是五行结构模型推衍的具体应用。

（三）五行的调节机制

1. 五行的正常调节机制 五行的生克制化规律是五行结构系统在正常情况下的自动调节机制。

（1）相生规律：相生即递相资生、助长、促进之意。五行之间互相滋生和促进的关系称作五行相生。

五行相生的次序是：木生火，火生土，土生金，金生水，水生木。

在相生关系中，任何一行都有“生我”、“我生”两方面的关系，《难经》把它比喻为“母”与“子”的关系。“生我”者为母，“我生”者为“子”。所以五行相生关系又称“母子关系”。以火为例，生“我”者木，木能生火，则木为火之母；“我”生者土，火能生土，则土为火之子。余可类推。

（2）相克规律：相克即相互制约、克制、抑制之意。五行之间相互制约的关系称之为五行相克。

五行相克的次序是：木克土，土克水，水克火，火克金，金克木，木克土。这种克制关系也是往复无穷的。木得金敛，则木不过散；水得火伏，则火不过炎；土得木疏，则土不过湿；金得火温，则金不过收；水得土渗，则水不过润。皆气化自然之妙用。

在相克的关系中，任何一行都有“克我”“我克”两方面的关系。《黄帝内经》称之为“所胜”与“所不胜”的关系。“克我”者为“所不胜”。“我克”者为“所胜”。所以，五行相克的关系，又叫“所胜”与“所不胜”的关系。以土为例，“克我”者木，则木为土之“所不胜”。“我克”者水，则水为土之“所胜”。余可类推。

（3）制化规律：五行中的制化关系，是五行生克关系的结合。相生与相克是不可分割的两个方面。没有生，就没有事物的发生和成长；没有克，就不能维持正常协调关系下的变化与发展。因此，必须生中有克（化中有制），克中有生（制中有化），相反相成，才能维持和促进事物相对平衡协调和发展变化。五行之间这种生中有制、制中有生、相互生化、相互制约的生克关系，称之为制化。

其规律是：木克土，土生金，金克木；火克金，金生水，水克火；土克水，水生木，木克土；金克木，木生火，火克金；水克火，火生土，土克水。

以相生言之，木能生火，是“母来顾子”之意，但是木之本身又受水之所生，这种“生我”“我生”的关系是平衡的。如果只有“我生”而无“生我”，那么对木来说，会形成太过，宛如收入与支出不平衡一样。另一方面，水与火之间，又是相克的关系，所以相生之中，又寓有相克的关系，而不是绝对的相生，这样就保证了生克之间的动态平衡。

以相克言之，木能克土，金又能克木（我克、克我），而土与金之间，又是相生的关系，所以就形成了木克土、土生金、金又克木（子复母仇）。这说明五行相克不是绝对的，相克之中，必须寓有相生，才能维持平衡。

2. 五行的异常调节机制　五行结构系统在异常情况下的自动调节机制为子母相及和乘侮胜复。

（1）子母相及：及，影响所及之意。子母相及是指五行生克制化遭到破坏后所出现的不正常的相生现象。包括母及于子和子及于母两个方面。母及于子与相生次序一致，子及于母则与相生的次序相反。如木行影响到火行，叫做母及于子；影响到水行，则叫做子及于母。

（2）相乘相侮：相乘相侮，实际上是反常情况下的相克现象。

相乘规律：乘，即乘虚侵袭之意。相乘即相克太过，超过正常制约的程度，使事物之间失去了正常的协调关系。五行之间相乘的次序与相克同，但被克者更加虚弱。

相乘现象可分两个方面：其一，五行中任何一行本身不足（衰弱），使原来克它的一行乘虚侵袭（乘），而使它更加不足，即乘其虚而袭之。如以木克土为例：正常情况下，木克土，木为克者，土为被克者，由于它们之间相互制约而维持着相对平衡状态。异常情况下，木仍然处于正常水平，但土本身不足（衰弱），因此，两者之间失去了原来的平衡状态，则木乘土之虚而克它。这样的相克，超过了正常的制约关系，使土更虚。其二，五行中任何一行本身过度亢盛，而原来受它克制的那一行仍处于正常水平，在这种情况下，虽然“被克”一方正常，但由于“克”的一方超过了正常水平，所以也同样会打破两者之间的正常制约关系，出现过度相克的现象。如仍以木克土为例：正常情况下，木能制约土，维持正常的相对平衡，若土本身仍然处于正常水平，但由于木过度亢进，从而使两者之间失去了原来的平衡状态，出现了木亢乘土的现象。

相侮规律：侮，即欺侮，有恃强凌弱之意。相侮是指五行中的任何一行本身太过，使原来克它的一行，不仅不能去制约它，反而被它所克制，即反克，又称反侮。

相侮现象也表现为两个方面，如以木为例：其一，当木过度亢盛时，金原是克木的，但由于木过度亢盛，则金不仅不能去克木，反而被木所克制，使金受损，这叫木反侮金。其二，当木过度衰弱时，金原克木，木又克土，但由于木过度衰弱，则不仅金来乘木，而且土亦乘木之衰而反侮之。习惯上把土反侮木称之为“土壅木郁”。

（3）胜复规律：胜复指胜气和复气的关系。五行学说把由于太过或不及引起的对“己所胜”的过度克制称之为“胜气”，而这种胜气在五行系统内必然招致一种相反的力量（报复之气），将其压抑下去，这种能报复“胜气”之气，称为“复气”，总称“胜复之气”。“有胜之气，其必来复也”（《素问·至真要大论》）。这是五行结构系统本身作为系统整体对于太过或不及的自行调节机制，旨在使之恢复正常制化调节状态。如木气太过，作为胜气则过度克土，而使土气偏衰，土衰不能制水，则水气偏胜而加剧克火，火气受制而减弱克金之力，于是金气旺盛起来，把太过的木气克伐下去，使其恢复正常。反之，若木气不足，则将受到金的过度克制，同时又因木衰不能制土而引起土气偏亢，土气偏亢则加强抑水而水气偏衰，水衰无以制火而火偏亢，火偏亢则导致金偏衰而不能制木，从而使不及的木气复归于平，以维持其正常调节状态。故曰：“形有胜衰，谓五行之治，各有太过不及也。故其始也，有余而往，不足随之，不足而往，有余从之”（《素问·天元纪大论》）。

胜复的调节规律是：先有胜，后必有复，以报其胜。“胜气”重，“复气”也重；“胜气”轻，“复气”也轻。在五行具有相克关系的各行之间有多少太过，便会招致多少不及；有多少不及，又会招致多少太过。由于五行为单数，所以对于任何一行，有“胜气”必有“复气”，而且数量上相等。故曰“有重则复，无胜则否”（《素问·至真要大论》），“微者复微，甚则复甚”（《素问·五常政大论》）。这是五行运动的法则。通过胜复调节机制，使五行结构系统整体在局部出现较大不平衡的情况，进行自身调节，继续维持其整体的相对平衡。

三、五行学说在中医学中的应用

五行学说在中医学领域中的应用，主要是运用五行的特性来分析和归纳人体的形体结构及其功能，以及外界环境各种要素的五行属性；运用五行的生克制化规律来阐述人体五脏系统之间的局部与局部、局部与整体，以及人与外界环境的相互关系；用五行乘侮胜复规律来说明疾病的发生发展的规律和自然界五运六气的变化规律。

（一）说明脏腑的生理功能及其相互关系

1. 说明人体组织结构的分属　中医学在五行配五脏的基础上，又以类比的方法，根据脏腑组织的性能、特点，将人体的组织结构分属于五行，以五脏（肝、心、脾、肺、肾）为中心，以六腑（实际上是五腑：胃、小肠、大肠、膀胱、胆）为配合，支配五体（筋、脉、肉、皮毛、骨），开窍于五官（目、舌、口、鼻、耳），外荣于体表组织（爪、面、唇、毛、发）等，形成了以五脏为中心的脏腑组织的结构系统，从而为藏象学说奠定了理论基础。

2. 说明脏腑的生理功能　五行学说，将人体的内脏分别归属于五行，以五行的特性来说明五脏的部分生理功能。如：木性可曲可直，条顺畅达，有生发的特性，故肝喜条达而恶抑郁，有疏泄的功能；火性温热，其性炎上，心属火，故心阳有温煦之功；土性敦厚，有生化万物的特性，脾属土，脾有消化水谷，运送精微，营养五脏、六腑、四肢百骸之功，为气血生化之源；金性清肃，收敛，肺属金，故肺具清肃之性，肺气有肃降之能；水性润下，有寒润、下行、闭藏的特性，肾属水，故肾主闭藏，有藏精、主水等功能。

3. 说明脏腑之间的相互关系　中医五行学说对五脏五行的分属，不仅阐明了五脏的功能和特性，而且还运用五行生克制化的理论，来说明脏腑生理功能的内在联系。五脏之间既有相互滋生的关系，又有相互制约的关系。

用五行相生说明脏腑之间的联系：如木生火，即肝木济心火，肝藏血，心主血脉，肝藏血功能正常有助于心主血脉功能的正常发挥；火生土，即心火温脾土，心主血脉、主神志，脾主运化、主生血统血，心主血脉功能正常，血能营脾，脾才能发挥主运化、生血、统血的功能；土生金，即脾土助肺金，脾能益气，化生气血，转输精微以充肺，促进肺主气的功能，使之宣肃正常；金生水，即肺金养肾水，肺主清肃，肾主藏精，肺气肃降有助于肾藏精、纳气、主水之功；水生木，即肾水滋肝木，肾藏精，肝藏血，肾精可化肝血，以助肝功能的正常发挥。这种五脏相互滋生的关系，就是用五行相生理论来阐明的。

用五行相克说明五脏间的相互制约关系：如心属火，肾属水，水克火，即肾水能制约心火，如肾水上济于心，可以防止心火之亢烈；肺属金，心属火，火克金，即心火能制约肺金，如心火之阳热，可抑制肺气清肃之太过；肝属木，肺属金，金克木，即肺金能制约肝木，如肺气清肃太过，可抑制肝阳的上亢；脾属土，肝属木，木克土，即肝木能制约脾土。如肝气条达，可疏泄脾气之壅滞；肾属水，脾属土，土克水，即脾土能制约肾水，如脾土的运化，能防止肾水的泛滥。这种五脏之间的相互制约关系，就是用五行相克理论来说明的。

4. 说明人体与内外环境的统一　事物属性的五行归类，除了将人体的脏腑组织结构分别归属于五行外，同时也将自然界有关事物和现象进行了归属。例如，人体的五脏、六腑、五体、五官等，与自然界的五方、五季、五味、五色等相应，这样就把人与自然环境统一起来。这种归类方法，不仅说明了人体内在脏腑的整体统一，而且也反映出人体与外界的协调统一。如春应东方，风气主令，故气候温和，气主生发，万物滋生。人体肝气与之相应，肝气旺于春。这样就将人体肝系统和自然春木之气统一起来。从而反映出人体内外环境统一的整体观念。

（二）说明五脏病变的传变规律

1. 发病 五脏外应五时，所以六气发病的规律，一般是主时之脏受邪发病。由于五脏各以所主之时而受病，当其时者，必先受之。所以，春天的时候，肝先受邪；夏天的时候，心先受邪；长夏的时候，脾先受邪；秋天的时候，肺先受邪；冬天的时候，肾先受邪。

2. 传变 由于人体是一个有机整体，内脏之间又是相互滋生、相互制约的，因而在病理上必然相互影响。本脏之病可以传至他脏，他脏之病也可以传至本脏，这种病理上的相互影响称之为传变。从五行学说来说明五脏病变的传变，可以分为相生关系传变和相克关系传变。

（1）相生关系传变：包括“母病及子”和“子病犯母”两个方面。

①母病及子：又称“母虚累子”。母病及子系病邪从母脏传来，侵入属子之脏，即先有母脏的病变后有子脏的病变。如水不涵木，即肾阴虚不能滋养肝木，其临床表现在肾，则为肾阴不足，多见耳鸣、腰膝酸软、遗精等；在肝，则为肝之阴血不足，多见眩晕、消瘦、乏力、肢体麻木，或手足蠕动，甚则震颤抽掣等。阴虚生内热，故出现低热、颧红、五心烦热等症状。肾属水，肝属木，水能生木。现水不生木，其病由肾及肝，由母传子。由于相生的关系，病情虽有发展，但互相滋生作用不绝，病情较轻。

②子病犯母：又称“子盗母气”。子病犯母系病邪从子脏传来，侵入属母之脏，即先有子脏的病变，后有母脏的病变。如心火亢盛而致肝火炽盛，有升无降，最终导致心肝火旺。心火亢盛，则现心烦或狂躁谵语、口舌生疮、舌尖红赤疼痛等症状；肝火偏旺，则现烦躁易怒、头痛眩晕、面红目赤等症状。心属火，肝属木，木能生火。肝为母，心为子，其病由心及肝，由于传母，病情较重。

疾病按相生规律传变，有轻重之分，“母病及子”为顺，其病轻；“子病犯母”为逆，病重。

（2）相克关系传变：包括“相乘”和“反侮”两个方面。

①相乘：是相克太过为病，如木旺乘土，又称木横克土。木旺乘土，即肝木克伐脾胃，先有肝的病变，后有脾胃的病变。由于肝气横逆，疏泄太过，影响脾胃，导致消化机能紊乱，肝气横逆，则现眩晕头痛、烦躁易怒、胸闷胁痛等症状；及脾则表现为脘腹胀痛、厌食、大便溏泄或不调等脾虚之候；及胃则表现为纳呆、嗳气、吞酸、呕吐等胃失和降之证。由肝传脾称肝气犯脾，由肝传胃称肝气犯胃，木旺乘土，除了肝气横逆的病变外，往往是脾气虚弱和胃失和降的病变同时存在。肝属木，脾属土，木能克土，木气有余，相克太过，其病由肝传脾。病邪从相克方面传来，侵犯被克脏器。

②相侮：又称反侮，是反克为害，如木火刑金，由于肝火偏旺，影响肺气清肃，临床表现既有胸胁疼痛、口苦、烦躁易怒、脉弦数等肝火过旺之证，又有咳嗽、咳痰，甚或痰中带血等肺失清肃之候：肝病在先，肺病在后。肝属木，肺属金，金能克木，今肝木太过，反侮肺金，其病由肝传肺。病邪从被克脏器传来，此属相侮规律传变，生理上既制约于我，病则其邪必微，其病较轻，故《难经》谓“从所胜来者为微邪”。

（三）用于指导疾病的诊断

人体是一个有机整体，当内脏有病时，人体内脏功能活动及其相互关系的异常变化，可以反映到体表相应的组织器官，出现色泽、声音、形态、脉象等诸方面的异常变化。由于五脏与五色、五音、五味等都以五行分类归属形成了一定的联系，这种五脏系统的层次结构，为诊断和治疗奠定了理论基础。因此，在临床诊断疾病时，就可以综合望、闻、问、切四诊所得的材料，根据五行的所属及其生克乘侮的变化规律，来推断病情。

1. 从本脏所主之色、味、脉来诊断本脏之病。如面见青色，喜食酸味，脉见弦象，可以诊断为肝病；面见赤色，口味苦，脉象洪，可以诊断为心火亢盛。

2. 从他脏所主之色来推测五脏病的传变。脾虚的病人，面见青色，为木来乘土；心脏病人，面见黑色，为水来克火。

3. 从脉与色之间的生克关系来判断疾病的预后。如肝病色青见弦脉，为色脉相符，如果不得弦脉反见浮脉则属相胜之脉，即克色之脉（金克木）为逆；若得沉脉则属相生之脉，即生色之脉（水生木）为顺。

（四）用于指导疾病的防治

五行学说在治疗上的应用，体现于药物、针灸、精神等疗法之中，主要表现在以下几个方面：

1. 控制疾病传变 运用五行子母相及和乘侮规律，可以判断五脏疾病的发展趋势。一脏受病，可以波及其他四脏，如肝脏有病可以影响到心、肺、脾、肾等脏。他脏有病亦可传给本脏，如心、肺、脾、肾之病变，也可以影响到肝，因此，在治疗时，除对所病本脏进行处理外，还应考虑到其他有关脏腑的传变关系。

2. 确定治则治法 五行学说不仅用以说明人体的生理活动和病理现象，综合四诊，推断病情，而且也可以确定治疗原则和制订治疗方法。

（1）根据相生规律确定治疗原则：临床上运用相生规律来治疗疾病，多属母病及子，其次为子盗母气。其基本治疗原则是补母和泻子，所谓“虚者补其母，实者泻其子”（《难经·六十九难》）。

补母：补母即“虚则补其母”，用于母子关系的虚证。如肾阴不足，不能滋养肝木，而致肝阴不足者，称为水不生木或水不涵木。其治疗，不直接治肝，而补肾之虚。因为肾为肝母，肾水生肝木，所以补肾水以生肝木。又如肺气虚弱发展到一定程度，可影响脾之健运而导致脾虚。脾土为母，肺金为子，脾土生肺金，所以可用补脾气以益肺气的方法治疗。针灸疗法，凡是虚证，可补其所属的母经或母穴，如肝虚证取用肾经合穴（水穴）阴谷，或本经合穴（水穴）曲泉来治疗。这些虚证，利用母子关系治疗，即所谓“虚则补其母”。相生不及，补母则能令子实。

泻子：泻子即“实者泻其子”，用于母子关系的实证。如肝火炽盛，有升无降，出现肝实证时，肝木是母，心火是子，这种肝之实火的治疗，可采用泻心法，泻心火有助于泻肝火。针灸疗法，凡是实证，可泻其所属的子经或子穴。如肝实证可取心经荥穴（火穴）少府，或本经荥穴（火穴）行间治疗。这就是“实者泻其子”的意思。

根据相生关系确定的治疗方法，常用的有以下几种：

滋水涵木法：滋水涵木法是滋养肾阴以养肝阴的方法，又称滋养肝肾法、滋补肝肾法、乙癸同源法。适用于肾阴亏损而肝阴不足，甚者肝阳偏亢之证。表现为头目眩晕，眼干目涩，耳鸣颧红，口干，五心烦热，腰膝酸软，男子遗精，女子月经不调，舌红苔少，脉细弦数等。

益火补土法：益火补土法是温肾阳而补脾阳的一种方法，又称温肾健脾法、温补脾肾法，适用于肾阳式微而致脾阳不振之证。表现为畏寒，四肢不温，纳减腹胀，泄泻，浮肿等。

培土生金法：培土生金法是用补脾益气而补益肺气的方法，又称补养脾肺法，适用于脾胃虚弱，不能滋养肺脏而肺虚脾弱之候。该证表现为久咳不已，痰多清稀，或痰少而黏，食欲减退，大便溏薄，四肢乏力，舌淡脉弱等。

金水相生法：金水相生法是滋养肺肾阴虚的一种治疗方法，又称补肺滋肾法、滋养肺肾法。金水相生是肺肾同治的方法，有“金能生水，水能润金之妙”（《时病论·卷之四》）。适用于肺虚不能输布津液以滋肾，或肾阴不足，精气不能上滋于肺，而致肺肾阴虚者，表现为咳嗽气逆，干咳或咳血，音哑，骨蒸潮热，口干，盗汗，遗精，腰酸腿软，身体消瘦，舌红苔少，脉细数等。

（2）*根据相克规律确定治疗原则*：临床上由于相克规律的异常而出现的病理变化，虽有相克太过、相克不及和反克之不同，但总的来说，可分强弱两个方面，即克者属强，表现为功能亢进，被克者属弱，表现为功能衰退。因而，在治疗上同时采取抑强扶弱的手段，并侧重在制其强盛，使弱者易于恢复。另一方面强盛而尚未发生相克现象，必要时也可利用这一规律，预先加强被克者的力量，以防止病情的发展。

抑强：用于相克太过。如肝气横逆，犯胃克脾，出现肝脾不调，肝胃不和之证，称为木旺克土，用疏肝、平肝为主。或者木本克土，反为土克，称为反克，亦叫反侮。如脾胃壅滞，影响肝气条达，当以运脾和胃为主。抑制其强者，则被克者的功能自然易于恢复。

扶弱：用于相克不及。如肝虚郁滞，影响脾胃健运，称为木不疏土。治宜和肝为主，兼顾健脾，以加强双方的功能。

根据相克规律确定的治疗方法，常用的有以下几种：

抑木扶土法：抑木扶土法是以疏肝健脾药治疗肝旺脾虚的方法。疏肝健脾法、平肝和胃法、调理肝脾法属此法范畴，适用于木旺克土之证，临床表现为胸闷胁胀，不思饮食，腹胀肠鸣，大便或秘或溏，脘痞腹痛，嗳气，矢气等。

培土制水法：培土制水法是用温运脾阳或温肾健脾药以治疗水湿停聚为病的方法，又称敦土利水法、温肾健脾法。适用于脾虚不运、水湿泛滥而致水肿胀满之候。

若肾阳虚衰，不能温煦脾阳，则肾不主水，脾不制水，水湿不化，常见于水肿证，这是水反克土。治当温肾为主，兼顾健脾。

所谓培土制水法，是用于脾肾阳虚，水湿不化所致的水肿胀满之证。如以脾虚为主，则重在温运脾阳；若以肾虚为主，则重在温阳利水，实际上是脾肾同治法。

佐金平木法：佐金平木法是清肃肺气以抑制肝木的一种治疗方法，又称泻肝清肺法。临床上多用于肝火偏盛，影响肺气清肃之证，又称“木火刑金”。表现为胁痛，口苦，咳嗽，痰中带血，急躁烦闷，脉弦数等。

泻南补北法：泻南补北法即泻心火滋肾水，又称泻火补水法、滋阴降火法。适用于肾阴不足，心火偏旺，水火不济，心肾不交之证。该证表现为腰膝酸痛，心烦失眠，遗精等。因心主火，火属南方，肾主水，水属北方，故称本法为泻南补北，这是水不制火时的治法。

3. 指导脏腑用药　中药以色味为基础，以归经和性能为依据，按五行学说加以归类：如青色、酸味入肝，如青皮、青黛、五味子、乌梅等中药入肝；赤色、苦味入心，如赤小豆、红花、红景天、黄连等中药入心；黄色、甘味入脾，如黄芪等中药入脾；白色、辛味入肺，如白芷、白芥子、前胡等中药入肺；黑色、咸味入肾，如黑芝麻、海藻、昆布等中药入肾。这种归类是脏腑选择用药的参考依据。

4. 指导针灸取穴　在针灸疗法上，针灸医学将手足十二经四肢末端的穴位分属于五行，即井、荥、俞、经、合五种穴位。临床根据不同的病情以五行生克乘侮规律进行选穴治疗。

5. 指导情志疾病的治疗　精神疗法主要用于治疗情志疾病。情志生于五脏，五脏之间有着生克关系，所以，情志之间也存在这种关系。由于在生理上人的情志变化有着相互抑制的作用，在病理上和内脏有密切关系，故在临床上可以用情志的相互制约关系来达到治疗的目的。如“怒伤肝，悲胜怒……喜伤心，恐胜喜……思伤脾，怒胜思……忧伤肺，喜胜忧……恐伤肾，思胜恐”（《素问·阴阳应象大论》），即所谓以情胜情。

第三章 气血津液

气、血、津液是构成人体和维持人体生命活动的基本物质。气，是人体内活力很强，运行不息无形可见的极细微物质，既是人体的重要组成部分，又是机体生命活动的动力。血，是红色的液态物质。津液，是人体内的正常水液的总称。气、血、津液，既是脏腑经络及组织器官生理活动的产物，又是脏腑经络及组织器官生理活动的物质基础。

第一节　气

一、气的基本概念

气在中国哲学史上是一个非常重要的范畴，在中国传统哲学中，气通常是指一种极细微的物质，是构成世界万物的本原。《内经》继承和发展了先秦气一元论学说，并将其应用到医学中来，逐渐形成了中医学的气学理论。

（一）气的哲学含义

气是一种至精至微的物质，是构成宇宙和天地万物的最基本元素。运动是气的根本属性，气的胜复作用即气的阴阳对立统一，是物质世界运动变化的根源。气和形及其相互转化是物质世界存在和运动的基本形式，天地万物的发生、发展和变化，皆取决于气的气化作用。

中医学将这一气学理论应用到医学方面，认为人是天地自然的产物，人体也是由气构成的，人体是一个不断发生着形气转化的升降出入气化作用的运动着的有机体，并以此阐述了人体内部气化运动的规律。

（二）气的医学含义

中医学从气是宇宙的本原，是构成天地万物的最基本的元素这一基本观点出发，认为气是构成人体的最基本物质，也是维持人体生命活动的最基本物质。生命的基本物质，除气之外，尚有血、津液等，但血、津液和精等均是由气所化生的。在这些物质中，“气、津、液、血、脉，无非气之所化也”（《类经·脏象类》）。所以说，气是构成人体和维持人体生命活动的最基本物质。

1. 气是构成人体的最基本物质　关于人的起源和本质，中医学认为，人和万物都是天地自然的产物。要探讨人的起源和本质，必须首先研究人在宇宙中生存的场所和与人关系最为密切的自然环境。“善言人者，求之于气交……”，“何谓气交……上下之位，气交之中，人之居也”（《素问·六微旨大论》）。气交是人生活的场所，是下降的天气和上升的地气相互交汇的地方。在这里，由于阴阳的运动变化，有四季之分，寒暑之别，既有天之六气的影响，又有地之五行生克的作用。人就是生活在这样的地点、环境之中。

2. 气是维持人体生命活动的最基本物质　气化作用是生命活动的基本特征。人的生命机能来源于人的形体，人的形体又依靠摄取天地自然界的一定物质才能生存。生命活动是物质自然界的产物，人类必须同自然界进行物质交换，才能维持生命活动。人体通过五脏六腑呼吸清气，受纳水谷，将其变为人体生命活动需要的气血津液等各种生命物质，由经脉而运送至全身。

人是自然界的产物，禀天地之气而生，依四时之法而成。天地阴阳五行之气内化于人体，构成了人体生理之气。生理之气是维持人体生命活动的物质基础，其运动变化规律也是人体生命的活动规律。人与天地相应，人体与自然界不仅共同受阴阳五行之气运动规律的制约，而且许多具体的运动规律也是相通的。天地之气有阴阳之分，人体之气亦有阴阳之分，故曰“人生有形，不离阴阳”（《素问·宝命全形论》），“阴平阳秘，精神乃治”，“阴阳离决，精气乃绝”（《素问·阴阳应象大论》）。人体之气和自然之气的运动变化服从统一的规律，“人之常数”亦即“天之常数”（《素问·血气形志》），“天地之大纪，人神之通应也”（《素问·至真要大论》）。

二、气的生成

人体之气，就生命形成而论，“生之来谓之精”，有了精才能形成不断发生升降出入的气化作用的机体，则精在气先，气由精化。其中，先天之精可化为先天之气；后天之精所化之气与肺吸入的自然界的清气相合而为后天之气。先天之气与后天之气相合而为人体一身之气。人体的气，源于先天之精气和后天摄取的水谷精气与自然界的清气，通过肺、脾胃和肾等脏腑生理活动作用而生成。

（一）气的来源

构成和维持人体生命活动的气，其来源有二。

1. 先天之精气　这种精气先身而生，是生命的基本物质，禀受于父母，故称之为先天之精。“生之来谓之精”（《灵枢·本神》）。人始生，先成精，没有精气就没有生命。这种先天之精，是构成胚胎的原始物质。人之始生，以母为基，以父为楯，父母之精气相合，形成了胎。所谓“方其始生，赖母以为之基，坤道成物也；赖父以为之楯，阳气以为捍卫也”（《黄帝内经素问注证发微》）。先天之精是构成生命和形体的物质基础，精化为气，先天之精化为后天之气，形成有生命的机体，所以先天之气是人体之气的重要组成部分。

2. 后天之精气　后天之精包括饮食物中的营养物质和存在于自然界的清气。因为这类精气是出生之后，从后天获得的，故称后天之精。气由精化，后天之精化而为后天之气。呼吸之清气：通过人体本能的呼吸运动所吸入的自然界的新鲜空气，又称清气、天气、呼吸之气。

水谷之精气，又称谷气、水谷精微，是饮食物中的营养物质，是人赖以生存的基本要素。胃为水谷之海，人摄取饮食物之后，经过胃的腐熟，脾的运化，将饮食物中的营养成分化生为能被人体利用的水谷精微，输布于全身，滋养脏腑，化生气血，成为人体生命活动的主要物质基础。故曰："人之所受气者谷也"（《脾胃论·脾胃虚实传变论》），"人以水谷为本，故人绝水谷则死"（《素问·平人气象论》）。如初生婴儿，一日不食则饥，七日不食则肠胃枯竭而死，可见人类一有此身，必资谷气入胃，洒陈于六腑，和调于五脏，以生气血，而人资之以为生。

（二）生成过程

人体的气，从其本源看，是由先天之精气、水谷之精气和自然界的清气三者相结合而成的。气的生成有赖于全身各脏腑组织的综合作用，其中与肺、脾胃和肾等脏腑的关系尤为密切。

1. 肺为气之主 肺为体内外之气交换的场所，通过肺的呼吸吸入自然界的清气，呼出体内的浊气，实现体内外之气的交换。通过不断的呼浊吸清，保证了自然界的清气源源不断地进入体内，参与人体新陈代谢的正常进行。

肺在气的生成过程中主要生成宗气。人体通过肺的呼吸运动，把自然界的清气吸入于肺，与脾胃所运化的水谷精气，在肺内结合而积于胸中的气海（膻中），形成人体的宗气。"夫合先后（作者注：指先天之气和后天之气）而言，即大气之积于胸中，司呼吸，通内外，周流一身，顷刻无间之宗气者是也"（《医宗金鉴·删补名医方论》）。

宗气走息道以行呼吸，贯心脉而行气血，通达内外，周流一身，以维持脏腑组织的正常生理功能，从而又促进了全身之气的生成。肺司呼吸，"吸之则满，呼之则虚，一呼一吸，消息自然，司清浊之运化"（《类经图翼·经络》）。宗气赖肺呼吸清气而生，待其生成之后，则积于胸中，走息道而行呼吸。肺通过呼吸，排出浊气，摄取清气，生成宗气，以参与一身之气的生成。呼吸微徐，气度以行，"一呼脉再动，气行三寸，一吸脉亦再动，气行三寸，呼吸定息，脉行六寸"（《灵枢·五十营》）。

2. 脾胃为气血生化之源 胃司受纳，脾司运化，一纳一运，生化精气。脾升胃降，纳运相得，将饮食化生为水谷精气，靠脾之转输和散精作用，把水谷精气上输于肺，再由肺通过经脉而布散全身，以营养五脏六腑、四肢百骸，维持正常的生命活动。脾胃为后天之本，在气的生成过程中，脾胃的腐熟运化功能尤为重要。"人之所受气者谷也，谷之所注者胃也"（《脾胃论·脾胃虚实传变论》）。"胃司受纳，脾司运化，一纳一运，化生精气，津液上升，糟粕下降，斯无病也"（《明医杂著》）。脾升胃降，纳运相得，才能将饮食化生为水谷精气。

3. 肾为生气之源 肾有贮藏精气的作用，肾的精气为生命之根，生身之本。肾所藏之精，包括先天之精和后天之精。先天之精是构成人体的原始物质，为生命的基础。后天之精，又称五脏六腑之精，来源于水谷精微，由脾胃化生并灌溉五脏六腑。实际上，先天之精和后天之精在肾脏中是不能截然分开的。故曰："先天之气在肾，是父母之所赋；后天之气在脾，是水谷所化。先天之气为气之体，体主静，故子在胞中，赖母息以养生气，则神藏而机静。后天之气为气之用，用主动，故育形之后，资水谷以奉生身，则神发而运动。天人合德，二气互用，故后天之气得先天之气，则生生而不息；先天之气得后天之气，始化化而不穷也"（《医宗金鉴·删补名医方论》）。可见，肾精的盛衰，除先天条件外，和后天之精的充盛与否也有密切关系。肾脏对精气，一方面不断地贮藏，另一方面又不断地供给，循环往复，生生不已。

三、气的功能

气，是构成人体和维持人体生命活动的最基本物质，它对于人体具有十分重要的多种生理功能。故曰："气始而生化，气散而有形，气布而蕃育，气终而象变，其致一也"（《素问·五常政大论》）。"气者，人之根本也"（《难经·八难》）。"人之生死，全赖乎气。气聚则生，气壮则康，气衰则弱，气散则死"（《医权初编》）。气的生理功能主要有以下六个方面。

（一）推动作用

气的推动作用，指气具有激发和推动作用。气是活力很强的精微物质，能激发和促进人体的生长发育以及各脏腑、经络等组织器官的生理功能，能推动血液的生成、运行，以及津液的生成、输布和排泄等。

人体的脏腑经络，赖气的推动以维持其正常的机能。如血液在经脉中运行于周身，其动力来源于气。"气为血之帅，血随之而运行"（《血证论·吐血》），血为气之配，气升则升，气降则降，气凝则凝，气滞则滞。津液的输布和排泄赖气的推动，气行则水行，气滞则水滞。气这种动力作用，是由脏腑之气所体现的，如人体的生长发育和生殖功能，依赖于肾气的推动；水谷精微的化生赖脾胃之气的推动等等。三焦为元气通行之道路，上焦如雾，中焦如沤，下焦如渎。三焦囊括了整个人体最主要的新陈代谢功能，其自我完成的能动过程是通过气化作用实现的。"经脉者，行血气，通阴阳，以荣于身者也"（《冯氏锦囊秘录》）。构成经络系统和维持经络功能活动的最基本物质，谓之经络之气。经络之气为人体真气的一部分。

（二）温煦作用

气的温煦作用是指气有温暖作用，故曰"气主煦之"（《难经·二十二难》）。气是机体热量的来源，是体内产生热量的物质基础。其温煦作用是通过激发和推动各脏腑器官生理功能，促进机体的新陈代谢来实现的。气分阴阳，气具有温煦作用者，谓之阳气。具体言之，气的温煦作用是通过阳气的作用而表现出来的。"人体通体之温者，阳气也"（《质疑录》）。

（三）防御作用

气的防御作用是指气护卫肌肤、抗御邪气的作用。人体机能总称正气。中医学用气的观点解释病因和病理现象，用“正气”代表人体的抗病能力，用“邪气”标示一切致病因素，用正气不能抵御邪气的侵袭来说明疾病的产生。故曰：“正气存内，邪不可干”（《素问·刺法论》），“邪之所凑，其气必虚”（《素问·评热病论》）。

气的防御作用主要体现为：

1. 护卫肌表，抵御外邪 皮肤是人体的藩篱，具有屏障作用。肺合皮毛，肺宣发卫气于皮毛，“卫气者，为言护卫周身，温分肉，肥腠理，不使外邪侵袭也”（《医旨绪余·宗气营气卫气》）。卫气行于脉外，达于肌肤，而发挥防御外邪侵袭的作用。

2. 正邪交争，驱邪外出 邪气侵入机体之后，机体的正气奋起与之抗争，正盛邪祛，邪气迅即被驱除体外，如是疾病便不能发生。“太阳之为病，脉浮，头项强痛而恶寒”（《伤寒论·辨太阳病脉证并治》）。太阳主一身之表，功能固护于外，外邪侵袭人体，从表而入，必先犯之。脉浮，恶寒，或已发热或未发热，为卫气与邪气相争的表现。如正气战胜邪气，则脉浮、恶寒自罢，而病愈。

3. 自我修复，恢复健康 在疾病之后，邪气已微，正气未复，此时正气足以使机体阴阳恢复平衡，则使机体病愈而康复。总之，气的盛衰决定正气的强弱，正气的强弱则决定疾病的发生发展与转归。故曰：“正气旺者，虽有强邪，亦不能感，感亦必轻，故多无病，病亦易愈；正气弱者，虽即微邪，亦得易袭，袭则必重，故最多病，病亦难痊。”（《冯氏锦囊秘录》）。如卫气不足而表虚易于感冒，用玉屏风散以益气固表；体弱不耐风寒而恶风，汗出，用桂枝汤调和营卫，均属重在固表而增强皮毛的屏障作用。

（四）固摄作用

气的固摄作用，指气对血、津液、精液等液态物质的稳固、统摄，以防止无故流失的作用。“阴阳匀平，以充其形，九候若一，命曰平人”（《素问·调经论》）。气的固摄作用具体表现为：

1. 气能摄血，约束血液，使之循行于脉中，而不会逸出脉外。

2. 气能摄津，约束汗液、尿液、唾液、胃肠液等，调控其分泌量或排泄量，防止其异常丢失。

3. 固摄精液，使之不因妄动而频繁遗泄。

4. 固摄脏腑经络之气，使之不过于耗失，以维持脏腑经络的正常功能活动。气的固摄作用实际上是通过脏腑经络的作用而实现的。

（五）营养作用

气的营养作用，指气为机体脏腑功能活动提供营养物质的作用。具体表现在三个方面：

其一，人以水谷为本，水谷精微为化生气血的主要物质基础。气血是维持全身脏腑经络机能的基本物质。因此说，水谷精气为全身提供生命活动所必需的营养物质。其二，气通过卫气以温养肌肉、筋骨、皮肤、腠理。所谓“卫气者，本于命门，达于三焦，以温肌肉、筋骨、皮肤”（《读医随笔·气血精神论》），“熏于肓膜，散于胸腹”（《医旨绪余·宗气营气卫气》）。通过营气化生血液，以营养五脏六腑、四肢百骸，故曰：“营者水谷之精，和调于五脏，洒陈于六腑，乃能入于脉也……灌溉一身”（《妇人良方·调经门》），“入于经隧，达脏腑，昼夜营周不休”（《医旨绪余·宗气营气卫气》）。其三，气通过经络之气，起到输送营养，濡养脏腑经络的作用。故曰：“其流溢之气，内溉脏腑，外濡腠理”（《灵枢·脉度》）。

（六）气化作用

气化，在不同的学术领域有不同的含义。在中国古代哲学上，气化是气的运动变化，即阴阳之气的变化，泛指自然界一切物质形态一切形式的变化。

在中医学上，气化的含义有二：

1. 气化指自然界六气的变化　“岁候，其不及太过，而上应五星……承天而行之，故无妄动，无不应也。卒然而动者，气之交变也，其不应焉。故曰：应常不应卒。此之谓也。帝曰：其应奈何？岐伯曰：‘各从其气化也’”（《素问·气交变大论》）。“少阴司天为热化，在泉为苦化，不司气化，居气为灼化”（《素问·至真要大论》）。

2. 气化泛指人体内气的运行变化　气化是在气的作用下，脏腑的功能活动，精气血津液等不同物质之间的相互化生，以及物质与功能之间的转化，包括了体内物质的新陈代谢，以及物质转化和能量转化等过程。

四、气的运动

（一）气机的概念

气的运动称为气机。运动是气的根本属性。气的运动是自然界一切事物发生发展变化的根源，故称气的运动为气机。气化活动是以气机升降出入运动为具体体现的。气机升降出入运动就是气的交感作用。人体是一个不断发生升降出入气化作用的机体。人体的气处于不断地运动之中，它流行于全身各脏腑、经络等组织器官，无处不有，时刻推动和激发着人体的各种生理活动。气的升降出入运动一旦停止，就失去了维持生命活动的作用，人的生命活动也就终止了。

（二）气机的形式

1. 气机运动的基本规律　位有高下，则高者下降，下者上升；气有盈虚，则盈者溢出，虚者纳入，故有高下盈虚的阴阳对立，就必然产生气的升降出入的运动，这是事物的辩证法。“升降出入，无器不有。故器者，生化之宇。器散则分之，生化息矣。故无不出入，无不升降”（《素问·六微旨大论》）。古人以升、降、出、入四字来说明物质气的运动规律和具体表现形式。“分言之，为出入，为升降；合言之，总不外乎一气而已矣”（《吴医汇讲》）。

升降出入是机体维持生命活动的基本过程，诸如呼吸运动、水谷的消化吸收、津液代谢、气血运行等，无不赖于气的升降出入运动才能实现。升降出入存在于一切生命过程的始终。“死生之机，升降而已”（《素问·六微旨大论》），是对生命规律的高度概括。

2. 脏腑气机运动的一般规律 气的升降出入运动，只有通过脏腑经络的生理活动才能具体体现出来。换言之，机体的各种生理活动都是气升降出入运动的具体体现。

人体的生命活动，内而消化循环，外而视听言行，无一不是脏腑升降运动的表现。“出入”则是升降运动的外在表现，与升降运动密切联系。一般说来，五脏贮藏精气，宜升；六腑传导化物，宜降。就五脏而言，心肺在上，在上者宜降；肝肾在下，在下者宜升；脾居中而通连上下，为升降的枢纽。左右为阴阳之道路，肝主升发，从左而升，肺主肃降，从右而降，肝左肺右，犹如两翼，为气机升降的道路。六腑，“所以化水谷而行津液者也”（《灵枢·本脏》），虽然传化物而不藏，以通为用，宜降，但在饮食物的消化和排泄过程中，也有吸收水谷精微、津液的作用。如胆之疏泄胆汁、胃之腐熟水谷、小肠之泌别清浊、大肠之主津液等。

五、气的分类

（一）元气

1. 基本含义 “真气又名元气”（《脾胃论·脾胃虚则九窍不通论》）。故中医文献上常常元气、原气、真气通称。但是，人体之气的真气是先天之气和后天之气的统称，包括元气、宗气、营气、卫气等。元气属真气的下位概念，不应与真气混称。据元、原的本始之意，元气、原气为生命本始之气。在胚胎中已经形成，秘藏于肾中，与命门有密切联系，为先天之气。所以，元气是人体最根本、最原始，源于先天而根于肾的气，是人体生命活动的原动力，包括元阴、元阳之气。故曰：“元气是生来便有，此气渐长渐消，为一生盛衰之本”（《医学读书记·通一子杂论》）。因元气来源于先天，故又称先天之气。

2. 生成与分布

（1）生成：元气根于肾，其组成以肾所藏的精气为主，依赖于肾中精气所化生。“命门者……原气之所系也”（《难经·三十六难》）。“命门为元气之根”（《景岳全书·传忠录·命门余义》）。肾中精气，虽以先天之精为基础，又赖后天水谷精气的培育。所以李东垣说：“元气之充足，皆由脾胃之气无所伤，而后能滋养元气。若胃气之本弱，饮食自倍，则脾胃之气即伤，而元气亦不能充”（《脾胃论·脾胃虚实传变论》）。

（2）分布：元气发于肾间（命门），通过三焦，沿经络系统和腠理间隙循行全身，内而五脏六腑，外而肌肤腠理，无处不到，以作用于机体各部分。“命门为元气之根，为水火之宅”（《景岳全书·传忠录·命门余义》）。“人身血肉之躯皆阴也，父母构精时，一点真阳，先身而生，藏于两肾之中，而一身之元气由之以生，故谓生气之原”（《医门法律·阴病论》）。可见，肾为元气之根。元气从肾发出，经三焦循经脉而行。所以说：“三焦者，原气之别使也，主通行诸气，经历五脏六腑……所止辄为原”（《难经·三十六难》）。

元气在循行过程中，经过了人体的各脏腑、经络及体表组织。元气循此路径，周而复始地循环，以发挥其正常的生理功能。

3. 主要功能 元气是构成人体和维持人体生命活动的本始物质，有推动人体生长和发育，温煦和激发脏腑、经络等组织器官生理功能的作用，为人体生命活动的原动力。

元气是构成人体的本原。元气能推动人体的生长发育。机体生、长、壮、老、已的自然规律，与元气的盛衰密切相关。人从幼年开始，肾气与肾精逐渐充盛，则有齿更发长等生理现象。到了青壮年，肾气、肾精进一步充盈，乃至达到极点，机体也因之发育到壮盛期，则真牙生，体壮实，筋骨强健。待到老年，肾气、肾精衰退，形体也逐渐衰老，全身筋骨运动不灵活，齿摇发脱，呈现出老态龙钟之象。由此可见，肾气、肾精决定着机体的生长发育，为人体生长发育之根本。如果元气亏少，影响到人体的生长发育，会出现生长发育障碍，如发育迟缓、筋骨痿软等；成年则现未老先衰，齿摇发落。

（二）宗气

1. 基本含义　宗气又名大气，“膻中者，大气之所在也。大气亦谓之宗气”（《靖盒说医》）。由肺吸入的清气与脾胃化生的水谷精气结合而成，其形成于肺，聚于胸中者，谓之宗气；宗气在胸中积聚之处，称作“上气海”，又名膻中。因此宗气为后天之气运动输布的本始，故名曰宗气。实际上宗气是合营卫二气而成的。所以说“宗气者，营卫之所合也，出于肺，积于气海，行于气脉之中，动而以息往来者也”（《读医随笔·气血精神论》）。

2. 生成与分布

（1）生成：宗气是由水谷精微和自然界的清气所生成的。饮食物经过脾胃的受纳、腐熟，化生为水谷精气，水谷精气赖脾之升清而转输于肺，与由肺从自然界吸入的清气相互结合而化生为宗气。肺和脾胃在宗气的形成过程中起着重要的作用。故曰：“膻中宗气主上焦息道，恒与肺胃关通”（《医门法律·明辨息之法》）。因此，肺的呼吸功能和脾胃之运化功能正常与否，直接影响着宗气的盛衰。

（2）分布：宗气积聚于胸中，贯注于心肺之脉。其向上出于肺，循喉咙而走息道，经肺的作用而布散于胸中上气海。所谓“其大气之抟而不行者，积于胸中，命曰气海”（《灵枢·五味》）。其向下赖肺之肃降而蓄于丹田（下气海），并注入足阳明之气街（相当于腹股沟部位）而下行于足。所以说：“宗气留于海，其下者，注于气街；其上者，走于息道”（《灵枢·刺节真邪》）。

3. 主要功能　宗气的主要生理功能有三个方面。

（1）走息道而司呼吸：宗气上走息道，推动肺的呼吸，即“助肺司呼吸”。所以凡言语、声音、呼吸的强弱，均与宗气的盛衰有关。故临床上对语声低微，呼吸微弱，脉软无力之候，称肺气虚弱或宗气不足。

（2）贯心脉而行气血：宗气贯注入心脉之中，帮助心脏推动血液循行，即“助心行血”，所以气血的运行与宗气盛衰有关。由于宗气具有推动心脏的搏动、调节心率和心律等功能，故曰：“胃之大络，名曰虚里（相当于心尖搏动部位），贯膈络肺，出于左乳下，其动应衣（手），脉宗气也……乳之下，其动应衣，宗气泄也”（《素问·平人气象论》）。所以临床上常常以“虚里”的搏动和脉象状况，来测知宗气的旺盛与衰少。宗气不足，不能助心行血，就会引起血行瘀滞，所谓“宗气不下，脉中之血，凝而留止”（《灵枢·刺节真邪》）。

（3）人体的视、听、言、动等机能与之相关：“宗气者，动气也。凡呼吸、言语、声音，以及肢体运动，筋力强弱者，宗气之功用也”（《读医随笔·气血精神论》）。

（三）营气

1. 基本含义 营气，是血脉中具有营养作用的气。因其富于营养，故称为营气。所以说："营气者，出于脾胃，以濡筋骨、肌肉、皮肤，充满推移于血脉之中而不动者也"（《读医随笔·气血精神论》）。由于营气行于脉中，而又能化生血液，故常常"营血"并称。营气与卫气相对而言，属于阴，故又称为"营阴"。

2. 生成与分布

（1）生成：营气是由来自脾胃运化的水谷精气中的精粹部分和肺吸入的自然界清气相结合所化生的。宗气是营卫之所合，其中运行于脉中者，即为"营气"。所以说："营者，水谷之精气也，和调于五脏，洒陈于六腑，乃能入于脉也，故循脉上下，贯五脏络六腑也"（《素问·痹论》）。

（2）分布：营气通过十二经脉和任督二脉而循行于全身，贯五脏而络六腑。十二经循行，营气出于中焦（脾胃），循行到手太阴肺经，由手太阴肺经传注到手阳明大肠经，再传至足阳明胃经，以后依次传注到足太阴脾经、手少阴心经、手太阳小肠经、足太阳膀胱经、足少阴肾经、手厥阴心包经、手少阳三焦经、足少阳胆经、足厥阴肝经，最后由足厥阴肝经复注入手太阴肺经，构成了营气在十二经脉中循行流注于全身的通路。此为营气的十二经循行。

3. 主要功能 营气的主要生理功能包括化生血液和营养全身两个方面。

（1）化生血液：营气经肺注入脉中，成为血液的组成成分之一。"营气者，泌其津液，注之于脉，化以为血"（《灵枢·邪客》）。"上注于肺脉，乃化而为血"（《灵枢·营卫生会》）。

（2）营养全身：营气循脉流注全身，为脏腑、经络等生理活动提供营养物质。营运全身上下内外，流行于中而滋养五脏六腑，布散于外而浇灌皮毛筋骨。

（四）卫气

1. 基本含义 卫，有"护卫""保卫"之义。卫气是行于脉外之气。卫气与营气相对而言，属于阳，故又称"卫阳"。"盖阳气为卫，卫气者，所以温分肉，充皮毛，肥腠理，司开合，此皆卫外而为固也"（《卫生宝鉴》）。卫气，其性慓疾滑利，活动力强，流动迅速。所以说："卫者，水谷之悍气也"（《素问·痹论》）。

2. 生成与分布

（1）生成：卫气同营气一样，也是由水谷精微和肺吸入的自然的清气所化生。所以说："人受气于谷，谷入于胃，以传与肺，五脏六腑，皆以受气。其清者为营，浊者为卫。营在脉中，卫在脉外。营周不休，五十而复大会。阴阳相贯，如环无端"（《灵枢·营卫生会》）。

（2）分布："卫气之行，一日一夜五十周于身，昼日行于阳二十五周，夜行于阴二十五周，周于五脏。是故平旦阴尽，阳气出于目，目张则气上行于头，循项下足太阳，循背下至小趾之端。其散者，别于目锐眦，下手太阳，下至手小指之端外侧。其散者，别于目锐眦，下足少阳，注小趾次趾之间。以上循手少阳之分侧，下至小指次指之间。别者以上至耳前，合于颔脉，注足阳明，以下行至跗上，入五趾之间。其散者，从耳下下手阳明，入大指之间，入掌中。其至于足也，入足心，出内踝下，行阴分，复合于目，故为一周。”从上述记载，可见卫气的运行，昼则行于阳分，始于足太阳经之睛明穴而出于目，以周于六腑而及于肾经，是为一周。夜则行于阴分，始于足少阴肾经以周五脏，其行以相克为序，故肾、心、肺、肝、脾相传为一周，而复注于肾，阴尽阳出，又复合于目。昼行于阳二十五周，夜行于阴二十五周次，昼夜凡行五十周。

3. 主要功能　表现在防御、温煦和调节三个方面。

（1）护卫肌表，防御外邪入侵：卫气的这一作用是气的防御功能的具体体现。卫气既可以抵御外邪的入侵，又可驱邪外出。故曰：“卫气者，为言护卫周身，温分肉，肥腠理，不使外邪侵犯也”（《医旨绪余·宗气营气卫气》）。

（2）温养脏腑、肌肉、皮毛：卫气的这一作用是气的温煦作用的具体体现。卫气可以保持体温，维持脏腑进行生理活动所适宜的温度条件。卫气对肌肉、皮肤等的温煦，使肌肉充实，皮肤润滑。所以周学海说：“卫气者，热气也。凡肌肉之所以能温，水谷之所以能化者，卫气之功用也。虚则病寒，实则病热”（《读医随笔·气血精神论》）。

（3）调节控制肌腠的开合、汗液的排泄：卫气的这一作用是气的固摄作用的具体体现。卫气根据人体生命活动的需要，通过有规律地调节肌腠的开合来调节人体的水液代谢和体温，以维持人体内环境与外环境的平衡。此外，卫气循行与人的睡眠也有密切关系。当卫气行于体内时，人便入睡；当卫气自睛明出于体表时，人便醒寤。

第二节　血

一、血的基本概念

血，即血液，是循行于脉中的富有营养的红色的液态物质，是构成人体和维持人体生命活动的基本物质之一。血主于心，藏于肝，统于脾，布于肺，根于肾，有规律地循行脉管之中，在脉内营运不息，充分发挥灌溉一身的生理效应。

脉是血液循行的管道，又称“血府”。在某些因素的作用下，血液不能在脉内循行而溢出脉外时，称为出血，即“离经之血”。由于离经之血离开了脉道，失去了其发挥作用的条件，所以，就丧失了血的生理功能。

二、血的生成

（一）血液化生的物质基础

1. 水谷精微　“血者水谷之精气也……故虽心主血，脾和胃血自生矣”（《妇人良方·调经门》）。“中焦受气取汁，变化而赤”，由于脾胃化生的水谷精微是血液生成的最基本物质，所以有脾胃为“气血生化之源”的说法。饮食营养的优劣，脾胃运化功能的强弱，直接影响着血液的化生。“盖饮食多自能生血，饮食少则血不生”（《医门法律·虚劳论》）。因此，长期饮食营养摄入不足，或脾胃的运化功能长期失调，均可导致血液的生成不足而形成血虚的病理变化。

2. 营气 营气是血液的组成部分。“夫生血之气，营气也。营盛即血盛，营衰即血衰，相依为命，不可分离也”（《读医随笔·气血精神论》）。

3. 精髓 “血即精之属也”（《景岳全书·血证》）。“肾为水脏，主藏精而化血”（《侣山堂类辨·辨血》）。“肾藏精，精者，血之所成也”（《诸病源候论·虚劳病诸候下》）。由上观之，精髓也是化生血液的基本物质。

4. 津液 “营气者，泌其津液，注之于脉，化以为血”（《灵枢·邪客》）。“中焦出气如露，上注溪谷，而渗孙脉，津液和调，变化而赤为血”（《灵枢·痈疽》）。津液可以化生为血，不断补充血液量，以使血液满盈。“津亦水谷所化，其浊者为血，清者为津，以润脏腑、肌肉、脉络，使气血得以周行通利而不滞者此也。凡气血中，不可无此，无此则槁涩不行矣”（《读医随笔·气血精神论》）。所以，血液的盈亏与津液有密切关系。

（二）血液生成与脏腑的关系

1. 心 心主血脉，一则行血以输送营养物质，使全身各脏腑获得充足的营养，维持其正常的功能活动，从而也促进血液的生成。二则水谷精微通过脾的转输升清作用，上输于心肺，在肺吐故纳新之后，复注于心脉化赤而变成新鲜血液。所以说：“血乃中焦之汁，流溢于中以为精，奉心化赤而为血”（《侣山堂类辨》）。

2. 肺 肺主一身之气，参与宗气之生成和运行。气能生血，气旺则生血功能亦强，气虚则生血功能亦弱。气虚不能生血，常可导致血液衰少。肺通过主一身之气的作用，使脏腑之功能旺盛，从而促进了血液的生成。肺在血液生成中的作用，主要是通过肺朝百脉、主治节的作用而实现的。

3. 脾 脾为后天之本，气血生化之源。脾胃所化生的水谷精微是化生血液的最基本物质。“血者水谷之精也。源源而来，而实生化于脾”（《景岳全书·传忠录·脏象别论》）。“胃中水谷之清气，借脾之运化成血，故曰生化于脾”（《医碥·血》）。

4. 肝 肝主疏泄而藏血。肝脏是一个贮血器官。因精血同源，肝血充足，故肾亦有所藏，精有所资，精充则血足。另外，肝脏也是一个造血器官，所以《内经》云：“肝……其充在筋，以生血气”（《素问·六节脏象论》）。

5. 肾 肾藏精，精生髓。精髓也是化生血液的基本物质，故有血之源头在于肾之说。中医不仅认识到骨髓是造血器官，肾对血液的生成有调节作用，而且也认识到肾精是通过肝脏的作用而生成血液的，所以说：“血之与气，异名同类，虽有阴阳清浊之分，总由水谷精微所化。其始也混然一区，未分清浊，得脾气之鼓运，如雾上蒸于肺而为气；气不耗，归精于肾而为精；精不泄，归精于肝而化清血”（《张氏医通·诸血门》）。

三、血的循行

（一）血液循行的方向

脉为血之府，脉管是一个相对密闭，如环无端，自我衔接的管道系统。血液在脉管中运行不息，流布于全身，环周不休，以营养人体的周身内外上下。血液循行的方式为“阴阳相贯，如环无端”“营周不休”。故曰：“营在脉中，卫在脉外，营周不休，五十而复大会，阴阳相贯，如环无端”（《灵枢·营卫生会》）。

血液循行的具体方向是：“食气入胃，散精于肝……食气入胃，浊气归心，淫精于脉，脉气流经，经气归于肺，肺朝百脉，输精于皮毛。毛脉合精，行气于府。府精神明，留于四脏，气归于权衡”（《素问·经脉别论》）。“……此雾气由脏而经，由经而络，由络而播宣皮腠，熏肤充血泽毛……阴性亲内，自皮而络，自络而经，自经而归趋脏腑”（《素灵微蕴》）。这段论述说明了水谷精气的走行方向，并明确地指出了水谷精气是进入血液循环的。

（二）血液运行的机制

血液正常循行必须具备两个条件：一是脉管系统的完整性，二是全身各脏腑发挥正常生理功能，特别是与心、肺、肝、脾四脏的关系尤为密切。

1. 心主血脉　“人心动，则血行诸经”（《医学入门·脏腑》）。心为血液循行的动力，脉是血液循行的通路，血在心的推动下循行于脉管之中。心脏、脉管和血液构成了一个相对独立的系统。心主血脉，心气是维持心的正常搏动，从而推动血液循行的根本动力。全身的血液，依赖心气的推动，通过经脉而输送到全身，发挥其濡养作用。心气充沛与否，心脏的搏动是否正常，在血液循环中起着十分关键的作用。

2. 肺朝百脉　心脏的搏动是血液运行的基本动力，而血非气不运，血的运行，又依赖气的推动，随着气的升降而运至全身。肺司呼吸而主一身之气，调节着全身的气机，辅助心脏，推动和调节血液的运行。“肺主气，心主血。肺之呼吸以行脏腑之气；心因之一舒一缩，以行经络之血。肺金清肃，其气下行，肾则纳之，归于中宫，助真火，蒸饮食，化精微，以为生元气之根本。呼吸由此而起，声音由此而出，人之强弱寿夭，悉本于此。心脏舒出紫血之浊气，缩入赤血之清气。赤血即受肺吸入清气生气，由心运行血于脉管，滋养周身之精血也；紫血即受脏腑经脉浊气毒气改变之血，由回血管复运行肺内，待呼出浊气，得吸入之清气，则紫血复变为赤血，仍流布周身之内，以养生命。人身之血脉运行，周而复始也”（《医易一理》）。

3. 脾主统血　五脏六腑之血全赖脾气统摄，脾之所以统血，与脾为气血生化之源密切相关。脾气健旺，气血旺盛，则气之固摄作用也就健全，而血液就不会逸出脉外，以致引起各种出血。

4. 肝主藏血　肝主藏血，具有贮藏血液和调节血流量的功能。根据人体动静的不同情况，调节脉管中的血液流量，使脉中循环血液维持在一个恒定水平上。此外，肝的疏泄功能能调畅气机，一方面保障着肝本身的藏血功能，另一方面对血液通畅地循行也起着一定的作用。

四、血的生理功能

（一）营养滋润全身

血的营养作用是由其组成成分所决定的。血循行于脉内，是其发挥营养作用的前提，血沿脉管循行于全身，为全身各脏腑组织的功能活动提供营养。《难经·二十二难》将血的这一作用概括为"血主濡之"。全身各部（内脏、五官、九窍、四肢、百骸）无一不是在血的濡养作用下而发挥功能的。如鼻能嗅，眼能视，耳能听，喉能发音，手能摄物等都是在血的濡养作用下完成的。所以，"目得之而能视，耳得之而能听，手得之而能摄，掌得之而能握，足得之而能步，脏得之而能液，腑得之而能气。是以出入升降，濡润宣通者，由此使然也"（《金匮钩玄·血属阴难成易亏论》）。

血的濡养作用可以从面色、肌肉、皮肤、毛发等方面表现出来。血的濡养作用正常，则面色红润，肌肉丰满壮实，肌肤和毛发光滑。当血的濡养作用减弱时，机体除脏腑功能低下外，还可见到面色不华或萎黄，肌肤干燥，肢体或肢端麻木，运动不灵活等临床表现。

（二）神志活动的物质基础

血的这一作用是古人通过大量的临床观察而认识到的：无论何种原因形成的血虚或运行失常，均可以出现不同程度的神志方面的症状。心血虚、肝血虚，常有惊悸、失眠、多梦等神志不安的表现，失血甚者还可出现烦躁、恍惚、癫狂、昏迷等神志失常的改变。可见血液与神志活动有着密切关系，所以说"血者，神气也"（《灵枢·营卫生会》）。

第三节　津　　液

一、津液的概念

津液是人体一切正常水液的总称。津液包括各脏腑组织的正常体液和正常的分泌物，胃液、肠液、唾液、关节液等，习惯上也包括代谢产物中的尿、汗、泪等。故曰："汗与小便，皆可谓之津液，其实皆水也"（《读医随笔·气血精神论》）。津液以水分为主体，含有大量营养物质，是构成人体和维持人体生命活动的基本物质。"人禀阴阳二气以生，有清有浊。阳之清者为元气；阳之浊者为火；阴之清者为津液，阴之浊者即为痰"（《罗氏会约医镜》）。

在体内，除血液之外，其他所有正常的水液均属于津液范畴。津液广泛地存在于脏腑、形体、官窍等器官组织之内和组织之间，起着滋润濡养作用。同时，津能载气，全身之气以津液为载体而运行全身并发挥其生理作用。津液又是化生血液的物质基础之一，与血液的生成和运行也有密切关系。所以，津液不但是构成人体的基本物质，也是维持人体生命活动的基本物质。

二、津液的代谢

（一）津液的生成

津液的生成、输布和排泄，是一个涉及多个脏腑一系列生理活动的复杂的生理过程。"饮入于胃，游溢精气，上输于脾，脾气散精，上归于肺，通调水道，下输膀胱，水精四布，五经并行”（《素问·经脉别论》），是对津液代谢过程的简要概括。津液是来源于饮食，通过脾、胃、小肠和大肠消化吸收饮食中的水分和营养而生成的。其具体过程是：

1. 脾胃腐熟运化　胃为水谷之海，主受纳腐熟，赖游溢精气而吸收水谷中部分精微。“水之入胃，其精微洒陈于脏腑经脉，而为津液”（《读医随笔·燥湿同形同病》）。脾主运化，赖脾气之升清，将胃肠吸收的谷气与津液上输于心肺，而后输布全身。故曰：“津液与气入于心，贯于肺，充实皮毛，散于百脉”（《脾胃论·脾胃胜衰论》）。

2. 小肠主液　小肠泌别清浊，吸收饮食物中大部分的营养物质和水分，上输于脾，而布散全身，并将水液代谢产物经肾输入膀胱，把糟粕下输于大肠。

3. 大肠主津　大肠接受小肠下注的饮食物残渣和剩余水分，将其中部分水液重新吸收，使残渣形成粪便而排出体外。大肠通过其主津功能参与人体津液的生成。

津液的生成是在脾的主导下，由胃、小肠、大肠的参与而共同完成的，但与其他脏腑也不无关系。

（二）津液的输布

津液的输布主要依靠脾、肺、肾、肝、心和三焦等脏腑生理功能的综合作用而完成的。

1. 心主血脉　“中焦蒸水谷之津液，化而为血，独行于经隧”（《侣山堂类辨·辨血》）。“津液和调，变化而赤为血”（《灵枢·痈疽》）。心属火，为阳中之太阳，主一身之血脉。津液和血液赖心阳之动力，方能正常运行，环周不休。

2. 脾气散精　脾主运化水谷精微，通过其转输作用，一方面将津液上输于肺，由肺的宣发和肃降，使津液输布全身而灌溉脏腑、形体和诸窍。另一方面，又可直接将津液向四周布散至全身，即脾有“灌溉四旁”之功能，所谓“脾主为胃行其津液”（《素问·厥论》）的作用。

3. 肺主行水　肺主行水，通调水道，为水之上源。肺接受从脾转输而来的津液之后，一方面通过宣发作用将津液输布至人体上部和体表，另一方面，通过肃降作用，将津液输布至肾和膀胱以及人体下部。

4. 肾主津液　“肾者水脏，主津液”（《素问·逆调论》）。肾对津液输布起着主宰作用，主要表现在两个方面：其一，肾中阳气的蒸腾气化作用，是胃“游溢精气”、脾的散精、肺的通调水道以及小肠的分别清浊等作用的动力，推动着津液的输布。其二，由肺下输至肾的津液，在肾的气化作用下，清者蒸腾，经三焦上输于肺而布散于全身，浊者化为尿液注入膀胱。

5. 肝主疏泄　肝主疏泄，使气机调畅，三焦气治，气行则津行，促进了津液的输布环流。

6. 三焦决渎　三焦为“决渎之官”，气为水母，气能化水布津，三焦对水液有通调决渎之功，是津液在体内流注输布的通道。

（三）津液的排泄

津液的排泄与津液的输布一样，主要依赖于肺、脾、肾等脏腑的综合作用，其具体排泄途径为：

（1）汗：呼气肺气宣发，将津液输布到体表皮毛，被阳气蒸腾而形成汗液，由汗孔排出体外。肺主呼吸，肺在呼气时也带走部分津液（水分）。

（2）尿液：津液代谢的最终产物，其形成虽与肺、脾、肾等脏腑密切相关，但尤以肾为最。肾之气化作用与膀胱的气化作用相配合，共同形成尿液并排出体外。肾在维持人体津液代谢平衡中起着关键作用，所以说："水为至阴，其本在肾。"

（3）粪：大肠排出的水谷糟粕所形成的粪便中亦带走一些津液。腹泻时，大便中含水多，带走大量津液，易引起伤津。

三、津液的功能

（一）滋润濡养

津液以水为主体，具有很强的滋润作用，富含多种营养物质，具有营养功能。津之与液，津之质最轻清，液则清而晶莹，厚而凝结。血、津、液三者在人之身，血为最多，而津液之用为最大。内而脏腑筋骨，外而皮肤毫毛，莫不赖津液以濡养。津亦水谷所化，其浊者为血，清者为津，以润脏腑、肌肉、脉络，使气血得以周行通利而不滞者此也。分布于体表的津液，能滋润皮肤，温养肌肉，使肌肉丰润，毛发光泽；体内的津液能滋养脏腑，维持各脏腑的正常功能；注入孔窍的津液，使口、眼、鼻等九窍滋润；流入关节的津液，能温利关节；渗入骨髓的津液，能充养骨髓和脑髓。

（二）化生血液

津液经孙络渗入血脉之中，成为化生血液的基本成分之一。津液使血液充盈，并濡养和滑利血脉，而血液环流不息。故曰："中焦出气如露，上注溪谷，而渗孙脉，津液和调，变化而赤为血。"（《灵枢·痈疽》），"水入于经，其血乃成。"（《脾胃论·用药宜忌论》）

（三）调节阴阳

在正常情况下，人体阴阳之间处于相对的平衡状态。津液作为阴精的一部分，对调节人体的阴阳平衡起着重要作用。脏腑之阴的正常与否，与津液的盛衰是分不开的。人体根据体内的生理状况和外界环境的变化，通过津液的自我调节使机体保持正常状态，以适应外界的变化。如寒冷的时候，皮肤汗孔闭合，津液不能借汗液排出体外，而下降入膀胱，使小便增多；夏暑季节，汗多则津液减少下行，使小便减少。当体内丢失水液后，则多饮水以增加体内的津液。

（四）排泄废物

津液在其自身的代谢过程中，能把机体的代谢产物通过汗、尿等方式不断地排出体外，使机体各脏腑的气化活动正常。若这一作用受到损害和发生障碍，就会使代谢产物潴留于体内，而产生痰、饮、水、湿等多种病理变化。

第四节　气血津液的关系

气、血、津液等均是构成人体和维持人体生命活动的基本物质，均赖脾胃化生的水谷精微不断地补充，在脏腑组织的功能活动和神的主宰下，它们之间又相互渗透、相互促进、相互转化。在生理功能上，又存在着相互依存、相互制约和相互为用的密切关系。

一、气与血的关系

气属阳，主动，主煦之；血属阴，主静，主濡之。这是气与血在属性和生理功能上的区别。但两者都源于脾胃化生的水谷精微和肾中精气，在生成、输布（运行）等方面关系密切，故曰："气中有血，血中有气，气与血不可须臾相离，乃阴阳互根，自然之理也"（《难经本义》)。"人之一身，皆气血之所循行，气非血不和，血非气不运，故曰：'气主煦之，血主濡之'"（《医学真传·气血》)。这种关系可概括为"气为血之帅""血为气之母"。

（一）气对血的作用

气对血的作用，是气为血之帅，气为血帅包含着三方面的意义：气能生血，气能行血，气能摄血。

1. 气能生血　气能生血是指气的运动变化是血液生成的动力。从摄入的饮食物转化成水谷精微，从水谷精微转化成营气和津液，从营气和津液转化成赤色的血，其中每一个转化过程都离不开气的运动变化，而气的运动变化又是通过脏腑的功能活动表现出来的。气的运动变化能力旺盛，则脏腑的功能活动旺盛，化生血液的功能亦强；气的运动变化能力减弱，则脏腑功能活动衰退，化生血液的功能亦弱。气旺则血充，气虚则血少。故在临床治疗血虚疾患时，常配合补气药，就是补益生血的动力，

2. 气能行血　气能行血指气的推动作用是血液循行的动力。气一方面可以直接推动血行，如宗气，另一方面又可促进脏腑的功能活动，通过脏腑的功能活动推动血液运行。"运血者即是气"（《血证论·阴阳水火气血论》)，"气行乃血流"（《素问·五脏生成论》)。气生成于血中而固护于血外，气为血之帅，血在脉中流行，实赖于气之率领和推动。故气之正常运动，对保证血液的运行有着重要意义。

3. 气能摄血　气能摄血即气对血的统摄作用。气的固摄作用使血液正常循行于脉管之中而不逸于脉外。"人身之生，总之以气统血"，"血之运行上下，全赖乎脾"（《血证论·脏腑病机论》)。气摄血，实际上是脾统血的作用。"诸血皆统于脾"（《类证治裁·内景综要》)，脾为气血运行上下之总枢，其气上输心肺，下达肝肾，外灌溉四旁，充溢肌肤，所谓居中央而畅四方，血即随之运行不息。若脾虚不能统血，则血无所主，因而脱陷妄行。气不摄血则可见出血之候，故治疗时，必须用补气摄血之法，方能达到止血的目的。如临床上每见血脱之危候，治本"血脱者固气"之法，用大剂量独参汤补气摄血而气充血止。

（二）血对气的作用

血对气的作用，即血为气之母。血为气母是指气在生成和运行中始终离不开血。血为气母的含义有二：其一，血能生气。气存血中，血不断地为气的生成和功能活动提供水谷精微，水谷精微是全身之气的生成和维持其生理功能的主要物质基础。而水谷精微又赖血以运之，借以为脏腑的功能活动不断地供给营养，使气的生成与运行正常地进行。所以血盛则气旺，血衰则气少。其二，血能载气，“守气者即是血”“载气者，血也”（《血证论·阴阳水火气血论》）。气存于血中，赖血之运载而达全身。血为气之守，气必依附于血而静谧。

二、气与津液的关系

气属阳，津液属阴，这是气和津液在属性上的区别，但两者均源于脾胃所运化的水谷精微，在其生成和输布过程中有着密切的关系。在病理上病气即病水，病水即病气。所以在治疗上，治气即是治水，治水即是治气。

（一）气对津液的作用

气对津液的作用表现为气能生津、行津、摄津三个方面。

1. 气能生津 气是津液生成与输布的物质基础和动力。津液源于水谷精气，而水谷精气赖脾胃之腐熟运化而生成。气推动和激发脾胃的功能活动，使中焦之气机旺盛，运化正常，则津液充足。“水化于气”（《血证论·阴阳水火气血论》），“气可化水”（《程杏轩医案续录》）。所以，津液的生成、输布和排泄均离不开气的作用。故三焦之气失职，则津液停聚而为湿为水为肿。如太阳蓄水证，水热互结于膀胱，气化不行，津液不布，则口渴而小便不利，治以五苓散助气化而散水邪，膀胱津液得以化气，升腾于上，敷布于脏腑而为津液，不生津而渴自止。所以气旺则津充，气弱则津亏。

2. 气能行津 气能行津指气的运动变化是津液输布排泄的动力。气的升降出入运动作用于脏腑，表现为脏腑的升降出入运动。脾、肺、肾、肝等脏腑的升降出入运动完成了津液在体内的输布、排泄过程，所谓“气行水亦行”（《血证论·阴阳水火气血论》）。当气的升降出入运动异常时，津液输布、排泄过程也随之受阻。反之，由于某种原因，使津液的输布和排泄受阻而发生停聚时，则气的升降出入运动亦随之而不利。由气虚、气滞而导致的津液停滞，称作气不行水；由津液停聚而导致的气机不利，称作水停气滞。两者互为因果，可形成内生之水湿、痰饮，甚则水肿等病理变化。这是在临床上治疗水肿，行气与利水法常常并用的理论依据之一。

3. 气能摄津 气能摄津是指气的固摄作用控制着津液的排泄。体内的津液在气的固摄作用控制下维持着一定的量。若气的固摄作用减弱，则体内津液任意经汗、尿等途径外流，出现多汗、漏汗、多尿、遗尿的病理现象，临床治疗时应注意补气固津。

（二）津液对气的作用

“水可化气”（《程杏轩医案续录》），“气生于水”（《血证论·阴阳水火气血论》）。水谷化生的津液，通过脾气升清散精，上输于肺，再经肺之宣降通调水道，下输于肾和膀胱。在肾阳的蒸动下，化而为气，升腾敷布于脏腑，发挥其滋养作用，以保证脏腑组织的正常生理活动，故云："水精四布，五经并行"（《素问·经脉别论》）。此外，津液是气的载体，气必须依附于津液而存在，否则就将涣散不定而无所归。因此，津液的丢失，必导致气的耗损。如暑病伤津耗液，不仅口渴喜饮，且津液虚少无以化气，而见少气懒言、肢倦乏力等气虚之候。若因汗、吐太过，使津液大量丢失，则气亦随之而外脱，形成"气随液脱"之危候，故曰："吐下之余，定无完气"（《金匮要略心典》）。

三、血与津液的关系

血与津液均是液态物质，均有滋润和濡养作用，与气相对而言，二者均属于阴，在生理上相互补充，病理上相互影响。

（一）血对津液的作用

运行于脉中的血液，渗于脉外便化为有濡润作用的津液。"十二经脉，三百六十五络，其血气皆上于面而走空窍……其气之津液，皆上熏于面"（《灵枢·邪气脏腑病形》）。当血液不足时，可导致津液的病变。如血液瘀结，津液无以渗于脉外，以濡养皮肤肌肉，则肌肤干燥粗糙甚至甲错。失血过多时，脉外之津液渗入脉中以补偿血容量的不足，因之而导致脉外的津液不足，出现口渴、尿少、皮肤干燥等表现。所以，中医有"夺血者无汗""衄家不可发汗""亡血者，不可发汗"之说。

（二）津液对血的作用

津液和血液同源于水谷精微，输布于肌肉、腠理等处的津液，不断地渗入孙络，成为血液的组成成分。所以，有"津血同源"之说。汗为津液所化，汗出过多则耗津，津耗则血少，故又有"血汗同源"之说。如果津液大量损耗，不仅渗入脉内之津液不足，甚至脉内之津液还要渗出于脉外，形成血脉空虚、津枯血燥的病变。所以，对于多汗夺津或精液大量丢失的患者，不可用破血逐瘀之峻剂，故《灵枢·营卫生会》有"夺汗者无血"之说。

第四章 藏 象

“藏象”一词，首见于《素问·六节脏象论》。藏，指隐藏于体内的脏器。象，其义有二，一指脏腑的解剖形态，“象者，像也。论脏腑之形象，以应天地之阴阳也”（《黄帝内经素问集注·卷二》）。如“心象尖圆，形如莲花”（《医宗必读·改正内景脏腑图》）。其二指脏腑的生理病理表现于外的征象。“象，谓所见于外，可阅者也”（王冰注《黄帝内经素问》）“象，形象也。藏居于内，形见于外，故曰藏象”（《类经·藏象类》）。“象”是“藏”的外在表现，“藏”是“象”的内在本质，两者结合起来就叫做“藏象”。藏通“脏”，“藏象”也作“脏象”。藏象是人体系统现象与本质的统一体，是人体脏腑的生理活动及病理变化反映于外的征象。中医学据此作为判断人体健康和诊断、治疗疾病的依据。

藏象学说是研究脏腑形体官窍的形态结构、生理活动规律及其相互关系的学说。它认为人体是以心、肝、脾、肺、肾五脏为中心，以胆、胃、大肠、小肠、膀胱、三焦等六腑相配合，以气血精津液为物质基础，通过经络内而五脏六腑，外而形体官窍所构成五个功能活动系统。这五个系统不仅都受天地四时阴阳的影响，同时互相之间也紧密联系，五脏之中各有五脏，从而使人体整体与局部、局部与局部，以及人体与外界环境成为一个复杂的网络结构。

脏腑的概念：脏腑是人体五脏（心、肺、脾、肝、肾）、六腑（胆、胃、大肠、小肠、膀胱、三焦）和奇恒之府（脑、髓、骨、脉、胆、女子胞）的总称。中医学研究脏腑主要不是从解剖学的实体器官出发，而是以整体功能为基础，以显现于外的功能现象和联系为基础来确定脏腑的概念。因此，脏腑是一个形态与功能的综合概念，不仅具有解剖学意义，而且更重要的是一个人体的功能模型。

脏腑的分类及其生理特点：根据生理功能特点，脏腑分为五脏、六腑和奇恒之府三类。

五脏：心、肝、脾、肺、肾合称五脏。从形象上看，五脏属于实体性器官；从功能上看，五脏是主“藏精气”，即生化和贮藏气血、津液、精气等精微物质，主持复杂的生命活动。所以说：“五脏者，藏精气而不泻也，故满而不能实”（《素问·五脏别论》）。满，指精气盈满；实，指水谷充实。满而不能实，就是说五脏贮藏的都是精气，而不是水谷或废料。

六腑：胆、胃、小肠、大肠、膀胱、三焦合称六腑。府通“腑”，有府库之意。从形象上看，六腑属于管腔性器官；从功能上看，六腑是主“传化物”，即受纳和腐熟水谷，传化和排泄糟粕，主要是对饮食物起消化、吸收、输送、排泄的作用。所以说：“六腑，传化物而不藏，故实而不能满也”（《素问·五脏别论》）。

奇恒之府：脑、髓、骨、脉、胆、女子胞六者合称奇恒之府。奇者异也，恒者常也。奇恒之府，形多中空，与腑相近，内藏精气，又类于脏，似脏非脏，似腑非腑，故称之为"奇恒之府"。所以说："脑、髓、骨、脉、胆、女子胞，此六者，地气之所生也，皆藏于阴而象于地，故藏而不泻，名曰奇恒之府"（《素问·五脏别论》）。

藏象学说的内容主要为脏腑、形体和官窍等。其中，以脏腑，特别是五脏为重点。五脏是生命活动的中心，六腑和奇恒之府均隶属于五脏。因此，五脏理论是藏象学说中最重要的内容。

形体，其广义者，泛指具有一定形态结构的组织，包括头、躯干和脏腑在内；其狭义者，指皮、肉、筋、骨、脉五种组织结构，又称五体。官窍，官指机体有特定功能的器官，如耳、目、口、唇、鼻、舌，又称五官，它们分属于五脏，为五脏的外候。窍，有孔穴、苗窍之意，是人体与外界相通连的窗口。官必有窍，窍多成官，故宫窍并称。窍有七窍，七窍指头面部七个孔窍（眼二、耳二、鼻孔二、口）。五脏的精气分别通达于七窍。九窍又称九宫，指七窍又前阴和后阴而言。

藏象学说贯穿在中医学的解剖、生理、病理、诊断、治疗、方剂、药物、预防等各个方面，在中医学理论体系中处于十分重要的地位。

第一节　五　　脏

五脏，是心、肺、脾、肝、肾的合称。五脏的生理功能，虽然各有专司，但心的生理功能起着主宰作用。五脏之间各种生理活动的相互依存、相互制约和相互协调平衡，主要是以阴阳五行学说的理论为基础来进行阐释的。

一、心

心位于胸腔偏左，隔膜之上，肺之下，圆而下尖，形如莲蕊，外有心包卫护。心与小肠、脉、面、舌等构成心系统。心，在五行属火，为阳中之阳脏，主血脉，藏神志，为五脏六腑之大主、生命之主宰。心与四时之夏相通应。

（一）心的解剖形态

1. 心的解剖位置　关于心的解剖部位，在《内经》《难经》《医贯》等中医文献中已有较为明确的记载，心位于胸腔偏左，居肺下膈上，"心居肺管之下，隔膜之上，附着脊之第五椎"（《类经图翼·经络》）。

2. 心的形态结构　心脏呈尖圆形，色红，中有孔窍，外有心包络围护，心居其中。中医学对人体心脏的重量、颜色、结构，以及心腔的血容量等均有一定的认识，只是较为粗略而已。"心象尖圆形，如莲蕊……外有赤黄裹脂，一是为心包络"（《类经图翼·经络》）。

（二）心的生理功能

1. 心主血脉 心主血脉，指心有主管血脉和推动血液循行于脉中的作用，包括主血和主脉两个方面。血就是血液。脉，即是脉管，又称经脉，为血之府，是血液运行的通道。心脏和脉管相连，形成一个密闭的系统，成为血液循环的枢纽。心脏不停地搏动，推动血液在全身脉管中循环无端，周流不息，成为血液循环的动力。由此可见，心脏、脉和血液所构成的这个相对独立系统的生理功能，都属于心所主，都有赖于心脏的正常搏动。

心要完成主血脉的生理功能，必须具备两个条件：其一，心之形质无损与心之阳气充沛。心气与心血，心阳与心阴既对立又统一，构成了心脏自身的矛盾运动，以维持心脏的正常生理功能。其二，血液的正常运行，也有赖于血液本身的充盈和脉道的滑利通畅。

心主血脉的生理作用有二：一是行血以输送营养物质。心气推动血液在脉内循环运行，血液运载着营养物质以供养全身，使五脏六腑、四肢百骸、肌肉皮毛，整个身体都获得充分的营养，藉以维持其正常的功能活动。二是生血，使血液不断地得到补充。胃肠消化吸收的水谷精微，通过脾主运化、升清散精的作用，上输给心肺，在肺部吐故纳新之后，贯注心脉变化而赤成为血液，故有“心生血”（《素问·阴阳应象大论》），“血生于心”（《质疑录》）之说。

心脏功能正常，则心脏搏动如常，脉象和缓有力，节律调匀，面色红润光泽。若心脏发生病变，则会通过心脏搏动、脉搏、面色等方面反映出来。如心气不足，血液亏虚，脉道不利，则血液不畅，或血脉空虚，而见面色无华，脉象细弱无力等，甚则发生气血瘀滞，血脉受阻，而见面色灰暗，唇舌青紫，心前区憋闷和刺痛，脉象结、代、促、涩等。

2. 心主神志 心主神志，即是心主神明，又称心藏神。

（1）神的含义：在中医学中，神的含义主要有二：其一，指人体生命活动的总称，一般称之为广义的神。其二，是指人们的精神、意识、思维活动。即心所主之神志，一般称之为狭义的神。

（2）神的生成：神是人形体的机能或功用。由精气构成的形体是人身的根本。“生之来谓之精，两精相搏谓之神”（《灵枢·本神》）。神随着个体的发生、发育、成长、消亡而发生、发展和消亡。神由先天之精气所化生，当胚胎形成之际，生命之神也就产生了。出生之后，在个体发育过程中，神还必须依赖于后天水谷精气的充养。所以说：“神者，水谷之精气也”（《灵枢·平人绝谷》）。

（3）心主神志的生理作用：心藏神，为人体生命活动的中心。其生理作用有二：其一，主思维、意识、精神。在正常情况下，神明之心接受和反映客观外界事物，进行精神、意识、思维活动。这种作用称之为“任物”。任，是接受、担任、负载之意，即是心具有接受和处理外来信息的作用。有了这种“任物”的作用，才会产生精神和思维活动，对外界事物作出判断。其二，主宰生命活动。“心为身之主宰，万事之根本”（《饮膳正要·序》）。神明之心为人体生命活动的主宰。五脏六腑必须在心的统一指挥下，才能进行统一协调的正常的生命活动。

（4）心主神志与五脏藏神的关系：中医学从整体观念出发，认为人体的一切精神意识思维活动，都是脏腑生理功能的外在表现。故把神分成五个方面，并分属于五脏，即“心藏神，肺藏魄，肝藏魂，脾藏意，肾藏志”（《素问·宣明五气论》）。人的精神意识思维活动，虽五脏各有所属，但主要还是归属于心主神志的生理功能。故曰：“心为五脏六腑之大主，而总统魂魄，兼赅意志”（《类经·疾病类》）。

（5）*心主神志与主血脉的关系*：气、血、津液、精等是人体脏腑功能活动的物质基础。神志是心脏生理功能之一，心脏运送血液以营养全身，也包括为自身提供生命活动必要的物质，所以就这个意义讲，又说血液是神志活动的物质基础。故曰“血气者，人之神”（《素问·八正神明论》），“血者，神气也”（《灵枢·营卫生会》）。因此，心主血脉的功能异常，亦必然出现神志的改变。

（6）*心主神志与脑为元神之府的关系*：脑为髓海，髓由精生，精源于五脏六腑之气血。人的精神、意识和思维活动，属于大脑的生理功能，是大脑对外界事物的反映。这在中医文献中早已有明确的论述。但藏象学说则将人的精神、意识和思维活动不仅归属于五脏而且主要归属于心的生理功能。所以，心主神志的实质是指大脑通过感觉器官，接受、反映客观外界事物，进行意识、思维情志等活动。因为藏象学说中脏腑的概念虽然包含着若干解剖学成分，但从主要方面看，却是一个标示各种功能联系的符号系统，是人体的整体功能模型。中医学将思维活动归之于心，是依据心血充盈与否与精神健旺程度有密切关系而提出来的。心是中国古代哲学心性论的重要范畴。“心之官则思”（《孟子·告子上》），古人以心为思维器官，故后沿用为脑的代称。心这个器官是用来思考的。心之为心，只有在人之“思”的实际活动中才有意义。血肉之心是指心之本体，神明之心则是从心之本体所产生的主体意识，实为大脑的功能。因此，中医学心的概念反映了中国传统文化中心性哲学的鲜明特色。中医学的心神论长期以来一直在指导着中医的临床实践，具有重要的科学和实践价值。

（三）心的生理特性

1. 心为阳脏而主阳气　心为阳中之太阳，以阳气为用。心的阳气能推动血液循环，维持人的生命活动，使之生机不息，故喻之为人身之“日”。“盖人与天地相合，天有日，人亦有日，君父之阳，日也”（《医学实在易》）。心脏阳热之气，不仅维持了心本身的生理功能，而且对全身又有温养作用。“心为火脏，烛照万物”（《血证论·脏腑病机论》），故凡脾胃之腐熟运化，肾阳之温煦蒸腾，以及全身的水液代谢、汗液的调节等，心阳皆起着重要作用。

2. 心气与夏气相通应　心应夏气，“通”即相互通应之意。人与自然是一个统一整体，自然界的四时阴阳消长变化，与人体五脏功能活动系统是通应联系着的。心与夏季、南方、热、火、苦味、赤色等有着内在联系。心为阳脏而主阳气。天人相应，自然界中在夏季以火热为主，在人体则与阳中之太阳的心相通应，了解心的这一生理特性，有助理解心的生理病理，特别是病理与季节气候的关系。心通于夏气，是说心阳在夏季最为旺盛，功能最强，而在夏季也多见心之病变，如夏天常见心神不宁的病证，经常会配伍酸枣仁、远志、朱砂等安神中药。

[附] 心包络

(一) 形态部位

心包络，简称心包，是心脏外面的包膜，为心脏的外围组织，其上附有脉络，是通行气血的经络，合称心包络。

(二) 生理功能

由于心包络是心的外围组织，故有保护心脏，代心受邪的作用。藏象学说认为，心为君主之官，邪不能犯，所以外邪侵袭于心时，首先侵犯心包络，故曰“诸邪之在于心者，皆在于心之包络”（《灵枢·邪客》）。其临床表现，主要是心藏神的功能异常，如在外感热病中，因温热之邪内陷，出现高热神昏、谵语妄言等心神受扰的病态，称之为“热入心包”。由痰浊引起的神志异常，表现为神昏模糊、意识障碍等心神昏乱的病态，称之为“痰浊蒙蔽心包”，以上经常会用到安宫牛黄丸、菖蒲郁金汤等方剂。实际上，心包受邪所出现的病变与心是一致的，故在辨证和治疗上也大体相同。

二、肺

肺，位居胸中，左右各一，呈分叶状，质疏松。与心同居膈上，上连气管，通窍于鼻，与自然界之大气直接相通。与大肠、皮、毛、鼻等构成肺系统。在五行属金，为阳中之阴脏。主气司呼吸，助心行血，通调水道。在五脏六腑中，位居最高，为五脏之长。肺与四时之秋相应。

(一) 肺的解剖形态

1. 肺的解剖位置 肺位于胸腔，左右各一，在膈膜之上，上连气道，喉为门户，覆盖着其他脏腑，是五脏六腑中位置最高者，故称“华盖”，为五脏之长。

2. 肺的形态结构 肺脏为白色分叶，质地疏松含气的器官。其“虚如蜂窠”“熟而复沉”。故称为清虚之脏。

(二) 肺的生理功能

1. 肺主气、司呼吸 肺主气是肺主呼吸之气和肺主一身之气的总称。“肺藏魄，属金，总摄一身之气”（《周氏医学丛书·脏腑标本药式》）。人身之气均为肺所主，所以说“诸气者，皆属于肺”（《素问·五脏生成论》），“肺主一身之气”（《医门法律·明胸中大气之法》）。肺主气，包括主呼吸之气和主一身之气两个方面。

（1）肺主呼吸之气：肺主呼吸之气是指肺通过呼吸运动，吸入自然界的清气，呼出体内的浊气，实现体内外气体交换的功能。“肺……一呼一吸，与天气相通”（《医原》）。肺为呼吸器官，具有呼吸功能。“天气至清，全凭呼吸为吐纳，其呼吸之枢则以肺为主”。

肺为体内外气体交换的场所。肺吸入自然界的清气，呼出体内的浊气，实现了体内外气体的交换。通过不断地呼浊吸清，吐故纳新，促进气的生成，调节着气的升降出入运动，从而保证了人体新陈代谢的正常进行。

中医学认为，呼吸运动不仅靠肺来完成，还有赖于肾的协作。肺为气之主，肾为气之根，肺主呼，肾主纳，一呼一纳，一出一入，才能完成呼吸运动。肺司呼吸的功能正常，则气道通畅，呼吸调匀。若病邪犯肺，影响其呼吸功能，则现胸闷咳嗽、喘促、呼吸不利等症状。

（2）*肺主一身之气*：肺主一身之气是指肺有主持、调节全身各脏腑之气的作用，即肺通过呼吸而参与气的生成和调节气机的作用。“人身之气，禀命于肺，肺气清肃则周身之气莫不服从而顺行”（《医门法律·肺痈肺痿门》）。

肺主一身之气的生理功能具体体现在两个方面：

①气的生成方面：肺参与一身之气的生成，特别是宗气的生成。人体通过呼吸运动，把自然界的清气吸入于肺，又通过胃肠的消化吸收功能，把饮食物变成水谷精气，由脾气升清，上输于肺。自然界的清气和水谷精气在肺内结合，积聚于胸中的上气海（上气海，指膻中，位于胸中两乳之间，为宗气汇聚发源之处），便称之为宗气。宗气上出喉咙，以促进肺的呼吸运动；贯通心脉，以行血气而布散全身，以温养各脏腑组织和维持它们的正常功能活动，在生命活动中占有重要地位，故起到主一身之气的作用。因此，肺呼吸功能健全与否，不仅影响宗气的生成，而且也影响着全身之气的生成。

②对全身气机的调节方面：所谓气机，泛指气的运动，升降出入为其基本形式。肺的呼吸运动，是气的升降出入运动的具体体现。肺有节律的一呼一吸，对全身之气的升降出入运动起着重要的调节作用。故曰：“肺为四脏之上盖，通行诸脏之精气，气则为阳，流行脏腑，宣发腠理，而气者皆肺之所主”（《太平圣惠方·卷第六》）。肺主一身之气的功能正常，则各脏腑之气旺盛。反之，肺主一身之气的功能失常，会影响宗气的生成和全身之气的升降出入运动，表现为少气不足以息、声低气怯、肢倦乏力等气虚之候。

（3）*肺主一身之气与肺主呼吸之气的关系*：肺主一身之气和呼吸之气，实际上都隶属于肺的呼吸功能。肺的呼吸调匀是气的生成和气机调畅的根本条件。如果肺的呼吸功能失常，势必影响宗气的生成和气的运动，那么肺主一身之气和呼吸之气的作用也就减弱了，甚则肺丧失了呼吸功能，清气不能入，浊气不能出，新陈代谢停止。

2. 肺通调水道　是指肺的宣发和肃降对体内水液输布、运行和排泄的疏通和调节作用。由于肺为华盖，其位最高，参与调节体内水液代谢，又称肺主行水，“肺为水之上源”。

肺主行水的作用：人体内的水液代谢，是由肺、脾、肾以及小肠、大肠、膀胱等脏腑共同完成的。肺主行水的生理功能，是通过肺气的宣发和肃降来实现的。肺气宣发，一是使水液迅速向上向外输布，布散到全身，外达皮毛，“若雾露之溉”以充养、润泽、护卫各个组织器官。二是使经肺代谢后的水液，即被身体利用后的废水和剩余水分，通过呼吸、皮肤汗孔蒸发而排出体外。肺气肃降，使体内代谢后的水液不断地下行到肾，经肾和膀胱的气化作用，生成尿液而排出体外，保持小便的通利。这就是肺在调节水液代谢中的作用，也就是肺的通调水道的生理功能。如果肺气宣降失常，失去行水的职能，水道不调，则可出现水液输布和排泄障碍，如痰饮、水肿等。

3. 肺朝百脉，主治节 肺朝百脉，肺的生理作用为助心行血。肺主气，心主血，全身的血和脉，均统属于心。心脏的搏动，是血液运行的基本动力。血的运行，又依赖于气的推动，随着气的升降而运行到全身。肺主一身之气，贯通百脉，调节全身的气机，故能协助心脏主持血液循行。所以，血液的运行，亦有赖于肺气的敷布和调节。“人之一身，皆气血之所循行，气非血不和，血非气不运”（《医学真传·气血》）。肺助心行血的作用，说明了肺与心在生理病理上反映了气和血的密切关系。若肺气虚衰，不能助心行血，就会影响心主血脉的生理功能，而出现血行障碍，如胸闷心悸、唇舌青紫等症状。

肺主治节：治节，即治理调节。肺主治节是指肺辅助心脏治理调节全身气、血、津液及脏腑生理功能的作用。心为君主之官，为五脏六腑之大主。肺为相傅之官而主治节。“肺与心皆居膈上，位高近君，犹之宰辅”。心为君主，肺为辅相。人体各脏腑组织之所以依靠一定的规律活动，是有赖于肺协助心来治理和调节。因此，称肺为“相傅之官”。

肺主治节的作用：主要体现于四个方面。

（1）肺主呼吸：肺的呼吸运动有节律地一呼一吸，呼浊吸清，对保证呼吸的调匀有着极为重要的作用。

（2）调节气机：肺主气，调节气的升降出入运动，使全身的气机调畅。所谓“肺主气，气调则营卫脏腑无所不治”（《类经·脏象类》）。

（3）助心行血：肺朝百脉，助心行血，辅助心脏，推动和调节全身血液的运行。“诸气者皆属于肺”，气行则血亦行。

（4）宣发肃降：肺的宣发和肃降，治理和调节津液的输布、运行和排泄。因此，肺主治节，实际上是对肺的主要生理功能的高度概括。

4. 肺主宣肃 宣谓宣发，即宣通和发散之意。“气通于肺脏，凡脏腑经络之气，皆肺气之所宣”（《医学实在易》）。肃谓肃降，清肃下降之意。肺禀清虚之体，性主于降，以清肃下降为顺。肺宜清而宣降，其体清虚，其用宣降。宣发与肃降为肺气机升降出入运动的具体表现形式。肺位居上，既宣且降又以下降为主，方为其常。肺气必须在清虚宣降的情况下能保持其主气、司呼吸、助心行血、通调水道等正常的生理功能。

（1）肺主宣发：肺主宣发是指肺气向上升宣和向外布散的功能。其气机运动表现为升与出。其生理作用，主要体现在三个方面：

其一，吸清呼浊。肺通过本身的气化作用，经肺的呼吸，吸入自然界的清气，呼出体内的浊气，司体内清浊的运化，排出肺和呼吸道的痰浊，以保持呼吸道的清洁，有利于肺之呼吸。

其二，输布津液精微。肺将脾所转输的津液和水谷精微，布散到全身，外达于皮毛，以温润、濡养五脏六腑、四肢百骸、肌腠皮毛。

其三，宣发卫气。肺借宣发卫气，调节腠理之开阖，并将代谢后的津液化为汗液，由汗孔排出体外。因此，肺气失于宣散，则可出现呼吸不利、胸闷、咳嗽，以及鼻塞、喷嚏和无汗等症状。

（2）肺主肃降：肺主肃降是指肺气清肃、下降的功能，其气机运动形式为降与入。其生理作用，主要体现在四个方面：

其一，吸入清气。肺通过呼吸运动吸入自然界的清气，肺之宣发以呼出体内浊气，肺之肃降以吸入自然界的清气，宜宣宜肃以完成吸清呼浊、吐故纳新的作用。

其二，输布津液精微。肺将吸入的清气和由脾转输于肺的津液和水谷精微向下布散于全身，以供脏腑组织生理功能之需要。

其三，通调水道。肺为水之上源，肺气肃降则能通调水道，使水液代谢产物下输膀胱。

其四，清肃洁净。肺的形质是“虚如蜂窠”，清轻肃净而不容异物。肺气肃降，则能肃清肺和呼吸道内的异物，以保持呼吸道的洁净。因此，肺气失于肃降，则可现呼吸短促、喘促、咳痰等肺气上逆之候。

（三）肺的生理特性

1. 肺为华盖　盖，即伞。华盖，原指古代帝王的车盖。肺为华盖是指肺在体腔中位居最高，具有保护诸脏、抵御外邪的作用。肺位于胸腔，居五脏的最高位置，有覆盖诸脏的作用，肺又主一身之表，为脏腑之外卫，故称肺为华盖。肺为华盖，说明肺位高居，犹如伞盖保护位居其下的脏腑。所谓“肺居五脏最高之部位，因其高，故曰盖。因其主气，为一身之纲领。恰如花开向荣，色泽流霞，轻清之体，华然光彩，故曰华盖”（吴克潜《大众医药·卫生门》）。肺为华盖是对肺在五脏中位居最高和保护脏腑、抵御外邪、统领一身之气作用的高度概括。

2. 肺为娇脏　肺为娇脏是指肺脏清虚娇嫩而易受邪侵的特性。娇是娇嫩之意。肺为清虚之体，且居高位，为诸脏之华盖，百脉之所朝，外合皮毛，开窍于鼻，与天气直接相通。六淫外邪侵犯人体，不论是从口鼻而入，还是侵犯皮毛，皆易于犯肺而致病。他脏之寒热病变，亦常波及于肺，以其不耐寒热，易于受邪，“其性恶寒、恶热、恶燥、恶湿，最畏火、风。邪著则失其清肃之令，遂痹塞不通爽矣”（《临证指南医案·卷四》），故称娇脏，肺位最高，邪必先伤，肺叶娇嫩，不耐邪侵，肺为清虚之脏，不容邪气所干；故无论外感、内伤或其他脏腑病变，皆可累及于肺而为病。故曰：“肺为娇脏，所主皮毛，最易受邪”（《不居集》）。

3. 肺气与秋气相应　肺为清虚之体。性喜清润，与秋季气候清肃、空气明润相通应，故肺气在秋季最旺盛，秋季也多见肺的病变。肺气旺于秋，肺与秋季、西方、燥、金、白色、辛味等有内在的联系。如秋金之时，燥气当令，此时燥邪极易侵犯人体而耗伤肺之阴津，出现干咳，皮肤和口鼻干燥等症状，经常用到南沙参、百合、麦冬等滋阴润肺之品。又如风寒束表，侵袭肺卫，出现恶寒发热、头项强痛、脉浮等外感表证时，用麻黄、桂枝等辛散解表之药，使肌表之邪从汗而解。

三、脾

脾位于腹腔上部，隔膜之下，与胃以膜相连，“形如犬舌，状如鸡冠”，与胃、肉、唇、口等构成脾系统。主运化、统血，输布水谷精微，为气血生化之源，人体脏腑百骸皆赖脾以濡养，故有后天之本之称。在五行属土，为阴中之至阴。脾与四时之长夏相应。

（一）脾的解剖形态

1. 脾的解剖位置 位于腹腔上部，隔膜下面，在左季胁的深部，附于胃的背侧左上方，“脾与胃以膜相连”（《素问·太阴阳明论》）。

2. 脾的形态结构 脾是一个形如刀镰，扁平椭圆弯曲状器官，其色紫赤。在中医文献中，脾的形象是“扁似马蹄”（《医学入门·脏腑》），“其色如马肝紫赤，其形如刀镰”（《医贯》），“形如犬舌，状如鸡冠，生于胃下，横贴胃底，与第一腰骨相齐，头大向右至小肠，尾尖向左连脾肉边，中有一管斜入肠，名曰珑管”（《医纲总枢》）。“扁似马蹄”是指脾而言，“形如刀镰”“犬舌”“鸡冠”是指胰而言。

总之，从脾的位置、形态看，可知藏象学说中的“脾”作为解剖学单位就是现代解剖学中的脾和胰，但其生理功能又远非脾和胰所能囊括。

（二）脾的生理功能

1. 脾主运化 运，即转运输送，化，即消化吸收。脾主运化，指脾具有将水谷化为精微，并将精微物质转输至全身各脏腑组织的功能。

饮食物的消化和营养物质的吸收、转输，是脾胃、肝胆、大小肠等多个脏腑共同参与下的一个复杂的生理活动，其中脾起主导作用。脾的运化功能主要依赖脾气升清和脾阳温煦的作用，脾宜升则健。“入纳水谷，脾气化而上升”（《医学三字经·附录·脏腑》），“脾升而善磨”（《四圣心源》），水谷入胃，全赖脾阳为之运化。脾的运化功能，统而言之曰运化水谷，分而言之，则包括运化水谷和运化水液两个方面。

（1）运化水谷：水谷，泛指各种饮食物。脾运化水谷，是指脾对饮食物的消化吸收作用。脾运化水谷的过程为：一是胃初步腐熟消化的饮食物，经小肠的泌别清浊作用，通过脾的磨谷消食作用使之化为水谷精微（又称水谷精气）；二是吸收水谷精微并将其转输至全身；三是将水谷精微上输心肺而化为气血等重要生命物质。

只有脾气健运，则机体的消化吸收功能才能健全，才能为化生气、血、津液等提供足够的养料，才能使全身脏腑组织得到充分的营养，以维持正常的生理活动。反之，若脾失健运，则机体的消化吸收功能便因之而失常，就会出现腹胀、便溏、食欲不振以至倦怠、消瘦和气血不足等病理变化。

（2）运化水湿：运化水湿又称运化水液，是指脾对水液的吸收和转输，调节人体水液代谢的作用，即脾配合肺、肾、三焦、膀胱等脏腑，调节、维持人体水液代谢平衡的作用。脾主运化水湿是调节人体水液代谢的关键环节。在人体水液代谢过程中，脾在运输水谷精微的同时，还把人体所需要的水液（津液），通过心肺而运送到全身各组织中去，以起到滋养濡润作用，又把各组织器官利用后的水液及时地转输给肾，通过肾的气化作用形成尿液，送到膀胱，排泄于外，从而维持体内水液代谢的平衡。脾居中焦，为人体气机升降的枢纽，故在人体水液代谢过程中起着重要的枢纽作用。因此，脾运化水湿的功能健旺，既能使体内各组织得到水液的充分濡润，又不致使水湿过多而潴留。反之，如果脾运化水湿的功能失常，必然导致水液在体内的停滞，而产生水湿、痰饮等病理产物，甚则形成水肿。故曰：“诸湿肿满，皆属于脾”（《素问·至真要大论》）。

2. 脾主统血　脾气能够统摄周身血液，使之正常运行而不致溢于血脉之外。脾统血的作用是通过气摄血作用来实现的。脾为气血生化之源，气为血帅，血随气行。脾的运化功能健旺，则气血充盈，气能摄血；气旺则固摄作用亦强，血液也不会逸出脉外而发生出血现象。反之，脾的运化功能减退，化源不足，则气血虚亏，气虚则统摄无权，血离脉道，从而导致出血。由此可见，脾统血，实际上是气对血作用的具体体现，所谓“脾统血者，则血随脾气流行之义也”（《医碥·血》）。因脾失健运，阳气虚衰，不能统摄血液，血不归经而导致出血者称为脾不统血，临床上表现为皮下出血、便血、尿血、崩漏等，尤以下部出血多见。

3. 脾主升清　升，指上升和输布；清，指精微物质。脾主升清是指脾具有将水谷精微等营养物质，吸收并上输于心、肺、头目，再通过心肺的作用化生气血，以营养全身，并维持人体内脏位置相对恒定的作用。这种运化功能的特点是以上升为主，故说“脾气主升”。

而上升的主要是精微物质，所以说“脾主升清”。脾之升清，是和胃之降浊相对而言的。脾宜升则健，胃宜降则和。脾气主升与胃气主降形成了升清降浊的一对矛盾，它们既对立又统一，共同完成饮食物之消化吸收和输布。另一方面，脏腑之间的升降相因、协调平衡是维持人体内脏位置相对恒定的重要因素。脾气之升可以维持内脏位置之恒定而不下垂。脾的升清功能正常，水谷精微等营养物质才能正常吸收和输布，气血充盛，人体的生机盎然。同时，脾气升发，又能使机体内脏不致下垂。如脾气不能升清，则水谷不能运化，气血生化无源，可出现神疲乏力、眩晕、泄泻等症状。脾气下陷（又称中气下陷），则可见久泄脱肛甚或内脏下垂等。

（三）脾的生理特性

1. 脾宜升则健　升有下者上行，升浮向上之义。五脏各有升降，心肺在上，在上者宜降；肝肾在下，在下者宜升；脾胃居中，在中者能升能降。五脏气机升降相互作用，形成了机体升降出入气化活动的整体性，维持着气机升降出入的动态平衡。脾升胃降，为人体气机上下升降的枢纽。脾性主升，是指脾的气机运动形式以升为要。脾升则脾气健旺，生理功能正常，故曰：“脾宜升则健”（《临证指南医案·卷二》）。

2. 脾喜燥恶湿　脾为太阴湿土之脏，胃为阳明燥土之腑。“太阴湿土，得阳始运；阳明燥土，得阴自安，此脾喜刚燥，胃喜柔润也”（《临证指南医案·卷二》）。脾喜燥恶湿，与胃喜润恶燥相对而言。脾能运化水湿，以调节体内水液代谢的平衡。脾虚不运则最易生湿，而湿邪过胜又最易困脾。“湿喜归脾者，以其同气相感故也”（《临证指南医案·卷二》）。脾主湿而恶湿，因湿邪伤脾，脾失健运而水湿为患者，称为“湿困脾土”，可见头重如裹、脘腹胀闷、口黏不渴等症。若脾气虚弱，健运无权而水湿停聚者，称“脾病生湿”（脾虚生湿），可见肢倦、纳呆、脘腹胀满、痰饮、泄泻、水肿等。总之，脾具有恶湿的特性，并且对于湿邪有特殊的易感性。

3. 脾气与长夏相应　脾主长夏，脾气旺于长夏，脾脏的生理功能活动，与长夏的阴阳变化相互通应。此外，脾与中央方位、湿、土、黄色、甘味等有内在联系。脾运湿又恶湿，若脾为湿困，运化失职，可引起胸脘痞满、食少体倦、大便溏薄、口甜多涎、舌苔滑腻等，反映了脾与湿的关系。故长夏之时，处方遣药，常常加入藿香、佩兰等芳香化浊醒脾燥湿之品。此外，脾为后天之本，气血生化之源，脾气虚弱则会出现倦怠乏力、食欲不振等，临床治疗脾虚多选用党参、黄芪、白术、扁豆、大枣、饴糖等甘味之品，这体现了脾与甘的关系。

四、肝

肝位于腹部，横膈之下，右胁下而偏左。与胆、目、筋、爪等构成肝系统。主疏泄、藏血，喜条达而恶抑郁，体阴用阳。在五行属木，为阴中之阳。肝与四时之春相应。

（一）肝的解剖形态

1. 肝的解剖位置 肝位于腹部，横膈之下，右胁下而稍偏左。“肝居膈下上着脊之九椎下”（《医宗必读·改正内景脏腑图》），“肝之为脏……其脏在右胁右肾之前，并胃贯脊之第九椎”（《十四经发挥》）。

2. 肝的形态结构 肝为分叶脏器，左右分叶，其色紫赤。对于肝的分叶，中医文献虽有记载，但有许多不确切之处，如《难经》就有“独有两叶”和“左三叶、右四叶，共七叶”之异。杨上善认为：“肝者，据大叶言之，则是两叶也。若据小叶言之，则多叶矣”（《难经集注》）。

（二）肝的生理功能

1. 肝主疏泄 肝主疏泄，是指肝具有疏通、舒畅、条达以保持全身气机疏通畅达，通而不滞，散而不郁的作用。肝主疏泄是保证机体多种生理功能正常发挥的重要条件。疏，即疏通，疏导。泄，即升发，发泄。疏泄，即升发发泄，疏通。“疏泄”一词，始见于《素问·五常政大论》“土疏泄，苍气达”，与土得木而达同义。元·朱丹溪首次明确地提出“司疏泄者，肝也”（《格致余论·阳有余阴不足论》）的观点。

肝主疏泄在人体生理活动中的主要作用是：

（1）调畅气机：肝主疏泄的生理功能，关系到人体全身的气机调畅。气机，即气的升降出入运动。升降出入是气化作用的基本形式。肝的疏泄功能，对全身各脏腑组织的气机升降出入之间的平衡协调，起着重要的疏通调节作用。“凡脏腑十二经之气化，皆必藉肝胆之气化以鼓舞之，始能调畅而不病”（《读医随笔·卷四》）。因此，肝的疏泄功能正常，则气机调畅、气血和调、经络通利，脏腑组织的活动也就正常协调。

（2）调节精神情志：情志，即情感、情绪，是指人类精神活动中以反映情感变化为主的一类心理过程。中医学的情志属狭义之神的范畴，包括喜、怒、忧、思、悲、恐、惊，亦称之为七情。肝通过其疏泄功能达到气机的调畅作用，可调节人的精神情志活动。人的精神情志活动，除由心神所主宰外还与肝的疏泄功能密切相关，故有“肝主谋虑”（《素问·灵兰秘典论》）之说。谋虑就是谋思虑，深谋熟虑。肝主谋虑就是肝辅佐心神参与调节思维、情绪等神经精神活动的作用。在正常生理情况下，肝的疏泄功能正常，肝气升发，既不亢奋，也不抑郁，舒畅条达，则人就能较好地协调自身的精神情志活动，表现为精神愉快，心情舒畅，理智清朗，思维灵敏，气和志达，血气和平。若肝失疏泄，则易于引起人的精神情志活动异常。疏泄不及，则表现为抑郁寡欢、多愁善虑等。疏泄太过，则表现为烦躁易怒、头胀头痛、面红目赤等。

（3）促进消化吸收：脾胃是人体主要的消化器官。胃主受纳，脾主运化。肝主疏泄是保持脾胃正常消化吸收的重要条件。肝对脾胃消化吸收功能的促进作用，是通过协调脾胃的气机升降，胆汁的分泌、排泄而实现的。

①协调脾胃的气机升降：胃气主降，受纳腐熟水谷以输送于脾；脾气主升，运化水谷精微以灌溉四旁。脾升胃降构成了脾胃的消化运动。肝的疏泄功能正常，是保持脾胃升降枢纽能够协调不紊的重要条件。肝属木，脾胃属土，土得木而达。“木之性主乎疏泄。食气入胃，全赖肝木之气以疏泄之，则水谷乃化。设肝不能疏泄水谷，渗泄中满之证在所难免”（《血证论·脏腑病机论》）。可见，饮食的消化吸收与肝的疏泄功能有密切关系，故肝的疏泄功能，既可以助脾之运化，使清阳之气升发，水谷精微上归于肺，又能助胃之受纳腐熟，促进浊阴之气下降，使食糜下达于小肠。若肝失疏泄，犯脾克胃，必致脾胃升降失常，临床上除具肝气郁结的症状外，既可出现胃气不降的嗳气脘痞、呕恶纳减等肝胃不和症状，又可现脾气不升的腹胀、便溏等肝脾不调的症状。故曰：“肝气一动，即乘脾土，作痛作胀，甚则作泻，又或上犯胃土，气逆作呕，两胁痛胀”（《知医必辨·论肝气》）。

②分泌排泄胆汁：胆附于肝，内藏胆汁，胆汁具有促进消化的作用。胆汁是肝之余气积聚而成。胆汁来源于肝，贮藏于胆，胆汁排泄到肠腔内，以助食物的消化吸收。肝的疏泄功能正常，则胆汁能正常地分泌和排泄，有助于脾胃的消化吸收功能。如果肝气郁结，影响胆汁的分泌和排泄，可导致脾胃的消化吸收障碍，出现胁痛、口苦、纳食不化，甚至黄疸等。总之，脾为阴中之至阴，非阴中之阳不升，土有敦厚之性，非曲直之木不达。肝气升发，疏达中土，以助脾之升清运化，胃之受纳腐熟。

（4）维持气血运行：肝的疏泄能直接影响气机调畅。只有气机调畅，才能充分发挥心主血脉、肺助心行血、脾统摄血液的作用，从而保证气血的正常运行。所以肝气舒畅条达，血液才得以随之运行，藏泄适度。“血随气行，周流不停”（《风劳臌膈四大证治》）。血之源头在于气，气行则血行，气滞则血瘀。若肝失疏泄，气机不调，必然影响气血的运行。如气机阻滞，则气滞而血瘀，则可见胸胁刺痛，甚至癥积、肿块、痛经、闭经等。若气机逆乱，又可致血液不循常道而出血。所谓“血为气之配，气热则热，气寒则寒，气升则升，气降则降，气凝则凝，气滞则滞”（《格致余论·经水或紫或黑论》）。

（5）调节水液代谢：水液代谢的调节主要是由肺、脾、肾等脏腑共同完成的，但与肝也有密切关系。因肝主疏泄，能调畅三焦的气机，促进上中下三焦肺、脾、肾三脏调节水液代谢的机能，即通过促进脾之运化水湿、肺之布散水津、肾之蒸化水液，以调节水液代谢。若肝失疏泄，三焦气机阻滞，气滞则水停，从而导致痰、饮、水肿或水鼓等。

（6）调节性与生殖

①调理冲任：妇女经、带、胎、产等特殊的生理活动，关系到许多脏腑的功能，其中肝脏的作用甚为重要，向有“女子以肝为先天”之说。妇女一生以血为重，由于行经耗血，

妊娠血聚养胎、分娩出血等，无不涉及于血，以致女子有余于气而不足于血。冲为血海，任主胞胎，冲任二脉与女性生理机能休戚相关。肝为血海，冲任二脉与足厥阴肝经相通，而隶属于肝。肝主疏泄可调节冲任二脉的生理活动。肝的疏泄功能正常，足厥阴经之气调畅，冲任二脉得其所助，则任脉通利，太冲脉盛，月经应时而下，带下分泌正常，妊娠孕育，分娩顺利。若肝失疏泄而致冲任失调，气血不和，从而形成月经、带下、胎产之疾，以及性功能异常和不孕等。

②调节精室：精室为男子藏精之处。男子随肾气充盛而天癸至（促进性成熟并维持生殖功能的物质），则精气溢泻，具备了生殖能力。男性精室的开合、精液的藏泄，与肝肾的功能有关。“主闭藏者，肾也，司疏泄者，肝也”（《格致余论·阳有余阴不足论》）。若肝之疏泄失常，必致开合疏泄失度。其不及，可见性欲低下、阳痿、精少、不孕等；其太过，则性欲亢奋、阳强、梦遗等。

2. 肝主藏血 肝藏血是指肝脏具有贮藏血液、防止出血和调节血量的功能。故有肝主血海之称。

①贮藏血液：血液来源于水谷精微，生化于脾而藏受于肝。肝内贮存一定的血液，既可以濡养自身，以制约肝的阳气而维持肝的阴阳平衡、气血和调，又可以防止出血。因此，肝不藏血，不仅可以出现肝血不足，阳气升腾太过，而且还可以导致出血。

②调节血量：在正常生理情况下，人体各部分的血液量是相对恒定的。但是，人体各部分的血液，常随着不同的生理情况而改变其血量。当机体活动剧烈或情绪激动时，人体各部分的血液需要量也就相应地增加，于是肝脏所贮藏的血液向机体的外周输布，以供机体活动的需要。当人们在安静休息及情绪稳定时，由于全身各部分的活动量减少，机体外周的血液需要量也相应减少，部分血液便归藏于肝。所谓“人动则血运于诸经，人静则血归于肝脏”。因肝脏具有贮藏血液和调节血量的作用，故肝有“血海”之称。

肝藏血功能发生障碍时，可出现两种情况：一是血液亏虚。肝血不足，则分布到全身各处的血液不能满足生理活动的需要，可出现血虚失养的病理变化。如目失血养，则两目干涩昏花，或为夜盲；筋失所养，则筋脉拘急，肢体麻木，屈伸不利，以及妇女月经量少，甚至闭经等。二是血液妄行。肝不藏血可发生出血倾向的病理变化，如吐血、衄血、月经过多、崩漏。

（三）肝的生理特性

1. 肝喜条达 条达，舒展、条畅、通达之意。肝为风木之脏，肝气升发，喜条达而恶抑郁。肝气宜保持柔和舒畅，升发条达的特性，才能维持其正常的生理功能，宛如春天的树木生长那样条达舒畅，充满生机。肝主升发是指肝具升发生长，生机不息之性，有启迪诸脏生长化育之功。肝属木，其气通于春，春木内孕生升之机，以春木升发之性而类肝，故称肝主升发，又称肝主升生之气。条达为木之本性，自然界中凡木之属，其生长之势喜舒展、顺畅、畅达，既不压抑又不阻遏而伸其自然之性。肝属木，木性条达，故条达亦为肝之性。在正常生理情况下，肝气升发、柔和、舒畅，既非抑郁，也不亢奋，以冲和条达为顺。若肝气升发不及，郁结不舒，就会出现胸胁满闷、胁肋胀痛、抑郁不乐等症状。如肝气升发太过，则见急躁易怒、头晕目眩、头痛头胀等症状。肝的这种特性与肝主疏泄的生理功能有密切关系。

肝气升发条达而无抑遏郁滞，则肝之疏泄功能正常。肝主疏泄的生理功能是肝喜升发条达之性所决定的。故曰："肝之性，喜升而恶降，喜散而恶敛"（《读医随笔·平肝者舒肝也非伐肝也》），"以木为德，故其体柔和而升，以象应春，以条达为性……其性疏泄而不能屈抑"（《内经博议》）。

2. 肝为刚脏　刚，刚强暴急之谓。肝脏具有刚强之性，其气急而动，易亢易逆，故被喻为"将军之官"。肝为刚脏系由肝体阴用阳之性所致。肝体阴柔，其用阳刚，阴阳和调，刚柔相济，则肝的功能正常。在生理情况下，肝之体阴赖肾之阴精以涵，方能充盈，故肝之自身体阴常不足而其用阳常易亢。刚柔不济，柔弱而刚强，故肝气易亢易逆。肝气、肝阳常有余的病理特性，反映了肝脏本身具有刚强躁急的特性。

3. 肝气与春气相应　肝与东方、风、木、春季、青色、酸味等有着一定的内在联系。春季为一年之始，阳气始生，万物以荣，气候温暖多风。天人相应，同气相求，在人体则与肝相应。故肝气在春季最旺盛，反应最强，而在春季也多见肝之病变。证之于临床，春三月为肝木当令之时，肝主疏泄，与人的精神情志活动有关；故精神神经病变多发于春天，常配伍疏肝解郁的中药如柴胡、郁金等和辅以疏肝解郁的中成药治疗，如柴胡疏肝散、逍遥散等。又如肝与酸相通应，故补肝多用白芍、五味子等酸味之品。

五、肾（附：命门）

肾，位于腰部脊柱两侧，左右各一，右微下，左微上，外形椭圆弯曲，状如豇豆。与膀胱、骨髓、脑、发、耳等构成肾系统。主藏精，主水液，主纳气，为人体脏腑阴阳之本，生命之源，故称为先天之本；在五行属水，为阴中之阳。在四时与冬季相应。

（一）肾的解剖形态

1. 肾的解剖位置　肾位于腰部脊柱两侧，左右各一，右微下，左微上。"肾两枚，附脊第十四椎"（《类证治裁·卷之首》）。

2. 肾的形态结构　肾有两枚，外形椭圆弯曲，状如豇豆。"肾有二，精之居也，生于脊齐十四椎下，两旁各一寸五分，形如豇豆，相并而曲附于脊外，有黄脂包裹，里白外黑"（《医贯》）。

（二）肾的生理功能

1. 肾藏精　肾藏精是指肾具有贮存、封藏人身精气的作用。

（1）精的概念与分类

①精的概念：精，又称精气，在中医学中，气与精虽同属于生命物质系统范畴，但精是除气之外的精微物质的总称，是一个极其重要的具有多层含义的概念。一般而言，精的含义有广义和狭义之分。广义之精是构成人体，维持人体生长发育、生殖和脏腑功能活动的有形的精微物质的统称。故曰："精有四：曰精也，血也，津也，液也。"（《读医随笔·气血精

神论》)。前一个“精”字即指广义而言。广义之精包括禀受于父母的生命物质，即先天之精。后天获得的水谷之精，即后天之精。狭义之精是禀受于父母而贮藏于肾的具生殖繁衍作用的精微物质，又称生殖之精。

②精的分类：就精的来源而言，可分为先天之精和后天之精两类。

先天之精：先天之精又称肾本脏之精。先天之精，禀受于父母，与生俱来，是生育繁殖，构成人体的原始物质。“人始生，先成精”(《灵枢·经脉》)，“两神相搏，合而成形，常毛身生，是谓精”(《灵枢·决气》)，“精合而形始成，此形即精也，精即形也”(《景岳全书·小儿补肾论》)。在胚胎发育过程中，精是构成胚胎的原始物质，为生命的基础，所以称为“先天之精”。先天之精藏于肾中，出生之后，得到后天之精的不断充实，成为人体生育繁殖的基本物质，故又称为“生殖之精”。

后天之精：后天之精又称五脏六腑之精。后天之精，来源于水谷精微，由脾胃化生并灌溉五脏六腑。人出生以后，水谷入胃，经过胃的腐熟、脾的运化而生成水谷之精气，并转输到五脏六腑，使之成为脏腑之精。脏腑之精充盛，除供给本身生理活动所需要的以外，其剩余部分则贮藏于肾，以备不时之需。当五脏六腑需要这些精微物质给养的时候，肾脏又把所藏之精气，重新供给五脏六腑。一方面不断贮藏，另一方面又不断供给，循环往复，生生不已。这就是肾藏五脏六腑之精的过程和作用。

先天之精和后天之精的关系：先天之精和后天之精，其来源虽然不同，但却同藏于肾，二者相互依存，相互为用。先天之精为后天之精准备了物质基础，后天之精不断地供养先天之精。先天之精只有得到后天之精的补充滋养，才能充分发挥其生理效应；后天之精也只有得到先天之精的活力资助，才能源源不断地化生。即所谓“先天生后天，后天养先天”，二者相辅相成，在肾中密切结合而组成肾中所藏的精气。

(2) 精的生理功能：肾中精气不仅能促进机体的生长、发育和繁殖，而且还能参与血液的生成，提高机体的抗病能力。

①促进生殖繁衍：肾精是胚胎发育的原始物质，又能促进生殖机能的成熟。肾精的生成、贮藏和排泄，对繁衍后代起着重要的作用。人的生殖器官的发育及其生殖能力，均有赖于肾。人出生以后，由于先天之精和后天之精的相互滋养，从幼年开始，肾的精气逐渐充盛，发育到青春时期，随着肾精的不断充盛，便产生了一种促进生殖功能成熟的物质，称作天癸。于是，男子就能产生精液，女性则月经按时来潮，性功能逐渐成熟，具备了生殖能力。以后，随着人从中年进入老年，肾精也由充盛而逐渐趋向亏虚，天癸的生成亦随之而减少，甚至逐渐耗竭，生殖能力亦随之而下降，以至消失。这充分说明肾精对生殖功能起着决定性的作用，为生殖繁衍之本。如果肾藏精功能失常就会导致性功能异常，生殖功能下降。

所以说，男子“二八，肾气盛，天癸至，精气溢泻，阴阳和，故能有子”“七八……天癸竭，精少，形体皆极”。女子“二七而天癸至，任脉通，太冲脉盛，月事以时下，故有子”“七七，任脉虚，太冲脉衰少，天癸竭，地道不通，故形坏而无子”(《素问·上古天真论》)。

②促进生长发育：生、长、壮、老、已是人类生命的自然规律。《素问·上古天真论》以男八女七为计，将生命历程分为三个阶段，一为生命发育阶段：男子 8 ~ 16 岁，女子

7～14岁。“丈夫八岁，肾气实，发长齿更；二八肾气盛，天癸至，精气溢泻，阴阳和，故能有子”“女子七岁，肾气盛，齿更发长；二七而天癸至，任脉通，太冲脉盛，月事以时下，故有子”。二为身体壮盛阶段：男子“三八肾气平均，筋骨劲强，故真牙生而长极；四八筋骨隆盛，肌肉满壮”。女子“三七肾气平均，故真牙生而长极；四七筋骨坚，发长极，身体盛壮”。三为身体渐衰阶段：男子“五八肾气衰，发堕齿槁；六八阳气衰竭于上，面焦鬓颁白；七八肝气衰，筋不能动，天癸竭，精少，肾脏衰，形体皆极；八八则齿发去”。女子“五七阳明脉衰，面始焦，发始堕；六七三阳脉衰于上，面皆焦，发始白；七七任脉虚，太冲脉衰少，天癸竭，地道不通，故形坏而无子”。人体脏腑和精气的盛衰，随着年龄的增长呈现出由盛而衰而竭的规律性变化。总之，在整个生命过程中，由于肾中精气的盛衰变化，而呈现出生、长、壮、老、已的不同生理状态。肾精对促进人体生长发育具有重要作用，为性命之根，“肾气绝则不尽其天命而死也”（《中藏经》）。所以，对生长发育障碍，如“五软”“五迟”等病，补肾是其重要治疗方法之一。补肾填精又是延缓衰老和治疗老年性疾病的重要手段。在中医学历代文献中延缓衰老的方剂，以补肾者为多。藏惜肾精为养生之重要原则，固精学派，是中医养生学中一个重要的学术流派。

③参与血液生成：肾藏精，精能生髓，精髓可以化而为血。“血即精之属也，但精藏于肾，所蕴不多，而血富于冲，所至皆是”（《景岳全书·血证》），“夫血者，水谷之精微，得命门真火蒸化”（《读医随笔·气血精神论》）。故有血之源头在于肾之说。所以，在临床上治疗血虚常用补益精髓之法。

④抵御外邪侵袭：肾精具有抵御外邪而使人免于疾病的作用。“足于精者，百病不生，穷于精者，万邪蜂起”（《冯氏锦囊秘录》）。精充则生命力强，卫外固密，适应力强，邪不易侵。反之，精亏则生命力弱，卫外不固，适应力弱，邪侵而病。故有“藏于精者，春不病温”（《素问·金匮真言论》）之说。冬不藏精，春必病温，肾精这种抵御外邪的能力属正气范畴，与“正气存内，邪不可干”“邪之所凑，其气必虚”的意义相同。

肾阴肾阳为脏腑阴阳之本：肾为五脏六腑之本，为水火之宅，寓真阴而涵真阳。肾阴充则全身诸脏之阴亦充，肾阳旺则全身诸脏之阳亦旺盛。所以说，肾阴为全身诸阴之本，肾阳为全身诸阳之根。在病理情况下，由于某些原因，肾阴和肾阳的动态平衡遭到破坏而又不能自行恢复时，即能形成肾阴虚和肾阳虚的病理变化。肾阴虚，则表现为五心烦热、眩晕耳鸣、腰膝酸软、男子遗精、女子梦交等症状，经常应用补肾阴的中药和方剂，如石斛、黄精和左归丸、六味地黄丸等；肾阳虚，则表现为精神疲惫、腰膝冷痛、形寒肢冷、小便不利或遗尿失禁，以及男子阳痿、女子宫寒不孕等性功能减退和水肿等症状，经常应用补肾阳的中药和方剂，如肉苁蓉、巴戟天和右归丸、金匮肾气丸等。由于肾阴与肾阳之间的内在联系，在病变过程中，常互相影响，肾阴虚发展到一定程度的时候，可以累及肾阳，发展为阴阳两虚，称作“阴损及阳”；肾阳虚到一定程度的时候，也可累及肾阴，发展为阴阳两虚，称作阳损及阴，故滋阴药中常配伍补阳药，补阳药中常配伍滋阴药，如补阳方剂金匮肾气丸就是在滋阴方剂六味地黄丸的基础上再加补阳药附子、干姜而组成的。

2. 肾主水液　水液是体内正常液体的总称。肾主水液，从广义来讲，是指肾为水脏，泛指肾具有藏精和调节水液的作用。从狭义而言，是指肾主持和调节人体水液代谢的功能。

本节所及，属于后者。肾主水的功能是靠肾阳对水液的气化来实现的。肾脏主持和调节水液代谢的作用，称作肾的“气化”作用。

人体的水液代谢包括两个方面：一是将水谷精微中具有濡养滋润脏腑组织作用的津液输布周身；二是将各脏腑组织代谢利用后的浊液排出体外。这两方面，均赖肾的气化作用才能完成。

肾的开阖作用对人体水液代谢的平衡有一定的影响。“开”就是输出和排出，“阖”就是关闭，以保持体液相对稳定的贮存量。在正常生理状态下，由于人的肾阴、肾阳是相对平衡的，肾的开阖作用也是协调的，因而尿液排泄也就正常。在病理上，肾主水功能失调，气化失职，开阖失度，就会引起水液代谢障碍。气化失常，关门不利，阖多开少，小便的生成和排泄发生障碍可引起尿少、水肿等病理现象；若开多阖少，又可见尿多、尿频等症。

3. 肾主纳气　纳，固摄、受纳的意思。肾主纳气，是指肾有摄纳肺吸入之气而调节呼吸的作用。人体的呼吸运动，虽为肺所主，但吸入之气，必须下归于肾，由肾气为之摄纳，呼吸才能通畅、调匀。“气根于肾，亦归于肾，故曰肾纳气，其息深深”（《医碥·气》）。正常的呼吸运动是肺肾之间相互协调的结果。所以说：“肺为气之主，肾为气之根，肺主出气，肾主纳气，阴阳相交，呼吸乃和”（《类证治裁·卷之二》）。

肾主纳气，对人体的呼吸运动具有重要意义。只有肾气充沛，摄纳正常，才能使肺的呼吸均匀，气道通畅。如果肾的纳气功能减退，摄纳无权，吸入之气不能归纳于肾，就会出现呼多吸少、吸气困难、动则喘甚等肾不纳气的病理变化。所以，咳喘之病，“在肺为实，在肾为虚”（《临证指南医案·卷四》），初病治肺，久病治肾。

（三）肾的生理特性

1. 肾主闭藏　封藏，亦曰闭藏，固密储藏，封固闭藏之谓。肾主封藏是指肾贮藏五脏六腑之精的作用。封藏是肾的重要生理特性。肾为先天之本，生命之根，藏真阴而寓元阳，为水火之脏。肾藏精，精宜藏而不宜泄；肾主命火，命火宜潜不宜露，故曰：“肾者主蛰，封藏之本，精之处也”（《素问·六节脏象论》）。

2. 肾气与冬气相应　肾与冬季、北方、寒、水、咸味等有着内在联系。如冬季寒水当令，气候比较寒冷。水在天为寒，在脏为肾。冬季的岁运，正常为“静顺”，万物归藏。在人应肾，阴平阳秘，封藏有节。不及为“涸流”，太过为“流衍”。不及与太过，四时阴阳异常，在人则肾之阴阳失调，封藏失职。在人体以肾气变化为著，故冬季以肾病、关节疾病较多为其特点。

[附] 命　门

命门一词，始见于《内经》，谓“命门者，目也”（《灵枢·根结》）。自《难经》始，命门被赋予“生命之门”的含义，它是先天之气蕴藏之所在，人体生化的来源，生命的根本。于是命门就成了藏象学说的内容之一，遂为历代医家所重视。

（一）命门的位置

关于命门的位置，历来有不少争论，归纳起来有以下几种。

1. 左肾右命门说　肾有两枚，左肾为肾，右肾为命门之说，始自《难经》。“肾两者，非皆肾也，其左者为肾，右者为命门”（《难经·三十六难》）。自此以后，晋·王叔和《脉经》、宋·陈无择《三因方》、严用和《济生方》、明·李梴《医学入门》等均遵此说。

2. 两肾总号命门说　明·虞抟否定左为肾右为命门之说，明确指出“两肾总号为命门”，谓：“夫两肾固为真元之根本，性命之所关，虽为水脏，而实为相火寓乎其中，愚意当以两肾总号命门”（《医学正传》）。明·张景岳认为：“肾两者，坎外之偶也；命门一者，坎中之奇也。以一统两，两而包一。是命门总乎两肾，而两肾皆属于命门。故命门者，为水火之府，为阴阳之宅，为精气之海，为死生之窦”（《类经附翼·求正录》）。这一学说认为两肾俱为命门，并非在肾之外另有一个命门。

3. 两肾之间为命门说　以命门独立于两肾之外，位于两肾之间，实以明·赵献可为首倡。他根据《素问·刺禁论》“七节之旁，中有小心”，认为“此处两肾所寄，左边一肾属阴水，右边一肾属阳水，各开一寸五分，中间是命门所居之官，其右旁即相火也，其左旁即天一之真水也”（《医贯》）。这种论点一直影响到清代，如陈修园《医学三字经》、林佩琴《类证治裁》、张路玉《本经逢原》、黄宫绣《本草求真》等均宗此说。

4. 命门为肾间动气说　此说虽然认为两肾中间为命门，但其间非水非火，而只是存在一种原气发动之机，同时又认为命门并不是具有形质的脏器。倡此说者首推明·孙一奎，他认为：“命门乃两肾中间之动气，非水非火，乃造化之枢纽，阴阳之根蒂，即先天之太极，五行以此而生，脏腑以继而生。若谓属水、属火、属脏、属腑，乃是有形之物，则外当有经络动脉而形于诊，《灵》《素》亦必著之于经也”（《医旨绪余》）。

（二）命门的功能

明代以前，在《难经·三十九难》“命门者……其气与肾通”之说的影响下，把命门的功能笼统地包括在“肾气”概念之中，认为命门的功能与肾的功能有相同之处。直到明代，命门学说得到进一步发展。综合前人的论述，对命门的功能有以下几种认识。

1. 命门为原气所系，是人体生命活动的原动力　“命门者，精神之所含，原气之所系也”（《难经·八难》）。

2. 命门藏精舍神，与生殖功能有密切关系　“命门者，精神之所舍也；男子以藏精，女子以系胞”（《难经·三十九难》）。说明命门是人体藏精舍神之处，男子以贮藏精气，女子以联系子宫。命门藏精舍神的功能，实为肾主生殖的一部分功能。陈修园则明确指出：“凡称之曰门，皆指出入之处而言也。况身形未生之初，父母交会之际，男子施由此门出，女子受由此门入，及胎元既定，复由此门而生。故于八门即飞门、户门、吸门、贲门、幽门、阑门、魄门等七冲门（加上溺窍空门）之外，重之曰命门也”（《医学实在易》）。认为命门在女为产门，在男为精关。

3. 命门为水火之宅，包括肾阴、肾阳的功能　“命门为元气之根，水火之宅，五脏之阴非此不能滋，五脏之阳气，非此不能发”（《景岳全书·传忠录·命门余义》）。“命门之火，谓之元气，命门之水，谓之元精”（《类经附翼·求正录》）。可见，张景岳认为命门的功能包括了肾阴、肾阳两方面的作用。

4. 命门内寓真火，为人身阳气之根本 “命门者，先天之火也……心得命门而神明有主。如可以应物，肝得命门而谋虑，胆得命门而决断，胃得命门而受纳，脾得命门而转输，肺得命门而治节，大肠得命门而传导，小肠得命门而布化，肾得命门而作强，三焦得命门而决渎，膀胱得命门而收藏，无不借命门之火而温养也”（《石室秘录》）。这种观点把命门的功能称为命门真火，或命火，也就是肾阳，是各脏腑功能活动的根本。所以周省吾则进一步强调：“命门者，人身之真阳，肾中之元阳是已，非另是一物”（《吴医汇讲》）。

纵观历代医家对命门的认识：从形态言，有有形与无形之争；从部位言，有右肾与两肾之间之辨；从功能言，有主火与非火之争。但对命门的主要生理功能，以及命门的生理功能与肾息息相通的认识是一致的。我们认为肾阳，亦即命门之火，肾阴，亦即张景岳所谓“命门之水”。肾阴，亦即真阴、元阴；肾阳，亦即真阳、元阳。古人言命门，无非是强调肾中阴阳的重要性。

第二节 六　腑

六腑，是胆、胃、小肠、大肠、膀胱、三焦的总称。它们的共同生理功能是“传化物”，其生理特点是“泻而不藏”“实而不能满”。饮食物入口，通过食道入胃，经胃的腐熟，下传于小肠，经小肠的分清泌浊，其清者（精微、津液）由脾吸收，转输于肺，而布散全身，以供脏腑经络生命活动之需要；其浊者（糟粕）下达于大肠，经大肠的传导，形成大便排出体外；而废液则经肾之气化而形成尿液，渗入膀胱，排出体外。饮食物在消化吸收排泄过程中，须通过消化道的七个要冲，即“七冲门”，意为七个冲要门户，“唇为飞门，齿为户门，会厌为吸门，胃为贲门，太仓下口为幽门，大肠小肠会为阑门，下极为魄门，故曰七冲门也”（《难经·四十四难》）。

六腑的生理特性是受盛和传化水谷，具有通降下行的特性。“六腑者，传化物而不藏，故实而不能满也。所以然者，水谷入口，则胃实而肠虚。食下，则肠实而胃虚”（《素问·五脏别论》）。每一腑都必须适时排空其内容物，才能保持六腑通畅，功能协调，故有“六腑以通为用，以降为顺”之说。突出强调“通”“降”二字，若通和降的太过与不及，均属于病态。

一、胆

胆居六腑之首，又隶属于奇恒之府，其形呈囊状，若悬瓠，附于肝之短叶间。胆属阳属木，与肝相表里，肝为脏属阴木，胆为腑属阳木。胆贮藏排泄胆汁，主决断，调节脏腑气机。

（一）胆的解剖形态

1. 胆的解剖位置　胆与肝相连，附于肝之短叶间，肝与胆又有经脉相互络属。

2. 胆的形态结构　胆是中空的囊状器官，胆内贮藏的胆汁，是一种精纯、清净、味苦而呈黄绿色的精汁。所以胆有“中精之腑”（《灵枢·本脏》），“清净之腑”（《千金要方》），“中清之腑”（《难经·三十五难》）之名。

胆的解剖形态与其他的腑相类，故为六腑之一。但贮藏精汁，与脏相似，由于这个生理特点，所以胆又属于奇恒之府之一。

（二）胆的生理功能

1. 贮藏和排泄胆汁　胆汁，别称“精汁”“清汁”，来源于肝脏。“肝之余气，泄于胆，聚而成精”（《脉经》）。胆汁由肝脏形成和分泌出来，然后进入胆腑贮藏、浓缩之，并通过胆的疏泄作用而入于小肠。胆汁“感肝木之气化而成，人食后小肠饱满，肠头上逼胆囊，使其汁流入小肠之中，以融化食物，而利传渣滓。若胆汁不足，则精粗不分，粪色白洁而无黄”（《难经正义》）。肝胆同属木行，一阴一阳，表里相合。“胆者，肝之腑，属木，主升清降浊，疏利中土”（《医学见能》）。故胆腑亦具疏泄之功，但胆的疏泄须赖肝气疏泄而行其职。

贮藏于胆腑的胆汁，由于肝的疏泄作用，使之排泄，注入肠中，以促进饮食物的消化。若肝胆的功能失常，胆的分泌与排泄受阻，就会影响脾胃的消化功能，而出现厌食、腹胀、腹泻等消化不良症状。若湿热蕴结肝胆，以致肝失疏泄，胆汁外溢，浸渍肌肤，则发为黄疸，以目黄、身黄、小便黄为特征，临床上常用茵陈配伍栀子、大黄等组成治疗阳黄的茵陈汤，或茵陈配伍附子等组成治疗阴黄的茵陈四逆汤。胆气以下降为顺，若胆气不利，气机上逆，则可出现口苦，呕吐黄绿苦水等。

2. 主决断　胆主决断，指胆在精神意识思维活动过程中，具有判断事物、作出决定的作用。胆主决断对于防御和消除某些精神刺激（如大惊大恐）的不良影响，以维持和控制气血的正常运行，确保脏器之间的协调关系有着重要的作用。故曰：“胆者，中正之官，决断出焉”（《素问·灵兰秘典论》）。精神心理活动与胆之决断功能有关，胆能助肝之疏泄以调畅情志。肝胆相济，则情志和调稳定。胆气豪壮者，剧烈的精神刺激对其所造成的影响不大，且恢复也较快。

3. 调节脏腑气机　胆合于肝，助肝之疏泄，以调畅气机，则内而脏腑，外而肌肉，升降出入，纵横往来，并行不悖，从而维持脏腑之间的协调平衡。胆的功能正常，则诸脏易安，故有“凡十一脏取决于胆”（《素问·六节脏象论》）之说。

（三）胆的生理特性

1. 胆气主升　胆为阳中之少阳，胆气主升，实为胆的升发条达之性，与肝喜条达而恶抑郁同义。胆气升发疏泄正常，则脏腑之气机升降出入正常，从而维持其正常的生理功能。故曰：“胆者，少阳春升之气，春气升则万物化安，故胆气春升，则余脏从之。胆气不升，则飧泄、肠澼不一而起矣”（《脾胃论·脾胃虚实传变论》）。

2. 性喜宁谧 宁谧，清宁寂静之谓。胆为清净之府，喜宁谧而恶烦扰。宁谧而无邪扰，胆气不刚不柔，禀少阳温和之气，则得中正之职，而胆汁疏泄以时，临事自有决断。邪在胆，或热，或湿，或痰，或郁之扰，胆失清宁而不谧，失其少阳柔和之性而壅郁，则呕苦、虚烦、惊悸、不寐，甚则善恐如人将捕之状。临床上用温胆汤之治虚烦不眠、呕苦、惊悸，旨在使胆复其宁谧温和之性而得其正。

二、胃

胃是腹腔中容纳食物的器官。其外形屈曲，上连食道，下通小肠。主受纳腐熟水谷，为水谷精微之仓、气血之海，胃以通降为顺，与脾相表里，脾胃常合称为后天之本。胃与脾同居中土，但胃为燥土属阳，脾为湿土属阴。

（一）胃的解剖形态

1. 胃的解剖位置 胃位于膈下，腹腔上部，上接食道，下通小肠。胃腔称为胃脘，分上、中、下三部：胃的上部为上脘，包括贲门；下部为下脘，包括幽门；上下脘之间名为中脘。贲门上接食道，幽门下接小肠，为饮食物出入胃腑的通道。

2. 胃的形态结构 胃的外形为屈曲状，有大弯小弯。如《灵枢·平人绝谷》说：“屈，受水谷，其胃形有大弯小弯。”《灵枢·肠胃》又说：“胃纡曲屈。”

（二）胃的生理功能

1. 胃主受纳水谷 受纳是接受和容纳之意。胃主受纳是指胃接受和容纳水谷的作用。饮食入口，经过食道，容纳并暂存于胃腑，这一过程称之为受纳，故称胃为“太仓”“水谷之海”，“人之所受气者，谷也，谷之所注者，胃也。胃者水谷之海也”（《灵枢·玉版》）。

“胃司受纳，故为五谷之府”（《类经·脏象类》）。机体的生理活动和气血津液的化生，都需要依靠饮食物的营养，所以又称胃为水谷气血之海。胃主受纳功能是胃主腐熟功能的基础，也是整个消化功能的基础。若胃有病变，就会影响胃的受纳功能，而出现纳呆、厌食、胃脘胀闷等症状。

2. 胃主腐熟水谷 腐熟是饮食物经过胃的初步消化，形成食糜的过程。胃主腐熟指胃将食物消化为食糜的作用。“中焦者，在胃中脘，不上不下，主腐熟水谷”（《难经·三十一难》）。胃接受由口摄入的饮食物并使其在胃中短暂停留，进行初步消化，依靠胃的腐熟作用，将水谷变成食糜。饮食物经过初步消化，其精微物质由脾之运化而营养周身，未被消化的食糜则下行于小肠，不断更新，形成胃的消化过程。如果胃的腐熟功能低下，就出现胃脘疼痛、嗳腐食臭等食滞胃脘之候。胃主受纳和腐熟水谷的功能，必须和脾的运化功能相配合，才能顺利完成。

中医学非常重视“胃气”，认为“人以胃气为本”。胃气强则五脏俱盛，胃气弱则五脏俱衰，有胃气则生，无胃气则死。所谓胃气，其含义有三：其一，指胃的生理功能和生理特性。胃为水谷之海，有受纳腐熟水谷的功能，又有以降为顺，以通为用的特性。这些功能和特性的统称，谓之胃气。由于胃气影响整个消化系统的功能，直接关系到整个机体的营养来源。因此，胃气的盛衰有无，关系到人体的生命活动和存亡，在人体生命活动中，具有十分重要的意义。所以在临床治病时，要时刻注意保护胃气。其二，指脾胃功能在脉象上的反映，即脉有从容和缓之象。因为脾胃有消化饮食，摄取水谷精微以营养全身的重要作用，而水谷精微又是通过经脉输送的，故胃气的盛衰有无，可以从脉象表现出来。临床上有胃气之脉以和缓有力，不快不慢为其特点。其三，泛指人体的精气。"胃气者，谷气也，荣气也，运气也，生气也，清气也，卫气也，阳气也"（《脾胃论·脾胃虚则九窍不通论》）。胃气可表现在食欲、舌苔、脉象和面色等方面。一般以食欲如常，舌苔正常，面色荣润，脉象从容和缓，不快不慢，称之为有胃气。临床上，往往以胃气之有无作为判断预后吉凶的重要依据，即有胃气则生，无胃气则死。所谓保护胃气，实际上是保护脾胃的功能。临证处方用药应切记"勿伤胃气"，否则胃气一败，百药难施。

（三）胃的生理特性

1. 胃主通降 胃主通降与脾主升清相对。胃主通降是指胃的气机宜通畅、下降的特性。"凡胃中腐熟水谷，其滓秽自胃之下口，传入于小肠上口"（《医学入门·脏腑》）。饮食物入胃，经过胃的腐熟，初步进行消化之后，必须下行入小肠，再经过小肠的分清泌浊，其浊者下移于大肠，然后变为大便排出体外，从而保证胃肠虚实更替的状态。这是由胃气通畅下行作用而完成的。故曰："水谷入口，则胃实而肠虚；食下，则肠实而胃虚"（《素问·五脏别论》）。中医的藏象学说以脾胃升降来概括整个消化系统的生理功能。胃的通降作用，还包括小肠将食物残渣下输于大肠和大肠传化糟粕的功能在内。脾宜升则健，胃宜降则和，脾升胃降，彼此协调，共同完成饮食物的消化吸收。

2. 喜润恶燥 喜润恶燥是指胃喜于滋润而恶于燥烈的特性。胃之受纳腐熟，不仅赖胃阳的蒸化，更需胃液的濡润。胃中津液充足，方能消化水谷，维持其通降下行之性。因为胃为阳土，喜润而恶燥，故其病易成燥热之害，胃阴每多受伤。所以，在治疗胃病时，要注意保护胃阴，即使必用苦寒泻下之剂，如大承气汤、小承气汤等之剂，也应中病即止，以祛除实热燥结为度，不可妄施苦寒以免化燥伤阴。

三、小肠

小肠居腹中，上接幽门，与胃相通，下连大肠，包括回肠、空肠、十二指肠。主受盛化物和泌别清浊。与心相表里，属火属阳。

（一）小肠的解剖形态

1. 小肠的解剖位置 小肠位于腹中，上端与胃相接处为幽门，与胃相通，下端与大肠相接为阑门，与大肠相连，是进一步消化饮食的器官。小肠与心之间有经络相通，二者互相络属，故小肠与心相为表里。

2. 小肠的形态结构 小肠呈纡曲回环迭积之状，是一个中空的管状器官。"小肠附后脊，左环回周迭积，其注于回肠（即大肠）者，外附于脐上，回运环十六曲”（《灵枢·肠胃》）。小肠包括回肠、空肠和十二指肠。

（二）小肠的生理功能

1. 主受盛化物 小肠主受盛化物是小肠主受盛和主化物的合称。受盛，接受，以器盛物之意。化物，变化、消化、化生之谓。小肠的受盛化物功能主要表现在两个方面：一是小肠盛受了由胃腑下移而来的初步消化的饮食物，起到容器的作用，即受盛作用；二指经胃初步消化的饮食物，在小肠内必须停留一定的时间，由小肠对其进一步消化和吸收，将水谷化为可以被机体利用的营养物质，精微由此而出，糟粕由此下输于大肠，即“化物”作用。在病理上，小肠受盛功能失调，传化停止，则气机失于通调，滞而为痛，表现为腹部疼痛等。如化物功能失常，可以导致消化、吸收障碍，表现为腹胀、腹泻、便溏等。

2. 主泌别清浊 泌，即分泌。别，即分别。清，即精微物质。浊，即代谢产物。所谓泌别清浊，是指小肠对承受胃初步消化的饮食物，在进一步消化的同时，并随之进行分别水谷精微和代谢产物的过程。分清，就是将饮食物中的精华部分，包括饮料化生的津液和食物化生的精微，进行吸收，再通过脾之升清散精的作用，上输心肺，输布全身，供给营养。别浊，则体现为两个方面：其一，是将饮食物的残渣糟粕，通过阑门传送到大肠，形成粪便，经肛门排出体外；其二，是将剩余的水分经肾脏气化作用渗入膀胱，形成尿液，经尿道排出体外。因为小肠在泌别清浊过程中，参与了人体的水液代谢，故有“小肠主液”之说。

小肠分清别浊的功能正常，则水液和糟粕各走其道而二便正常。若小肠功能失调，清浊不分，水液归于糟粕，即可出现水谷混杂，便溏泄泻等。因“小肠主液”，故小肠分清别浊功能失常不仅影响大便，而且也影响小便，表现为小便短少。所以泄泻初期常用“利小便即所以实大便”的方法治疗，是治疗湿泻的方法，常用胃苓汤之剂进行治疗。

（三）小肠的生理特性

小肠具升清降浊的生理特性：小肠化物而泌别清浊，将水谷化为精微和糟粕，精微赖脾之升而输布全身，糟粕靠小肠之通降而下传入大肠。升降相因，清浊分别，小肠则司受盛化物之职。否则，升降紊乱，清浊不分，则现呕吐、腹胀、泄泻之候。小肠之升清降浊，实为脾之升清和胃之降浊功能的具体体现。

四、大肠

大肠居腹中，其上口在阑门处接小肠，其下端紧接肛门，包括结肠和直肠。主传化糟粕和吸收津液。

（一）大肠的解剖形态

1. 大肠的解剖位置 大肠亦位于腹腔之中，其上段称“回肠”，下段称“广肠”。其上口在阑门处与小肠相接，其下端紧接肛门（亦称“下极”“魄门”）。大肠与肺有经脉相连相互络属，故互为表里。

2. 大肠的形态结构 大肠是一个管道器官，呈回环迭积状。

（二）大肠的生理功能

1. 传导糟粕 大肠主传导是指大肠接受小肠下移的饮食残渣，使之形成粪便，经肛门排出体外的作用。大肠接受由小肠下移的饮食残渣，再吸收其中剩余的水分和养料，使之形成粪便，经肛门而排出体外，属整个消化过程的最后阶段，故有“传导之腑”“传导之官”之称。所以大肠的主要功能是传导糟粕，排泄大便。大肠的传导功能，主要与胃的通降、脾之运化、肺之肃降以及肾之封藏有密切关系。

大肠有病，传导失常，主要表现为大便质和量的变化和排便次数的改变。如大肠传导失常，就会出现大便秘结或泄泻。若湿热蕴结于大肠，大肠气滞，又会出现腹痛、里急后重、下痢脓血等。

2. 吸收津液 大肠接受由小肠下注的饮食物残渣和剩余水分之后，将其中的部分水液重新再吸收，使残渣糟粕形成粪便而排出体外。大肠重新吸收水分，参与调节体内水液代谢的功能，称之为“大肠主津”。大肠这种重新吸收水分功能与体内水液代谢有关。所以大肠的病变多与津液有关。如大肠虚寒，无力吸收水分，则水谷杂下，出现肠鸣、腹痛、泄泻等。大肠实热，消烁水分，肠液干枯，肠道失润，又会出现大便秘结不通之症，经常会用到增液承气汤等。机体所需之水，绝大部分是在小肠或大肠被吸收的。

（三）大肠的生理特性

大肠在脏腑功能活动中，始终处于不断地承受小肠下移的饮食残渣并形成粪便而排泄糟粕，表现为积聚与输送并存，实而不能满的状态，故以降为顺，以通为用。六腑以通为用，以降为顺，尤以大肠为最。所以通降下行为大肠的重要生理特性。大肠通降失常，以糟粕内结，壅塞不通为多，故有“肠道易实”之说。

五、膀胱

膀胱又称净腑、水府、玉海、脬、尿胞。位于下腹部，在脏腑中，居最下处。主贮存尿液及排泄尿液，与肾相表里，在五行属水，其阴阳属性为阳。

（一）膀胱的解剖形态

1. 膀胱的解剖位置 位于下腹部，居肾之下，大肠之前。在脏腑中，居于最下处。

2. 膀胱的形态结构 膀胱，为中空囊状器官。其上有输尿管，与肾脏相通，其下有尿道，开口于前阴，称为溺窍。

（二）膀胱的生理功能

1. 贮存尿液 在人体津液代谢过程中，水液通过肺、脾、肾三脏的作用，布散全身，发挥濡润机体的作用。其被人体利用之后，即是“津液之余”者，下归于肾。经肾的气化作用，升清降浊，清者回流体内，浊者下输于膀胱，变成尿液。小便与津液常常相互影响，如果津液缺乏，则小便短少；反之，小便过多也会丧失津液。

2. 排泄小便 尿液贮存于膀胱，达到一定容量时，通过肾的气化作用，使膀胱开合适度，则尿液可及时地从溺窍排出体外。

（三）膀胱的生理特性

膀胱具有司开合的生理特性。膀胱为人体水液汇聚之所，故称之为“津液之腑”“州都之官”。膀胱赖其开合作用，以维持其贮尿和排尿的协调平衡。

肾合膀胱，开窍于二阴，“膀胱者，州都之官，津液藏焉，气化则能出矣。然肾气足则化，肾气不足则不化。入气不化，则水归大肠而为泄泻。出气不化，则闭塞下焦而为癃肿。小便之利，膀胱主之，实肾气主之也”（《笔花医镜》）。膀胱的贮尿和排尿功能，全赖于肾的固摄和气化功能。所谓膀胱气化，实际上，属于肾的气化作用。若肾气的固摄和气化功能失常，则膀胱的气化失司，开合失权，可出现小便不利或癃闭，以及尿频、尿急、遗尿、小便不禁等，故曰：“膀胱不利为癃，不约为遗尿”（《素问·宣明五气篇》）。所以，膀胱的病变多与肾有关，临床治疗小便异常，常从肾治之。

六、三焦

三焦，是藏象学说中的一个特有名称。三焦是上焦、中焦、下焦的合称，为六腑之一，属脏腑中最大的腑，又称外腑、孤脏。主升降诸气和通行水液，在五行属火，其阴阳属性为阳。

（一）三焦的解剖形态

对三焦解剖形态的认识，历史上有“有名无形”和“有名有形”之争。即使是有形论者，对三焦实质的争论，至今尚无统一看法。但对三焦生理功能的认识，基本上还是一致的。

三焦，作为六腑之一，一般认为它是分布于胸腹腔的一个大腑，唯三焦最大，无与匹配，故有“孤府”之称。正如张景岳所说：“三焦者，确有一腑，盖脏腑之外，躯壳之内，包罗诸脏，一腔之大腑也”（《类经·脏象类》）。

总观三焦，膈以上为上焦，包括心与肺；横膈以下到脐为中焦，包括脾与胃；脐以下至二阴为下焦，包括肝、肾、大小肠、膀胱、女子胞等。其中肝脏，按其部位来说，应划归中焦，但因它与肾关系密切，故将肝和肾一同划归下焦。三焦的功能实际上是五脏六腑全部功能的总体。

（二）三焦的生理功能

1. 通行元气 元气（又名原气）是人体最根本的气，根源于肾，由先天之精所化，赖后天之精以养，为人体脏腑阴阳之本，生命活动的原动力。元气通过三焦而输布到五脏六腑，充沛于全身，以激发、推动各个脏腑组织的功能活动。所以说，三焦是元气运行的通道。气化运动是生命的基本特征。三焦能够通行元气，元气为脏腑气化活动的动力。因此，三焦通行元气的功能，关系到整个人体的气化作用。故曰："三焦者，人之三元之气也……总领五脏六腑营卫经络，内外上下左右之气也。三焦通，则内外上下皆通也。其于周身灌体，和调内外，营左养右，导上宣下，莫大于此者也"（《中藏经》）。

2. 疏通水道　"三焦者，决渎之官，水道出焉"（《素问·灵兰秘典论》）。三焦能"通调水道"（《医学三字经》），调控体内整个水液代谢过程，在水液代谢过程中起着重要作用。人体水液代谢是由多个脏腑参与，共同完成的一个复杂生理过程。其中，上焦之肺，为水之上源，以宣发肃降而通调水道；中焦之脾胃，运化并输布津液于肺；下焦之肾、膀胱，蒸腾气化，使水液上归于脾肺，再参与体内代谢，下形成尿液排出体外。三焦为水液的生成敷布、升降出入的道路。三焦气治，则脉络通而水道利。三焦在水液代谢过程中的协调平衡作用，称之为"三焦气化"。三焦通行水液的功能，实际上是对肺、脾、肾等脏腑参与水液代谢功能的总括。

3. 运行水谷　"三焦者，水谷之道"（《难经·三十一难》）。三焦具有运行水谷，协助输布精微，排泄废物的作用。其中，"上焦开发，宣五谷味，熏肤，充肌，泽毛"（《灵枢·决气》），有输布精微之功；中焦"泌糟粕，蒸津液，化其精微，上注于肺脉"（《灵枢·营卫生会》），有消化吸收和转输之用；下焦则"成糟粕而俱下入大肠，循下焦而渗入膀胱"（《灵枢·营卫生会》），有排泄粪便和尿液的作用。三焦运化水谷协助消化吸收的功能，是对脾胃、肝肾、心肺、大小肠等脏腑完成水谷消化吸收与排泄功能的概括。

（三）三焦的生理特性

1. 上焦如雾　上焦如雾是指上焦主宣发卫气，敷布精微的作用。上焦接受来自中焦脾胃的水谷精微，通过心肺的宣发敷布，布散于全身，发挥其营养滋润作用，若雾露之溉。故称"上焦如雾"。

2. 中焦如沤　中焦如沤是指脾胃运化水谷，化生气血的作用。胃受纳腐熟水谷，由脾之运化而形成水谷精微，以此化生气血，并通过脾的升清转输作用，将水谷精微上输于心肺以濡养周身。因为脾胃有腐熟水谷、运化精微的生理功能，故喻之为"中焦如沤"。

3. 下焦如渎　下焦如渎是指肾、膀胱、大小肠等脏腑主分别清浊，排泄废物的作用。下焦将饮食物的残渣糟粕传送到大肠，变成粪便，从肛门排出体外，并将体内剩余的水液，通过肾和膀胱的气化作用变成尿液，从尿道排出体外。这种生理过程具有向下疏通，向外排泄之势，故称"下焦如渎"。

第三节　奇恒之府

脑、髓、骨、脉、胆、女子胞，总称为奇恒之府。奇恒，异于平常之谓。脑、髓、骨脉、胆、女子胞，都是贮藏阴精的器官，似脏非脏，似腑非腑，故称"脑、髓、骨、脉、胆、女子胞，此六者，地气之所生也，皆藏于阴而象于地，故藏而不泻，名曰"奇恒之府"

（《素问·五脏别论》）。脑、髓、骨、脉、胆、女子胞六者之中，胆既属于六腑，又属于奇恒之府，已在六腑中述及。骨和脉将在五体中介绍。本节只叙述脑、髓、女子胞三者。

一、脑

脑，又名髓海、头髓。在气功学上，脑又称泥丸、昆仑、天谷。脑深藏于头部，位于人体最上部，其外为头面，内为脑髓，是精髓和神明高度汇集之处，为元神之府。

（一）脑的解剖形态

脑，位居颅腔之中，上至颅囟，下至风府（督脉的一个穴位，位于颈椎第1椎体上部），位于人体最上部。风府以下，脊椎骨内之髓称为脊髓。脊髓经项后复骨（即第6颈椎以上的椎骨）下之髓孔上通于脑，合称脑髓。脑与颅骨合之谓之头，即头为头颅与头髓之概称。

（二）脑的生理功能

1. 主宰生命活动 “脑为元神之府”（《本草纲目》），是生命的枢机，主宰人体的生命活动。人在出生之前，形体毕具，形具而神生。人始生先成精，精成而脑髓生。人出生之前随形具而生之神，即为元神。元神藏于脑中，为生命的主宰。“元神，即吾真心中之主宰也”（《乐育堂语录》）。元神存则有生命，元神败则人即死。得神则生，失神则死。因为脑为元神之府，元神为生命的枢机，故“脑不可伤，若针刺时，刺头，中脑户，人脑立死”（《素问·刺禁论》），“针人脑则真气泄，故立死”（《类经·针刺类》）。

2. 主精神意识 人的精神活动，包括思维意识和情志活动等，都是客观外界事物反映于脑的结果。思维意识是精神活动的高级形式，是“任物”的结果。中医学一方面强调“所以任物者谓之心”（《灵枢·本神》），心是思维的主要器官；另一方面也认识到“灵性记忆不在心而在脑”（《医林改错》）。“脑为元神府，精髓之海，实记忆所凭也”（《类证治裁·卷之三》），这种思维意识活动是在元神功能基础上，后天获得的思虑识见活动，属识神范畴。识神，又称思虑之神，是后天之神。

3. 主感觉运动 眼、耳、口、鼻、舌为五脏外窍，皆位于头面，与脑相通。人的视、听、言、动等，皆与脑有密切关系。“五官居于身上，为知觉之具，耳目口鼻聚于首，最显最高，便于接物。耳目口鼻之所导入，最近于脑，必以脑先受其象而觉之，而寄之，而存之也”（《医学原始》）。“两耳通脑，所听之声归脑；两目系如线长于脑，所见之物归脑；鼻通于脑，所闻香臭归于脑；小儿周岁脑渐生，舌能言一二字”（《医林改错》）。

脑为元神之府，散动觉之气于筋而达百节，为周身连接之要领，而令之运动。脑统领肢体，与肢体运动紧密相关。“脑散动觉之气，厥用在筋，第脑距身远，不及引筋以达四肢，复得颈节膂髓，连脑为一，因遍及焉”（《内镜》）。脑髓充盈，身体轻劲有力。否则，功能失常，不论虚实，都会表现为听觉失聪，视物不明，嗅觉不灵，感觉异常，运动失常。

（三）脑与五脏的关系

藏象学说将脑的生理病理统归于心而分属于五脏，认为心是君主之官，五脏六腑之大主，神明之所出，精神之所舍，把人的精神意识和思维活动统归于心，称之曰“心藏神”。但是又把神分为神、魂、魄、意、志五种不同的表现，分别归属于心、肝、肺、脾、肾五脏，所谓“五神脏”。神虽分属于五脏，但与心、肝、肾的关系更为密切，尤以肾为最。因为心主神志，虽然五脏皆藏神，但都是在心的统领下而发挥作用的。肝主疏泄，又主谋虑，调节精神情志。肾藏精，精生髓，髓聚于脑，故脑的生理与肾的关系尤为密切。肾精充盈，髓海得养，脑的发育健全，则精力充沛，耳聪目明，思维敏捷，动作灵巧。若肾精亏少，髓海失养，脑髓不足，可见头晕、健忘、耳鸣，甚则记忆减退、思维迟钝等症。

二、髓

髓是骨腔中的一种膏样物质，为脑髓、脊髓和骨髓的合称。髓由先天之精所化生，由后天之精所充养，有养脑、充骨、化血之功。

（一）髓的解剖形态

髓，是骨腔中一种膏样物质。髓因其在人体的分布部位不同，又有名称之异。髓有骨髓、脊髓和脑髓之分。髓藏于一般骨者为骨髓。藏于脊椎管内者为脊髓，脊髓经项后复骨下之骨孔，上通于脑。汇藏于脑的髓称为脑髓。

（二）髓的生理功能

1. 充养脑髓 髓以先天之精为主要物质基础，赖后天之精的不断充养，分布骨腔之中，由脊髓而上引入脑，成为脑髓。故曰脑为髓海，“诸髓者，皆属于脑”（《素问·五脏生成篇》）。脑得髓养，脑髓充盈，脑力充沛，则元神之功旺盛，耳聪目明，体健身强。先天不足或后天失养，以致肾精不足，不能生髓充脑，可以导致髓海空虚，出现头晕耳鸣、两眼昏花、腰胫酸软、记忆减退，或小儿发育迟缓、囟门迟闭、身体矮小、智力动作迟钝等症状。

2. 滋养骨骼 髓藏骨中，骨赖髓以充养。精能生髓，髓能养骨，故曰：“髓者，骨之充也”（《类经·脏象类》）。肾精充足，骨髓生化有源，骨骼得到骨髓的滋养，则生长发育正常，才能保持其坚刚之性。若肾精亏虚，骨髓失养，就会出现骨骼脆弱无力，或发育不良等。

3. 化生血液 精血可以互生，精生髓，髓亦可化血。“肾生骨髓，髓生肝”（《素问·阴阳应象大论》），“骨髓坚固，气血皆从”（《素问·生气通天论》）。

（三）髓与五脏的关系

“肾主身之骨髓”（《素问·痿论》），肾生髓，“肾不生则髓不能满”（《素问·逆调论》）。髓由肾精所化生。肾中精气的盛衰与髓的盈亏有密切的关系。脾胃为后天之本，气血生化之原，“五谷之精液和合而为膏者，内渗于骨空，补益脑髓”（《灵枢·五癃津液别》)。水谷精微化而为血。髓可生血，血亦生髓。故髓的盈亏与脾胃有关。气、血、精、髓可以互生，故髓与五脏皆相关，其中以肾为最。

三、女子胞（附：精室）

女子胞，又称胞宫、子宫、子脏、胞脏、子处、血脏，位于小腹正中部，是女性的内生殖器官，有主持月经和孕育胎儿的作用。

（一）女子胞的解剖形态

女子胞，位于小腹部，在膀胱之后，直肠之前，下口（即胞门又称子门）与阴道相连，呈倒置的梨形。

（二）女子胞的生理功能

1. 主持月经 月经，又称月信、月事、月水。月经是女子生殖系统发育成熟后周期性子宫出血的生理现象。健康的女子到了 14 岁，生殖器官发育成熟，子宫发生周期性变化，约 1 月左右周期性排血一次。月经开始来潮，直到 49 岁为止。月经的产生，是脏腑气血作用于胞宫的结果。胞宫的功能正常与否直接影响月经的来潮，所以胞宫有主持月经的作用。

2. 孕育胎儿 胞宫是女性孕产的器官。女子在发育成熟后，月经应时来潮，便有受孕生殖的能力。此时，两性交媾，两精相合，就构成了胎孕。

（三）女子胞与脏腑经络的关系

女子胞的生理功能与脏腑、经络、气血有着密切的关系。女子胞主持月经和孕育胎儿，是脏腑、经络、气血作用于胞宫的正常生理现象。

1. 女子胞与脏腑 女子以血为本，经水为血所化，而血来源于脏腑。在脏腑之中，心主血，肝藏血，脾统血，脾与胃同为气血生化之源，肾藏精，精化血，肺主气，朝百脉而输精微，它们分司血的生化、统摄、调节等重要作用。故脏腑安和，血脉流畅，血海充盈，则经候如期，胎孕乃成。在五脏之中，女子胞与肝、脾、肾的关系尤为密切。

（1）*女子胞与肝*：肝主疏泄而藏血，为全身气血调节之枢。女子胞的主要生理作用在于血的藏与泄。肝为血海，主藏血，为妇女经血之本。肝血充足，藏血功能正常，肝血下注血海，则冲脉盛满，血海充盈。肝主疏泄，调畅气机，肝气条达，疏泄正常，则气机调畅而任脉通，太冲脉盛，月事以时下。

（2）*女子胞与脾*：脾主运化，主生血统血，为气血生化之源。血者水谷之精气，和调于五脏，洒陈于六腑，女子则上为乳汁，下为月经。女子胞与脾的关系，主要表现在经血的化生与经血的固摄两个方面。脾气健旺，化源充足，统摄有权，则经血藏与泄正常。

（3）*女子胞与肾*：肾为先天之本，主藏精，生髓。肾中精气的盛衰，主宰着人体的生长发育和生殖能力。肾与女子胞的关系主要体现在天癸的至竭和月经孕育方面。天癸是促进生殖器官的发育和生殖机能成熟所必需的重要物质，是肾中精气充盈到一定程度的产物。因此，女子到了青春期，肾精充盈，在天癸的作用下，胞宫发育成熟，月经应时来潮，就有了生育能力，为孕育胎儿准备了条件。反之，进入老年，由于肾精衰少，天癸由少而至衰竭，于是月经闭止，生育能力也随之而丧失了。

2. 女子胞与经络　女子胞与冲、任、督、带，以及十二经脉，均有密切关系。其中，以冲、任、督、带为最。

（1）女子胞与冲脉：冲脉上渗诸阳，下灌三阴，与十二经脉相通，为十二经脉之海。冲脉又为五脏六腑之海。“冲脉者，五脏六腑之海也”（《灵枢·逆顺肥瘦》）。脏腑经络之气血皆下注冲脉，故称冲为血海。因为冲为血海，蓄溢阴血，胞宫才能泄溢经血，孕育胎儿，完成其生理功能。故曰：“经本阴血也，何脏无之，唯脏腑之血皆归冲脉，而冲为五脏六腑之血海，故经言太冲脉盛则月事以时下，此可见冲脉为月经之本也”（《景岳全书·妇人规》）。

（2）女子胞与任脉：任有妊养之义。任脉为阴脉之海，蓄积阴血，为人体妊养之本。任脉通畅，月经正常。月经如常，方能孕育胎儿。因一身之阴血经任脉聚于胞宫，妊养胎儿，故称“任主胞胎”。任脉气血通盛是女子胞主持月经、孕育胎儿的生理基础。冲为血海，任主胞胎，二者相资，方能有子。所以，胞宫的作用与冲任二脉的关系更加密切。

（3）女子胞与督脉：督脉为“阳脉之海”，督脉与任脉，同起于胞中，一行于身后，一行于身前，交会于龈交，其经气循环往复，沟通阴阳，调摄气血，以维持胞宫正常的经、孕、产的生理活动。

（4）女子胞与带脉：“带脉下系于胞宫，中束人身，居身之中央”（《血证论·崩带》）。既可约束、统摄冲任督三经的气血，又可固摄胞胎。

（5）女子胞与十二经脉：十二经脉的气血通过冲脉、任脉、督脉灌注于胞宫之中，而为经血之源，胎孕之本。女子胞直接或间接与十二经脉相通，禀受脏腑之气血，泄而为经血，藏而育胎胞，从而完成其生理功能。

[附] 精　　室

女子之胞名曰子宫，具有主持月经，孕育胎儿的功能，是女性生殖器官之一。而男子之胞名为精室，具有贮藏精液、生育繁衍的功能。精室是男性生殖器官，亦属肾所主，与冲任相关。故曰：“女子之胞，男子为精室，乃血气交会，化精成胎之所，最为紧要”（《中西汇通医经精义·下卷》）。精室包括解剖学所说的睾丸、附睾、精囊腺和前列腺等，具有化生和贮藏精子等功能，主司生育繁衍。精室的功能与肾之精气盛衰密切相关。

第四节　脏腑之间的关系

人体是以五脏为中心，与六腑相配合，以气、血、精、津液为物质基础，通过经络使脏与脏、脏与腑、腑与腑密切联系，外连五官九窍、四肢百骸，构成一个统一的有机整体。此即五脏一体观。五脏是人体生命的中心，与人体各组织器官和生命现象相联系。如胆、胃、小肠、大肠、膀胱、三焦等六腑，为五脏之表；脉、皮、肉、筋、骨五体，为五脏所主；

面、毛、唇、爪、发五华，为五脏所荣；舌、鼻、口、目、耳及二阴五官九窍，为五脏所司；喜、忧、思、怒、恐五志，为五脏所生；神、魄、意、魂、志五神，为五脏所藏；汗、涕、泪、涎、唾五液，为五脏所化等，它们又与五脏一起分属于五行，并按照五行生克制化，乘侮胜复及五行互藏的规律而运动变化。

一、脏与脏之间的关系

脏与脏之间的关系，即五脏之间的关系。“五脏之气，皆相贯通”（《侣山堂类辨》）。心、肺、脾、肝、肾五脏各具不同的生理功能和特有的病理变化，但脏与脏之间不是孤立的而是彼此密切联系着的：脏与脏之间的关系不单是表现在形态结构方面，更重要的是它们彼此之间在生理活动和病理变化上有着必然的内在联系，因而形成了脏与脏之间相互资生、相互制约的关系。

（一）心与肺的关系

心肺同居上焦。心肺在上，心主血，肺主气；心主行血，肺主呼吸。这就决定了心与肺之间的关系，实际上就是气和血的关系。

心主血脉，上朝于肺，肺主宗气，贯通心脉，两者相互配合，保证气血的正常运行，维持机体各脏腑组织的新陈代谢。所以说，气为血之帅，气行则血行；血为气之母，血至气亦至。气属阳，血属阴，血的运行虽为心所主，但必须依赖肺气的推动。积于肺部的宗气，必须贯通心脉，得到血的运载，才能敷布全身。

肺朝百脉，助心行血，是血液正常运行的必要条件：只有正常的血液循行，才能维持肺主气功能的正常进行。由于宗气具有贯心脉而司呼吸的生理功能，从而加强了血液循行和呼吸之间的协调平衡。因此，宗气是联结心之搏动和肺之呼吸两者之间的中心环节。心与肺，血与气，是相互依存的。气行则血行，血至气亦至。所以，若血无气的推动，则血失统帅而瘀滞不行；气无血的运载，则气无所依附而涣散不收。因此，在病理上，肺的宣肃功能失调，可影响心主行血的功能，而致血液运行失常。反之，心的功能失调，导致血行异常时，也会影响肺的宣发和肃降，从而出现心肺亏虚，气虚血瘀之候等。

（二）心与脾的关系

心主血而行血，脾主生血又统血，所以心与脾的关系，主要是主血与生血、行血与统血的关系。

心与脾的关系主要表现在血的生成和运行，以及心血养神与脾主运化方面的关系。

1. 血液的生成方面 心主血脉而又生血，脾主运化为气血生化之源。心血赖脾气转输的水谷精微以化生，而脾的运化功能又有赖于心血的不断滋养和心阳的推动，并在心神的统率下维持其正常的生理活动。故曰：“脾之所以能运行水谷者，气也。气虚则凝滞而不行，得心火以温之，乃健运而不息，是为心火生脾土”（《医碥·五脏生克说》）。脾气健运，化源充足，则心血充盈；心血旺盛，脾得濡养，则脾气健运。

2. 血液运行方面 血液在脉内循行，既赖心气的推动，又靠脾气的统摄，方能循经运行而不溢于脉外。所谓“血所以丽气，气所以统血，非血之足以丽气也，营血所到之处，则气无不利焉，非气之足以统血也，卫气所到之处，则血无不统焉，气为血帅故也”（《张聿青医案》）。可见血能正常运行而不致脱陷妄行，主要靠脾气的统摄，所以有“诸血皆运于脾”之说。

3. 神志活动　心藏神，在志为喜；脾藏意，在志为思。心“为脏腑之主，而总统魂魄，并赅意志……思动于心则脾应”（《类经·脏象类》）。五脏藏神，心为主导。人身以气血为本，精神为用。血气者，身之神。心生血而主血脉，脾胃为气血生化之源，生血而又统血。血为水谷之精气，总统于心而生化于脾。血之与气，一阴一阳，两相维系，气能生血，血能化气，气非血不和，血非气不运。气血冲和，阴平阳秘，脾气健旺，化源充足，气充血盈，充养心神，则心有所主。心血运于脾，心神统于脾，心火生脾土，脾强则能主运化，而生血统血。

（三）心与肝的关系

心主血，肝藏血；心主神志，肝主疏泄，调节精神情志。所以，心与肝的关系，主要是主血和藏血，主神明与调节精神情志之间的相互关系。

心与肝之间的关系，主要表现在血液和神志两个方面。

1. 血液运行方面　心主血，心是一身血液运行的枢纽；肝藏血，肝是贮藏和调节血液的重要脏腑。两者相互配合，共同维持血液的运行。所以说“肝藏血，心行之”（王冰注《黄帝内经素问》）。全身血液充盈，肝有所藏，才能发挥其贮藏血液和调节血量的作用，以适应机体活动的需要，心亦有所主。心血充足，肝血亦旺，肝所藏之阴血，具有濡养肝体制约肝阳的作用。所以肝血充足，肝体得养，则肝之疏泄功能正常，使气血疏通，血液不致瘀滞，有助于心主血脉功能的正常进行。

2. 神志方面　心主神志，肝主疏泄。人的精神、意识和思维活动，虽然主要由心主宰，但与肝的疏泄功能亦密切相关。血液是神志活动的物质基础。心血充足，肝有所藏，则肝之疏泄正常，气机调畅，气血和平，精神愉快。肝血旺盛，制约肝阳，使之勿亢，则疏泄正常，使气血运行无阻，心血亦能充盛，心得血养，神志活动正常。由于心与肝均依赖血液的濡养滋润，阴血充足，两者功能协调，才能精神饱满，情志舒畅。

心与肝在病理上的相互影响，主要反映在阴血不足和神志不安两个方面，表现为心肝血虚和心肝火旺之候等。

（四）心与肾的关系

心居胸中，属阳，在五行属火；肾在腹中，属阴，在五行属水。心肾之间相互依存，相互制约的关系，称之为心肾相交，又称水火相济、坎离交济。心肾这种关系遭到破坏，形成的病理状态，称之为心肾不交。

心与肾之间，在生理状态下，是以阴阳、水火、精血的动态平衡为其重要条件的。具体体现在以下三个方面。

1. 水火既济　从阴阳、水火的升降理论来说，在上者宜降，在下者宜升，升已而降，降已而升。心位居于上而属阳，主火，其性主动；肾位居于下而属阴，主水，其性主静。心火必须下降于肾，与肾阳共同温煦肾阴，使肾水不寒。肾水必须上济于心，与心阴共同涵养心阳，使心火不亢。肾无心之火则水寒，心无肾之水则火炽。心必得肾水以滋润，肾必得心火以温暖。在正常生理状态下，这种水火既济的关系，是以心肾阴阳升降的动态平衡为其重要条件的；水火宜平而不宜偏，水火既济而心肾相交。水就下而火炎上，水火上下，名之曰交，交为既济，不交为未济，常应用交泰丸等进行治疗。

2. 精血互生　心主血，肾藏精，精和血都是维持人体生命活动的必要物质。精血之间相互资生，相互转化，血可以化而为精，精亦可化而为血。精血之间的相互资生为心肾相交奠定了物质基础。

3. 精神互用　心藏神，为人体生命活动的主宰，神全可以益精。肾藏精，精舍志，精能生髓，髓汇于脑。积精可以全神，使精神内守。精能化气生神，为神气之本；神能驭精役气，为精气之主。人的神志活动，不仅为心所主，而且与肾也密切相关。所以说："心以神为主，阳为用；肾以志为主，阴为用。阳则气也、火也。阴则精也、水也。凡乎水火既济，全在阴精上承，以安其神；阳气下藏，以安其志"（《推求师意》）。总之，精是神的物质基础，神是精的外在表现，神生于精，志生于心，亦心肾交济之义。

4. 君相安位　心为君火，肾为相火（命门火）。君火以明，相火以位，君火在上，如明照当空，为一身之主宰。相火在下，系阳气之根，为神明之基础。命火秘藏，则心阳充足，心阳充盛，则相火亦旺。君火相火，各安其位，则心肾上下交济。所以心与肾的关系也表现为心阳与肾阳之间的关系。故曰："心肾不交，毕竟是肾水下涸，心火上炎，由于阴虚者多，但亦偶有阳虚证……不独阴虚之证也"（《蜉溪医论选》）。在病理状态下，心与肾之间的水火、阴阳、精血的动态平衡失调，称之为心肾不交，表现为水不济火，肾阴虚于下，而心火亢于上之心肾阴虚，或水气凌心、心肾阳虚之候等。

（五）肺与脾的关系

脾主运化，为气血生化之源；肺司呼吸，主一身之气。脾主运化，为胃行其津液；肺主行水，通调水道所以，脾和肺的关系，主要表现在气和水之间的关系，即气的生成和津液的输布两个方面。

1. 气的生成方面　肺主气，脾益气，肺司呼吸而摄纳清气，脾主运化而化生水谷精气，上输于肺，两者结合化为宗气。脾主运化，但脾所化生的水谷之气，必赖肺气的宣降才能敷布全身。肺在生理活动中所需要的津气，又要靠脾运化的水谷精微来充养，故脾能助肺益气。因此，肺气的盛衰在很大程度上取决于脾气的强弱，故有"肺为主气之枢，脾为生气之源"之说。

2. 水液代谢方面　肺主行水而通调水道，脾主运化水湿，为调节水液代谢的重要脏器。

人体的津液由脾上输于肺，通过肺的宣发和肃降而布散至周身及下输膀胱。脾之运化水湿赖肺气宣降的协助，而肺之宣降靠脾之运化以资助。脾肺两脏互相配合，共同参与水液代谢过程。如果脾失健运，水湿不化，聚湿生痰而为饮、为肿，影响到肺则肺失宣降而喘咳。其病在肺，而其本在脾。故有"脾为生痰之源，肺为贮痰之器"之说。反之，肺病日久，又可影响于脾，导致脾运化水湿功能失调。

肺脾二脏在病理上的相互影响，主要在于气的生成不足和水液代谢失常两个方面，常表现为脾肺两虚、痰湿阻肺之候等。

（六）肺与肝的关系

肝主升发，肺主肃降，肝升肺降，气机调畅，气血流行，脏腑安和，所以二者关系到人体的气机升降运动。

1. 气机升降 “肝生于左，肺藏于右”（《素问·刺禁论》）。肺居膈上，其气肃降；肝居膈下，其气升发。肝从左而升，肺从右而降，“左右者阴阳之道路也”（《素问·阴阳应象大论》）。肝从左升为阳道，肺从右降为阴道，肝升才能肺降，肺降才能肝升，升降得宜，出入交替，则气机舒展人体精气血津液运行以肝肺为枢转，肝升肺降，以维持人体气机的正常升降运动。

2. 血气运行 肝肺的气机升降，实际上也是气血的升降。肝藏血，调节全身之血；肺主气，治理调节一身之气。肺调节全身之气的功能又需要得到血的濡养，肝向周身各处输送血液又必须依赖于气的推动。总之，全身气血的运行，虽赖心所主，但又须肺主治节及肝主疏泄和藏血作用的制约，故两脏对气血的运行也有一定的调节作用。

在病理情况下，肝与肺之间的生理功能失调，主要表现在气机升降失常和气血运行不畅方面，如肝火犯肺（又名木火刑金）之候等。

（七）肺与肾的关系

肺属金，肾属水，金生水，故肺肾关系称之为金水相生，又名肺肾相生。肺为水之上源，肾为主水之脏；肺主呼气，肾主纳气。所以肺与肾的关系，主要表现在水液代谢和呼吸运动两个方面。

1. 呼吸方面 肺司呼吸，肾主纳气。人体的呼吸运动，虽然由肺所主，但需要肾的纳气作用来协助。只有肾气充盛，吸入之气才能经过肺之肃降，而下纳于肾。肺肾相互配合，共同完成呼吸的生理活动。所以说：“肺为气之主，肾为气之根。”

2. 水液代谢方面 肺为水之上源，肾为主水之脏。在水液代谢过程中，肺与肾之间存在着标和本的关系。肺主行水而通调水道，水液只有经过肺的宣发和肃降，才能使精微津液布散到全身各个组织器官中去，浊液下归于肾而输入膀胱。所以说，小便虽出于膀胱，而实则肺为水之上源。肾为主水之脏，有气化升降水液的功能，又主开阖。下归于肾之水液，通过肾的气化，使清者升腾，通过三焦回流体内；浊者变成尿液而输入膀胱，从尿道排出体外。肺肾两脏密切配合，共同参与对水液代谢的调节。但是，两者在调节水液代谢过程中肾主水液的功能居于重要地位。所以说：“其本在肾，其标在肺。”

3. 阴液方面 肺与肾之间的阴液也是互相资生的。肺属金，肾属水，金能生水，肺阴充足，输精于肾，使肾阴充盛，保证肾的功能旺盛。水能润金，肾阴为一身阴液之根本，肾阴充足，循经上润于肺，保证肺气清宁，宣降正常。故曰：“肺气之衰旺，全恃肾水充足，不使虚火炼金，则长保清宁之体”（《医医偶录》）。

肺肾之间在病理上的相互影响，主要表现在呼吸异常、水液代谢失调和阴液亏损等方面，出现肺肾阴虚和肺肾气虚等肺肾两虚之候，往往须肺肾同治而获效。故又有“肺肾同源”“金水同源”之说。

（八）肝与脾的关系

肝主疏泄，脾主运化；肝藏血，脾生血统血。因此，肝与脾的关系主要表现为疏泄与运化、藏血与统血之间的相互关系。具体体现在消化和血液两个方面。

1. 消化方面 肝主疏泄，分泌胆汁，输入肠道，帮助脾胃对饮食物的消化。所以，脾得肝之疏泄，则升降协调，运化功能健旺。所以说：“木能疏土而脾滞以行”（《医碥·五脏生克说》）。脾主运化，为气血生化之源。脾气健运，水谷精微充足，才能不断地输送和滋养于肝，肝才能得以发挥正常的作用。总之，肝之疏泄功能正常，则脾胃升降适度，脾之运化也就正常了。所谓“土得木而达”“木赖土以培之”。

2. 血液方面 血液的循行，虽由心所主持，但与肝、脾有密切的关系。肝主藏血，脾主生血统血。脾之运化，赖肝之疏泄，而肝藏之血，又赖脾之化生。脾气健运，血液的化源充足，则生血统血机能旺盛。脾能生血统血，则肝有所藏，肝血充足，方能根据人体生理活动的需要来调节血液。此外，肝血充足，则疏泄正常，气机调畅，使气血运行无阻。所以肝脾相互协作，共同维持血液的生成和循行。

肝与脾在病理上的相互影响，也主要表现在饮食水谷的消化吸收和血液方面，这种关系往往通过肝与脾之间的病理传变反映出来。或为肝病及脾，肝木乘脾（又名木郁乘土）而肝脾不调，肝胃不和；或为脾病传肝，土反侮木，而土壅木郁。

（九）肝与肾的关系

肝藏血，肾藏精；肝主疏泄，肾主闭藏。肝肾之间的关系称之为肝肾同源，又称乙癸同源。肝与肾的关系主要表现在精与血之间相互滋生和相互转化的关系。

1. 阴液互养 肝在五行属木，肾在五行属水，水能生木。肝主疏泄和藏血，体阴用阳。肾阴能涵养肝阴，使肝阳不致上亢，肝阴又可资助肾阴的再生。在肝阴和肾阴之间，肾阴是主要的，只有肾阴充足，才能维持肝阴与肝阳之间的动态平衡。就五行学说而言，水为母，木为子，这种母子相生关系，称为水能涵木。

2. 精血互生 肝藏血，肾藏精，精血相互滋生。在正常生理状态下，肝血依赖肾精的滋养。肾精又依赖肝血的不断补充，肝血与肾精相互资生相互转化。精与血都化源于脾胃消化吸收的水谷精微，故称“精血同源”。

3. 同具相火 相火是与心之君火相对而言的。一般认为，相火源于命门，寄于肝、肾、胆和三焦等。故曰：“相火寄于肝肾两部，肝属木而肾属水也。但胆为肝之府，膀胱者肾之府。心包者肾之配，三焦以焦言，而下焦司肝肾之分，皆阴而下者也”（《格致余论·相火论》）。由于肝肾同具相火，所以称“肝肾同源”。

4. 藏泄互用 肝主疏泄，肾主闭藏，二者之间存在着相互为用、相互制约、相互调节的关系。肝之疏泄与肾之闭藏是相反相成的。肝气疏泄可使肾气闭藏而开合有度，肾气闭藏又可制约肝之疏泄太过，也可助其疏泄不及。这种关系主要表现在女子月经生理和男子排精功能方面。

（十）脾与肾的关系

脾为后天之本，肾为先天之本，脾与肾的关系是后天与先天的关系。后天与先天是相互资助，相互促进的。生理上的关系主要反映在先后天相互资生和水液代谢方面。

1. 先后天相互资生　脾主运化水谷精微，化生气血，为后天之本；肾藏精，主命门真火，为先天之本。“先天为后天之根”（《医述》）。脾的运化，必须得肾阳的温煦蒸化，始能健运。肾精又赖脾运化水谷精微的不断补充，才能充盛。这充分说明了先天温养后天，后天补养先天的辩证关系。总之，脾胃为水谷之海，肾为精血之海。

2. 水液代谢方面　脾主运化水湿，须有肾阳的温煦蒸化；肾主水，司关门开合，使水液的吸收和排泄正常。但这种开合作用，又赖脾气的制约，即所谓“土能制水”。脾肾两脏相互协作，共同完成水液的新陈代谢。

脾与肾在病理上相互影响，互为因果。如肾阳不足，不能温煦脾阳，致脾阳不振或脾阳久虚，进而损及肾阳，引起肾阳亦虚，二者最终均可导致脾肾阳虚。临床上主要表现在消化机能失调和水液代谢紊乱方面。

二、腑与腑之间的关系

胆、胃、大肠、小肠、膀胱、三焦六腑的生理功能虽然不同，但它们都是化水谷，行津液的器官。饮食物的消化吸收、津液的输布、废物的排泄等一系列过程，就是六腑在既分又合作的情况下，共同完成的。胃、胆、小肠密切协作共同完成饮食物的消化、吸收，并将糟粕传入大肠，经过大肠再吸收，将废物排出体外。膀胱的贮尿排尿，与三焦的气化也是相互联系着的。三焦的功能则包括了它所参与的消化、吸收与排泄等各方面的功能。因此，六腑之间必须相互协调，才能维持其正常的“实而不满”，升降出入的生理状态。由于六腑传化水谷，需要不断地受纳排空，虚实更替，故有“六腑以通为用”的说法。

对于六腑病变的治疗，中医又有“腑病以通为补”“六腑皆以宣通为宜”的说法。因为六腑病变，多表现为传化不通，如经过治疗，使六腑通畅了，那么六腑的功能也就恢复常态了，所以说，“腑病以通为补”。这里所谓的“补”，不是用补益药物补脏腑之虚，而是指用通泻药物使六腑以通为顺，这对腑病而言，堪称为“补”。但须指出，并非所有腑病均用通泻药物以通其滞，只有六腑传化水谷功能发生阻滞，表现为实证时，方能“以通为补”。否则，如胃阴不足之证，又当用甘寒养阴之品以滋养胃阴，借以恢复其受纳腐熟的生理功能。

三、脏与腑的关系

脏与腑的关系，实际上就是脏腑阴阳表里配合关系。由于脏属阴，腑属阳；脏为里，腑为表，一脏一腑，一表一里，一阴一阳，相互配合，组成心与小肠、肺与大肠、脾与胃、肝与胆、肾与膀胱等脏腑表里关系，体现了阴阳、表里相输相应的关系。

一脏一腑的表里配合关系，其根据有四：一是经脉络属，即属脏的经脉络于所合之腑。

属腑的经脉络于所合之脏。二是结构相连，如胆附肝叶之间，脾与胃以膜相连，肾与膀胱之间有“系”（输尿管）相通。三是气化相通，脏行气于腑，脏腑之间通过经络和营卫气血的正常运行而保持生理活动的协调。六腑传化水谷的功能，受五脏之气的配合才能完成。四是病理相关，如肺热壅盛，肺失肃降，可致大肠传导失职而大便秘结等。

脏腑表里关系，不仅说明它们在生理上的相互联系，而且也决定了它们在病理上的相互影响，脏病及腑，腑病及脏，脏腑同病。因而在治疗上也相应地有脏病治腑，腑病治脏，脏腑同治等方法。所以，我们掌握这种理论，对指导临床实践有着重要的意义。

（一）心与小肠的关系

心为脏，故属阴，小肠为腑，故属阳。两者在五行都属火。心居胸中，小肠居腹，两者相距甚远，但由于手少阴心经属心络小肠，手太阳小肠经属小肠络心，心与小肠通过经脉的相互络属构成脏腑表里关系。

心主血脉，为血液循行的动力和枢纽；小肠为受盛之府，承受由胃腑下移的饮食物进一步消化，分清别浊。心火下移于小肠，则小肠受盛化物，分别清浊的功能得以正常地进行。小肠在分别清浊过程中，将清者吸收，通过脾气升清而上输心肺，化赤为血，使心血不断地得到补充。病理上，心与小肠相互影响，心火可下移于小肠，“心主于血，与小肠合，若心家有热，结于小肠，故小便血也”（《诸病源候论 · 血病诸候》）。小肠实热亦可上熏于心。

（二）肺与大肠的关系

肺为脏，属阴，大肠为腑，属阳，两者相距甚远，但由于手太阴肺经属肺络大肠，手阳明大肠经属大肠络肺，通过经脉的相互络属，构成脏腑表里关系。因此二者在生理病理上有密切关系。肺与大肠的关系主要表现在传导和呼吸方面。

1. 传导方面 大肠的传导功能，有赖于肺气的清肃下降。肺气清肃下降，大肠之气亦随之而降，以发挥其传导功能，使大便排出通畅。此外，大肠传导功能正常与否，同肺主行水、大肠主津的作用也有关系。肺主行水、通调水道，与大肠主津、重新吸收剩余水分的作用相互协作，参与了水液代谢的调节，使大肠既无水湿停留之患，又无津枯液竭之害，从而保证了大便的正常排泄。

2. 呼吸方面 肺司呼吸，肺气以清肃下降为顺。大肠为六腑之一，六腑以通为用，其气以通降为贵。肺与大肠之气化相通，故肺气降则大肠之气亦降，大肠通畅则肺气亦宣通。肺气和利，呼吸调匀，则大肠腑气畅通。反之，大肠之气通降，肺气才能维持其宣降之性。肺与大肠在病理上的相互影响，主要表现在肺失宣降和大肠传导功能失调方面。

（三）脾与胃的关系

脾与胃在五行属土，位居中焦，以膜相连，经络互相联络而构成脏腑表里配合关系。脾胃为后天之本，在饮食物的受纳、消化、吸收和输布的生理过程中起主要作用。脾与胃之间的关系，具体表现在纳与运、升与降、燥与湿几个方面。

1. 纳运相得 胃的受纳和腐熟，为脾之运化奠定基础；脾主运化，消化水谷，转输精微，为胃继续纳食提供能源。两者密切合作，才能完成消化饮食、输布精微，发挥供养全身之用。

2. 升降相因　脾胃居中，为气机上下升降之枢纽。脾的运化功能，不仅包括消化水谷，而且还包括吸收和输布水谷精微。脾的这种生理作用，主要是向上输送到心肺，并借助心肺的作用以供养全身。所以说："脾气主升。"胃主受纳腐熟，以通降为顺。胃将受纳的饮食物初步消化后，向下传送到小肠，并通过大肠使糟粕浊秽排出体外，从而保持肠胃虚实更替的生理状态，所以说"胃气主降"。

2. 燥湿相济　脾为阴脏，以阳气用事，脾阳健则能运化，故性喜温燥而恶阴湿。胃为阳腑，赖阴液滋润，胃阴足则能受纳腐熟，故性柔润而恶燥。燥湿相济，脾胃功能正常，饮食水谷才能消化吸收。胃津充足，才能受纳腐熟水谷，为脾之运化吸收水谷精微提供条件。脾不为湿困，才能健运不息，从而保证胃的受纳和腐熟功能不断地进行。

（四）肝与胆的关系

肝位于右胁，胆附于肝叶之间。肝与胆在五行均属木，经脉又互相络属，构成脏腑表里。肝与胆在生理上的关系，主要表现在消化功能和精神情志活动方面。

1. 消化功能方面　肝主疏泄，分泌胆汁；胆附于肝，贮藏、排泄胆汁。共同合作使胆汁疏泄到肠道，以帮助脾胃消化食物。所以，肝的疏泄功能正常，胆才能贮藏排泄胆汁，胆之疏泄正常，胆汁排泄无阻，肝才能发挥正常的疏泄作用。

2. 精神情志方面　肝主疏泄，调节精神情志；胆主决断，与人之勇怯有关。肝胆两者相互配合，相互为用，人的精神意识思维活动才能正常进行。故曰："胆附于肝，相为表里，肝气虽强，非胆不断，肝胆相济，勇敢乃成"（《类经·脏象类》）。肝与胆在病变过程中主要表现在胆汁疏泄不利和精神情志异常两个方面。

（五）肾与膀胱的关系

肾为水脏，膀胱为水腑，在五行同属水。两者密切相连，又有经络互相络属，构成脏腑表里相合的关系。

肾司开合，为主水之脏，主津液，开窍于二阴，膀胱贮存尿液，排泄小便，而为水腑。膀胱的气化功能，取决于肾气的盛衰，肾气促进膀胱气化津液，司关门开合以控制尿液的排泄。肾气充足，固摄有权，则尿液能够正常地生成，并下注于膀胱贮存之而不漏泄，膀胱开合有度，则尿液能够正常地贮存和排泄。肾与膀胱密切合作，共同维持体内水液代谢。

肾与膀胱在病理上的相互影响，主要表现在水液代谢和膀胱的贮尿和排尿功能失调方面。如肾阳虚衰，气化无权，影响膀胱气化，则出现小便不利、癃闭、尿频尿多、小便失禁等。

第五章 经 络

经络学说是研究人体经络系统的组成、循行分布、生理功能、病理变化，以及与脏腑、气血等相互关系的中医学理论，是中医学理论体系的重要组成部分，也是针灸及推拿学的理论核心。经络学说是在阴阳五行学说指导下形成的，与藏象、气血津液等学说互为补充，独到而深刻地阐明了人体生理活动和病理变化规律，对临床诊断疾病、拟定治则、处方遣药，特别是针灸、推拿等，具有重要的指导作用。

第一节 经络的概念和经络系统

一、经络的概念

经络，是经和络的总称。经，又称经脉，有路径之意。经脉贯通上下，沟通内外，是经络系统中纵行的主干。故曰："经者，径也。"经脉大多循行于人体的深部，且有一定的循行部位。络，又称络脉，有网络之意。络脉是经脉别出的分支，较经脉细小。故曰："支而横出者为络。"络脉纵横交错，网络全身，无处不至。

经络相贯，遍布全身，形成一个纵横交错的联络网，通过有规律地循行和复杂的联络交会，组成经络系统，把人体五脏六腑、肢体官窍及皮肉筋骨等组织紧密地联结成统一的有机整体，从而保证了人体生命活动的正常进行。所以说，经络是运行气血，联络脏腑肢节，沟通内外上下，调节人体功能的一种特殊的通路系统。

二、经络系统

经络系统是由经脉、络脉及其连属部分构成的。经脉和络脉是它的主体。

（一）经脉系统

1. 十二经脉

正经：即手三阴经、足三阴经、手三阳经、足三阳经，共四组，每组三条经脉，合称十二经脉。

十二经别：是十二经脉别出的正经，它们分别起于四肢，循行于体内，联系脏腑，上出颈项浅部。阳经的经别从本经别出而循行体内，上达头面后，仍回到本经；阴经的经别从本经别出而循行体内，上达头面后，与相为表里的阳经相合。为此，十二经别不仅可以加强十二经脉中相为表里的两经之间的联系，而且因其联系了某些正经未循行到的器官与形体部位，从而补充了正经之不足。

十二经筋：是十二经脉之气“结、聚、散、络”于筋肉、关节的体系，是十二经脉的附属部分，是十二经脉循行部位上分布于筋肉系统的总称，它有连缀百骸，维络周身，主司关节运动的作用。

十二皮部：是十二经脉在体表一定部位上的反应区。全身的皮肤是十二经脉的功能活动反映于体表的部位，所以把全身皮肤分为十二个部分，分属于十二经，称为“十二皮部”。

2. 奇经　即督脉、任脉、带脉、阴跷脉、阳跷脉、阴维脉、阳维脉，合称奇经八脉。奇经八脉有统率、联络和调节全身气血盛衰的作用。

（二）络脉系统

络脉有别络、孙络、浮络之分。

1. 十五别络　别络有本经别走邻经之意，共有十五支，包括十二经脉在四肢各分出的络脉，加任脉、督脉及脾之大络。十五别络的功能是加强表里阴阳两经的联系与调节作用。

2. 孙络　孙络是络脉中最细小的分支。

3. 浮络　浮络是浮行于浅表部位而常浮现的络脉。

第二节　十二经脉

一、十二经脉的名称

（一）命名原则

内为阴，外为阳：阴阳理论贯穿于整个中医理论，经络系统亦以阴、阳来命名。其分布于肢体内侧面的经脉为阴经，分布于肢体外侧面的经脉为阳经。一阴一阳衍化为三阴三阳，相互之间具有相对应的表里相合关系，即肢体内侧面的前、中、后，分别称为太阴、厥阴、少阴；肢体外侧面的前、中、后分别称为阳明、少阳、太阳。

脏为阴，腑为阳：内脏“藏精气而不泻”者为脏，为阴，“传化物而不藏”者称腑，为阳。每一阴经分别隶属于一脏，每一阳经分别隶属于一腑，各经都以脏腑命名。

上为手，下为足：分布于上肢的经脉，在经脉名称之前冠以“手”字；分布于下肢的经脉，在经脉名称之前冠以“足”字。

（二）具体名称

十二经脉根据各经所联系的脏腑的阴阳属性以及在肢体循行部位的不同，具体分为手三阴经、手三阳经、足三阴经、足三阳经四组。

十二经脉的名称是：手太阴肺经、手厥阴心包经、手少阴心经、手阳明大肠经、手少阳三焦经、手太阳小肠经、足太阴脾经、足厥阴肝经、足少阴肾经、足阳明胃经、足少阳胆经、足太阳膀胱经。

二、十二经脉的走向和交接规律

（一）十二经脉的走向规律

手三阴经循行的起点是胸部，经上臂内侧肌肉走向手指端；手三阳经从手指端而上行于头面部；足三阳经，从头面部下行，经躯干和下肢而止于足趾间；足三阴经脉，从足趾间上行而止于胸腹部。“手之三阴，从胸走手；手之三阳，从手走头；足之三阳，从头走足；足之三阴，从足走腹。”这是对十二经脉走向规律的高度概括。

（二）十二经脉的交接规律

阴经与阳经交接：即阴经与阳经在四肢部衔接。如手太阴肺经在食指端与手阳明大肠经相交接；手少阴心经在小指与手太阳小肠经相交接；手厥阴心包经由掌中至无名指端与手少阳三焦经相交接；足阳明胃经从跗（即足背部）上至大趾与足太阴脾经相交接；足太阳膀胱经从足小趾斜走足心与足少阴肾经相交接；足少阳胆经从跗上分出，至大趾与足厥阴肝经相交接。

阳经与阳经交接：即同名的手足三阳经在头面相交接。如手足阳明经都通于鼻，手足太阳经皆通于目内眦，手足少阳经皆通于目外眦。

阴经与阴经交接：即阴经在胸腹相交接。如足太阴经与手少阴经交接于心中，足少阴经与手厥阴经交接于胸中，足厥阴经与手太阴经交接于肺中等。

走向与交接规律之间亦有密切联系，两者结合起来，则是：手三阴经，从胸走手，交手三阳经；手三阳经，从手走头，交足三阳经；足三阳经，从头走足，交足三阴经；足三阴经，从足走腹（胸），交手三阴经，构成一个“阴阳相贯，如环无端”的循行径路。

三、十二经脉的分布和表里关系

（一）十二经脉的分布规律

十二经脉在体表的分布是有一定规律的。具体从以下三方面叙述。

头面部：手三阳经止于头面，足三阳经起于头面，手三阳经与足三阳经在头面部交接，所以说“头为诸阳之会”。

十二经脉在头面部分布的特点是：手足阳明经分布于面额部；手太阳经分布于面颊部；手足少阳经分布于耳颞部；足太阳经分布于头顶、枕项部。另外，足厥阴经也循行至头顶部。

十二经脉在头面部的分布规律是：阳明在前，少阳在侧，太阳在后。

躯干部：十二经脉在躯干部分布的一般规律是：足三阴与足阳明经分布在胸、腹部（前），手三阳与足太阳经分布在肩胛、背、腰部（后），手三阴、足少阳与足厥阴经分布在腋、胁、侧腹部（侧）。

（二）十二经脉的表里关系

手足三阴、三阳经脉，通过经别和别络相互沟通，组成六对，“表里相合”关系，即“足太阳与少阴为表里，少阳与厥阴为表里，阳明与太阴为表里，是足之阴阳也。手太阳与少阴为表里，少阳与心主（手厥阴心包经）为表里，阳明与太阴为表里，是手之阴阳也。”

相为表里的两经，分别循行于四肢内外侧的相对位置，并在四肢末端交接，又分别络属于相为表里的脏腑，从而构成了脏腑阴阳表里相合关系。十二经脉的表里关系，不仅由于相互表里的两经的衔接而加强了联系，而且由于相互络属于同一脏腑，因而使互为表里的一脏一腑在生理功能上互相配合，在病理上可相互影响。在治疗上，相互表里的两经的腧穴经常交叉。

四、十二经脉的流注次序

流注，是人身气血流动不息，向各处灌注的意思。经络是人体气血运行的通道，而十二经脉则为气血运行的主要通道。气血在十二经脉内流动不息，循环灌注，分布于全身内外上下，构成了十二经脉的气血流注，又名十二经脉的流注。其流注次序为：

从手太阴肺经开始，依次流至足厥阴肝经，再流至手太阴肺经。这样就构成了一个“阴阳相贯，如环无端”的十二经脉整体循行系统（如图1-5-1所示）。

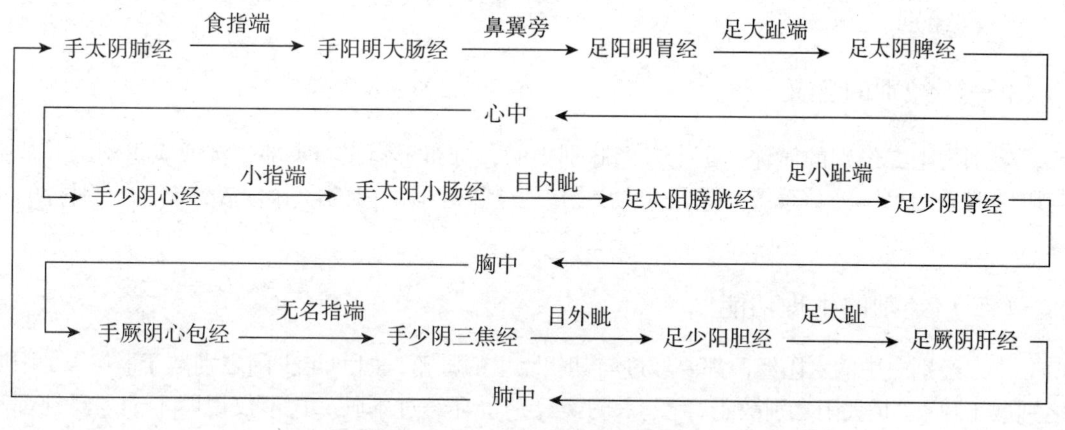

图1-5-1　十二经脉的流注次序

第三节　奇经八脉

一、奇经八脉的概念

奇经八脉是指十二经脉之外的八条经脉，包括任脉、督脉、冲脉、带脉、阴跷脉、阳跷脉、阴维脉、阳维脉。奇者，异也。因其异于十二正经，故称“奇经”。它们既不直属脏腑，又无表里配合。其生理功能，主要是对十二经脉的气血运行起着溢蓄、调节作用。

二、奇经八脉的生理特点与功能

1. 奇经八脉的生理特点 ①奇经八脉与脏腑无直接络属关系；②奇经八脉之间无表里配合关系；③奇经八脉的分布不像十二经脉分布遍及全身，人体的上肢无奇经八脉的分布。其走向也与十二经脉不同，除带脉外，余者皆由下而上地循行。

2. 奇经八脉的共同生理功能

（1）进一步加强十二经脉之间的联系：如督脉能总督一身之阳经；任脉联系总任一身之阴经；带脉约束纵行诸脉。二跷脉主宰一身左右的阴阳；二维脉维络一身表里的阴阳。即奇经八脉进一步加强了机体各部分的联系。

（2）调节十二经脉的气血：十二经脉气血有余时，则蓄藏于奇经八脉；十二经脉气血不足时，则由奇经“溢出”及时给予补充。

（3）联系奇恒之腑：奇经八脉与肝、肾等脏及女子胞、脑、髓等奇恒之府有十分密切的关系，相互之间在生理、病理上均有一定的联系。

第四节　经别、络脉、经筋、皮部

一、经别

（一）经别的含义

经别为十二经别的简称，是十二经脉别出的，分布于胸腹和头部，沟通表里两经并加强与脏腑联系的另一经脉系统。它是包括在十二经脉范围以内的经脉，故称其为“别行的正经”。

（二）经别的生理功能

十二经别之中的六阳经，都要经过与其相表里的脏腑，如“足少阳之别散于肝”“足阳明之别散于脾”“足太阳之别散于肾”。六阴经经别也都经过本脏。这不仅说明了十二经别都和脏腑相联属，在机体内部起着濡养脏腑的作用，而且突出了阴阳两经互为表里的配属关系。

十二经别辅助了十二经脉对内脏和体表的联系，体现了手足三阴三阳经在表里关系上的“离、合、出、入”和相互灌注，同十二正经、十五络脉、奇经八脉等，构成了运行气血循环体系。因为每一经脉均有其自己的经别，所以某一经腧穴主治的范围并不仅仅局限在经脉的循行部位上，这也就具体地说明了经别的作用。

二、络脉

（一）络脉的含义

络脉是自经脉别出的分支，又称“别络”，主要有十五络脉。十五络脉是由十二经脉和任、督二脉的别络及脾之大络所组成的。

从络脉分出的更细小的络脉称“孙络”。分布在皮肤表面的络脉叫做“浮络”。络脉与络脉之间可以相互吻合，“复合于皮中，其会皆见于外”（《灵枢·经脉》）。络脉从大到小，分成无数细支遍布全身，将气血渗灌到人体各部位及组织中去，这样就使在经络中运行的气血，由线状流行扩展为面状弥散，对机体起营养作用。

络脉自经脉的一定穴位别出之后，就以分出之处的穴名而定名。如手太阴经的络脉，自列缺别出，因此这支络脉的络穴就名为“列缺”。

（二）络脉的生理功能

在阴阳表里经脉之间起纽带作用，参与十二经脉的整体循环，其病变特点是：十五络脉所反映的病候，主要偏重于四肢体表的疾患，多为局部病变，不像十二经脉病候那样深重繁杂。

三、经筋

（一）经筋的含义

经筋为十二经筋的简称，是十二经的经气濡养筋肉骨节的体系，是附属于十二经脉的筋膜系统，是经脉经气在人体四肢百骸、骨骼筋肉之间运行的另一径路。因其运行于体表筋肉，故称经筋。经筋也分手足三阴三阳，其数目与经脉相同，其循行道路也多与经脉相接。

（二）经筋的循行

十二经筋的走向及分布，基本上和十二经脉的循行相一致。但是，十二经脉有顺逆之不同，而经筋走向皆起于四肢指爪之间，在踝、膝、臀、腕、肘、腋、髀、颈结聚，终结于头面等处，循行于体表，不入内脏，而与他经相结。

四、皮部

（一）皮部的含义

皮部为十二皮部的简称，是十二经脉功能活动反映于体表的部位，是经络之气散布的区域，即全身体表皮肤按十二经脉分布划分的十二个部位。经脉、经别、络脉、经筋，大体上都是分手足三阴三阳。在体表的皮肤也是按经络来分区，故称十二皮部。

（二）皮部的生理功能

十二皮部属于人体的最外层，又与经络气血相通，为机体卫外的屏障，具有保卫机体、抗御外邪和反映病理变化的作用。“皮者脉之部也。邪客于皮则腠理开，开则邪入客于络脉，络脉满则注于经脉，经脉满则入舍于府藏也”（《素问·皮部论》）。这样，皮部络一经一腑一脏，成为疾病传变的层次；脏腑、经络的病变能反映到皮部，如“其色多青则痛，多黑则痹，黄赤则热，多白则寒”等。从外部的诊察和施治则可推断和治疗内部的疾病。皮肤针、刺络、敷贴等法，都是结合皮部理论运用的。

第五节　经络的生理功能

经络纵横交贯，遍布全身，将人体内外、脏腑、肢节、官窍联结成为一个有机的整体，在人体的生命活动中，具有十分重要的生理功能。构成经络系统和维持经络功能活动的最基本物质，称之为经气，经气运行于经脉之中，故又称脉气。经气是人体真气的一部分，为一种生命物质，在其运行、输布过程中，表现为经脉的运动功能和整体的生命机能。气无形而血有质，气为阳，血为阴，一阴一阳，两相维系，气非血不和，血非气不运。所以人之一身皆气血之所循行。运行于经脉之气，实际上包括了气以及由气化生的血、精、津液等所有生命所必需的营养物质，概言之为气血而已。故称经脉是运行气血的通路。

《灵枢·经脉》曾经指出：“经脉者，所以决死生，处百病，调虚实，不可不通。”这里概括说明了经络系统在生理、病理和防治疾病方面的重要性，又可理解为经络系统有以下几方面的功能：

一、联系作用

人体是由五脏六腑、四肢百骸、五官九窍、皮肉脉筋骨等组成的，它们虽各有不同的生理功能，但又共同进行着有机的整体活动，使机体内外、上下保持协调统一，构成一个有机的整体。这种有机配合，相互联系，主要是依靠经络的沟通、联络作用实现的。由于十二经脉及其分支的纵横交错，入里出表，通上达下，相互络属于脏腑，奇经八脉联系沟通十二正经，十二经筋、十二皮部联络筋脉皮肉，从而使人体的各个脏腑组织器官有机地联系起来，构成了一个表里、上下彼此之间紧密联系、协调共济的统一体。

二、感应作用

经络不仅有运行气血营养物质的功能，而且还有传导信息的作用。所以，经络也是人体各组成部分之间的信息传导网。当肌表受到某种刺激时，刺激量就沿着经脉传于体内有关脏腑，使该脏腑的功能发生变化，从而达到疏通气血和调整脏腑功能的目的。脏腑功能活动的变化也可通过经络而反映于体表。经络循行四通八达而至机体每一个局部，从而使每一局部成为整体的缩影。针刺中的“得气”和“行气”现象，就是经络传导感应作用的表现。

三、濡养作用

人体各个组织器官，均需气血濡养，才能维持正常的生理活动。而气血通过经络循环贯注而通达全身，发挥其营养脏腑组织器官、抗御外邪保卫机体的作用。所以说：“经脉者，所以行血气而营阴阳，濡筋骨，利关节者也”（《灵枢·本脏》）。

四、调节作用

经络能运行气血和协调阴阳，使人体机能活动保持相对的平衡。当人体发生疾病时，出现气血不和及阴阳偏胜偏衰的证候，可运用针灸等治法以激发经络的调节作用，以“泻其有余，补其不足，阴阳平复”（《灵枢·刺节真邪》）。实验证明，针刺有关经络的穴位，对各脏腑有调节作用，即原来亢进的可使之抑制，原来抑制的可使之兴奋。

第六节 经络学说的应用

一、阐释病理变化

在正常生理情况下，经络有运行气血，感应传导的作用。所以在发生病变时，经络就可能成为传递病邪和反映病变的途径。“邪客于皮则腠理开，开则入客于络脉，络脉满则注于经脉，经脉满则入舍于脏腑也”（《素问·皮部论》）。经络是外邪从皮毛腠理内传于五脏六腑的传变途径。由于脏腑之间有经脉沟通联系，所以经络还可成为脏腑之间病变相互影响的途径。如足厥阴肝经夹胃、注肺中，所以肝病可犯胃、犯肺；足少阴肾经入肺、络心，所以肾虚水泛可凌心、射肺。至于相为表里的两经，更因络属于相同的脏腑，因而使相为表里的一脏一腑在病理上常相互影响，如心火可下移小肠，大肠实热，腑气不通，可使肺气不利而喘咳胸满。

二、指导疾病的诊断

由于经络有一定的循行部位和络属的脏腑，它可以反映所属经络脏腑的病证，因而在临床上，就可根据疾病所出现的症状，结合经络循行的部位及所联系的脏腑，作为诊断疾病的依据。例如：两胁疼痛，多为肝胆疾病；缺盆中痛，常是肺的病变。又如头痛一证，痛在前额者，多与阳明经有关；痛在两侧者，多与少阳经有关；痛在后头部及项部者，多与太阳经有关；痛在巅顶者，多与厥阴经有关。在临床实践中，还发现在经络循行的通路上，或在经气聚集的某些穴位处，有明显的压痛或有结节状、条索状的反应物，或局部皮肤的形态变化，也常有助于疾病的诊断。如肺脏有病时可在肺俞穴出现结节或中府穴有压痛，肠痈可在阑尾穴有压痛，长期消化不良的病人可在脾俞穴见到异常变化。

三、指导疾病的治疗

经络学说被广泛地用以指导临床各科疾病的治疗。特别是对针灸、按摩和药物治疗，更具有重要指导意义。

针灸与按摩疗法，主要是根据某一经或某一脏腑的病变，在病变的邻近部位或循行的远隔部位上取穴，通过针灸或按摩，以调整经络气血的功能活动，从而达到治疗的目的。而穴位的选取，就必须按经络学说进行辨证，断定疾病属于何经后，根据经络的循行分布路线和联系范围来选穴，这就是“循经取穴”。

药物治疗也要以经络为渠道，通过经络的传导转输，才能使药到病所，发挥其治疗作用。在长期临床实践的基础上，根据某些药物对某一脏腑经络有特殊作用，确定了“药物归经”理论。金元时期的医家，发展了这方面的理论，张洁古、李杲按照经络学说，提出“引经报使”药，如治头痛，属太阳经的可用羌活，属阳明经的可用白芷，属少阳经的可用柴胡。羌活、白芷、柴胡，不仅分别归手足太阳、阳明、少阳经，且能引他药归入上述各经而发挥治疗作用。

第六章　病　因

疾病是人体在一定条件下，由致病因素所引起的有一定表现形式的，包括发病形式、病机、发展规律和转归的一种完整的病理过程。疾病病因作用于人体之后，导致机体的生理状态被破坏，产生了形态、功能、代谢的某些失调、障碍或损害。换言之，病因是指能破坏人体生理动态平衡而引起疾病的特定因素。中医认为，病因包括六淫、疫疠、七情、饮食、劳倦、外伤，以及痰饮、瘀血等。

对于病因的分类，在中医学术发展过程中，历代医家提出不同的分类方法。如《黄帝内经》的阴阳分类法，汉代张仲景、宋代陈无择的三因分类法。阴阳病因说，把风雨寒暑等外来病因归属于阳，把饮食喜怒等内生病因归属于阴。张仲景按传变把病因概括为三个途径，把经络受邪入脏腑归为内所因，病变局限于浅表的归为外所因，房室金刃虫兽伤归为其他病因。陈无择把病因与发病途径结合起来，明确提出了三因学说，把六淫外感归为外所因，七情内伤归为内所因，饮食劳倦虫兽金刃归为不内外因。陈无择在《三因极一病证方论》中提出的“三因学说”，对病因的分类比较系统、明确，对后世医家影响较大。古人这种把致病因素和发病途径结合起来的分类方法，对临床辨证确有一定的指导意义。

本章根据疾病的发病途径及形成过程，将病因分为外感病因、内伤病因、病理产物形成的病因，以及其他病因四类。

第一节　外感病因

外感病因，是指由外而入，或从皮毛，或从口鼻，侵入机体，引起外感疾病的致病因素。外感病是由外感病因而引起的一类疾病，一般发病较急，病初多见寒热、咽痛、骨节酸楚等。外感病因大致分为六淫和疫疠两类。

一、六淫

（一）六淫的基本概念

1. 六气与六淫

（1）六气：所谓六气，又称六元，是指风、寒、暑、湿、燥、火六种正常的自然界气候。六气的变化称之为六化。这种正常的气候变化，是万物生长的条件，对于人体是无害的。由于机体在生命活动过程中，通过自身的调节机制产生了一定的适应能力，从而使人体的生理活动与六气的变化相适应。所以，正常的六气一般不易使人发病。

（2）*六淫*：所谓六淫，是风、寒、暑、湿、燥、火六种外感病邪的统称。阴阳相移，寒暑更作，气候变化都有一定的规律和限度。如果气候变化异常，六气发生太过或不及，或非其时而有其气（如春天当温而反寒，冬季当凉而反热），以及气候变化过于急骤（如暴寒暴暖），超过了一定的限度，使机体不能与之相适应，就会导致疾病的发生。于是，六气由对人体无害而转化为对人体有害，成为致病的因素。能导致机体发生疾病的六气便称之为“六淫”。

2. 外感六淫与内生五邪 外感六淫属外感病的致病因素，称之为外邪，而内生五邪，则是指脏腑阴阳气血失调所产生的内风、内寒、内湿、内燥、内热（火）等五种病理变化，属病机学范畴。内生五邪的临床表现虽与风、寒、湿、燥、火等六淫致病特点及其病理反应相似，但为区别于六淫之外风、外寒、外湿、外燥、外火（热），故冠以“内”字，称为“内生五邪”。内生五邪的临床表现，一般都没有表证，多表现为或虚证或实证或虚实夹杂证。外感六淫作用于机体后，引起脏腑阴阳气血功能失调而产生的病理变化，其临床表现，多有表证，而且多属实证。单纯暑邪伤人，一般无表证可见，但常兼湿邪，称为暑湿，则有表证。只有外邪直中时，才径见里证。

外感六淫与内生五邪，一为致病因素，一为病理结果，虽有区别，又有密切联系。六淫伤人，由表入里，损及脏腑，则易致内生五邪之害。内生五邪，脏腑功能失调，则又易感六淫之邪。

（二）六淫致病的一般特点

1. 季节性与地域性

（1）*六淫致病与季节的关系*：由于六淫本为四时主气的太过或不及，故容易形成季节性多发病。如春季多风病，夏季多暑病，长夏初秋多湿病，深秋多燥病，冬季多寒病等，这是一般规律。但是，气候变化是复杂的，不同体质对外邪的感受性不同，所以同一季节可以有不同性质的外感病发生。

（2）*六淫致病与环境的关系*：工作或居处环境失宜，也能导致六淫侵袭而发病。如久处潮湿环境多有湿邪为病，高温环境作业又常有暑邪、燥热或火邪为害，干燥环境又多燥邪为病。

2. 单一性与相兼性 六淫邪气既可单独致病又可相兼为害。其单独使人致病者，如寒邪直中脏腑而致泄泻，其由两种以上邪气同时侵犯人体而发病者，如风寒感冒、湿热泄泻、风寒湿痹等。

3. 转化性 六淫致病以后，在疾病发展过程中，不仅可以互相影响，而且在一定条件下，其病理性质可向不同于病因性质的方向转化，如寒邪可郁而化热，暑湿日久又可以化燥伤阴，六淫又皆可化火等等。这种转化与体质有关，人的体质有强弱，气有盛衰，脏有寒热，因此，病邪侵入人体，多从其脏气而转化。阴虚体质，最易化燥，阳虚体质，最易化湿。另外，又与邪侵久暂有关，一般而言，邪气初感，不易转化，邪郁日久，多能转化。

4. 外入性　六淫为病，多有由表入里的传变过程。六淫之邪多从肌表或口鼻而入，侵犯人体而发病。六淫致病的初起阶段，每以恶寒发热、舌苔薄白、脉浮为主要临床特征，称为表证。表证不除，由表入里，由浅及深。故六淫致病，多有由表及里的传变过程。即使直中入里，没有表证，也都称为“外感病”。

（三）六淫的性质及其致病特点

1. 风

（1）自然特性：风具有轻扬开泄，善动不居的特性，为春季的主气，在一年二十四个节气中，大寒、立春、雨水、惊蛰四个节气为风气主令。因风为木气而通于肝，故又称春季为风木当令的季节。风虽为春季的主气，但终岁常在，四时皆有。故风邪引起的疾病虽以春季为多，但不限于春季，其他季节均可发生。

（2）风邪的性质和致病特征：风性轻扬，善行数变，风胜则动，为百病之长，这是风邪的基本特点。

①轻扬开泄：风为阳邪，其性轻扬升散，具有升发、向上、向外的特性。所以风邪致病，易于伤人上部，易犯肌表、腰部等阳位。肺为五脏六腑之华盖，伤于肺则肺气不宣，故现鼻塞流涕、咽痒咳嗽等。风邪上扰头面，则现头晕头痛、头项强痛、面肌麻痹、口眼歪斜等。风邪客于肌表，可见怕风、发热等表证。因其性开泄，具有疏通、透泄之性，故风邪侵袭肌表，使肌腠疏松，汗孔开张，而出现汗出、恶风等症状。

②善行数变：风善动不居，易行而无定处。“善行”是指风邪具有易行而无定处的性质，故其致病有病位游移，行无定处的特性。如风疹、荨麻疹之发无定处，此起彼伏；行痹（风痹）之四肢关节游走性疼痛等，均属风气盛的表现。“数变”，是指风邪致病具有变化无常和发病急骤的特性。如风疹、荨麻疹之时隐时现，癫痫、中风之猝然昏倒，不省人事等。

③风性主动：“风性主动”是指风邪致病具有动摇不定的特征。常表现为眩晕、震颤、四肢抽搐、角弓反张、直视上吊等症状，故称“风胜则动”。如外感热病中的“热极生风”，内伤杂病中的“肝阳化风”或“血虚生风”等证，均有风邪动摇的表现。

④风为百病之长：风邪是外感病因的先导，寒、湿、燥、热等邪，往往都依附于风邪侵袭人体。如与寒合为风寒之邪，与热合为风热之邪，与湿合为风湿之邪，与暑合则为暑风，与燥合则为风燥，与火合则为风火等。所以，临床上风邪为患较多，又易与六淫诸邪相合而为病。故称风为百病之长，六淫之首。

风与肝相应。风为木气，通于肝。外感风邪可导致胃脘痛、腹胀、肠鸣、呕吐、泄泻等。这是风邪伤肝，木盛克土所致。

2. 寒

（1）自然特性：寒具有寒冷、凝结特性，为冬季的主气，从小雪、大雪、冬至，到小寒计四个节气，为冬令主气。寒为水气而通于肾，故称冬季为寒水当令的季节。因冬为寒气当令，故冬季多寒病，但也可见于其他季节。由于气温骤降，防寒保温不够，人体亦易感受寒邪而为病。

（2）寒邪的性质和致病特征：寒邪以寒冷、凝滞、收引为基本特征。

①寒易伤阳：寒为阴气的表现，其性属阴，故寒为阴邪。阳气本可以制阴，但阴寒偏盛，则阳气不仅不足以驱除寒邪，反为阴寒所侮，故云“阴盛则寒”“阴盛则阳病”。所以寒邪最易损伤人体阳气。阳气受损，失于温煦之功，故全身或局部可出现明显的寒象。如寒邪束表，卫阳郁遏，则现恶寒、发热、无汗等，称之为“伤寒”。若寒邪直中于里，损伤脏腑阳气者，谓之为“中寒”。如伤及脾胃，则纳运升降失常，以致吐泻清稀，脘腹冷痛；肺脾受寒，则宣肃运化失职，表现为咳嗽喘促，痰液清稀或水肿；寒伤脾肾，则温运气化失职，表现为畏寒肢冷、腰脊冷痛、尿清便溏、水肿腹水等；若心肾阳虚，寒邪直中少阴，则可见恶寒蜷卧、手足厥冷、下利清谷、精神萎靡、脉微细等。

②寒性凝滞：凝滞，即凝结阻滞之谓。人身气血津液的运行，赖阳气的温煦推动，才能畅通无阻。寒邪侵入人体，经脉气血失于阳气温煦，易使气血凝结阻滞，涩滞不通，不通则痛，故疼痛是寒邪致病的重要特征。因寒而痛，其痛得温则减，逢寒增剧，得温则气升血散，气血运行无阻，故疼痛缓解或减轻。寒胜必痛，但痛非必寒。由于寒邪侵犯的部位不同，所以病状各异。若寒客肌表，凝滞经脉，则头身肢节剧痛；若寒邪直中于里，气机阻滞，则胸、脘、腹冷痛或绞痛。

③寒性收引：收引，即收缩牵引之意。寒性收引是指寒邪具有收引拘急之特性。“寒则气收”。寒邪侵袭人体，可使气机收敛，腠理闭塞，经络筋脉收缩而挛急；若寒客经络关节，则筋脉收缩拘急，以致拘挛作痛、屈伸不利或冷厥不仁；若寒邪侵袭肌表，则毛窍收缩，卫阳闭郁，故发热恶寒而无汗。

寒与肾相应。寒为水气，通于肾。寒邪侵袭，寒水泛滥，则尿少，水肿；寒水过盛，上制心火，则心痛、心悸、肢厥等。

3. 暑

（1）自然特性：暑为火热之邪，为夏季主气，从小满、芒种、夏至，到小暑四个节气，为暑气当令。暑邪有明显的季节性，主要发生在夏至以后，立秋以前。暑邪独见于夏令，故有“暑属外邪，并无内暑”之说。暑邪致病有阴阳之分，在炎夏之日，气温过高，或烈日曝晒过久，或工作场所闷热而引起的热病，为中于热，属阳暑；而暑热时节，过食生冷，或贪凉露宿，或冷浴过久所引起的热病，为中于寒，属阴暑。总之，暑月受寒为阴暑，暑月受热为阳暑。

（2）暑邪的性质和致病特征：暑为火所化，主升散，且多夹湿。

①暑性炎热：暑为夏月炎暑，盛夏之火气，具有酷热之性，火热属阳，故暑属阳邪。暑邪伤人多表现出一系列阳热症状，如高热、心烦、面赤、烦躁、脉象洪大等，称为伤暑（或暑热）。

②暑性升散：升散，即上升发散之意。升，指暑邪易于上犯头目，内扰心神，因为暑邪易入心经。散，指暑邪为害，易于伤津耗气。暑为阳邪，阳性升发，故暑邪侵犯人体，多直入气分，可致腠理开泄而大汗出。汗多伤津，津液亏损，则可出现口渴喜饮，唇干舌燥，尿赤短少等。在大量汗出同时，往往气随津泄，而导致气虚，故伤于暑者，常可见到气短乏力，甚则突然昏倒，不省人事之中暑。中暑兼见四肢厥逆，称为暑厥。暑热引动肝风而兼见四肢抽搐，颈项强直，甚则角弓反张，称为暑风（暑痫）。暑热之邪，不仅耗气伤津，还可

扰动心神，而引起心烦闷乱而不宁。

③暑多夹湿：暑季不仅气候炎热，且常多雨而潮湿，热蒸湿动，湿热弥漫空间，人身之所及，呼吸之所受，均不离湿热之气。暑令湿胜必多兼感。其临床特征，除发热、烦渴等暑热症状外，常兼见四肢困倦、胸闷呕恶、大便溏泄不爽等湿阻症状。虽为暑湿并存，但仍以暑热为主，湿浊居次，非暑中必定有湿。

4. 湿

（1）自然特征：湿具有重浊、黏滞、趋下特性，为长夏主气。从大暑、立秋、处暑，到白露四个节气，为湿气主令。湿与脾土相应。夏秋之交，湿热熏蒸，水气上腾，湿气最盛，故一年之中长夏多湿病。湿亦可因涉水淋雨、居处伤湿，或以水为事。湿邪为患，四季均可发病，且其伤人缓慢难察。

（2）湿的性质和致病特征：湿为阴邪，阻碍气机，易伤阳气，其性重浊黏滞、趋下。

①湿为阴邪，易阻气机，损伤阳气：湿性类水，水属于阴，故湿为阴邪。湿邪侵及人体，留滞于脏腑经络，最易阻滞气机，从而使气机升降失常。胸胁为气机升降之道路，湿阻胸膈，气机不畅则胸闷；湿困脾胃，使脾胃纳运失职，升降失常，故现纳谷不香、不思饮食、脘痞腹胀、便溏不爽、小便短涩之候。由于湿为阴邪，阴胜则阳病，故湿邪为害，易伤阳气。脾主运化水湿，且为阴土，喜燥而恶湿，对湿邪又有特殊的易感性，所以脾具有运湿而恶湿的特性。因此，湿邪侵袭人体，必困于脾，使脾阳不振，运化无权，水湿停聚，发为泄泻、水肿、小便短少等症。"湿胜则阳微"，因湿为阴邪，易于损伤人体阳气，由湿邪郁遏使阳气不伸者，当用化气利湿通利小便的方法，使气机通畅，水道通调，则湿邪可从小便而去，湿去则阳气自通。

②湿性重浊：湿为重浊有质之邪。所谓"重"，即沉重、重着之意。故湿邪致病，其临床症状有沉重的特性，如头重身困、四肢酸楚沉重等。若湿邪外袭肌表，湿浊困遏，清阳不能伸展，则头昏沉重，状如裹束；如湿滞经络关节，阳气布达受阻，则可见肌肤不仁、关节疼痛重着等。所谓"浊"，即秽浊垢腻之意。故湿邪为患，易于出现排泄物和分泌物秽浊不清的现象。如湿浊在上则面垢、眵多；湿滞大肠，则大便溏泻、下痢脓血黏液；湿气下注，则小便浑浊、妇女黄白带下过多；湿邪浸淫肌肤，则疮疡、湿疹、脓水秽浊等。

③湿性黏滞："黏"，即黏腻；"滞"，即停滞。所谓黏滞是指湿邪致病具有黏腻停滞的特性。这种特性主要表现在两个方面：一是症状的黏滞性。即湿病症状多黏滞而不爽，如大便黏腻不爽，小便涩滞不畅，以及分泌物黏浊和舌苔黏腻等。二是病程的缠绵性。因湿性黏滞，蕴蒸不化，胶着难解，故起病缓慢隐袭，病程较长，往往反复发作或缠绵难愈。如湿温，它是一种由湿热病邪所引起的外感热病。由于湿邪性质的特异性，在疾病的传变过程中，表现出起病缓、传变慢、病程长、难速愈的明显特征。他如湿疹、湿痹（着痹）等，亦因其湿而不易速愈。

④湿性趋下：水性就下，湿类于水，其质重浊，故湿邪有下趋之势，易于伤及人体下部。其病多见下部的症状，如水肿多以下肢较为明显。如带下、小便浑浊、泄泻、下痢等，亦多由湿邪下注所致。但是，湿邪浸淫，上下内外，无处不到，非独侵袭人体下部。所谓"伤于湿者，下先受之"（《素问·太阴阳明论》），只是说明湿性趋下，易侵阴位，为其特

性之一而已。

湿为长夏主气，与脾土相应。湿邪有阻遏气机，易伤阳气之性，其性重浊黏滞，且有趋下之势。故湿邪为病，表现为人体气机阻滞，脾阳不振，水湿停聚而胸闷脘痞、肢体困重、呕恶泄泻等，以及分泌物和排泄物如泪、涕、痰、带下、二便等秽浊不清。

5. 燥

（1）自然特性：燥具有干燥、收敛清肃特性，为秋季主气。从秋分、寒露、霜降，到立冬四个节气，为燥气当令。秋季天气收敛，其气清肃，气候干燥，水分匮乏，故多燥病。燥气乃秋令燥热之气所化，属阴中之阳邪。燥邪为病，有温燥、凉燥之分。初秋有夏热之余气，久晴无雨，秋阳以曝之时，燥与热相结合而侵犯人体，故病多温燥。深秋近冬之际，西风肃杀，燥与寒相结合而侵犯人体，则病多凉燥。燥与肺气相通。

（2）燥邪的性质和致病特征：燥胜则干，易于伤肺，为燥邪的基本特征。

①干涩伤津：燥与湿对，湿气去而燥气来。燥为秋季肃杀之气所化，其性干涩枯涸，故曰“燥胜则干”。燥邪为害，最易耗伤人体的津液，形成阴津亏损的病变，表现出各种干涩的症状和体征，诸如皮肤干涩皲裂、鼻干咽燥、口唇燥裂、毛发干枯不荣、小便短少、大便干燥等。

②燥易伤肺：肺为五脏六腑之华盖，性喜清肃濡润而恶燥，称为娇脏。肺主气而司呼吸，直接与自然界大气相通，且外合皮毛，开窍于鼻，燥邪多从口鼻而入。燥为秋令主气，与肺相应，故燥邪最易伤肺。燥邪犯肺，使肺津受损，宣肃失职，从而出现干咳少痰，或痰黏难咯，或痰中带血，以及喘息胸痛等。

燥为秋季主气，与肺相应。燥邪以干涩伤津和易于伤肺为最重要特征。不论外燥还是内燥，均可见口、鼻、咽、唇等官窍干燥之象，以及皮肤、毛发干枯不荣等。

6. 火（热）

（1）自然特性：火具有炎热特性，旺于夏季，从春分、清明、谷雨，到立夏四个节气，为火气主令。因夏季主火，故火与心气相应。但是火并不像暑那样具有明显的季节性，也不受季节气候的限制。

（2）温、暑、火、热的关系：温、暑、火、热四者性质基本相同，但又有区别。

温与热：这里的温和热均指病邪而言。温为热之渐，热为温之甚，二者仅程度不同，没有本质区别，故常温热混称。在温病学中所说的温邪，泛指一切温热邪气，连程度上的差别也没有。

暑与火（热）：暑为夏季的主气，乃火热所化，可见暑即热邪。但暑独见于夏季，纯属外邪，无内暑之说。而火（热）为病则没有明显的季节性，同时还包括高温、火热煎熬等。

火与热：火为热之源，热为火之性。火与热，其本质皆为阳盛，故往往火热混称。但二者还是有一定的区别的，热纯属邪气，没有属正气之说。而火，一是指人体的正气，称之为“少火”；二是指病邪，称之为“壮火”。这是火与热的主要区别。一般地说，热多属于外感，如风热、暑热、温热之类病邪。而火则常自内生，多由脏腑阴阳气血失调所致，如心火上炎、肝火炽盛、胆火横逆之类病变。

就温、热、火三者而言，温、热、火虽同为一气，但温能化热，热能生火，所以在程度上还是有一定差别的。温为热之微，热为温之甚；热为火之渐，火为热之极。

（3）火邪的性质和致病特征：火邪具有燔灼、炎上、耗气伤津、生风动血等特性。

①火性燔灼：燔即燃烧；灼，即烧烫。燔灼，是指火热邪气具有焚烧而熏灼的特性。故火邪致病，机体以阳气过盛为其主要病理机制，临床上表现出高热、恶热、脉洪数等热盛之征。总之，火热为病，热象显著，以发热、脉数为其特征。

②火性炎上：火为阳邪，其性升腾向上。故火邪致病具有明显的炎上特性，其病多表现于上部。如心火上炎，则见舌尖红赤疼痛，口舌糜烂、生疮；肝火上炎，则见头痛如裂、目赤肿痛；胃火炽盛，可见齿龈肿痛、齿衄等。

③伤津耗气：火热之邪，蒸腾于内，最易迫津外泄，消烁津液，使人体阴津耗伤。故火邪致病，其临床表现除热象显著外，往往伴有口渴喜饮、咽干舌燥、小便短赤、大便秘结等津伤液耗之征。火太旺而气反衰，阳热亢盛之壮火，最能损伤人体正气，导致全身性的生理机能减退。此外，气生于水，水可化气，火迫津泄，津液虚少无以化气，亦可导致气虚，如火热炽盛，在壮热、汗出、口渴喜饮的同时，又可见少气懒言、肢体乏力等气虚之证。总之，火邪为害，或直接损伤人体正气，或因津伤而致气伤，终致津伤气耗之病理结果。

④生风动血：火邪易于引起肝风内动和血液妄行。

生风：火热之邪侵袭人体，往往燔灼肝经，劫耗津血，使筋脉失于濡养，而致肝风内动，称为热极生风。风火相煽，症状急迫，临床上表现为高热、神昏谵语、四肢抽搐、颈项强直、角弓反张、目睛上视等。

动血：血得寒则凝，得温则行。火热之邪，灼伤脉络，并使血行加速，迫血妄行，易于引起各种出血，如吐血、衄血、便血、尿血，以及皮肤发斑，妇女月经过多、崩漏等。

⑤易致肿疡：火热之邪入于血分，聚于局部，腐肉败血，则发为痈肿疮疡。“痈疽原是火毒生”，“火毒”“热毒”是引起疮疡比较常见的原因，其临床表现以疮疡局部红肿热痛为特征。

⑥易扰心神：火与心气相应，心主血脉而藏神。故火之邪伤于人体，最易扰乱神明，出现心烦失眠，狂躁妄动，甚至神昏谵语等症。

二、疠气

（一）疠气的基本概念

疠气是一类具有强烈传染性的病邪。又名戾气、疫疠之气、毒气、异气、杂气、乖戾之气等。疠气通过空气和接触传染。疠气与六淫不同，不是由气候变化所形成的致病因素，而是一种人们的感官不能直接观察到的微小的物质（病原微生物），即“毒”邪。疠气经过口鼻等途径，由外入内，故属于外感病因。由疠气而致的具有剧烈流行性传染性的一类疾病，称之为疫、疫疠、瘟疫（或温疫）等。

（二）疠气的性质及其致病特点

1. 发病急骤，病情危笃　疫疠之气，其性急速、燔灼，且热毒炽盛。故其致病具有发病急骤、来势凶猛、病情险恶、变化多端、传变快的特点，且易伤津、扰神、动血、生风。疠气为害颇似火热致病，具有一派热盛之象，但毒热较火热为甚，不仅热毒炽盛，而且常夹有湿毒、瘴气等秽浊之气，故其致病作用更为剧烈险恶，死亡率也高。

2. 传染性强，易于流行 疫疠之气具有强烈的传染性和流行性，可通过口鼻等多种途径在人群中传播。疫疠之气致病可散在地发生，也可以大面积流行。因此，疫疠具有传染性强、流行广泛、死亡率高的特点。诸如大头瘟（由疫毒感染而发病，以头面红肿或咽喉肿痛为特征）、虾蟆瘟（人体感受疫毒之后，以颈项肿大为主症，连及头面，状如虾蟆，故名）、疫痢、白喉、烂喉丹痧、天花、霍乱、鼠疫等，实际包括现代医学许多传染病和烈性传染病。

3. 特异性 指疠气致病的病位与病种的特异性。疠气作用何腑何脏，发为何病，具有特异性定位的特点。疠气对机体作用部位具有一定选择性，从而在不同部位上产生相应的病证。疠气种类不同，所致之病各异。每一种疠气所致之疫病，均有各自的临床特征和传变规律，所谓“一气致一病”。

第二节 内伤病因

内伤病因，又称内伤，泛指因人的情志或行为不循常度，超过人体自身调节范围，直接伤及脏腑而发病的致病因素，如七情内伤、饮食失宜、劳逸失当等。内伤病因系导致脏腑气血阴阳失调而为病。由内伤病因所引起的疾病称之为内伤病。内伤病因，是与外感病因相对而言的，因其病自内而外，非外邪所侵，故称内伤。

一、七情

（一）七情的基本概念

七情是指喜、怒、忧、思、悲、恐、惊等七种正常的情志活动，是人的精神意识对外界事物的反应。七情与人体脏腑功能活动有密切的关系。七情分属于五脏，以喜、怒、思、悲、恐为代表，就称为五志。

七情是人对客观事物的不同反应，在正常的活动范围内，一般不会使人致病。只有突然强烈或长期持久的情志刺激，超过人体本身的正常生理活动范围，使人体气机紊乱，脏腑阴阳气血失调，才会导致疾病的发生。因此，作为病因，七情是指过于强烈、持久或突然的情志变化，导致脏腑气血阴阳失调而发生疾病的情志活动。因七情而病称为因郁致病。此外，由于某些慢性疾病，体内脏腑功能长期失调，引起人的精神情志异常，称为因病致郁。七情还与机体本身的耐受、调节能力有关。七情致病不同于六淫，六淫主要从口鼻或皮毛侵入人体，而七情则直接影响有关脏腑而发病。七情不仅可以引起多种疾病的发生，而且对疾病的发展有重要影响，它可促进病情的好转与恶化。由于七情是造成内伤病的主要致病因素之一，故又称“内伤七情”。

（二）七情与脏腑气血的关系

1. 七情与脏腑的关系　人体的情志活动与脏腑有密切关系。其基本规律是：心主喜，过喜则伤心；肝主怒，过怒则伤肝；脾主思，过思则伤脾；肺主悲、忧，过悲过忧则伤肺；肾主惊、恐，过惊过恐则伤肾。这说明脏腑病变可出现相应的情绪反应，而情绪反应过度又可损及相关之脏腑。七情生于五脏又伤五脏的理论在诊断和治疗中均有重要的指导意义。

2. 七情与气血的关系　气血是人体精神情志活动的物质基础，情志活动与气血有密切关系。脏腑气血的变化，也会影响情志的变化。故曰：“血有余则怒，不足则恐。”脏腑的生理活动必须以气血为物质基础，而精神情志活动又是脏腑生理功能活动的表现，所以人体情志活动与人体气血关系密切。

（三）七情的致病特点

1. 与精神刺激有关　七情属于精神性致病因素，其发病必与明显的精神刺激有关。在整个病程中，情绪的改变可使病情发生明显的变化。如癫病多由情志所伤，忧郁伤肝，肝气郁结，损伤于脾，脾失健运，痰浊内生，痰气上逆，迷蒙心神，不能自主而成。狂病多由恼怒悲愤，伤及肝胆，不得宣泄，郁而化火，煎熬津液，结为痰火，痰火上扰，蒙蔽心窍，神志逆乱而发。可见精神因素对疾病的发生发展有着重要作用。

2. 直接伤及脏腑　七情过激可影响脏腑之功能而产生病理变化。不同的情志刺激可伤及不同的脏腑，产生不同的病理变化。如喜伤心，心伤则心跳神荡，精神涣散，思想不能集中，甚则精神失常等。七情过激虽可伤及五脏，但与心肝的关系尤为密切。心为五脏六腑之大主，一切生命活动都是五脏功能集中的表现，又必须接受心的统一主宰，心神受损必涉及其他脏腑。肝失疏泄，气机紊乱又是情志疾病发病机制的关键。

3. 影响脏腑气机　“百病皆生于气”。喜、怒、忧、思、悲、恐、惊，称为七气，即七情。七情之外，加之以寒热，称为九气。气贵冲和，运行不息，升降有常。气出入有序，升降有常，周流一身，循环无端，而无病。若七情变化，五志过极而发，则气机失调，或为气不周流而郁滞，或为升降失常而逆乱。

怒则气上：气上，气机上逆之意。怒为肝之志。凡遇事愤懑或事不遂意而产生一时性的激怒，一般不会致病。但如暴怒，则反伤肝，使肝气疏泄太过而上逆为病。肝气上逆，血随气升，可见头晕头痛、面赤耳鸣，甚者呕血或昏厥。肝气横逆，亦可犯脾而致腹胀、飧泄。飧泄又名水谷利，大便呈完谷不化样。若克胃则可出现呃逆、呕吐等。由于肝肾同源，怒不仅伤肝，还能伤肾。肾伤精衰，则现恐惧、健忘、腰脊软等症。肝为五脏之贼，故肝气疏泄失常可影响各脏腑的生理功能而导致多种病变。

喜则气缓：气缓，心气弛缓之意。喜为心之志。包括缓和紧张情绪和心气涣散两个方面。在正常情况下，喜能缓和紧张情绪，使心情舒畅，气血和缓，表现为健康的状态。但是喜乐无极，超过正常限度，就可导致心的病变。暴喜伤心，使心气涣散，神不守舍，出现乏力、懈怠、注意力不集中，乃至心悸、失神，甚至狂乱等。

悲则气消：气消，肺气消耗之意。悲忧为肺之志。悲，是伤感而哀痛的一种情志表现。悲哀太过，往往通过耗伤肺气而涉及心、肝、脾等多脏的病变。如耗伤肺气，使气弱消减，意志消沉。可见气短胸闷、精神萎靡不振和懒惰等。悲忧伤肝，肝伤则精神错乱，甚至筋脉挛急、胁肋不舒等。悲哀过度，还可使心气内伤，而致心悸、精神恍惚等。悲忧伤脾则三焦气机滞塞，运化无权，可现脘腹胀满、四肢痿弱等。

思则气结：气结，脾气郁结之意。思为脾之志。思考本是人的正常生理活动，若思虑太过，则可导致气结于中，脾气郁结，中焦气滞，水谷不化，而见胃纳呆滞、脘腹痞塞、腹胀便溏，甚至肌肉消瘦等。思发于脾而成于心，思虑太过，不但伤脾，也可伤心血，使心血虚弱，神失所养，而致心悸、怔忡、失眠、健忘、多梦等。

恐则气下：气下，精气下陷之意。恐为肾之志。恐，是一种胆怯、惧怕的心理作用。长期恐惧或突然意外惊恐，皆能导致肾气受损，所谓恐伤肾。过于恐怖，则肾气不固，气陷于下，可见二便失禁、精遗骨痿等症。恐惧伤肾，精气不能上奉，则心肺失其濡养，水火升降不交，可见胸满腹胀、心神不安、夜不能寐等症。

惊则气乱：气乱是指心气紊乱。心主血，藏神，大惊则心气紊乱，气血失调，出现心悸、失眠、心烦、气短，甚则精神错乱等症状。

4. 情志波动，可致病情改变 异常情志波动，可使病情加重或迅速恶化，如眩晕患者，因阴虚阳亢，肝阳偏亢，若遇恼怒，可使肝阳暴张，气血并走于上，出现眩晕欲仆，甚则突然昏仆不语、半身不遂、口眼歪斜，发为中风。

二、饮食失宜

饮食是健康的基本条件。饮食所化生的水谷精微是化生气血，维持人体生长、发育，完成各种生理功能，保证生命存在和健康的基本条件。正常饮食，是人体维持生命活动之气血阴阳的主要来源之一，但饮食失宜，常是导致许多疾病的原因。饮食物主要依靠脾胃消化吸收，如饮食失宜，首先可以损伤脾胃，导致脾胃的腐熟、运化功能失常，引起消化机能障碍；其次，还能生热、生痰、生湿，产生种种病变，成为疾病发生的一个重要原因。饮食失宜包括饥饱无度、饮食不洁、饮食偏嗜等。饮食失宜能导致疾病的发生，为内伤病的主要致病因素之一。

（一）饮食不节

饮食应以适量为宜，过饥过饱均可发生疾病。明显低于本人的适度的饮食量，称为过饥；明显超过本人的适度的饮食量，称为过饱。过饥，则摄食不足，化源缺乏，终致气血衰少。气血不足，则形体消瘦，正气虚弱，抵抗力降低易于继发其他病症。反之，暴饮暴食，过饱，超过脾胃的消化、吸收功能，可导致饮食阻滞，出现脘腹胀满、嗳腐泛酸、厌食、吐泻等食伤脾胃之病。故有“饮食自倍，肠胃乃伤”之说。

（二）饮食偏嗜

1. 种类偏嗜 饮食种类合理搭配，膳食结构合理，才能获得充足的营养，以满足生命活动的需要。人的膳食结构应该谷、肉、果、菜齐全，且以谷类为主，肉类为副，蔬菜为充，水果为助，调配合理，根据需要，兼而取之，才有益于健康。若结构不适，调配不宜，有所偏嗜，则味有所偏，脏有偏胜，从而导致脏腑功能紊乱。如过嗜醇酿之品，则导致水饮积聚；过嗜瓜果乳酥，则水湿内生，发为肿满泻利。

2. 寒热偏嗜　饮食宜寒温适中，否则多食生冷寒凉，可损伤脾胃阳气，寒湿内生，发生腹痛泄泻等症。偏食辛温燥热，可使胃肠积热，出现口渴、腹满胀痛、便秘，或酿成痔疮。

3. 五味偏嗜　人的精神气血，都由五味资生。五味与五脏，各有其亲和性，如酸入肝，苦入心，甘入脾，辛入肺，咸入肾。如果长期嗜好某种食物，就会使该脏腑机能偏盛偏衰，久之可以按五脏间相克关系传变，损伤他脏而发生疾病。如多食咸味的东西，会使血脉凝滞，面色失去光泽；多食苦味的东西，会使皮肤干燥而毫毛脱落；多食辛味的东西，会使筋脉拘急而爪甲枯槁；多食酸味的东西，会使皮肉坚厚皱缩，口唇干薄而掀起；多食甘味的东西，则骨骼疼痛而头发脱落。此外，嗜好太过，可致营养不全，缺乏某些必要的营养，而殃及脏腑为病。例如，脚气病、夜盲症、瘿瘤等都是五味偏嗜的结果。所以，饮食五味应当适宜，平时饮食不要偏嗜，病时应注意饮食宜忌，如食物与病变相宜，能辅助治疗，促进疾病好转，反之，疾病就会加重。只有“谨和五味”才能“长有天命”。

（三）饮食不洁

进食不洁，会引起多种胃肠道疾病，出现腹痛、吐泻、痢疾等；或引起寄生虫病，如蛔虫、蛲虫、寸白虫等，临床表现为腹痛、嗜食异物、面黄肌瘦等症。若蛔虫窜进胆道，还可出现上腹部剧痛、时发时止，吐蛔，四肢厥冷的蛔厥证。若进食腐败变质有毒食物，可致食物中毒，常出现腹痛、吐泻，重者可出现昏迷或死亡。

三、劳逸失度

劳逸，包括过度劳累和过度安逸两个方面。正常的劳动和体育锻炼，有助于气血流通，增强体质。必要的休息，可以消除疲劳，恢复体力和脑力，不会使人致病。只有比较长时间的过度劳累，或体力劳动，或脑力劳动或房劳过度，过度安逸，完全不劳动不运动，才能成为致病因素而使人发病。

（一）过劳

过劳是指过度劳累，包括劳力过度、劳神过度和房劳过度三个方面。

1. 劳力过度　劳力过度主要指较长时期不适当的活动和超过体力所能负担的过度劳力。劳力过度可以损伤内脏功能，致使脏气虚少，可出现少气无力、四肢困倦、懒于语言、精神疲惫、形体消瘦等，即所谓“劳则气耗”。

2. 劳神过度　劳神过度指思虑劳神过度。劳神过度可耗伤心血，损伤脾气，出现心悸、健忘、失眠、多梦及纳呆、腹胀、便溏等症，甚则耗气伤血，使脏腑功能减弱，正气亏虚，乃至积劳成疾。

3. 房劳过度 房劳过度是指性生活不节，房事过度。正常的性生活，一般不损伤身体，但房劳过度会耗伤肾精，可致腰膝酸软、眩晕耳鸣、精神萎靡，或男子遗精滑泄、性功能减退，甚或阳痿。

（二）过逸

过逸是指过度安逸。不劳动，又不运动，使人体气血运行不畅，筋骨柔脆，脾胃呆滞，体弱神倦，或发胖臃肿，动则心悸、气喘、汗出等，还可继发其他疾病。

第三节　病理性因素

在疾病发生和发展过程中，原因和结果可以相互交替和相互转化。由原始致病因素所引起的后果，可以在一定条件下转化为另一些变化的原因，成为继发性致病因素。痰饮、瘀血、结石都是在疾病过程中所形成的病理产物。它们滞留体内而不去，又可成为新的致病因素，作用于机体，引起各种新的病理变化。

一、痰饮

（一）痰饮的基本概念

1. 痰饮的病因学含义 痰饮是机体水液代谢障碍所形成的病理产物。这种病理产物一经形成，就作为一种致病因素作用于机体，导致脏腑功能失调而引起各种复杂的病理变化，故痰饮是继发性病因之一。传统认为，痰饮有有形和无形、狭义和广义之分。

（1）*有形的痰饮*：有形的痰饮是指视之可见、触之可及、闻之有声的实质性痰浊和水饮而言。如咳咯而出的痰液，呕泄而出之水饮痰浊等。

（2）*无形的痰饮*：无形的痰饮是指由痰饮引起的特殊症状和体征，只见其症，不见其形，看不到实质性的痰饮，因无形可征，故称无形之痰饮。其作用于人体，可表现出头晕目眩、心悸气短、恶心呕吐、神昏谵狂等，多以苔腻、脉滑为重要临床特征。

2. 痰饮的病证学含义 痰饮是指体内水液输布运化失常，停积于某些部位的一类病证。其广义者为痰饮病证的总称；其狭义者为饮证之一，系饮邪停于胃肠所致者。

（二）痰饮的形成

痰饮多由外感六淫，或饮食及七情所伤，使肺、脾、肾及三焦等脏腑气化功能失常，水液代谢障碍，以致水津停滞而成。因肺、脾、肾及三焦与水液代谢关系密切，肺主宣降，敷布津液，通调水道；脾主运化水湿；肾阳主水液蒸化；三焦为水液运行之道路。故肺、脾、肾及三焦功能失常，均可聚湿而生痰饮。痰饮形成后，饮多留积于肠胃、胸胁及肌肤；痰则随气升降流行，内而脏腑，外而筋骨皮肉，泛滥横溢，无处不到。既可因病生痰，又可因痰生病，互为因果，为害甚广，从而形成各种复杂的病理变化。

（三）痰饮的致病特点

1. 阻碍经脉气血运行　痰饮随气流行，机体内外无所不至。若痰饮流注经络，易使经络阻滞，气血运行不畅，出现肢体麻木、屈伸不利，甚至半身不遂等。若结聚于局部，则形成瘰疬、痰核，或形成阴疽、流注等。“瘰疬”是指发生于颈部、下颌部的淋巴结结核。小者为瘰，大者为疬，以其形状累累如珠故名。“痰核”是指发生在颈项、下颌及四肢等部位的结块，不红不肿，不硬不痛，常以单个出现皮下，以其肿硬如核大，故名痰核。“疽”为发于肌肉筋骨间之疮肿。其漫肿平塌，皮色不变，不热少痛者为“阴疽”。“流注”指毒邪流走不定而发生于较深部组织的一种化脓性疾病。

2. 阻滞气机升降出入　痰饮为水湿所聚，停滞于中，易于阻遏气机，使脏腑气机升降失常。例如，肺以清肃下降为顺，痰饮停肺，使肺失宣肃，可出现胸闷、咳嗽、喘促等。胃气宜降则和，痰饮停留于胃，使胃失和降，则出现恶心呕吐等。

3. 影响水液代谢　痰饮本为水液代谢失常的病理产物，其一旦形成之后，便作为一种致病因素反过来作用于机体，进一步影响肺、脾、肾的水液代谢功能。如寒饮阻肺，可致气机宣降失常，水道不通；痰湿困脾，可致水湿不运；饮停于下，影响肾阳的功能，可致蒸化无力。从而影响人体水液的输布和排泄，使水液进一步停聚于体内，导致水液代谢障碍更为严重。

4. 易于蒙蔽神明　痰浊上扰，蒙蔽清阳，则会出现头昏目眩、精神不振、痰迷心窍，或痰火扰心、心神被蒙，则可导致胸闷心悸、神昏谵妄，或引起癫狂等疾病。

5. 症状复杂，变幻多端　从发病部位言，饮多见于胸腹四肢，与脾胃关系较为密切。痰之为病，则全身各处均可出现，无处不到，与五脏之病均有关系，其临床表现也十分复杂。一般说来，痰之为病，多表现为胸部痞闷、咳嗽、痰多、恶心、呕吐腹泻、心悸、眩晕、癫狂、皮肤麻木、关节疼痛或肿胀、皮下肿块，或溃破流脓，久而不愈。饮之为害，多表现为咳喘、水肿、疼痛、泄泻等。

二、瘀血

（一）瘀血的基本概念

所谓瘀血，是指因血行失度，使机体某一局部的血液凝聚而形成的一种病理产物，这种病理产物一经形成，就成为某些疾病的致病因素而存在于体内。故瘀血又是一种继发性的致病因素。瘀血证则是由瘀血而引起的各种病理变化，临床上表现出一系列的症状和体征。

（二）瘀血的形成

1. 外伤　各种外伤，诸如跌打损伤、负重过度等，或外伤肌肤，或内伤脏腑，使血离经脉，停留体内，不能及时消散或排出体外，或血液运行不畅，从而形成瘀血。

2. 出血　因出血之后，离经之血未能排出体外而为瘀，所谓“离经之血为瘀血”。或因出血之后，专事止涩，过用寒凉，使离经之血凝，未离经之血郁滞不畅而形成瘀血。

3. 气虚 载气者为血，运血者为气。气行血行，气虚运血无力，血行迟滞致瘀。或气虚不能统摄血液，血溢脉外而为瘀，此为因虚致瘀。

4. 气滞 气行则血行，气滞血亦滞，气滞必致血瘀。

5. 血寒 血得温则行，得寒则凝。感受外寒，或阴寒内盛，使血液凝涩，运行不畅，则成瘀血。

6. 血热 热入营血，血热互结，或使血液黏滞而运行不畅，或热灼脉络，血溢于脏腑组织之间，亦可导致瘀血。可见，寒热伤及血脉均可致瘀。

7. 情绪和生活失宜 情志内伤，亦可导致血瘀，多因气郁而致血瘀。此外，饮食起居失宜也可导致血瘀而变生百病。

（三）瘀血的致病特点

瘀血形成之后，不仅失去正常血液的濡养作用，而且反过来影响全身或局部血液的运行，产生疼痛、出血、经脉瘀塞不通，脏腑发生癥积，以及“瘀血不去，新血不生”等不良后果。瘀血的病证虽然繁多，但临床表现的共同特点可概括为以下几点：

1. 疼痛 一般多刺痛，固定不移，且多有昼轻夜重的特征，病程较长。

2. 肿块 肿块固定不移，在体表色青紫或青黄，在体内为癥积，较硬或有压痛。

3. 出血 血色紫暗或夹有瘀块。

4. 紫绀 面部、口唇、爪甲青紫。

5. 舌质紫暗（或瘀点瘀斑） 是瘀血最常见也是最敏感的指征。

6. 脉细涩沉弦或结代

此外，面色黧黑、肌肤甲错、皮肤紫癜、精神神经症状（善忘、狂躁、昏迷）等也较为多见。

三、结石

（一）结石的概念

结石，是指停滞于脏腑管腔的坚硬如石的物质，是一种砂石样的病理产物。其形态各异，大小不一，停滞体内，又可成为继发的致病因素，引起一些疾病。

（二）结石的形成

1. 饮食不当 偏嗜肥甘厚味，影响脾胃运化，蕴生湿热，内结于胆，久则可形成胆结石；湿热下注，蕴结于下焦，日久可形成肾结石或膀胱结石。若空腹多吃柿子，影响胃的受纳通降，又可形成胃结石。此外，某些地域的饮用水中含有过量或异常的矿物及杂质等，也可能是促使结石形成的原因之一。

2. 情志内伤 情欲不遂，肝气郁结，疏泄失职，胆气不达，胆汁郁结，排泄受阻，日久可煎熬而成结石。

3. 服药不当 长期过量服用某些药物，致使脏腑功能失调，或药物潴留残存体内，诱使结石形成。

4. 其他因素　外感六淫、过度安逸等，也可导致气机不利，湿热内生，形成结石。此外，结石的发生还与年龄、性别、体质和生活习惯有关。

（三）结石的致病特点

结石停聚，阻滞气机，影响气血，损伤脏腑，使脏腑气机壅塞不通，而发生疼痛，为其基本特征。

1. 多发于胆、胃、肝、肾、膀胱等脏腑　肝气疏泄，关系着胆汁的生成和排泄；肾的气化，影响尿液的生成和排泄，故肝肾功能失调易生成结石。且肝合胆，肾合膀胱，而胃、胆、膀胱等均为空腔性器官，结石易于停留，故结石为病，多为肝、胆结石以及肾、膀胱结石和胃结石。

2. 病程较长，轻重不一　结石多半为湿热内蕴，日久煎熬而成，故大多数结石的形成过程缓慢而漫长。结石的大小不等，停留部位不一，其临床表现各异。一般来说，结石小，病情较轻，有的甚至无任何症状；结石过大，则病情较重，症状明显，发作频繁。

3. 阻滞气机，损伤脉络　结石为有形实邪，停留体内，势必阻滞气机，影响气血津液运行。可见局部胀闷酸痛等，程度不一，时轻时重。甚则结石损伤脉络而出血。

4. 疼痛　结石引起的疼痛，以阵发性为多，亦呈持续性，或为隐痛、胀痛，甚或绞痛。疼痛部位常固定不移，亦可随结石的移动而有所变化。结石性疼痛具有间歇性特点，发作时剧痛难忍，而缓解时一如常人。

第四节　其他病因

在中医病因学中，除了外感病因、七情内伤和病理性因素以外，还有外伤、寄生虫、胎传等。因其不属外感内伤和病理因素，故称其为其他病因。

一、外伤

（一）外伤的概念

外伤指因受外力如扑击、跌仆、利器等击撞，以及虫兽咬伤、烫伤、烧伤、冻伤等而致皮肤、肌肉、筋骨损伤的因素。

（二）外伤的致病特点

1. 枪弹、金刃、跌打损伤、持重努伤　这些外伤，可引起皮肤肌肉瘀血肿痛、出血，或筋伤骨折、脱臼。重则损伤内脏，或出血过多，可导致昏迷、抽搐、亡阳等严重病变。

2. 烧烫伤　烧烫伤又称“火烧伤”“火疮”等。烧烫伤多由沸水（油）、高温物品、烈火、电等作用于人体而引起，一般以火焰和热烫伤为多见。中医学在治疗烧烫伤方面积累了丰富的经验。

烧烫伤总以火毒为患。机体受到火毒的侵害以后，受伤的部位立即发生外证，轻者损伤肌肤，创面红、肿、热、痛，表面干燥或起水泡，剧痛。重度烧伤可损伤肌肉筋骨，痛觉消失，创面如皮革样，蜡白、焦黄或炭化，干燥。严重烧烫伤热毒炽盛，热必内侵脏腑，除有局部症状外，常因剧烈疼痛，火热内攻，体液蒸发或渗出，出现烦躁不安、发热、口干渴、尿少尿闭等，及至亡阴亡阳而死亡。

3. 冻伤 冻伤是指人体遭受低温侵袭所引起的全身性或局部性损伤。冻伤在我国北方冬季常见。温度越低，受冻时间越长，则冻伤程度越重。全身性冻伤称为“冻僵”；局部性冻伤常根据受冻环境而分类，如“战壕足”“水浸足”等，而指、趾、耳、鼻等暴露部位受寒冷影响，出现紫斑、水肿等，则称为“冻疮”。寒冷是造成冻伤的重要条件，冻伤一般有全身冻伤和局部冻伤之分。

（1）全身性冻伤：寒为阴邪，易伤阳气，寒主凝滞收引。阴寒过盛，阳气受损，失去温煦和推动血行作用，则为寒战，体温逐渐下降，面色苍白，唇舌、指甲青紫，感觉麻木，神疲乏力，或昏睡，呼吸减弱，脉迟细，如不救治，易致死亡。

（2）局部性冻伤：局部冻伤多发生于手、足、耳郭、鼻尖和面颊部。初起，因寒主收引，经脉挛急，气血凝滞不畅，影响受冻局部的温煦和营养，致局部苍白、冷麻，继则肿胀青紫，痒痛灼热，或出现大小不等的水泡等；重则受冻部位皮肤亦呈苍白，冷痛麻木，触觉丧失，甚则暗红漫肿，水疮泡破后创面紫色，出现腐烂或溃疡，乃至损伤肌肉筋骨而呈干燥黑色，亦可因毒邪内陷而危及生命。

4. 虫兽伤 虫兽伤包括毒蛇、猛兽、疯狗咬伤等。轻则局部肿疼、出血，重可损伤内脏，或出血过多，或毒邪内陷而死亡。毒蛇咬伤后，根据其临床表现不同，分为风毒、火毒和风火毒三类。

二、寄生虫

（一）寄生虫的基本概念

寄生虫是动物性寄生物的统称。寄生虫寄居于人体内，不仅消耗人的气血津液等营养物质，而且能损伤脏腑的生理功能，导致疾病的发生。

（二）寄生虫的致病特点

中医学早已认识到寄生虫能导致疾病的发生。诸如：蛔虫、钩虫、蛲虫、绦虫（又称寸白虫）、血吸虫等。患病之人，或因进食被寄生虫虫卵污染的食物，或接触疫水、疫土而发病。由于感染的途径和寄生虫寄生的部位不同，临床表现也不一样。如蛔虫病，常可见胃脘疼痛，甚则四肢厥冷等，称之为“蛔厥”；蛲虫病可有肛门瘙痒之苦；血吸虫病，因血液运行不畅，久则水液停聚于腹，形成“蛊胀”。上述蛔虫、钩虫、绦虫等肠道寄生虫，其为病多有面黄肌瘦、嗜食异物、腹痛等临床特征。

三、胎传

（一）胎传的基本概念

胎传是指禀赋与疾病由亲代经母体而传及子代的过程。禀赋和疾病经胎传使胎儿出生之后易于发生某些疾病，成为一种由胎传而来的致病因素。胎传因素引起的疾病称之为胎证、胎中病。胎寒、胎热、胎肥、胎弱、胎毒、解颅、五软等，均属胎疾范围。胎病发生的原因，一般分为胎弱和胎毒两类。

（二）胎传的致病特点

1. 胎弱　胎弱，又称胎怯、胎瘦，为小儿禀赋不足，气血虚弱的泛称。胎儿禀赋的强弱主要取决于父母的体质。

胎弱的表现是多方面的，如皮肤脆薄、毛发不生、形寒肢冷、面黄肌瘦、筋骨不利、腰膝酸软及五迟、五软、解颅等病证。

胎弱的主要病机为五脏气血阴阳不足。胎儿在母体内能否正常生长发育，除与禀受于父母的精气有关外，还与母体的营养状态密切相关。如母体之五脏气血阴阳不足，必然会导致胎儿气血阴阳的不足，而出现五脏系统的病变。如禀肺气为皮毛，肺气不足，则皮薄怯寒，毛发不生；禀心气为血脉，心气不足，则血不华色，面无光彩；受脾气为肉，脾气不足，则肌肉不生，手足如消；受肝气为筋，肝气不足，则筋不束骨，机关不利；受肾气为骨，肾气不足，则骨节软弱，久不能行。

2. 胎毒　胎毒指婴儿在胎妊期间受自母体毒火，因而出生后发生疮疹和遗毒等病的病因。胎毒多由父母恣食肥甘，或多郁怒悲思，或纵情淫欲，或梅疮等毒火蕴藏于精血之中，隐于母胞，传于胎儿而成。胎毒为病，一指胎寒、胎热、胎黄、胎搐、疮疹等；二指遗毒，又名遗毒烂斑，即先天性梅毒，系胎儿染父母梅疮遗毒所致。

由胎传因素而导致的疾病，包括了遗传性疾病和先天性疾病。遗传性疾病是指生殖细胞或受精卵的遗传物质染色体和基因发生突变或畸变所引起的疾病，如某些出血性疾病（血友病）、癫狂痫（精神分裂症、癫痫）、消渴（糖尿病）、多指（趾）症、眩晕和中风（高血压病）、色盲、近视以及过敏性疾病等。此外，由于遗传的影响，可以使机体的抵抗力降低，或代谢的调节发生某种缺陷，或体质或反应性发生改变，从而使后代易于罹患某些其他的疾病。如糖尿病患者的后代，可能发生痛风或肥胖病，这与物质代谢调节障碍的遗传有关。

先天性疾病是指个体出生即表现出来的疾病。如主要表现为形态结构异常，则称为先天性畸形。如某些心悸（先天性心脏病）、原发性闭经（先天性无子宫、无卵巢）等。

第七章 发 病

发病机理，是指人体疾病发生的机制和原理，它是研究人体疾病发生的一般规律的学说。

一、发病机理

中医发病学认为，疾病是人体正常生理功能在某种程度上的破坏，疾病的过程就是邪正斗争的过程。在人体的生命活动中，一方面正气发挥着它维持人体正常生理机能的作用，另一方面，人体也无时无刻不在受着邪气的侵袭，二者不断发生斗争，也不断取得平衡和统一，保证了人体的健康。因此，疾病的发生，决定于正气和邪气双方斗争的结果。中医发病学既强调人体正气在发病上的决定作用，又不排除邪气的重要作用，并且认为邪气在一定条件下也可以起决定性的作用。

疾病的发生主要关系到邪气和正气两个方面。

（一）邪气正气斗争与发病

1. 正气与邪气的概念 正气，通常与邪气相对而言，是人体机能的总称，即人体正常机能及所产生的各种维护健康的能力，包括自我调节能力、适应环境能力、抗邪防病能力和康复自愈能力。正气作用方式有三种：

（1）自我调节，以适应内外环境的变化，维持阴阳的协调平衡，保持和促进健康；

（2）抗邪防病，或疾病发生后驱邪外出；

（3）自我康复，病后或虚弱时自我修复，恢复健康。

邪气，又称病邪，简称邪，与正气相对而言，泛指各种致病因素。包括存在于外界环境之中和人体内部产生的各种具有致病或损伤正气作用的因素。诸如前述的六淫、疫疠、七情、外伤及痰饮和瘀血等。

2. 邪正斗争与发病机理 疾病的发生、发展和变化，是在一定条件下邪正斗争的结果。中医学认为，在疾病发生发展过程中，病邪侵害和正气虚弱都是必不可少的因素。既强调“邪之所凑，其气必虚”（《素问·评热病论》），“不得虚，邪不能独伤人”（《灵枢·百病始生》），同时也强调“必有因加而发”，告诫人们“避其毒气”。邪气与正气的斗争贯穿于疾病过程的始终，两者互相联系又相互斗争，是推动疾病发展的动力。邪气与正气的斗争以及它们之间的力量对比常常影响着疾病的发展方向和转归。中医学在重视邪气对疾病发生的重要作用的同时，更重视正气在疾病发生中的主要作用，两者都能起决定作用。

（1）正气在发病中的作用：中医发病学非常重视正气在邪正斗争中的主导作用。在一般情况下，若人体脏腑功能正常，气血充盈，卫外固密，常足以抗御邪气的侵袭，病邪便难以侵入，即使邪气侵入，亦能驱邪外出。因此，一般不易发病，即使发病也较轻浅易愈。当正气不足时，或邪气的致病能力超过正气抗病能力的限度时，邪正之间的力量对比表现为邪盛正衰，正气无力抗邪，感邪后又不能及时驱邪外出，更无力尽快修复病邪对机体造成的损伤，及时调节紊乱的机能活动，于是发生疾病。所谓“邪之所凑，其气必虚”（《素问·评热病论》）。因此，在病邪侵入之后，机体是否发病了一般是由正气盛衰所决定的。

（2）邪气在发病中的作用：中医重视正气，强调正气在发病中的主导地位，并不排除邪气对疾病发生的重要作用。邪气是发病的必要条件，在一定的条件下，甚至起主导作用。如高温、高压电流、化学毒剂、枪弹杀伤、毒蛇咬伤等，即使正气强盛，也难免不被伤害。疫疠在特殊情况下，常常成为疾病发生的决定性因素，因而导致了疾病的大流行。所以中医学提出了“避其毒气”的主动预防措施，以防止传染病的发生和播散。

疾病发生以后，其病理变化与感邪的性质、轻重，以及邪气作用的部位有密切关系。

①疾病与病邪的关系：一般来说，感受阳邪，易致阳偏盛而出现实热证；感受阴邪，易致阴偏盛而出现实寒证。如火为阳邪，心火炽盛，则现面赤舌疮、心烦失眠、小便短赤等实热之证：而寒为阴邪，寒邪直中，伤及脾胃，则现吐泻清稀、脘腹冷痛、小便清长等阴寒之候。

②疾病与感邪轻重的关系：疾病的轻重，除体质因素外，决定于感邪的轻重，邪轻则病轻，邪重则病重。例如，同一风邪袭人，因感邪轻重不一，其病则有伤寒和伤风之异，邪甚而深者为伤寒，邪轻而浅者为伤风。

③疾病与病邪所中部位的关系：病邪侵犯人体的部位不同，临床表现也不尽一致。如寒客肌表经脉，则头身四肢疼痛。寒邪犯肺，则咳嗽喘促、痰液稀白等。

（3）邪正斗争的胜负，决定发病与不发病：邪气侵袭人体时，正气奋起抗邪。若正气强盛，抗邪有力，则病邪难于侵入，或侵入后即被正气及时消除，不产生病理反应而不发病。如自然界中经常存在着各种各样的致病因素，但并不是所有接触这些因素的人都会发病，此即正能胜邪的结果。在正邪斗争过程中，若邪气偏胜，正气相对不足，邪胜正负，从而使脏腑阴阳、气血失调，气机逆乱，便可导致疾病的发生。

发病以后，由于正气强弱的差异、病邪性质的不同和感邪的轻重，以及所在部位的浅深，从而产生不同的病证。

（二）影响发病的因素

正气和邪气是决定疾病能否发生的基本因素，邪正斗争决定疾病发生发展的过程。正气和邪气以及邪正斗争是受机体内外各种因素影响的。机体的外环境包括自然环境和社会环境。主要与邪气的性质和量有关。机体的内环境包括体质因素、精神状态和遗传因素等，与人体正气相关。

1. 外环境与发病　人是生存在一定环境之中的。不同地区、不同时间、不同工作条件，环境各不相同。不同的环境能对人体造成不同的影响，因而其发病情况也有差异。一般地说，人长期生活于某一较为稳定的环境中，便会获得对此种环境的适应性，因此不易生病；若环境突然发生了变化，人在短时间内不能适应这种变化，就会感受外邪而发病。

（1）自然环境与发病：自然环境包括季节气候、地理特点及生活工作环境等。人与自然息息相关。自然环境因素对疾病的发生有着一定的影响，既可成为直接引发疾病的条件，又可成为影响疾病发生的因素。

季节气候与发病：人体生活在一定的气候环境中。自然界气候的变化，不仅是六淫、疫气产生的条件，而且又能影响机体的调节和适应能力，影响着正气的盛衰。天人相应，人随着季节气候的演变而产生相应的生理变化。脏腑、经络之气，在不同的时令又各有旺衰，人对不同气候的适应能力也有所差异。因此，不同的季节，就有不同的易感之邪和易患之病。如春易伤风、夏易中暑、秋易伤燥、冬易病寒等。所谓“四时之气，更伤五脏”（《素问·生气通天论》）。疫疠的暴发或流行，也与自然气候的变化密切相关。反常的气候，一方面使正气的调和能力不及而处于易病状态，另一方面又促成了某些疫疠病邪的孳生与传播，从而易于发生“时行疫气”。

地理特点与发病：地域不同，其气候特点、水土性质、物产及人们生活习俗的差异，对疾病的发生有着重要影响，甚则形成地域性的常见病和多发病。一般说来，西北之域，地势高峻，居处干燥，气候寒凉而多风，水土刚强，人之腠理常闭而少开，故多风寒中伤或燥气为病；东南之方，地势低下，居处卑湿，气候温暖或炎热潮湿，水土薄弱，人之腠理常开而少闭，故多湿邪或湿热为病。

工作生活环境与发病：生活居处与劳作环境的不同，亦可成为影响疾病发生或诱发的因素。如生活居处潮湿阴暗或空气秽浊，易感寒湿或秽浊之邪。夏月炎热季节，在野外操作，容易中暑；冬月严寒，在野外工作，容易受风寒或冻伤；渔民水上作业，易感阴湿之气而发病；矿工在石粉迷雾中劳动，易为尘毒伤肺而成肺痨等等。

（2）社会环境与发病：人生活在社会之中，因此，疾病的发生也必然与社会环境密切相关。一般而言先进的社会组织、社会福利，公共卫生条件较好，能有效地减少疾病的发生。落后的社会组织、福利及卫生条件较差，增加了发病机会。随着工业化社会的发展，环境污染包括噪声污染、空气污染、水源污染及土壤污染等成了严重威胁人类健康的新的致病因素，从而出现了许多前所没有的疾病，如噪音病、水俣病、放射病等。

2. 内环境与发病　人体的内环境是生命存在的依据。在正常情况下，人体通过内环境的自我调节来适应变化着的外环境，使机体内外环境达到阴阳平衡，从而维持内环境相对的动态平衡或稳态。但是，由于种种原因，人体内环境有时会失去正常的调节控制能力，不能很好地适应外环境，从而导致内环境阴阳气血失衡。影响内环境的因素有体质、精神状态和遗传因素等。

（1）体质因素：个体的体质特征，往往决定其对某些外邪的易感性及某些疾病的易罹倾向。体质是影响发病的重要因素。感受外邪后，发病与否及发病类型也往往取决于体质。不同体质的人所易感受的致病因素或好发疾病各不相同，而某一特殊体质的人，往往表现为对某种致病因素的易感性或好发某种疾病。如肥人多痰湿，善病中风；瘦人多火，易得劳嗽；老年人肾气虚衰，故多病痰饮咳喘等。不同体质的人，对相同的致病因素或疾病的耐受性也有所不同。一般地说，体质强壮者对邪气耐受性较好，不易发病；体质虚弱者对邪气耐受性较差，容易发病。

外邪入侵，其致病性质随体质而变化。外邪侵入人体后，究竟发为何种性质的病证，并不完全取决于邪气的性质，而往往与体质类型有关。人的体质有阴阳之偏，外邪入侵后，邪气致病因人而变化，病证的性质和表现也随之发生变化。“人感受邪气虽一，因其形脏不同，或从寒化，或从热化，或从虚化，或从实化，故多端不齐也”（《医宗金鉴·伤寒心法要诀》）。

（2）精神因素：人的精神状态对正气的盛衰有很大的影响。精神状态受情志因素影响，情志舒畅，精神愉快，气机畅通，气血调和，脏腑功能协调，则正气旺盛，邪气难于入侵；若情志不畅，精神异常，气机逆乱，阴阳气血失调，脏腑功能异常，则正气减弱而易于发病。精神情志因素不仅关系到疾病的发生与否，而且与疾病的发展过程有密切关系。精神情志状态不同，其发病的缓急、病变的证候类型也不尽一致。大怒、大喜、大悲、大惊等剧烈的情志波动，易于引起急性发病。如五志过极，心火暴盛，阳气拂郁，心神昏冒，则突然倒仆；神虚胆怯之人，有所惊骇，则心神慌乱，气血失主，而骤然昏闷等。若所愿不遂，抑郁不已，久悲失志等持续过久，可影响脏腑气血的生理功能而促发疾病，且起病缓慢。一般来说，兴奋性的精神状态多致实证，抑郁性的精神状态易致虚证。但是，因素质有强弱，故兼夹错杂之证亦常发生。如长期处于紧张的精神状态下，可使阴精损耗，以致肝阳偏亢，心火偏旺，出现头痛、眩晕、心悸、失眠等病症。

（3）遗传因素：中医学把遗传因素看成是胎传因素之一，遗传因素与先天禀赋有关。遗传因素从两个方面影响疾病的发生。一是由遗传因素而影响体质类型，不同体质类型在后天对外邪的易感性和耐受性不同，因此疾病的发生情况也有差异。二是在人类遗传过程中，亲代所发生的某些疾病也相应地遗传给了子代。由遗传因素导致的疾病，称之为“遗传病”。遗传病有一定的特点和规律。遗传疾病是父母接受到致病基因所引起的，在胎儿时期就已形成，或处于潜在状态。遗传疾病是终生的，除非经特殊治疗或死亡，患者将痛苦一生。遗传疾病是以垂直方式一代传给一代，疾病常常以一定的比例出现于同一家庭的成员中。

中医学认为，遗传病是由先天禀赋不足所致，其病机为肾的精气阴阳亏虚。肾为先天之本，肾阴阳为人体阴阳的根本，肾虚必然导致人体气血阴阳不充，影响脏腑的正常生理活动，从而出现相应的病理变化。

二、发病类型

邪气的种类、性质和致病途径及其作用不同，个体的体质和正气强弱不一，所以其发病类型也有区别。发病类型大致有卒发、伏发、徐发、继发、合病与并病、复发等。

（一）卒发

卒发，又称顿发，即感而即发，急暴突然之意。一般多见以下几种情况：

1. 感邪较甚　六淫之邪侵入，若邪气较盛，则感邪之后随即发病。如新感伤寒或温病，是外感热病中最常见的发病类型。外感风寒、风热、燥热、温热、温毒等病邪为病，多感而即发，随感随发。

2. 情志骤变 急剧的情绪波动，如暴怒、悲伤欲绝等情志变化，导致人的气血逆乱，而病变顷刻而发，出现猝然昏仆、半身不遂、胸痹心痛、脉绝不至等危急重证。

3. 疫气致病 发病暴急，来势凶猛，病情危笃，常相“染易”，以致迅速扩散，广为流行。某些疫气，其性毒烈，致病力强，善“染易”流行而暴发，危害尤大，故又称暴发。

4. 毒物所伤 误服毒物，被毒虫毒蛇咬伤，吸入毒秽之气等，均可使人中毒而发病急骤。

5. 急性外伤 如金刃伤、坠落伤、跌打伤、烧烫伤、冻伤、触电伤、枪弹伤等，均可直接而迅速致病。

（二）伏发

伏发，即伏而后发，指某些病邪传入人体后，不即时发病而潜伏于内，经一段时间后，或在一定诱因作用下才发病。如破伤风、狂犬病等，均经一段潜伏期后才发病。有些外感性疾病，也常需经过一定的潜伏期，如“伏气温病”“伏暑”等均属此类。

新感与伏气是相对而言的。在温病学上，感受病邪之后，迅即发病者，为新感或新感温病。新感温病，随感随发，初起即见风寒表证。藏于体内而不立即发病的病邪谓之伏邪，又称之伏气。由伏邪所致之病名为伏气温病。伏气温病，初起不见表证，而即见里热甚至血分热证。若内有伏邪，由新感触动而发病，称为新感引动伏邪。

（三）徐发

徐缓发病谓之徐发，又称缓发，系与卒发相对而言。徐发亦与致病因素的种类、性质及其致病作用，以及体质因素等密切相关。

以外感性病因而言，寒湿邪气，其性属阴，凝滞、黏滞、重着，病多缓起。如，风寒湿痹阻滞肌肉筋脉关节而疼痛、重着、麻木等。某些高年患者，正气已虚，虽感外邪，常可徐缓起病，即与机体反应性低下有关。

内伤因素致病，如思虑过度、忧恚不释、房事不节、嗜酒成癖、嗜食膏粱厚味等，常可引起机体的渐进性病理改变，积以时日，就呈现出种种明显的临床症状与体征。

（四）继发

继发，系指在原发疾病的基础上继续发生新的病证。继发病必然以原发病为前提，二者之间有着密切的病理联系。例如：病毒性肝炎所致的胁痛、黄疸等，若失治或治疗失当，日久可继发致生“癥积”“鼓胀”。亦如：癥瘕、积块、痞块，即是胀病之根，日积月累，腹大如箕，腹大如瓮，是名单腹胀。间日疟反复发作，可继发出现“疟母”（脾脏肿大）；小儿久泻或虫积，营养不良，则致生“疳积”；久罹眩晕，由于忧思恼怒，饮食失宜，劳累过度，有的可发为“中风”，出现猝然昏仆、面瘫、半身不遂等症状。

（五）合病与并病

凡两经或三经的病证同时出现者，称之为合病；若一经病证未罢又出现另一经病证者，则称为并病。合病与并病的区别，主要在于发病时间上的差异，即合病为同时并见，并病则依次出现。

合病多见于病邪较盛之时。由于邪盛，可同时侵犯两经，如伤寒之太阳与少阳合病、太阳与阳明合病等，甚则有太阳、阳明与少阳之三阳合病者。

至于并病，则多体现于病位传变之中。病位的传变，是病变过程中病变部位发生了相对转移的现象，并且，原始病位的病变依然存在。在不同类别的疾病中，病位的传变也很复杂，即病有一定之传变，有无定之传变。所谓一定之传变，多表现出传变的规律，如六经、卫气营血、三焦传变规律等；所谓无定之传变，是指在上述一般规律之外的具体疾病的病后增病，即可视为并发病症。如胃脘痛可并发大量出血、腹痛、厥脱、反胃等。

（六）复发

所谓复发，是重新发作的疾病，又称为“复病”。复病具有如下特点：其临床表现类似初病，但又不仅是原有病理过程的再现，而是因诱发因素作用于旧疾之宿根，机体遭受到再一次的病理性损害而旧病复发。复发的次数愈多，静止期的恢复就愈不完全，预后也就愈差，并常可遗留下后遗症。所谓后遗症，是主病在好转或痊愈过程中未能恢复的机体损害，是与主病有着因果联系的疾病过程。

1. 复发的基本条件　疾病复发的基本条件有三：其一，邪未尽除。就病邪而论，疾病初愈，病邪已去大半，犹未尽除。因为尚有余邪未尽，便为复发提供了必要的条件。若邪已尽除，则不可能再复发。其二，正虚未复。因为疾病导致正气受损，疾病初愈时正气尚未完全恢复。若正气不虚，必能除邪务尽，也不会出现旧病复发。其三，诱因。如新感病邪，过于劳累，均可助邪而伤正，使正气更虚，余邪复炽，引起旧病复发。其他如饮食不慎，用药不当，亦可伤正助邪，导致复发。

2. 复发的主要类型　由于病邪的性质不同，人体正气的盛衰各异，因而复发大体上可以分为疾病少愈即复发、休止与复发交替和急性发作与慢性缓解期交替等三种类型。

（1）*疾病少愈即复发*：这种复发类型多见于较重的外感热病。多因饮食不慎，用药不当，或过早操劳，使正气受损，余火复燃，引起复发。如湿温恢复期，病人脉静身凉，疲乏无力，胃纳渐开。若安静休启，进食清淡易于消化的半流质饮食，自当逐渐康复。若饮食失宜，进食不易消化的偏硬的或厚味饮食，则食积与余热相搏，每易引起复发，不但身热复炽，且常出现腹痛、便血，甚至危及生命。

（2）*休止与复发交替*：这种复发类型在初次患病时即有宿根伏于体内，虽经治疗，症状和体征均已消除，但宿根未除，一旦正气不足，或感新邪引动宿邪，即可旧病复发。例如，哮喘病，有痰饮宿根胶着于胸膈，休止时宛若平人。但当气候骤变，新感外邪引动伏邪，或过度疲劳，正气暂虚，无力制邪时，痰饮即泛起，上壅气道，使肺气不畅，呼吸不利，张口抬肩而息，喉中痰鸣如拽锯，哮喘复发。经过适当治疗，痰鸣气喘消除，又与常人无异。但胸膈中宿痰不除，终有复发之虞。欲除尽宿根，确非易事。

（3）急性发作与慢性缓解交替：这种复发类型实际上是慢性疾病症状较轻的缓解期与症状较重的急性发作期的交替。例如，胆石症，结石为有形之病理产物，会阻碍气机，而致肝气郁结。在肝疏泄正常，腑气通降适度时，病人仅感右胁下偶有不适，进食后稍觉饱胀，是谓慢性缓解期。若因情志抑郁，引起肝失疏泄，或便秘，腑气失于通降，或因进食膏粱厚味，助生肝胆湿热，使肝胆气机郁滞不通，胆绞痛发作，症见右胁下剧痛，牵引及右侧肩背，甚则因胆道阻塞而见黄疸与高热，是谓急性发作。经过适当治疗，发作渐轻，又进入缓解期。但是，胆石不除，急性发作的反复出现，总是在所难免。

3. 复发的诱因 疾病复发的诱因，是导致病理静止期趋于重新活跃的因素。诱发因素，归纳起来主要有如下几个方面：

（1）复感新邪：疾病进入静止期，余邪势衰，正亦薄弱，复感新邪势必助邪伤正，使病变再度活跃。这种重感致复多发生于热病新瘥之后，所谓："瘥后伏热未尽，复感新邪，其病复作"（《重订通俗伤寒论·伤寒复证》）。因而，强调病后调护，慎避风邪，防寒保暖，对防止复发有着重要的意义。

（2）食复：疾病初愈，因饮食因素而致复发者，称为"食复"。在疾病过程中，由于病邪的损害或药物的影响，脾胃已伤；"少愈"之际，受纳、腐熟、运化功能犹未复健，若多食强食，或不注意饮食宜忌，或不注意饮食卫生，可致脾胃再伤。余邪得宿食、酒毒、"发物"等之助而复作，以致复发。例如，胃脘痛、痢疾、痔疾、淋证等新瘥之后，每可因过食生冷，或食醇酒辛辣炙煿之物而诱发。鱼虾海鲜等可致瘾疹及哮病的复发等。

（3）劳复：凡病初愈，切忌操劳，宜安卧守静，以养其气。疾病初愈，若形神过劳，或早犯房事而致复病者，称为"劳复"。例如，某些外感热病的初愈阶段，可因起居劳作而复生余热；慢性水肿，以及痰饮、哮病、疝气、子宫脱垂等，均可因劳倦而复发并加重；某些病症因劳致复，如中风的复中、真心痛的反复发作等，均一次比一次的预后更为凶险。

（4）药复：病后滥施补剂，或药物调理运用失当，而致复发者，称为"药复"。疾病新瘥，为使精气来复，或继清余邪，可辅之以药物调理。但应遵循扶正宜平补，勿助邪，祛邪宜缓攻，勿伤正的原则。尤其注意勿滥投补剂，若急于求成，迭进大补，反会导致虚不受补，或壅正助邪而引起疾病的复发，或因药害而滋生新病。

此外，气候因素、精神因素、地域因素等也可成为复发的因素。例如，某些哮病，或久病咳喘引起的"肺胀"，多在气候转变的季节或寒冬复发；许多皮肤疾患的复发或症状的加剧，与气候变化的联系至为密切。眩晕、失眠、脏躁、癫狂，以及某些月经不调病症的复发与加重，即与情志的刺激有关。

第八章　病　　机

病机，指疾病发生、发展及其变化的机理，又称病理，包括病因、病性、证候、脏腑气血虚实的变化及其机理，它揭示了疾病发生、发展与变化、转归的本质特点及其基本规律。中医学认为，疾病的发生、发展和变化，与患病机体的体质强弱和致病邪气的性质密切相关。病邪作用于人体，人体正气奋起而抗邪，引起了正邪相争。斗争的结果，邪气对人体的损害居于主导地位，破坏了人体阴阳的相对平衡，或使脏腑气机升降失常，或使气血功能紊乱，并进而影响全身脏腑组织器官的生理活动，从而产生了一系列的病理变化。

第一节　基本病机

基本病机，是指在疾病过程中病理变化的一般规律及其基本原理。中医学认为，疾病的发生、发展与变化，与机体的体质强弱和致病邪气的性质有密切关系。体质不同，病邪各异，可以产生全身或局部多种多样的病理变化。尽管疾病的种类繁多，临床征象错综复杂，千变万化，各种疾病、各个症状都有其各自的机理，但从整体来说，总不外乎邪正盛衰、阴阳失调、气血失常、气机紊乱等病机变化的一般规律。

一、邪正盛衰

邪正盛衰，是指在疾病过程中，机体的抗病能力与致病邪气之间相互斗争中所发生的盛衰变化。邪正斗争，不仅关系着疾病的发生、发展和转归，而且也影响着病证的虚实变化。所以，邪正斗争是疾病病理变化的基本过程，疾病的过程也就是邪正斗争及其盛衰变化的过程。

在疾病的发展变化过程中，正气和邪气的力量对比不是固定不变的，而是在正邪的斗争过程中，不断地发生着消长盛衰的变化。随着体内邪正的消长盛衰而形成了病机的虚实变化。

虚与实，体现了人体正气与病邪相互对抗消长运动形式的变化，“邪气盛则实，精气（正气）夺则虚”。致病因素作用于人体之后，在疾病的发展过程中，邪正是互为消长的，正盛则邪退，邪盛则正衰。随着邪正的消长，疾病就反映出两种不同的本质，即虚与实的变化。

（一）虚实的基本原理

1. 实 所谓实，是指邪气盛而正气尚未虚衰，以邪气盛为主要矛盾的一种病理变化。实所表现的证候称之为实证。发病后，邪气亢盛，正气不太虚，尚足以同邪气相抗衡，临床表现为亢盛有余的实证。实证必有外感六淫或痰饮、食积、瘀血等病邪滞留不解的特殊表现。一般多见于疾病的初期或中期，病程一般较短，如外感热病进入热盛期阶段，出现以大热、大汗、大渴、脉洪大等“四大”症状，或潮热、谵语、狂躁、腹胀满坚硬而拒按、大便秘结、手足微汗出、舌苔黄燥、脉沉数有力等症状，前者称“阳明经证”，后者称“阳明腑证”，经常以经方大承气汤加减进行治疗。

2. 虚 所谓虚，是指正气不足，抗病能力减弱，以正气不足为主要矛盾的一种病理变化。虚所表现的证候，称之为虚证。或体质素虚，或疾病后期，或大病久病之后，气血不足，伤阴损阳，导致正气虚弱，正气对病邪虽然还在抗争，但力量已经显示出严重不足，难以出现较剧烈的病理反应。所以，临床上出现一系列的虚损不足的证候。虚证必有脏腑机能衰退的特殊表现，一般多见于疾病的后期和慢性疾病过程中。如大病、久病，消耗精气，或大汗、吐、利、大出血等耗伤人体气血津液、阴阳，均会导致正气虚弱，出现阴阳气血虚损之证。

（二）虚实错杂

虚实错杂包括虚中夹实和实中夹虚两种病理变化。在疾病过程中，邪正的消长盛衰，不仅可以产生单纯的虚或实的病理变化，而且由于疾病的失治或治疗不当，以致病邪久留，损伤人体的正气；或因正气本虚，无力驱邪外出，而致水湿、痰饮、瘀血等病理产物的凝结阻滞，往往可以形成虚实同时存在的虚中夹实、实中夹虚等虚实错杂的病理变化。

1. 虚中夹实 虚中夹实是指以虚为主，又兼夹实候的病理变化。如脾阳不振之水肿即属于此。脾阳不振，运化无权，皆为虚候；水湿停聚，发为浮肿为实。上述病理变化以虚为主，实居其次。

2. 实中夹虚 实中夹虚是以实为主，兼见虚候的一种病理变化。如外感热病在发展过程中，常见实热伤津之象，因邪热炽盛而见高热、汗出、便秘、舌红、脉数之实象，又兼口渴、尿短赤等邪热伤津之征，病本为实为热，津伤源于实热，而属于虚，此为实中夹虚。分析虚实错杂的病机，应根据邪正之孰缓孰急，虚实之孰多孰少，来确定虚实之主次。

（三）虚实转化

疾病发生后，邪正双方力量的对比经常发生变化，因而疾病在一定条件下也常常发生实证转虚，因虚致实的病理变化。

1. 由实转虚 疾病在发展过程中，邪气盛，正气不衰，由于误治、失治，病情迁延，虽然邪气渐去，但是人体的正气、脏腑的生理功能已受到损伤，因而疾病的病理变化由实转虚。例如，外感性疾患，疾病初期多属于实，如表寒证或表热证等，由于治疗不及时或治疗不当，护理失宜，或年高体弱，抗病能力较差，从而病情迁延不愈，正气日损，可逐渐形成肌肉消瘦、纳呆食少、面色不华、气短乏力等肺脾功能衰减之虚象，这是由实转虚。

2. 因虚致实　所谓因虚致实，是由于正气本虚，脏腑生理功能低下，导致气、血、水等不能正常运行，产生气滞、瘀血、痰饮、水湿等实邪停留体内之害。此时，虽然邪实明显，但正气亦不足，脏腑亦衰，故谓之因虚致实。如肾阳虚衰，不能主水，而形成的阳虚水停之候，既有肾脏温化功能减退的虚象，又有水液停留于体内的一派邪实之象，这种水湿泛滥乃由肾阳不足，气化失常所致，故称之为因虚致实。

（四）虚实真假

病机的或实或虚，在临床上均有一定的征象。但必须指出，临床上的征象，仅仅是疾病的现象，在一般情况下，即现象与本质相一致的情况下，可以反映病机的虚或实。但在特殊情况下，即现象与本质不完全一致的情况下，在临床上往往会出现与疾病本质不符的许多假象，因而有“至虚有盛候”的真虚假实和“大实有羸状”的真实假虚的病理变化。

1. 真虚假实（至虚有盛候）　真虚假实之虚指病理变化的本质，而实则是表面现象，是假象。如正气虚弱的人，因脏腑虚衰，气血不足，运化无力，有时反出现类似“实”的表现。一方面可以见到纳呆食少、疲乏无力、舌胖嫩苔润、脉虚无力等正气虚弱的表现，同时又可见腹满、腹胀、腹痛等一些类似“实”的症状。

2. 真实假虚（大实有羸状）　真实假虚病机本质为实，而虚则是表面现象，为假象。如热结肠胃、痰食壅滞、湿热内蕴、大积大聚等，使经络阻滞，气血不能畅达，反而出现一些类似虚的假象。如热结肠胃，里热炽盛之病人，一方面见到大便秘结、腹满硬痛拒按、潮热谵语、舌苔黄燥等实证的表现，有时又可出现精神萎靡、不欲多言，但语声高亢气粗，肢体倦怠，但稍动则舒适，大便下利，但得泄而反快。

二、阴阳失调

阴阳失调，是机体阴阳消长失去平衡的统称，是指机体在疾病过程中，由于致病因素的作用，导致机体的阴阳消长失去相对的平衡，所出现的阴不制阳、阳不制阴的病理变化。阴阳失调的病理变化，其主要表现，不外阴阳盛衰、阴阳互损、阴阳格拒、阴阳转化以及阴阳亡失等几个方面，其中阴阳偏盛偏衰则是各种疾病最基本的病理变化，这种变化通过疾病性质的寒热而表现出来。

（一）阴阳盛衰

阴阳盛衰，是阴和阳的偏盛或偏衰，而表现为或寒或热、或实或虚的病理变化，其表现形式有阳盛、阴盛、阳虚、阴虚四种。

1. 阴阳偏盛　阴或阳的偏盛，主要是指“邪气盛则实”的病理变化。“阳盛则热，阴盛则寒”是阳偏盛和阴偏盛病机的特点。前者其病属热属实，后者其病属寒属实。

阳长则阴消，阴长则阳消，所以，“阳盛则阴病，阴盛则阳病”（《素问·阴阳应象大论》）是阳偏盛或阴偏盛等病理变化的必然发展趋势。

（1）阳盛则热：阳盛是指机体在疾病发展过程中，所出现的阳气偏亢，脏腑经络机能亢进，邪热过盛的病理变化。阳盛则热是由于感受温热阳邪，或感受阴邪而从阳化热，或七情内伤，五志过极而化火，或因气滞、血瘀、痰浊、食积等郁而化热化火所致。

阳盛则热的病机特点，多表现为阳盛而阴未虚的实热证。阳以热、动、燥为其特点，故阳气偏盛产生热性病变，以及燥、动之象，出现发热、烦躁、舌红苔黄、脉数等。故曰“阳盛则热”；由于阳的一方偏盛会导致阴的一方相对偏衰，所以除上述临床表现外，同时还会出现口渴、小便短少、大便干燥等阳盛伤阴，阴液不足的症状，故称“阳盛则阴病”，但矛盾的主要方面在于阳盛。

（2）阴盛则寒：阴盛，是指机体在疾病过程中所出现的一种阴气偏盛，机能障碍或减退，阴寒过盛以及病理性代谢产物积聚的病理变化。阴盛则寒多由感受寒湿阴邪，或过食生冷，寒湿中阻，阳不制阴而致阴寒内盛之故。

一般地说，阴盛则寒的病机特点，多表现为阴盛而阳未虚的实寒证。阴以寒、静、湿为其特点，故阴偏盛产生的寒性病变以及湿、静之象为主，表现为形寒、肢冷、喜暖、口淡不渴、苔白、脉迟等。所以说“阴盛则寒”。由于阴的一方偏盛，常常耗伤阳气，会导致阳的一方偏衰，从而出现恶寒、腹痛、溲清便溏等。这种阳气偏衰的表现是由于阴盛所引起的，所以又称“阴盛则阳病”。

2. 阴阳偏衰 阴阳偏衰，是人体阴精或阳气亏虚所引起的病理变化。阳气亏虚，阳不制阴，使阴相对偏亢，形成“阳虚则寒”的虚寒证。反之，阴精亏损，阴不制阳，使阳相对偏亢，从而形成“阴虚则热”的虚热证。

（1）阳虚则寒：阳虚，是指机体阳气虚损，失于温煦，机能减退或衰弱的病理变化。形成阳偏衰的主要原因，多由于先天禀赋不足，或后天饮食失养，或劳倦内伤，或久病损伤阳气所致。一般地说，其病机特点多表现为机体阳气不足，阳不制阴，阴相对亢盛的虚寒证，阳气不足，一般以脾肾之阳虚为主，其中尤以肾阳不足为最。由于阳气的虚衰，阳虚则不能制阴，阳气的温煦功能减弱，经络、脏腑等组织器官的某些功能活动也因之而减弱衰退，血和津液的运行迟缓，水液不化而阴寒内盛，这就是阳虚则寒的主要机理。阳虚则寒，虽也可见到面色㿠白、畏寒肢冷、舌淡、脉迟等寒象，但还有喜静蜷卧、小便清长、下利清谷等虚象。

（2）阴虚则热：阴虚，是指机体精、血、津液等物质亏耗，以及阴不制阳，导致阳相对亢盛，机能虚性亢奋的病理变化。形成阴偏衰的主要原因，多由于阳邪伤阴，或因五志过极，化火伤阴，或因久病耗伤阴液所致。一般地说，其病机特点多表现为阴液不足及滋养、宁静功能减退，以及阳气相对偏盛的虚热证。

阴虚之证，五脏俱有，但一般以肝肾为主，其他三脏之阴虚，久延不愈，最终多累及肝肾。五者之间，亦多夹杂并见。临床上以肺肾阴虚、肝肾阴虚为多见。

（二）阴阳互损

阴阳互损，是指在阴或阳任何一方虚损的前提下，病变发展影响到相对的一方，形成阴阳两虚的病理变化。在阴虚的基础上，继而导致阳虚，称为阴损及阳；在阳虚的基础上，继而导致阴虚，称为阳损及阴。由于肾藏精气，内寓真阴真阳，为全身阳气阴液之根本，所以，无论阴虚或阳虚，多在损及肾脏阴阳及肾本身阴阳失调的情况下，才易于发生阳损及阴或阴损及阳的阴阳互损的病理变化。

1. 阴损及阳 阴损及阳，系指由于阴液亏损，累及阳气，使阳气生化不足或无所依附而耗散，从而在阴虚的基础上又导致了阳虚，形成了以阴虚为主的阴阳两虚的病理变化。例如，临床常见的遗精、盗汗、失血等慢性消耗性病证，严重地耗伤了人体阴精，因而化生阳气的物质基础不足，发展到一定阶段就会出现自汗、畏冷、下利清谷等阳虚之候。这是由阴虚而导致阳虚，病理上称为"阴损及阳"。

2. 阳损及阴 阳损及阴，系指由于阳气虚损，无阳则阴无以生，累及阴液的生化不足，从而在阳虚的基础上又导致了阴虚，形成了以阳虚为主的阴阳两虚的病理变化。例如，临床上常见的水肿一病，其病机主要为阳气不足，气化失司，水液代谢障碍，津液停聚而水湿内生，溢于肌肤所致。但其病变发展则又可因阴无阳生使阴阳日益亏耗，而见形体消瘦、烦躁升火，甚则瘈疭等阴虚症状，转化为阳损及阴的阴阳两虚证。这是由阳虚而导致阴虚，病理上称为"阳损及阴"。

（三）阴阳格拒

阴阳格拒，是阴盛至极或阳盛至极而壅遏于内，使阴阳之气相互阻隔不通的病理变化。阴阳格拒是阴阳失调中比较特殊的一类病机，包括阴盛格阳和阳盛格阴两方面。阴阳相互格拒的机理，主要是由于某些原因引起阴或阳的一方偏盛至极，而壅遏于内，将另一方排斥于外，迫使阴阳之间不相维系所致。阴阳格拒表现为真寒假热或真热假寒等复杂的病理现象。

1. 阴盛格阳（真寒假热） 阴盛格阳，是指阴寒过盛，阳气被格拒于外，出现内真寒外假热的一种病理变化。如虚寒性疾病发展到严重阶段，其证除有阴寒过盛之四肢厥逆、下利清谷、脉微细欲绝等症状外，又见身反不恶寒（但欲盖衣被）、面颊泛红等假热之象。身反不恶寒、面颊泛红，似为热盛之证，但与四肢厥逆、下利清谷、脉微欲绝并见，知非真热，而是假热。

2. 阳盛格阴（真热假寒） 阳盛格阴，是指阳盛已极，阻拒阴气于外，出现内真热外假寒的一种病理变化。阳盛格阴是由于热极邪气深伏于里，阳气被遏，闭郁于内，不能透达于外所致。其病机的本质属热，而临床症状有某些假寒之象，故又称真热假寒。如热性病发展到极期（阳明经证即白虎汤证、阳明腑证即承气汤证等），即有阳热极盛之心胸烦热、胸腹扪之灼热、口干舌燥、舌红等症状，又有阳极似阴的四肢厥冷或微畏寒等。热势愈深，四肢厥冷愈甚，所以有热深厥亦深，热微厥亦微之说。四肢厥冷是假象，系阳盛于内，格阴于外所致。

（四）阴阳转化

在疾病发展过程中，阴阳失调还可表现为阴阳的相互转化。阴阳转化包括由阳转阴和由阴转阳。

1. 由阳转阴 疾病的本质本为阳气偏盛，但当阳气亢盛到一定程度时，就会向阴的方向转化。如某些急性外感性疾病，初期可以见到高热、口渴、胸痛、咳嗽、舌红、苔黄等一些热邪亢盛的表现，属于阳证。由于治疗不当或邪毒太盛等原因，可突然出现体温下降、四肢厥逆、冷汗淋漓、脉微欲绝等阴寒危象。此时，疾病的本质即由阳转化为阴，疾病的性质由热转化为寒，病理上称之为“重阳必阴”。“重阳必阴”与“阳证似阴”不同，前者的“阳”和“阴”皆为真，后者的“阳”为真，而其“阴”为假。

2. 由阴转阳 疾病的本质为阴气偏盛，但当阴气亢盛到一定程度，就会向阳的方向转化。如感冒初期，可以出现恶寒重发热轻、头身疼痛、骨节疼痛、鼻塞流涕、无汗、咳嗽、苔薄白、脉浮紧等风寒束表之象，属于阴证。如治疗失误，或因体质等因素，可以发展为高热、汗出、心烦、口渴、舌红、苔黄、脉数等阳热亢盛之候。此时，疾病的本质即由阴转化为阳，疾病的性质则由寒转化为热，病理上称之为“重阴必阳”。“重阴必阳”与“阴证似阳”有本质的区别。

（五）阴阳亡失

阴阳亡失，是指机体的阴液或阳气突然大量亡失，导致生命垂危的一种病理变化。包括亡阴和亡阳。

1. 亡阳 是指机体的阳气发生突然脱失，而致全身机能突然严重衰竭的一种病理变化。一般地说，亡阳多由于邪盛，正不敌邪，阳气突然脱失所致，也可由于素体阳虚，正气不足，疲劳过度等多种原因，或过用汗法，汗出过多，阳随阴泄，阳气外脱所致。慢性消耗性疾病的亡阳，多由于阳气的严重耗散，虚阳外越所致，其临床表现多见大汗淋漓、手足逆冷、精神疲惫、神情淡漠，甚则昏迷、脉微欲绝等一派阳气欲脱之象。

2. 亡阴 是指由于机体阴液发生突然性的大量消耗或丢失，而致全身机能严重衰竭的一种病理变化。一般地说，亡阴多由于热邪炽盛，或邪热久留，大量煎灼阴液所致。也可由于其他因素大量耗损阴液而致亡阴，其临床表现多见汗出不止，汗热而黏、四肢温和、渴喜冷饮、身体干瘪、皮肤皱折、眼眶深陷、精神烦躁或昏迷谵妄、脉细数无力，或洪大按之无力。同样，由于阴液与阳气的依存互根关系，阴液亡失，则阳气所依附而涣散不收，浮越于外，故亡阴可迅速导致亡阳，阴竭则阳脱，阴阳不相维系而衰竭，生命也随之告终了。

三、气血失调

气血是人体脏腑、经络等一切组织器官进行生理活动的物质基础，而气血的生成与运行又有赖于脏腑生理机能的正常。因此，在病理上，脏腑发病必然会影响到全身的气血，而气血的病变也必然影响到脏腑。气血的病理变化总是通过脏腑生理机能的异常而反映出来。由于气与血之间有着密切关系，所以在病理情况下，气病必及血，血病亦及气，其中尤以气病及血为多见。

气血失调的病机，同邪正盛衰，阴阳失调一样，不仅是脏腑、经络等各种病变机理的基础，而且也是分析研究各种疾病病机的基础。

（一）气的失调

气的病变，包括气的生成不足或耗散太过，气的运行失常，以及气的生理功能减退等，具体表现为气虚、气陷、气滞、气逆、气闭、气脱等几个方面。

1. 气虚　气虚是指元气不足，全身或某些脏腑机能衰退的病理变化。气虚主要表现为元气不足，脏腑功能活动减退，以及机体抗病能力下降等方面，其形成的主要原因多是先天不足，或后天失养，或肺脾肾功能失调，也可因劳伤过度、久病耗伤、年老体弱所致。气虚多见于慢性疾患、老年患者、营养缺乏、疾病恢复期以及体质衰弱等病变。其临床表现以少气懒言、疲倦乏力、脉细软无力等症为重要特点。

2. 升降失常　升降失常包括气陷、气脱、气滞、气逆和气闭等。

（1）气陷：气陷为气虚病机之一，是以气的升举无力，应升反降为主要特征的一种病理变化。气陷多因气虚进一步发展而来。脾宜升则健，脾气虚，易导致气陷，常称“中气下陷”。机体内脏位置的相对恒定，全赖于气的正常升降出入运动。所以，在气虚而升举力量减弱的情况下，就会引起某些内脏的下垂，如胃下垂、肾下垂、子宫脱垂、脱肛等，还可伴见腰腹胀满重坠、便意频频，以及短气乏力、语声低微、脉弱无力等症。

（2）气脱：气脱是指气虚之极而有脱失消亡之危的一种病理变化。由于体内气血津液严重损耗，以致脏腑生理功能极度衰退，真气外泄而陷于脱绝危亡之境。气脱有虚脱、暴脱之分：精气逐渐消耗，引起脏腑功能极度衰竭者，为虚脱；精气骤然消耗殆尽，引起阴竭阳亡者，为暴脱。如心气虚脱则心神浮越，脉微细欲绝；肝气虚脱则目视昏蒙，四肢抽搐；脾气虚脱则肌肉大脱，泻痢不止；肺气虚脱则呼吸息高，鼾声如雷；肾气虚脱则诸液滑遗，呼气困难。阴气暴脱则肤皱眶陷，烦躁昏谵；阳气暴脱则冷汗如珠，四肢厥逆等。

（3）气滞：气滞是指某些脏腑经络或局部气机郁滞的病理变化。气滞主要是由于情志内郁，或痰、湿、食、积、瘀血等阻滞，以及外伤侵袭、用力努伤、跌仆闪挫等因素，使气机阻滞而不畅，从而导致某些脏腑经络的功能失调或障碍所致，以闷胀、疼痛为其临床特点。由于人体气机升降多与肝主疏泄、肺主宣降、脾主升清、胃主降浊，以及肠主泌别传导功能有关，故气滞多与这些脏腑功能失调有关。

（4）气逆：气逆是气机逆乱、失常之统称。气逆，主要指气机上逆，是气机升降失常，脏腑之气逆乱的一种病理变化。气逆多由情志所伤，或因饮食寒温不适，或因痰浊壅阻等所致。气逆最常见于肺、胃和肝等脏腑。肺以清肃下降为顺，若肺气逆，则肺失肃降，发为咳逆上气；胃气宜降则和，若胃气逆，则胃失和降，发为恶心、呕吐、嗳气、呃逆；肝主升发，若肝气逆，则升发太过，发为头胀痛，面红目赤而易怒。由于肝为刚脏，主动主升，且又为藏血之脏，因此，在肝气上逆时，甚则可导致血随气逆，或为咯血、吐血，或壅遏清窍而致昏厥。

（5）气闭：气闭是脏腑经络气机闭塞不通的一种病理变化。气闭多是风寒、湿热、痰浊等邪毒深陷于脏腑或郁闭于经络，以致某一窍隧失其通顺之常所致。如心气内闭则谵语癫狂，神昏痉厥；胸肺气闭，则胸痹结胸，气喘声哑；膀胱气闭则小便不通；大肠气闭则大便秘结；经络气闭则关节疼痛等。其中以心闭神昏最为严重，一般所说的闭证，主要是指心气内闭而言。

（二）血的失调

血的生理功能异常，主要表现为血液的生成不足或耗损太过，血液的运行失常，以及血液濡养功能减退等几个方面。血失调包括血虚、血瘀、血热和出血等。

1. 血虚 血虚是指血液不足，濡养功能减退的一种病理变化。其形成的原因：一是失血过多、如吐血、衄血、月经过多、外伤出血等使体内血液大量丧失，而新血又不能及时生成和补充；二是血液生化不足，脾胃为气血生化之源，脾胃虚弱，化源不足，导致生成血液的物质减少，或化生血液的功能减弱；三是久病不愈，慢性消耗等因素而致营血暗耗；四是瘀血阻滞，瘀血不去则新血不生等，最终导致全身血虚。

2. 血瘀 血瘀是指瘀血内阻，血行不畅的一种病理变化。气滞而致血行受阻，或气虚而血运迟缓，或痰浊阻于脉络，或寒邪入血，血寒而凝，或邪热入血，煎熬血液等等，均足以形成血瘀，甚则血液瘀结而成瘀血。所以，瘀血是血瘀的病理产物，而在瘀血形成之后，又可阻于脉络，而成为血瘀的一种原因。

3. 血热 血热是指血分有热，血行加速甚则瘀阻的一种病理变化。血热多由外感热邪侵袭机体，或外感寒邪入里化热，伤及血分以及情志郁结，郁久化火，火热内生，伤及血分所致。

4. 出血 出血是指血液溢于脉外的一种病理变化。其形成多由火气上逆，或热邪迫血妄行，或气虚不能摄血，或瘀血停滞，或因外伤损伤脉络等，使血液不能正常循行而溢于脉外所致。出血之候，随处可见，由于出血部位、原因以及出血量之多寡和血的颜色之不同，可表现出不同的病理现象。

（三）气血关系失调

气和血的关系极为密切，生理上相互依存，相互为用，故病理上也相互影响而致气血同病。气对于血，具有推动、温煦、化生、统摄的作用，故气的虚衰和升降出入异常，必然影响及血。另一方面，血对于气，则具有濡养和运载作用，在血液虚亏和血行失常时，也必然影响及气。气血关系失调，主要有气滞血瘀、气不摄血、气随血脱、气血两虚和气虚血瘀等几方面。

1. 气滞血瘀 气滞血瘀是指气机郁滞，血行不畅而气滞与血瘀并存的一种病理变化。气滞和血瘀，常同时存在。由于气的运行不畅，导致血运的障碍，而形成气滞血瘀，也可因闪挫外伤等因素，而致气滞和血瘀同时形成。在一般情况下，肝主疏泄而藏血，肝的疏泄在气机调畅中起着关键性的作用。因此，气滞血瘀多与肝的生理功能异常密切相关。其次，由于心主血脉而行血，故在心的生理功能失调时，则多先发生血瘀而后导致气滞。气滞血瘀，在临床上多见胀满疼痛，瘀斑及积聚癥瘕等症。

2. 气虚血瘀 气虚血瘀是指气虚而运血无力，血行瘀滞，气虚与血瘀并存的一种病理变化。气能行血，气虚则推动无力而致血瘀。轻者，气虚无力，但尚能推动，只不过血行迟缓，运行无力；重者，在人体某些部位，因气虚较甚，无力行血，血失濡养，则可见瘫软不用，甚至萎缩，肌肤干燥、瘙痒、欠温，甚则肌肤甲错等气血不荣经脉的具体表现。

3. 气不摄血　气不摄血，是指因气的不足，固摄血液的生理功能减弱，血不循经，溢出脉外，而导致咯血、吐血、衄血、发斑、便血，尿血、崩漏等各种出血的病理变化。其中因中气不足，气虚下陷而导致血从下溢，则可见崩漏、便血、尿血等病症。

4. 气随血脱　气随血脱，是指在大量出血的同时，气也随着血液的流失而散脱，从而形成气血两虚或气血并脱的病理变化。常由外伤失血或妇女崩漏、产后大出血等因素所致。血为气之载体，血脱，则气失去依附，故气亦随之散脱而亡失。

5. 气血两虚　气血两虚，即气虚和血虚同时存在的病理变化，多因久病消耗、气血两伤所致，或先有失血，气随血耗；或先因气虚，血的生化无源而日渐衰少，从而形成肌肤干燥、肢体麻木等气血不足之证。

四、津液失常

津液的正常代谢，是维持体内津液的正常生成、输布和排泄之间相对恒定的基本条件。

津液代谢失常，是津液的输布失常、津液的生成和排泄之间失去平衡，从而出现津液的生成不足，或是输布失常、排泄障碍，以致津液在体内的环流缓慢，形成水液潴留、停阻、泛滥等病理变化的过程。

（一）津液不足

津液不足，是指津液在数量上的亏少，进而导致内则脏腑，外而孔窍、皮毛，失其濡润滋养作用，因之产生一系列干燥失润的病理变化。津液不足多由燥热之邪或五志之火，或高热、多汗、吐泻、多尿、失血，或过用辛燥之剂等引起津液耗伤所致。

津液不足的病理变化，由于津液亏损程度不同，而有伤津和伤阴之分。津和液，在性状、分布部位、生理功能等方面均有所不同，因而津液不足的病机及临床表现，也存在着一定的差异。津较清稀，流动性较大，内则充盈血脉，润泽脏腑，外则达于皮毛和孔窍，易于耗散，也易于补充。如炎夏而多汗，或因高热而口渴引饮；气候干燥季节，常见口、鼻、皮肤干燥；大吐、大泻、多尿时所出现的目陷、螺瘪，甚则转筋等，均属于以伤津为主的临床表现。

伤津和脱液，在病机和临床表现方面虽然有所区别，但津液本为一体，二者相互为用，病理上互相影响。一般说来，轻者为伤津，重者为伤阴。伤津并不一定兼有伤阴，但伤阴则必兼有伤津，所以说伤津乃伤阴之渐，伤阴乃津枯之甚。

由于津血同源，故津液亏乏或枯竭，必然导致阴血亏乏，出现血燥虚热内生或血燥生风等津枯血燥的病理改变。若津液耗损，使血液减少而血行郁滞不畅，从而发生血瘀之变，终致津亏血瘀。

气与津液相互依附、相互为用。津液的代谢，有赖于气的升降出入运动；气有固摄和气化作用，可以控制和调节津液的生成与排泄。气也要依附于津液而存在，如人体津液大量丢失，气失其依附而随之形成气随液脱的危重状态。

（二）水湿停聚

津液的输布和排泄，是津液代谢中的两个重要环节。津液的输布和排泄功能障碍，虽然各有不同，但其结果都能导致津液在体内的不正常停滞，成为内生水湿、痰饮等病理产物的根本原因。

津液的输布障碍，是指津液得不到正常输布，导致津液在体内环流迟缓，或在体内某一局部发生潴留，因而津液不化，水湿内生，酿成痰饮的一种病理变化。导致津液输布障碍的原因很多，涉及肺的宣发和肃降、脾的运化和散精、肝的疏泄条达和三焦的水道是否通利等各个方面，但其中最主要的是脾的运化功能障碍。

津液的排泄障碍，主要是指津液转化为汗液和尿液的功能减退，而致水液潴留，上下溢于肌肤而为水肿的一种病理变化。津液化为汗液，主要是肺的宣发功能；津液化为尿液，主要是肾的蒸腾气化功能。肺肾的功能减弱，虽然均可引起水液潴留，发为水肿，但是肾的蒸腾气化则起着主宰排泄的作用。

津液的输布障碍和排泄障碍，二者虽然有别，但亦常相互影响和互为因果，其结果则导致内生水湿，酿成痰饮，引起多种病变。

总之，水湿停聚，主要形成湿浊困阻、痰饮凝聚和水液潴留等病理变化。

1. 湿浊困阻 湿浊困阻虽为肺脾肾等相关为病，但以脾不运湿为要。湿之为病最多，“其为害最缓，最隐，而难觉察也……在经多见是肿而冷，或腰背强，头重如裹，或肢作困，为疮为疡，湿性缠绵，或全身疼，浮肿、痹证，痿躄，种种为病；入里则气机壅塞，为胀为痞，或温湿寒热、湿痰泄泻，为病不一”（《医原记略》）。

2. 痰饮凝聚 痰与饮都是脏腑功能失调，津液代谢障碍，以致水湿停聚而形成的病理产物，又是多种疾患的致病因素，导致复杂的病理变化。

3. 水液潴留 水液潴留多由肺脾肾等脏腑功能失调，水液代谢障碍，从而使水液潴留体内，而发为水肿。水液泛溢肌肤，则头面、眼睑、四肢浮肿，甚则全身水肿。若水邪潴留腹腔，则腹肿胀大，发为腹水。

（三）津液与气血的关系失调

津液与气血之间关系失调，其临床常见者，主要为水停气阻、气随液脱、津枯血燥及津亏血瘀等几方面。

1. 水停气阻 水停气阻是水液停贮体内，导致气机阻滞的病理变化。津液的生成、输布和排泄，依赖于脏腑气机的升降出入运动，气行则水行。津液的气化失常，则水液停聚而形成水湿痰饮，水湿痰饮阻碍气机运行，水停则气阻。如水饮阻肺，则肺气壅滞，失于肃降，可见胸满咳嗽、喘促不能平卧；水饮凌心，阻遏心气，致使心阳被抑，则可见心悸心痛；水饮停滞中焦，阻遏脾胃气机，则可致清气不升，浊气不降，而见头昏困倦、脘腹胀满、纳化呆滞、恶心呕吐等症；水饮停于四肢，则可阻滞经脉气血的流通，故除见浮肿外，尚可见肢体沉困或胀痛等症。

2. 气随液脱 气随液脱是由于津液大量丢失，气失其依附而随津液外泄，从而导致阳气暴脱亡失的气阴两脱的病理变化。气随液脱多由大汗伤津，或严重吐泻，耗伤津液所致。

3. 津枯血燥　津枯血燥是指津液亏乏，甚则枯竭，从而导致血燥虚热内生，或血燥生风的病理变化。津液是血液的重要组成部分，津血又同源于后天的水谷精微，若因高热伤津，或烧伤，而使津液大亏，或阴虚痨热，津液暗耗，均会导致津枯血燥，而见心烦、鼻咽干燥、口渴喜饮、肌肉消瘦、小便短少、舌红少津、脉细数等症。

4. 津亏血瘀　津亏血瘀指津液亏损，血液运行不畅的病理变化。津液充足是保持血脉充盈、血液运行通畅的重要条件。若因高热、烧伤，或吐泻、大汗出等因素，从而使津液大量消耗，则津液亏少而血亦亏虚，使血液循行滞涩不畅，即可发生血瘀之病变，临床表现即可在原有津液亏损不足基础上，出现舌质紫绛，或见瘀斑等症。

第二节　疾病的传变

健康与疾病，均是一个动态的概念。疾病的过程是一个动态变化的过程。邪正交争是疾病过程的基本矛盾，它决定着疾病的发生、发展和转归。

一、疾病传变的概念

（一）疾病传变的含义

所谓“传变”，一般认为“传”是指病情循着一定的趋向发展，“变”是指病情在某些特殊条件下起着性质的转变。传变是疾病本身发展过程中固有的某个阶段性的表现，也是人体脏腑经络相互关系紊乱依次递传的表现。转化和传变不同，转化是指两种性质截然相反的病理变化之间的互相转变，如阴证和阳证、表证和里证、寒证和热证、虚证和实证之间的互相转化。而传变，则是指脏腑组织病变的传移变化。疾病的传变和转化称之为传化。这种疾病传变的理论，不仅关系到临床辨证论治，而且对疾病的早期治疗，控制疾病的发展，推测疾病的预后等，都有重要的指导意义。

（二）疾病传变的形式

疾病传变包括病位传变和病性转化。病位传变的形式多种多样，但不外经络传变和脏腑传变两端。如就外感和内伤而言，一般说来，外感疾病的传变是六经传变、卫气营血传变和三焦传变；内伤杂病的传变则为经络之间传变、经络脏腑之间传变，以及脏腑之间生克制化传变等。当然，这不是绝对的，无论哪种传变，都是以脏腑经络功能失常为其基本病理变化。病性的转化，则有寒热转化和虚实转化两端。

二、病位传变

病位，指病变的部位。人是一个有机的整体，机体的表里之间、脏腑之间，均有经络相互沟通联络。因此，某一部位的病变，可以向其他部位波及扩展，引起该部位发生病变，称之为病位的传变。常见的病位传变包括表里之间与脏腑之间传变两个方面。

一般地说，外感病发于表，发展变化过程是自表入里、由浅而深的传变，所以外感病的基本传变形式是表里之间的传变。内伤病起于脏腑，发展变化过程是由患病脏腑波及影响其他脏腑，所以内伤病的基本传变形式是脏腑之间的传变。

（一）表里出入

表里出入，又称表里传变、内外传变。它代表病变部位的深浅，标志着病理变化的趋势。表里传变可分为表邪入里（或由表入里）和里病出表（或由里出表）两种形式。

表与里，具有相对的含义。以整体而言，则肌肤为表，内在的脏腑组织器官为里。以经络与脏腑相对而言，经络为表，脏腑为里；以脏腑相对而言，腑为表，脏为里；以经络而言，三阳为表，三阴为里。在三阳之中，太阳为表，阳明为里，少阳为半表半里。但作为辨证纲领的表证和里证，一般是指肌肤和脏腑而言的。

表里互传的机制，主要取决于邪正双方势力的对比。正不胜邪，则表邪可以入坚内陷；反之，正胜邪去，则里证可能出表。因此，以外感疾病而言，病邪由表入里者，多为病进之象；由里出表者，多为向愈之兆。故曰："伏温由阴而出于阳，于病机为顺，若病发于阴而溃于阴，不达于阳，此病机为逆"（《温热逢源》）。

此外，在伤寒病机传变中，其病邪之出入，尚须经过半表半里阶段，即外邪由表内传而尚未入里，或里邪透表又尚未至表的病理阶段。少阳居于太阳、阳明之间，邪传少阳，则病邪既不在太阳之表，又未达于阳明之里，故少阳病变亦称半表半里之病变，其病机即为邪入少阳，正邪分争，少阳枢机不利，胆火内郁，进而影响及胃。故临床常以往来寒热、胸胁苦满、口苦咽干、目眩、默默不欲饮食、心烦喜呕等症为特点。

（二）外感疾病的传变

1. 六经传变 关于六经传变的规律，《素问·热论》仅指出"伤寒一日，巨阳受之""二日，阳明受之""三日，少阳受之""四日，太阴受之""五日，少阴受之""六日，厥阴受之"，以示为之次第。故曰"一日、二日、三四五六日者，犹言第一，第二、第三四五六之次序也。大要譬如计程，如此立个前程的期式约摸耳，非计日以限病之谓"（《伤寒论条辨》）。汉·张仲景在《伤寒论》中系统地论述了外感疾病的发生发展规律，创立了完整的六经传变理论。本节所说的六经传变就是指此而言。

六经传变的一般规律：六经之中，三阳主表，三阴主里。三阳之中，太阳为一身之藩篱，主表，阳明主里，少阳主半表半里；三阴之中，太阴居表，以次为少阴、厥阴。外邪循六经传变，由表入里，渐次深入。即太阳→阳明→少阳→太阴→少阴→厥阴。六经传变的特殊规律：六经传变不完全按着六经次序循经相传，还有一些特殊的传变形式。

（1）越经传：越经传是不按六经次序而传变。如由太阳直接传至太阴。

（2）表里传：表里传是表里两经相传。如由太阴而传至阳明。

（3）直中：凡病邪不经三阳经传入，而直接出现三阴经证候者，称直中。如直中太阴或少阴，以直中太阴为多。因素体脾胃阳虚，所以发病即现太阴症状，称之为直中太阴。

（4）合病：两经或三经同时发病，因而两经或三经症候同时出现，而无先后次第之分者，称为合病。如太阳阳明合病、太阳少阳合病、三阳合病等。

（5）并病：一经证候未罢又出现另一经证候者，称为并病。与合病不同之处在于前一经证候还在，而后一经证候又具备的条件下，两经交并为病，而有先后次第之分。

2. 卫气营血传变　温病学中关于卫气营血的传变规律有顺逆之分。

（1）顺传：在卫气营血传变中，顺传是指病邪由卫传气，由气传营，由营传血。这种传变规律，反映了温热病由表入里，由外而内，由浅入深，由轻而重的疾病演变过程，揭示了病变的不同程度和阶段。一般来说，病在卫分为病势较轻浅，病位在皮毛和肺，以发热恶寒为其临床特点。病在气分为邪已传里，病势较重，病位在肺、胸膈、胆、胃肠、脾，以但热不恶寒为其临床特点。病在营分为邪已深入，病势更重，病位在心和心包，以舌质红绛、心烦不寐为其临床特点。病在血分为邪更深入一层，最为严重，病位在心、肝、肾，以舌质红绛及耗血、动血、阴伤、动风为其临床特点。

由于病邪性质、感邪轻重和体质不同，温病在传变过程中，亦有不出现卫气营血全程传变者。有初起邪在卫分，治后即愈，不复传里的；有起病不从卫分而直中气分或营血的；还有卫气同病、营卫合邪、气血两燔的；更有病邪先入营血，后传出气分，但未得清解，又复入营血等。如春温、暑温、伏暑等，卫气营血传变过程的阶段性表现很不明显。至于湿温，湿多热多，化热化燥，传变无定。

（2）逆传：在卫气营血传变中，肺卫病邪，邪不外解，不传气分，由肺而径自内陷心包，称为“逆传”。其病剧变，病势凶险。

3. 三焦传变　在温病学中，三焦病变的传变规律，一般多由上焦手太阴肺开始，由此而传入中焦为顺传，如由肺而传入心包则为逆传。中焦病不愈，多传入下焦肝肾。故温病由口鼻而入，鼻气通于肺，口气通于胃，肺病逆传则为心包。上焦病不治，则传中焦脾胃。中焦病不治，即传下焦肝肾。始于上焦，终于下焦。这是一般的规律，但并不是固定不变的，在传变过程中，有上焦证未罢而又见中焦证的，亦有中焦证未除又出现下焦证等。

（三）内伤杂病的传变

1. 经络之间的传变　经脉之间阴阳相贯，如环无端，是一个有机整体。所以，一经有病必然传至他经，或影响相连的其他各经，如足厥阴肝之经脉，布胁肋，注肺中，故肝气郁结，郁而化火，肝火循经上犯，灼伤手太阴肺经，即所谓木火刑金，而出现胸胁灼痛、咳嗽痰血、咳引胸痛等肝肺两经之证。或直接影响表里相合之经，如手少阴心经与手太阳小肠经互为表里，心火炽盛，可移热于小肠而致小肠实热，出现小便黄赤或尿血、尿道灼热疼痛等。

2. 经络脏腑之间的传变　一为由经脉传至脏腑。“邪之客于形也，必先舍于皮毛，留而不去，入舍于孙脉，留而不去，入舍于络脉，留而不去，入舍于经脉，内连五脏，散于肠胃，阴阳俱感，五脏乃伤，此邪之从皮毛而入，极于五脏之次也”（《素问·缪刺论》）。

3. 脏腑之间的生克制化传变　脏与腑互为表里，二者之间的传变，或由脏及腑，或由腑及脏。一般说来，由腑及脏，其病较重，脏病难治；由脏及腑，其病较轻，腑病易医。关于脏与腑之间的病理关系前已述及，不再重复。这里只就五脏之间的病理传变规律概述如下：

五脏疾病的传变与五行生克制化规律有密切联系。其传变的一般规律不外相乘、反侮、母病及子、子病及母四个方面，再加上本脏自病，则为五种不同情况。故曰："病有虚邪，有实邪，有贼邪，有微邪，有正邪……从后来者为虚邪，从前来者为实邪，从所不胜来者为贼邪，从所胜来者为微邪，自病者为正邪"（《难经·五十难》）。所谓"后来""前来"，就是生我、我生的母子传变关系：后来为生我之母，即母病及子；前来为我生之子，即子病及母。"所不胜来""所胜来"是克我、我克的关系：所不胜为克我者，"所不胜来"即相乘传变；所胜为我克者，"所胜来"即相侮传变。"自病"则为病邪直中本脏，并非由于他脏传变而来。

五脏之间的这种病理传变形式又可分为顺传和逆传两种情况。

顺传：一般地说，母病及子和相乘传变谓之顺传。如水能生木，若肾阴不足，导致肝阴不足而肝阳上亢，出现眩晕、眼花、腰膝酸软、头重脚轻之候，即属母病及子，称之为水不涵木。因肾水能滋养肝木，病情虽有发展，但邪气夹生气而来，所以其病虽进而易退。木能克土，若肝气郁结，横逆犯脾，则肝脾不调，而现胸闷胁痛、纳呆腹胀等症。木来乘土，属相乘传变，所谓"见肝之病，知肝传脾"（《金匮要略·脏腑经络先后病脉证》）。

逆传：一般地说，子盗母气和反侮传变谓之逆传。如土能生金，在虚损劳瘵病中，其自上而来者，一损于肺，过于中则不治，故曰"久咳，损及中州，食减神倦，则肺无所资"（《临证指南医案》），"久咳便溏，脉虚而数，为肺脾俱病，培补中气为要"（《静香楼医案》）。此为肺病及脾，子盗母气。肺主一身之气，脾乃生气之源，脾虚则生化之机日惫，使虚劳趋于难复之境。故曰"脾胃一虚，肺气先绝"（《医旨绪余》），所以说子病及母为逆。土本克水，土虚则水反侮土，则土益虚。五更泄泻谓之"脾肾泄"，系肾阳不足，不能温煦脾土，水寒侮土，故下利不已。故曰："肾之脾，谓之辟阴，死不治"（《素问·阴阳别论》）。辟，反克之义。可见反侮相传亦为逆。

三、病性转化

（一）病性的概念

病性，即病变的性质，它决定着病证的性质。一切疾病及其各阶段的证候，其主要性质，不外寒、热、虚、实四种。这四种病证的性质，是由其相应的病机性质所决定的，即寒的病机反映出寒的病证，虚的病机反映出虚的病证等。虚实寒热的病机是由邪正盛衰和阴阳失调所导致的。

疾病在发展过程中，可以出现两种情况：一是病变始终保持发病时原有的性质，只是发生程度的改变；二是改变了发病时原有的性质，转化为相反的性质。病性的转化，就是指第二种情况，其内容包括虚实转化与寒热转化。

（二）病性转化的形式

1. 寒热转化 寒与热，是对病变性质的概括，在病理性质上各具不同的特征。一般来说，寒多属于病理性衰退，热多属于病理性亢奋。故曰“气实者，热也；气虚者，寒也”（《素问·刺志论》）。

病变寒热属性的一般规律是，感受阴邪，或阳虚阴盛，病势沉静所表现的证候，多属于寒；感受阳邪，或阴虚阳亢，病势亢奋所表现的病变，多属于热。寒热在疾病发展过程中，不是一成不变的，在一定条件下，是可以互相转化的。“寒极生热，热极生寒”。一般而言，由热转寒者，多由于正气损伤，病多难愈，由寒转热者，多是正气来复，病较易治。在疾病过程中，阴阳的消长盛衰是不断变化的，随着阴阳的盛衰，疾病或病证的病理变化也可以改变原来的性质，转化成与原来性质相反的属性，或由寒化热，或由热转寒。

2. 虚实转化　虚与实，是由邪正盛衰所导致的两种性质相反的病机。在疾病发展过程中，邪正双方的力量对比经常在发生着变化。当邪正双方力量的消长变化达到主要与次要矛盾方面互易其位的程度时，虚与实的病机也就随之发生转化，出现由实转虚或因虚致实的情况。

四、影响疾病传变的因素

疾病传变虽有一定规律，但由于影响疾病传变的因素很多，所以疾病的传变也是错综复杂的。主要与体质因素，病邪的性质、地域、气候、生活状况、治疗当否等有密切关系。

（一）体质因素

体质对疾病的传变作用，其一是影响正气之强弱，从而影响疾病的发生与传变的速度，素体盛者，一般不易感受病邪，一旦感邪则发病急速，但传变较少，病程亦较短暂；素体虚者，则易于感邪，且易深入，病势较缓，病程缠绵而多传变，其二是影响病邪的“从化”，素体阳盛者，则邪多从火化，疾病多向实热或虚热演变；素体阴盛者，则邪多从寒化，疾病多向寒实或虚寒演变，体质不同，对病邪的反应不一，可表现为不同的疾病过程，所谓邪气因人而化，疾病因人而异。由于机体正气有个体差异，脏腑组织，虚者受邪，实者不受邪，因而可以改变疾病的传变过程。

（二）病邪性质

病邪的种类和受邪的轻重也影响疾病的传变。如伤寒和温病同为外感热病，因病邪性质有寒温之别，故其传变规律也不尽相同：伤寒按六经传变而温病则按卫气营血和三焦传变，即使同一病邪，因机体感邪轻重不一，其传变也不一致。

（三）地域气候

地理环境和时令气候对疾病的传变也有一定影响，一般来说，居处势高而干燥，或久晴少雨季节，病变多呈热重于湿，且易化热、化燥，伤阴耗津。居处卑湿，或阴雨连绵季节，则病变多呈湿盛热微，湿重于热，且易于伤气伤阳。而且，某些阳微湿盛患者还可转化为寒湿病变。

（四）生活状况

生活状况主要包括情志、饮食、劳逸、房事等。其对疾病的传变亦有一定的影响，生活状况主要是通过对正气发生作用而影响疾病的进程。情志内伤，可通过干扰气机而对疾病传变发生作用；过劳则耗伤人体气血，而致正虚不足；过逸则气机不利、气化衰弱而致正气虚损；过饥则正气匮乏，气血不足，正不胜邪而病情转重；过饱则内伤脾胃，积滞内停，而致病邪兼夹宿食积滞为患；过食辛辣炙煿则可助长热邪；过食寒凉，则损伤阳气，导致阴寒内生，影响传变而加重病情；房室过度则可致精气亏损，下元虚衰，易致正虚邪实，引邪深入，并易酿成水亏火浮，虚阳上亢，以及水不涵木，虚风内动等病变。

第三节　疾病的转归

一、转归的概念

疾病有一个发生发展的过程，大多数疾病发生发展到一定阶段后终将结束，这就是疾病的转归。疾病的转归，是指疾病发展的最后阶段，即疾病的结局。一般而言，疾病的转归，可分为痊愈、死亡、缠绵、后遗等。

正胜邪退，疾病向愈：正胜邪退，是在邪正消长盛衰发展过程中，疾病向好转和痊愈方面转归的一种结局，也是在许多疾病中最常见的一种转归。由于患者的正气比较充盛，抗御邪气的能力较强，或因及时地得到正确的治疗，邪气难以进一步发展，进而使病邪对机体的作用减轻或消失，人体的脏腑、经络等组织的病理性损害逐渐得到修复，精、气、血、津液等的耗伤也逐渐得到恢复，机体的阴阳在新的基础上获得了新的相对平衡，疾病即告痊愈。

邪胜正衰，疾病恶化：邪胜正衰，是在邪正消长盛衰的发展过程中，疾病向恶化甚至死亡方面转归的一种结局。由于机体的正气虚弱，或由于邪气炽盛，机体抗御病邪的能力日趋低下，邪气的致病作用进一步发展，机体受到的病理性损害日趋严重，则病情因而趋向恶化。若正气衰竭，邪气独盛，气血、脏腑、经络等生理功能衰惫，阴阳离决，则机体的生命活动亦告终止而死亡。

此外，在邪正消长盛衰的过程中，若邪正双方的力量对比势均力敌，出现邪正相持或正虚邪恋，邪去正气不复等情况，则常常是许多疾病由急性转为慢性，或留下某些后遗症，或慢性病持久不愈的主要原因之一。

二、转归的形式

疾病的转归是邪正交争趋势及其盛衰的表现：在疾病过程中，正气与邪气不断地进行着斗争，产生邪正盛衰的病理变化。一种病理变化不仅关系到虚实证候，而且直接影响到疾病的转归：在一般情况下，正胜邪退，则疾病趋向于好转而痊愈；邪胜正衰，则疾病趋向恶化甚至死亡。疾病的转归除痊愈和死亡外，尚有缠绵、后遗、复发等形式。

（一）痊愈

痊愈，痊谓病除，愈谓病瘳，痊愈即病愈，是指疾病状态时机体脏腑经络的阴阳气血紊乱消失，生理功能恢复正常，阴阳气血重新处于平衡状态。痊愈就是完全恢复健康，康复如初。痊愈是疾病转归中的最佳结局。疾病能否痊愈与痊愈的快慢，除依赖于病人的一般健康状况、抗病能力外，及时、正确、积极的治疗是十分重要的。

（二）死亡

死亡，是生命活动的断绝，是机体阴阳离决，整体生理功能永久终止的病理过程或结局。死亡，可分为生理性死亡和病理性死亡两类。生理性死亡，指享尽天年，无病而终，为自然衰老的结果。病理性死亡又分因病而亡和意外死亡。因病而亡，是各种疾病损伤，使机体气血竭绝，阴阳衰极而离决。意外死亡是指跌打、外伤、中毒、车祸等各种意外损伤所造成的死亡。病理性死亡是在邪正斗争及其盛衰变化的过程中，形成邪胜正衰，使疾病逐渐恶化而导致的一种不良的结局。

（三）缠绵

缠绵，是指久病不愈的一种病理状态，邪正双方势均力敌，处于邪正相持或正虚邪恋的状态，是病理过程演变为慢性迁延性的表现。缠绵状态的基本病机为正虚邪恋。由于在邪正斗争过程中，正气虽未至溃败，但已因邪气的损伤而削弱；而邪气由于经过正气的奋力抗争，也趋于衰微。因此，邪正双方势均力敌，处于非激烈性抗争的一种相持不下的病理状态。

在缠绵状态下，病势有相对稳定和不稳定的病理过程。其一，虽有缠绵，但病势稳定；经正确治疗和调护，可向治愈方向演变，可视作疾病的一种结局。其二，疾病缠绵而病势又不稳定，且有反复发作，或持续加重，或治疗和护理不当，则病势日趋恶化，乃至死亡。所以应积极进行治疗，设法打破缠绵状态的病理僵局，争取疾病的痊愈或好转。

（四）后遗

后遗，又称后遗症，是指疾病的病理过程结束，或在恢复期后症状体征消失，病因的致病作用基本终止，只遗留原有疾病所造成的形态或功能的异常。后遗与缠绵不同，后遗症是病因、病理演变的终结，是疾病的一种转归。而缠绵则是疾病的迁延或慢性过程，为疾病的自然延续。

（五）复发

复发，又名复病、再发，是指即将痊愈或已经痊愈的疾病再度发作。

复发是疾病过程连续性的特殊表现形式，其特点是原有病变经过一段“静止期”后再度活跃，即机体内原有的病因尚未完全消除，在一定条件下重新发作。复发的病机是正气渐复但尚薄弱，邪气虽除而余邪未尽，邪正相争近乎停止，机体气血阴阳趋向正常。此时一旦出现损伤正气或助长邪气的条件，便易于打破邪正相安之势，于是邪势复盛而旧病复发。因此，积极彻底地治疗疾病和注意病后调养以培补正气，可以减少和防止疾病的复发。

引起疾病复发的常见诱因主要有以下四种：

1. 食复 食复，又名食劳复，指疾病愈后，脾胃尚虚，因饮食失节而导致疾病复发者。“热病热退之后，胃气尚虚，余邪未尽。先进清粥汤，次进浓粥汤，次进糜粥，亦须少少与之，切勿过食也。若纳谷太骤，则运化不及，余邪假食滞而复作也，名日食复”（《重订通俗伤寒论》）。

2. 劳复 劳复，指疾病初愈，余邪未清，因过度劳累而致疾病复发者。劳复一般分为劳力复、劳神复和房劳复三种。

劳力与劳神是指体力和脑力的过度操劳。有时在正常人看来是微不足道的劳动，但对疾病初愈者来说，却不堪忍受，这也属过度操劳。如伤寒瘥后，元气未复，余邪未清，稍加劳动，其热复作，即多语、梳头、洗面、更衣之类，皆能致复。所以疾病初愈之际，应当充分休息，以促进正气早日恢复，虽需辅以合理活动，以促进气血畅行，但须量力而为。

房劳复是指在病后余邪未尽，正气亏虚，又行房事，甚至房事过度，徒伤正气，使邪无所制而疾病复发。此又称为“房复”“色复”“交接劳复”“男（女）劳复”等。因房劳伤精，精亏则气血更虚，正气不支，可导致病势更为重笃，因而是劳复中之重证。所以中医学把节欲惜精，保养精气，作为病后调摄的一个重要原则。

3. 情志复 情志复，指疾病初愈，由于情志过激而致旧病复发。精神情志活动对疾病的发展与转归有很大影响。精神恬静而愉快，有利于气机的调畅和精气血津液的正常代谢，使正气旺盛，则能促进康复和预防，减少疾病复发。过度精神刺激，强烈或持久的情绪波动，则可引起气机紊乱和气血津液失常，脏腑功能失调使余邪再度致病，疾病易于复发。如伤寒瘥舌，因事触怒，相火暴发，因而余热复作者，称“怒复”，

4. 重感复 重感复，是指疾病初愈，余邪未尽，又复感新邪，而致旧病复发；病后正虚，易被邪侵，重感新邪，易于引起旧病复发。

此外，还有一种叫“自复”的复发形式，是指疾病初愈后，不因饮食、操劳、情志、感邪所诱发，而是无明确的诱因而自行复发者。多由余邪未尽，正气尚虚，无力抑邪，致使邪气暗长，而导致旧病复发。

第九章 养生与治则

生、老、病、死是生命发展的必然规律。医学的任务就是认识疾病的发展规律，据此确立正确的养生与防治原则，消灭疾病，保障人们身体健康和长寿。中医学在长期的发展过程中，形成了一整套比较完整的养生及防治理论，至今仍有重要的指导意义。

中医学认为，预防和治疗疾病是人们同疾病作斗争的两种不同手段和方法，两者是辩证统一的关系。在未发病之前，防是矛盾的主要方面。故提出“不治已病治未病”（《素问·四气调神大论》）。但既病之后，倡导及早治疗，防止疾病的发展与传变，在具体方法上又要分清疾病的主要矛盾和次要矛盾，注意先后缓急，做到防治结合。

第一节　养　　生

养生，又名摄生、道生、保生等，保养身体之谓。换言之，养生是指根据生命发展的规律，采取保养身体，减少疾病，增进健康，延年益寿等措施而进行的一种健身益寿活动。中医养生流派有静神、动形、固精、调气、食养及药饵之分。养生内容广泛，方法众多，而以调饮食、慎起居、适寒温和喜怒为其基本养生观点。

一、天年与衰老

（一）天年

“天年”，是我国古代对人之寿命提出的一个具有重要意义的命题。人的自然寿命谓之天年，亦即天赋之年寿。生命的年限，即机体从出生到死亡所经历的时间，称之为寿命。通常以年龄（指年代年龄，又称历法年龄）作为衡量寿命长短的尺度。人的生命是有一定限度的，个体寿命有长有短，但大都不会超过一个最长的限度，人类自然寿命的最高限度，称之为寿限。一般而言，人类的最高寿命不超过120岁。“上寿百二十，古今所同”（《养生论》）。

（二）衰老

1. 衰老的概念　衰，衰弱，衰退之谓。老，年纪大，与“少”相对。引申为衰，与“壮”相对。衰老，老而且衰之义，是指随着年龄的增长，机体各脏腑组织器官功能全面地逐渐降低的过程。

衰老与老年不能等同，衰老是生命的动态过程，而老年则是整个机体的一个年龄阶段。

2. 衰老的发生机理

（1）阴阳失调：人生之本，本于阴阳。阴阳是人寿命的根本。“阴平阳秘，精神乃治”“阴阳匀平，命日子人”，人体是一个阴阳运动协调平衡的统一体。人生历程就是人体内部以及人体与外界之间的阴阳运动平衡的过程。阴阳协调平衡与否，是决定寿命长短的关键。阴阳失调则机体即可招致各种致病因素的侵袭，从而疾病丛生，而现衰老。因此，掌握生命阴阳运动的规律，围绕燮理阴阳，进行养生，使其达到平衡协调，是推迟衰老，延年益寿的基本原则，是中医养生学理论的核心。中国的传统健身术和功法，都体现了这一思想，传统功法概括为虚实、刚柔、吸斥、动静、开合、起落、放收、进退八法。又如太极拳的虚中有实，实中有虚，刚柔相济，动静相兼，每个姿势和动作都体现了阴阳相反相成，协调平衡理论。总之，保持阴阳运动平衡状态是延年益寿的根本，调节阴阳，使人体内外阴阳平衡协调，则可抗衰防老。

（2）脏腑虚衰：人体是以五脏为中心的统一体。五脏阴阳是人体阴阳之根本，故五脏是人体生命的根本。五脏坚固，为长寿之根，而五脏皆虚，是衰老之本。

肾气虚衰：肾为先天之本，主藏精，真阴真阳寓于其中，为元气生生不息之地、阴阳化生之源泉、五脏六腑之本。肾气充盛，元气充足，阴平阳秘，生化不已，则精神健旺，形体强健，而肾气虚衰，元气不足，阴损阳耗，生化衰惫，人之衰老就会加速而来。

脾胃虚衰：脾胃为水谷之海，后天之本，气血生化之源，与肾同为五脏六腑之本。人以水谷为本，人体的生长发育，维持生命的一切物质，均赖脾胃以生。脾胃虚衰，化源不足，气血亏虚，元气不充，则体弱多病而早衰。故曰：脾胃为养生之本。调理脾胃为“养老之大要”。

心脏虚衰：心藏神而主血脉，为君主之官，五脏六腑之大主，生命活动的主宰。“主明则下安，以此养生则寿……主不明则十二官危，以此养生则殃”（《素问·灵兰秘典论》）。心旷神悦，气血充足，体强神旺，寿延年增。反之，“心动则五脏六腑皆摇”，心脏虚衰，气亏血少，体弱神疲，早衰减寿。

肝脏衰惫：肝主疏泄，调畅气机，主藏血而为血海。调节气机升降出入，为天地之体用，为百病之纲领，生死之枢机。肝气条达，气机调畅，内而脏腑，外而肌肉，纵横往来，气血周流，并行不悖。肝为气化之本，脏腑经络之气化，皆赖肝之气化以鼓舞。肝为五脏之贼，随着年龄增长，肝气日衰，肝血日虚，疏泄不利，则性情变异，百脉不定，鬓发憔焦，筋萎为痨，而不能终其寿。

肺脏衰弱：肺主气，司呼吸，为百脉之宗。人生以气为本，“人受天地之气，以化生性命”（《素问·病机气宜保命集》）。气贵运行不息，升降有常，为人体生命活动的根本及寿夭的关键。肺气虚衰，治节不行，则多病早衰而夭亡。

（3）精气衰竭：人身“三宝”——精、气、神，是养生的关键。精为生命活动的基础，人的四肢、九窍和内脏的活动以及人的精神思维意识活动，均以精气为源泉与动力。精化气，气生神，神御形。精是气、形、神的基础，亦是健康和长寿的根本。故曰：“善养生者，必宝其精，精盈则气盛，气盛则神全。神全则身健，身健则病少，神气坚强，老而宜壮，皆本乎精也”（《类经·摄生类》）。精贵充盈固秘，而难成易亏，故保精存精为寿命之本。

二、养生的基本原则

（一）顺应自然

人以天地之气生，四时之法成。人生于天地之间，依赖于自然而生存，也就必须受自然规律的支配和制约，即人与天地相参，与日月相应。这种天人相应或称天人合一学说，是中医效法自然，顺时养生的理论依据。顺应自然养生包括顺应四时调摄和昼夜晨昏调养。昼夜变化，比之于四时，所谓朝则为春，日中为夏，日入为秋，夜半为冬。白昼阳气主事，入夜阴气主事。四时与昼夜的阴阳变化，人亦应之。所以，生活起居，要顺应四时昼夜的变化，动静和宜，衣着适当，饮食调配合理，体现春夏养阳、秋冬养阴的原则。

（二）形神共养

形神合一，又称形与神俱，形神相因，是中医学的生命观。形者神之质，神者形之用；形为神之基，神为形之主；无形则神无以生，无神则形不可活。形与神俱，方能尽终天年。因此，养生只有做到形神共养，才能保持生命的健康长寿。所谓形神共养，是指不仅要注意形体的保养，而且还要注意精神的摄生，使形体强健，精力充沛，身体和精神得到协调发展，才能保持生命的健康长寿。

（三）保精护肾

保精护肾是指利用各种手段和方法来调养肾精，使精气充足，体健神旺，从而达到延年益寿的目的。精是构成人体和促进人体生长发育的基本物质，精气神是人身“三宝”，精化气，气生神，神御形，精是气形神的基础，为健康长寿的根本。精禀于先天，养于水谷而藏于五脏。五脏安和，精自得养。五脏之中，肾为先天，主藏精，故保精重在保养肾精。中医养生学强调节欲以保精，使精盈充盛，有利于心身健康。若纵情泄欲，则精液枯竭，真气耗散而未老先衰。节欲并非绝欲，乃房事有节之谓。保养肾精之法甚多，除节欲保精外，尚有运动保健、导引补肾、按摩益肾、食疗补肾和药物调养等。

（四）调养脾胃

脾胃为后天之本，气血生化之源，故脾胃强弱是决定人之寿夭的重要因素，“土气为万物之源，胃气为养生之主。胃强则强，胃弱则弱，有胃则生，无胃则死，是以养生家当以脾胃为先”（《景岳全书·脾胃》）。脾胃健旺，水谷精微化源充盛，则精气充足，脏腑功能强盛，神自健旺。脾胃为气机升降之枢纽，脾胃协调，可促进和调节机体新陈代谢，保证生命活动的正常进行。因此，中医养生学十分重视调养脾胃，通过饮食调节、药物调节、精神调节、针灸按摩、气功调节、起居劳逸等调摄，以达到健运脾胃，调养后天，延年益寿的目的。

第二节　预　　防

预防，就是采取一定的措施，防止疾病的发生和发展。《内经》称之为“治未病”。指出：“圣人不治已病治未病，不治已乱治未乱”（《素问·四气调神大论》）。可见古人早已认识到预防疾病，防患于未然的重要意义。所谓治未病包括未病先防和既病防变两个方面的内容，

一、未病先防

（一）未病先防的概念

未病先防是指在人体未发生疾病之前，采取各种措施，做好预防工作，以防止疾病的发生。这是中医学预防疾病思想最突出的体现。“是故已病而后治，所以为医家之法；未病而充治，所以明摄生之理”（《丹溪心法》）。未病先防旨在提高抗病能力，防止病邪侵袭。

（二）未病先防的方法

1. 调养身体，提高人体抗病能力

（1）调摄精神：精神情志活动是脏腑功能活动的体现。突然强烈的精神刺激，或反复、持续的刺激，可以使人体气机紊乱，气血阴阳失调而发病，而在疾病的过程中，情志变动又能使疾病恶化。因此，调养精神就成为养生的第一要务了。

中医摄生十分重视精神调养，要求人们做到“恬淡虚无”。“恬”是安静；“淡”是愉快；“虚”是虚怀若谷，虚已以待物；“无”足没有妄想和贪求，即具有较为高尚的情操，无私寡欲，情志舒畅，精神愉快，则人体的气机调畅，气血和平，正气旺盛，就可以减少疾病的发生。

（2）锻炼身体：“生命在于运动”。人体通过运动，可使气机调畅，气血流通，关节疏利，增强体质，提高抗病力。不仅可以减少疾病的发生，促进健康长寿，而且对某些慢性病也有一定的治疗作用。

（3）生活起居应有规律

①饮食有节：中医摄生学要求人们饮食要有节制，不可过饱或过饥，否则“饮食自倍，肠胃乃伤”（《素问·痹论》）。此外，饮食五味不可偏嗜，并应控制肥甘厚味的摄入，以免伤人。

②起居有常：起居有常是指起居要有一定的规律。中医非常重视起居作息的规律性，并要求人们要适应四时时令的变化，安排适宜的作息时间，以达到预防疾病，增进健康和长寿的目的。此外，养生还要注意劳逸结合，适当的体力劳动，可以使气血流通，促进身体健康。否则，过劳以耗伤气血，过逸又可使气血阻滞，而发生各种疾病。

③适应自然规律：自然界的四时气候变化，必然影响人体，使之发生相应的生理和病理

反应。只有掌握其规律，适应其变化，才能避免邪气的侵害，减少疾病的发生，中医学提出“法于阴阳”“和于术数”等摄生原则，以适应自然规律，保障人的健康。“法于阴阳”的“法”，即效法之意。“阴阳”，指自然界变化的规律。“和于术数”的“和”，为调和、协调之意。“术数，修身养性之法”（《类经·摄生类》）。

（4）药物预防及人工免疫：《素问·刺法论》中有“小金丹……服十粒，无疫干也”的记载，可见我国很早就已开始用药物预防疾病了。我国在16世纪就发明了人痘接种法预防天花，是人工免疫的先驱，为后世预防接种免疫学的发展开辟了道路。近年来随着中医药的发展，试用中药预防多种疾病收到了很好的效果。如板蓝根、大青叶预防流感、腮腺炎，马齿苋预防菌痢等，都是简便易行，用之有效的方法。

2. 防止病邪的侵袭　病邪是导致疾病发生的重要条件，故未病先防除了增强体质，提高正气的抗邪能力外，还要注意防止病邪的侵害。应讲究卫生，防止环境、水源和食物污染，对六淫、疫疠等应避其毒气。至于外伤和虫、兽伤，则要在日常生活和劳动中，留心防范。

二、既病防变

（一）既病防变的概念

所谓既病防变是指在疾病发生以后，应早期诊断、早期治疗，以防止疾病的发展与传变。

（二）既病防变的方法

1. 早期诊断　“病之始生浅，则易治；久而深入，则难治”（《医学源流论·防微论》）。疾病初期，病情轻浅，正气未衰，所以比较易治。倘若不及时治疗，病邪就会由表入里，病情加重，正气受到严重耗损，以至病情危重。因此既病之后，就要争取时间及早诊治，防止疾病由小到大，由轻到重，由局部到整体，防微杜渐，这是防治疾病的重要原则。所谓“见微知著，弥患于未萌，是为上工”（《医学心悟》）。

2. 防止传变　传变，亦称传化，是指脏腑组织病变的转移变化。“善医者，知病势之盛而必传也，预为之防，无使结聚，无使泛滥，无使并合，此上工治未病之说也”（《医学源流论·表里上下论》）。

3. 先安未受邪之地　既病防变，不仅要截断病邪的传变途径，而且又“务必先安未受邪之地”。

由于人体“五脏相通，移皆有次，五脏有病，则各传其所胜”（《素问·玉机真脏论》）。因而，主张根据其传变规律，实施预见性治疗，以控制其病理传变。如《金匮要略》中所说“见肝之病，知肝传脾，当先实脾”。因此，临床上治疗肝病时常配合健脾和胃之法，就是要先补脾胃，使脾气旺盛而不受邪，以防止肝病传脾。五脏之伤，穷必及肾。如在温热病发展过程中，由于热邪伤阴，胃阴受损的病人，病情进一步发展，则易耗伤肾阴。据此清代医家叶天士提出了“务在先安未受邪之地”的防治原则。在甘寒以养胃阴的方药中，加入“咸寒”以养肾阴的药物，从而防止肾阴耗伤。

第三节　治　　则

一、治则的概述

（一）治则的含义

治则是治疗疾病时所必须遵循的法则，又称“治之大则”。治则是在整体观念和辨证论治理论指导下，根据四诊（望、闻、问、切）所获得的客观资料，在对疾病进行全面的分析、综合与判断的基础上，而制订出来对临床立法、处方、遣药具有普遍指导意义的治疗规律。

（二）治则与治法的关系

治则是用以指导治疗方法的总则，而治法是在治则指导下制定的治疗疾病的具体方法，它从属于一定治疗原则。例如，各种疾病从邪正关系来说，不外乎邪正斗争、消长、盛衰的变化。因此，在治疗上，扶正祛邪就成为治疗的基本原则。在这一总的原则指导下，根据具体情况所采取的益气、养血、滋阴、补阳等方法，就是扶正的具体方法，而发汗、吐下等方法，则是祛邪的具体方法。

（三）治疗原则

中医学认为：“治病必求于本”（《素问·阴阳应象大论》）。本，本质、本原、根本、根源之谓。治病求本，就是在治疗疾病时，必须寻找出疾病的根本原因，抓住疾病的本质，并针对疾病的根本原因进行治疗。它是中医辨证论治的一个根本原则，也是中医治疗中最基本的原则。

阴平阳秘，精神乃治，阴阳乖戾，疾病乃起。阴阳失调是人体失去生理状态而发生病理变化的根本原因，治疗疾病就是要解决阴阳失调、偏胜偏衰的矛盾，使之重归于新的动态平衡。所以，治病求本，本者本于阴阳之谓，即治病必须追究疾病的根本原因，审察疾病的阴阳逆从，而确定治疗方法。阴阳失衡是疾病的根本矛盾。治本的基本原则就是调整阴阳，“谨察阴阳之所在而调之，以平为期”（《素问·至真要大论》）。

二、基本治则

（一）扶正祛邪

1. 扶正祛邪的概念

（1）扶正：扶正培补正气以愈病的治疗原则，就是使用扶助正气的药物或其他疗法，并配合适当的营养和功能锻炼等辅助方法，以增强体质，提高机体的抗病力，从而驱逐邪气，以达到战胜疾病，恢复健康的目的。

（2）祛邪：祛邪是消除病邪以愈病的治疗原则，就是利用驱除邪气的药物，或其他疗法，以祛除病邪，达到邪去正复，恢复健康的目的。所谓“实者泻之”就是这一原则的具体应用。

2. 扶正祛邪的应用　扶正和祛邪是相互联系的两个方面，扶正是为了祛邪，通过增强正气的方法，驱邪外出，从而恢复健康，即所谓“正盛邪自祛”。祛邪是为了扶正，消除致病因素的损害而达到保护正气，恢复健康的目的，即所谓：“邪去正自安”。扶正与祛邪是相辅相成的两个方面。因此运用扶正祛邪的治则时，要认真仔细分析正邪力量的对比情况，分清主次，决定扶正或祛邪，或决定扶正祛邪的先后。一般情况下，扶正用于虚证；祛邪用于实证；若属虚实错杂证，则应扶正祛邪并用，但这种兼顾并不是扶正与祛邪各半，乃是要分清虚实的主次缓急，以决定扶正祛邪的主次、先后。总之，应以“扶正不致留邪，祛邪不致伤正”为度。具体情况如下：

（1）扶正：扶正适用于以正虚为主，而邪不盛实的虚证。如气虚、阳虚证，宜采取补气、壮阳法治疗；阴虚、血虚证，宜采取滋阴、养血法治疗。

（2）祛邪：适用于以邪实为主，而正未虚衰的实证。临床上常用的汗法、吐法、下法、清热、利湿、消导、行气、活血等法，都是在这一原则指导下，根据邪气的不同情况制定的。

（3）先攻后补：即先祛邪后扶正。适用于虽然邪盛、正虚，但正气尚可耐攻，以邪气盛为主要矛盾，若兼顾扶正反会助邪的病证。如瘀血所致的崩漏证，因瘀血不去，出血不止，故应先活血化瘀，然后再进行补血。

（4）先补后攻：即先扶正后祛邪。适用于正虚邪实的虚实错杂证而正气虚衰不耐攻的情况。此时先祛邪更伤正气，必须先用补法扶正，使正气渐渐恢复到能承受攻伐时再攻其邪。如鼓胀病，当正气虚衰为主要矛盾，正气又不耐攻伐时，必须先扶正，待正气适当恢复，能耐受攻伐时再泻其邪，才不致发生意外事故。

（5）攻补兼施：即扶正与祛邪并用。适用于正虚邪实，但二者均不甚重的病证。具体运用时必须区别正虚邪实的主次关系，灵活运用。如以正虚为主要矛盾，单纯用补法又恋邪，单纯攻邪又易伤正，此时则应以扶正为主兼祛邪。如气虚感冒，则应以补气为主兼解表，如玉屏风散。若以邪实为主要矛盾，单攻邪又易伤正，单补正又易恋邪，此时治当以祛邪为主兼扶正。

（二）标本先后

1. 标本先后的概念　标即枝末、树梢，非根本之谓；本即草木之根本，根基。一般而言，从医患关系来说，病人为本，医生为标，即病为本，人为标；从邪正关系来说，人体的正气为本，致病的邪气为标；从病因与症状的关系来说，病因为本，症状为标；从疾病先后来说，旧病为本，新病为标，先病为本，后病为标；从疾病的部位来说，病在内在下为本，病在外在上为标；从现象和本质来说，本质为本，现象为标。可见，标本不是绝对的，而是相对的，有条件的。针对临床病证中标本主次的不同，而采取“急则治标，缓则治本”的法则，以达到治病求本的目的，此即所谓标本先后的基本治则。标本理论对于正确分析病情，辨别病证的主次、本末、轻重、缓急，予以正确的治疗，具有重要的指导意义。

2. 标本理论在治疗上的应用

（1）缓则治本：缓则治本的原则，一般适用于慢性疾病，或当病势向愈，正气已虚，邪尚未尽之际。如内伤病其来也渐，且脏腑之气血已衰，必待脏腑精气充足，人体正气才能逐渐恢复。因此，治宜缓图，不可速胜。故“治主以缓，治客以急”（《素问·标本病传论》）。

（2）急则治标：急则治标的原则，一般适用于卒病且病情非常严重，或疾病在发展过程中，出现危及生命的某些症候时。如治暴病不宜缓，初病邪未深入，当急治以祛其邪，邪去则正气不伤，病人易于恢复。故曰：“夫病痼疾，加以卒病，首当治其痼疾也”（《金匮要略》）。又如大失血病变，出血为标，出血之因为本，但其势危急，故常以止血治标为首务，待血止后再治出血之因以图本。此外，“先病而后生中满者治其标”“小大不利，治其标”（《素问·标本病传论》）。先病为本，后病为标，诸病皆先治本，惟独中满和小大不利两证先治其标。因中满之病，其邪在胃。胃为五脏六腑之大源，胃病中满，则药物和水谷之气，俱不能运行，而脏腑皆失其养，其病情更急，故当先治其标。名曰治标实则是治疗脏腑的大本，亦为治本。而大小不利者，因二便不通，病情危急，虽为标病，必先治之。但须注意，小大不利当是急证的大小便不通，如“关格”之类。若为一般病情，可酌情处理，不一定先治。

必须指出，所谓“急则治其标，缓则治其本”，不能绝对化。急的时候也未尝不需治本，如亡阳虚脱时，急用回阳救逆的方法，就是治本；大出血之后，气随血脱时，急用独参汤益气固脱也是治本。不论标本，急者先治是一条根本原则。同时，缓的时候也不是不可治标，脾虚气滞病人，用理气药兼治其标更有别于单纯补脾。

（3）标本同治：也就是标本兼顾。标本同治适用于标病和本病俱急之时。如痢疾患者，饮食不进是正气虚（本），下痢不止是邪气盛（标）。此时标本俱急，须以扶正药与清化湿热药同时并用，这就是标本同治。又如脾虚气滞病人，脾虚为本，气滞为标，既用人参、白术、茯苓、甘草等健脾益气以治本，又配伍木香、砂仁、陈皮等理气行滞以治标。标本兼治的原则，运用非常广泛，诸如补散并用之参苏饮，消补兼行之枳术丸，攻补兼施之增液承气汤等等。根据病情的需要，标本同治，不但并行不悖，更可相得益彰。

综上所述，一般来说，凡病势发展缓慢的，当从本治；发病急剧的，首先治标；标本俱急的，又当标本同治。总之，临床上必须以“动”的观点来处理疾病，善于抓住主要矛盾，借以确定治疗的先后缓急。故曰：“谨察间甚，以意调之。间者并行，甚则独行”（《素问·标本病传论》）。

（三）正治与反治

1. 正治

（1）概念：所谓正治，就是逆其证候性质而治的一种治疗法则，故又称“逆治”。正治是临床最常用的一种治疗法则。

（2）应用：适用于疾病的本质和现象相一致的病证。由于疾病的性质有寒热虚实之别，所以正治法就有寒者热之，热者寒之，虚者补之，实者泻之之分。

①寒者热之：是指寒性病变出现寒象，用温热药治疗，即以热治寒。如表寒证用辛温解表法，常用中药有麻黄、桂枝、细辛、防风等；里寒证用辛热温里法等，常用中药有肉桂、干姜、高良姜、小茴香等。

②热者寒之：是指热证现热象，要用寒凉的药物治疗。如表热证用辛凉解表法，常用中药有薄荷、桑叶、菊花、蝉蜕等，里热证用苦寒清热法，常用中药有栀子、黄连、龙胆草、苦参等。

③虚者补之：是指虚证见虚象，用补益的药物补其虚。如阳虚证用壮阳法，常用补阳药，如鹿茸、肉苁蓉、巴戟天等；阴虚证用滋阴法，常用滋阴药，如天冬、麦冬、南沙参、玉竹等。

④实者泻之：是指实证见实象，则用泻法，泻其邪。如食积之证用消导法，常用中药有山楂、神曲、麦芽、鸡内金等；水饮停聚证用逐水法，常用中药有茯苓、猪苓、泽泻、车前子等；血瘀证用活血化瘀法，常用中药有丹参、红花、益母草等；虫积证用驱虫法，常用中药有使君子、苦楝皮、南瓜子等。

2. 反治

（1）概念：所谓反治，是顺从疾病假象而治的一种治疗法则。即采用方药或措施的性质是顺从疾病的假象，与疾病的假象相一致，故又称“从治”。究其实质，是在治病求本法则指导下，针对疾病的本质而进行治疗的方法，故仍然是“治病求本”。

（2）应用：适用于疾病的征象与本质不完全一致的病证。用于临床，一般具有以下几种：

①热因热用：指用热性药物治疗具有假热症状的病证之法。适用于真寒假热证，即阴寒内盛，格阳于外，形成里真寒外假热的症候。治疗时针对疾病的本质，用热性药物治其真寒，真寒一去，假热也就随之消失了。这种方法对其假象来说就是以热治热的“热因热用”。

②寒因寒用：是指用寒性药物治疗具有假寒症状的病证之法。适用于里热炽盛，阳盛格阴的真热假寒证。如热厥证，因阳盛于内，格阴于外，只现四肢厥冷的外假寒症状，但壮热、口渴、便燥、尿赤等热证是疾病的本质，故用寒凉药治其真热，假寒自然就消失了。这种治法，对其假寒的症状来说，就是“以寒治寒”的反治法。

③塞因塞用：是用补益的药物治疗具有闭塞不通症状的病证之法。适用于因虚而致闭塞不通的真虚假实证。如脾胃虚弱，气机升降失司所致的脘腹胀满等症，治疗时应采取补脾益胃的方法，恢复脾升胃降之职，气机升降正常，脘腹胀满自除。这种以补开塞之法，就是塞因塞用。

④通因通用：是用通利的药物治疗具有实性通泄症状的病证之法。适用于真实假虚之候，如食积腹泻，治以消导泻下；瘀血所致的崩漏，治以活血化瘀等，这种以通治通的方法，就是通因通用。

（四）调整阴阳

1. 概念 所谓调整阴阳，是针对机体阴阳偏盛偏衰的变化，采取损其有余，补其不足的原则，使阴阳恢复于相对的平衡状态。从根本上讲，人体患病是阴阳间协调平衡遭到破坏，出现偏盛偏衰的结果：故调整阴阳，“以平为期”是中医治疗疾病的根本法则。

2. 应用

（1）损其有余：损其有余，又称损其偏盛，是指阴或阳的一方偏盛有余的病证，应当用“实则泻之”的方法来治疗。

①抑其阳盛：“阳盛则热”所致的实热证，应用清泻阳热，“治热以寒”的法则治疗。

②损其阴盛：对“阴盛则寒”所致的实寒证，应当温散阴寒，“治寒以热”，用“寒者热之”的法则治疗。

（2）补其不足：补其不足，是指对于阴阳偏衰的病证，采用“虚则补之”的方法予以治疗的原则。病有阴虚、阳虚、阴阳两虚之分，其治则有滋阴、补阳、阴阳双补之别。

①阳病治阴，阴病治阳：阳病治阴适于阴虚之证，阴病治阳适用于阳虚之候。“阴虚则热”所出现的虚热证，采用“阳病治阴”的原则，滋阴以制阳亢。“阳虚则寒”所出现的虚寒证，采用“阴病治阳”的原则，阴虚者补阴，阳虚者补阳，以平为期。

②阳中求阴，阴中求阳：根据阴阳互根的理论，临床上治疗阴虚证时，在滋阴剂中适当佐以补阳药，即所谓“阳中求阴”。治疗阳虚证时，在助阳剂中，适当佐以滋阴药，即谓“阴中求阳”。因阳得阴助而生化无穷，阴得阳升而泉源不竭。故临床上治疗血虚证时，在补血剂中常佐以补气药；治疗气虚证时，在补气剂中也常佐以补血药，如参归汤中即是在人参的基础上配伍当归，用于治疗心气不足、心血瘀滞所致的心悸、胸闷胸痛，甚则面唇、指甲青紫及气血两虚之心悸、失眠、健忘等。

③阴阳双补：由于阴阳是互根的，所以阴虚可累及阳，阳虚可累及阴，从而出现阴阳两虚的病证，治疗时当阴阳双补。由于阴阳是辨证的总纲，疾病的各种病理变化都可用阴阳失调加以概括。

（五）调和气血

1. 概念 人之生以气血为本，人之病无不伤及气血。所以，“治病之要诀，在明气血”（《医林改错》）。所谓调和气血，是根据气和血的不足及其各自功能的异常，以及气血互用的功能失常等病理变化，采取“有余泻之，不足补之”的原则，使气顺血和，气血协调。它是中医治疗疾病的重要原则，适于气血失调之候。

2. 应用 气属阳，血属阴。气血的生成与运行，又依赖于脏腑经络的正常生理活动，所以调和气血又须与燮理阴阳、调整脏腑密切结合起来。

（1）气病治则：祖国医学认为，气具有温煦、气化、推动、防御和固摄之功。气之为用，无所不至，一有不调，则无所不病。气有不调之处，即病本所在之处。故治疗时必以调气为要，而调气之法众多，如《读医随笔·升降出入论》所言：“气之亢于上者，抑而降之；陷于下者，升而举之；散于外者，敛而固之；结于内者，流而散之。”推而广之，则寒之、热之，乃至按摩、针灸、饮食等均属于调气之列。

气病之治则，概而言之，即：气虚则补，气滞则疏，气陷则升，气逆则降，气脱则固，气闭则开。

①气虚则补：气虚系指元气亏乏，脏腑功能衰退，抗病能力低下的病理变化。肺主一身之气，脾为后天之本，气血生化之源，故补气主要是补脾肺之气，而尤以培补中气为重，常用补气之品，如人参、党参、黄芪等。先天之精气，依赖于肾藏精气的生理功能，才能充分发挥先天之精气的生理效应。故气虚之极，又要从补肾入手。

气为血之帅，血为气之母，二者互根互用，故补气又常与补血相结合：气虚为阳虚之渐，阳虚为气虚之极，故在极度气虚时又当与补阳同用。

②气滞则疏：气滞即气机郁滞不畅。多因情志失调，或痰湿食积、瘀血等停聚于内，影响气的流通，导致局部或全身的气机不畅，从而引起某些脏腑、经络的功能障碍。故云："气血冲和，百病不生，一有拂郁，诸病生焉。故人生诸病，多生于郁。"（《丹溪心法》）因为人体的气机升降出入多与肝主疏泄、肺主宣降、脾主升清、胃主降浊，以及小肠大肠主泌别传导功能有关，故气滞多与肺、肝、脾、胃等脏腑功能失调有关。肝主疏泄，调畅气机，若肝失条达，气机郁结，郁则气滞。所以，气滞之病又以肝气郁滞为先。

疏气药如陈皮、木香、香附、川楝子等大多辛香而燥，大剂或久用能耗气、散气和消耗津液，对血虚、阴虚以及火旺等，均当慎用。

③气陷则升：气陷，即气虚升举无力，而反下陷，失于摄纳的一种病理变化。多因禀赋不足，或久病体虚，使脏器之维系、气液之统摄等受到损害，当升者不能升，当固者不能固，而导致各种气虚下陷之候。陷者举之，故气陷当用升气之法。升气之法主要用于中气下陷而见囟陷、胞睑下垂、脱肛、滑泄不止，以及冲任不固所至崩中漏下、带下、阴挺、胎动不安等，常用柴胡、葛根、升麻等中药及补中益气汤之剂。

④气逆则降：气逆是指气机升降失常，脏腑之气逆而上冲的病理变化。气逆多见于肺、胃、肝等脏腑。肺气逆则咳嗽胸闷；胃气逆则恶心嗳气；肝气逆则头痛而晕、胸胁胀满，甚则昏厥；肾气（冲气）逆则奔豚。气逆则降气，降气又称顺气，平气。气逆于上，以实为主，亦有虚者。降气法，适于实证，且宜暂用，不可久图。若因虚而逆者，补其虚而气自降，不得用降气之品。

⑤气脱则固：气脱是气的内守固摄作用过弱，而致气的外越散脱的一种病理变化。多因气虚至极而成。由于体内气血津液遭到严重损耗，以致脏腑的功能衰竭，阴阳失其相互为根之常，因而有脱绝危亡之险。脱有缓急，故临床上有虚脱和暴脱之分。凡汗出亡阳、精滑不禁、泻痢不止、大便不固、小便自遗、久嗽亡津者，属于气脱。虚者补之，涩可固脱。故气脱者每于补气固本之中加入收涩之品，以补而涩之。若属暴脱者，固涩无效，应当补阳助阴，使阴固阳潜。固涩法常与补法同用，又据证之寒热而与温法或清法同用。因气属阳，故气脱之治，多温补与固涩同用。

⑥气闭则开：气闭是由于浊邪外阻，或因气郁之极，甚至气的外出亦为所阻，从而出现突然闭厥的病理变化。临床上以突然昏倒，不省人事，或伴有四肢厥冷为主要特征。闭则宣开，因清窍闭塞而昏厥，故又称开窍。开窍有温开、凉开之分，如常用温开之剂苏合香丸、

凉开之剂安宫牛黄丸。气闭有虚实之分，实则邪未减而正未衰，治当开其闭；而虚则为内闭外脱之候，当予以补气养血，回阳固脱之品。切勿但见气机闭塞，不分虚实，一律用辛香走窜、通关开窍之药，以避免犯虚虚实实之弊。

（2）血病治则：血为水谷之精华，出于中焦，生于脾，宣于肺，统于心，藏于肝，化精于肾，功司濡养、滋润，调和五脏，洒陈六腑，维持着生命活动的正常进行，临床上，血之为病，证有血虚、血瘀、出血、血寒、血热之分。其治疗则有补、行、止、温、凉之异。

①血虚则补：血虚是指血液不足或血的濡养功能减退的一种病理变化。心主血，肝藏血，脾生血统血，肾精可化而为血，所以血虚多与心肝脾肾有密切关系。气为阳，血为阴，气能生血，血能载气，根据阳生阴长的理论，血虚之重证，于补血方内常配入补气药物，如人参、党参、黄芪等可收补气生血之效。血虚与阴虚常常互为因果，故对血虚而兼有阴虚者常配伍补阴之品，如麦冬、玉竹、女贞子等，以加强其作用。

补血药多滋腻，可妨碍消化，故对湿滞中焦、脘腹胀满、食少便溏者慎用。如必须应用，则应与健脾和胃药同用，如白术、陈皮等，以免助湿碍脾，影响脾胃之健运。

②血脱则固：下血不止，崩中漏下，诸大出血，皆属血脱，用涩以固脱。凡脱则散而不收，故用酸涩温平之品，以敛其耗伤。凡治血脱者，于止涩药中加入气药。如，大失血又当用固脱益气之法。气能行血，血能载气，所以血脱必然导致气脱，即气随血脱，并非单纯的血脱，甚则阴竭阳脱，出现亡阳亡阴之危候。

③血瘀则行：血瘀是指血液运行迟缓和不流畅的病理状态。“血实者宜决之”（《素问·阴阳应象大论》）。瘀者行之，总以祛瘀为要。祛瘀又称消瘀，在具体运用活血化瘀法时，应注意以下原则：

辨证精确：运用活血化瘀法，除正确地掌握瘀血的诊断指征外，还必须分清其病位之表里脏腑经络、病性之寒热、病势之或虚或实，方能收到预期效果。如活血化瘀虽是治瘀血证的总则，但瘀血有轻重缓急之分。故活血化瘀又有“和血行瘀”“活血化瘀”“破血逐瘀”之别。一般来说，应根据瘀血程度的轻重，分别按和血行瘀、活血化瘀、破血逐瘀三法之序，先轻后重。切勿不分轻重，动辄破瘀攻逐，虽能取快于一时，但瘀去而正伤。

掌握药性：活血化瘀疗法的作用是通过具有活血化瘀功效的药物和方剂来体现的。因此，必须掌握药物的特性。其一，寒者热之，热者寒之，是中医治病的基本原则，血瘀之因有寒热之分。“血受寒则凝结成块”“血受热则煎熬成块”（《医林改错》）。因此，要根据药物之寒热温凉分别选用。其二，活血化瘀药物除具有通行血脉、调畅血气、祛除瘀滞的共同功效外，每味药还可兼有行气、养血、凉血、止血、消癥、通络、利水、疗伤、消痈等不同作用。其三，某些活血化瘀药物，对疾病或病变部位具有敏感性。如消癥除痞之三棱、莪术、阿魏，治疗肿块之黄药子、刘寄奴，瘀血在上部用川芎，下部用牛膝，瘀血入心用郁金，在肝用泽兰等等。掌握这些药性，选药组方可恰到好处。

④血寒则温：血寒是指寒邪侵袭经络，气血流行不畅，或素体阳虚，虚寒内生，而致气血凝滞而言，以寒痛为其临床特征。以温经散寒药通经活络，与行血之品相配伍。

⑤血热则凉：血热是脏腑火热炽盛，热迫血分，或外感温热邪气侵入血分的一种病理变化，以出血和热象为临床特征。热者寒之，故血热多选用清热凉血和凉血止血之品治之。血

得寒则凝，得温则行，所以应用凉血止血和清热凉血等寒凉药物，要中病即止，不可过剂。出血而有明显瘀滞者，不宜一味大剂寒凉止血，必要时配合活血行血药，如常用川芎、乳香、没药等，旨在避免留瘀之患。热盛必伤阴，除配伍有养阴作用的清热凉血和凉血止血之品外，亦可加入养阴之药。

⑥出血则止：凡血液不循常道，上溢于口鼻，下出于二阴，或溢于肌肤者，统称为出血。出血宜止血。正确地运用止血法，必须注意以下几点：

分清出血的原因和性质：出血的原因大多与火和气有关。“血动之由，惟火惟气耳”（《景岳全书·血证》）。气为血帅，血随气行，或火旺而气逆血溢，或寒凝而气滞血瘀，亦有气虚夹寒者，但出血以属热者为多。此外，内有瘀血，血脉阻滞，流行不畅，导致血不循经，亦可发生出血。出血之病机以气为主，贯通寒热虚实。

（3）气血同病治则：气非血不和，血非气不运，气属阳，血属阴，一阴一阳，互相维系。由于气血之间的关系非常密切，生理上相互依存，病理上常相互影响，终致气血同病。气对血有温煦、化生、推动、统摄作用。气虚无以生化必致血虚，推动、温煦之功减弱必致血瘀，统摄无权必致出血，气滞则血因之而瘀，气机逆乱则血亦随之而上逆或下陷。此为气病及血。同样，血病亦可及气，如血虚无以载气，则血亦随之而少，血瘀则气亦随之而滞，血脱则气无所附，必随之脱逸，乃至亡阴、亡阳之危候。

气血关系失调，常常表现为气血同病，故治疗则应调整两者之间的关系，从而使气血关系恢复正常状态。

①气病治血：气血互相维附，气虚则血弱，气滞则血瘀，气陷则血下，气逆则血乱，气温而血滑，气寒而血凝。气病则血随之亦病。故曰：“气为血之帅，血为气之母，气即病矣，则血不得独行，故亦从而病焉。是以治气药中必兼理血之药”（《医家四要》）。这就是气病治血的理论依据。总之，治气不治血，非其治也。气虚宜“精中求气”，气郁宜兼顾其耗阴血滞，气逆宜求于气血冲和。这是治疗气病的重要原则。

②血病治气：气病血必病，血病气必伤，气血两者，和则俱和，病则同病，但“气为主，血为辅，气为重，血为轻”（《医学真传·气血》）。所以“气血俱要，而补气在补血之先，阴阳并需，而养阳在滋阴之上”（《医宗必读·水火阴阳论》）。此虽指治疗虚证而言，实为治，血之准则，一言以蔽之，治血必治气，气机调畅，血病始能痊愈。

血虚者，补其气而血自生。血虚补气之法，以健脾益气、温养心气、补益肾气为主。因为脾能健运，化源充足，血脉充盈，心生血，水谷精气赖心阳之温煦，才能变化而赤为血。

肾阳为一身诸阳之本，肾精赖真火之蒸化方能化而为血。血滞者，行其气而血自调。气有一息之不运，则血有一息之不行。气行则血行，气滞则血瘀，血瘀气亦滞。故治疗血瘀必须重视调气。因气虚、气滞均可致瘀，且血之运行与心、肺、肝、脾等有密切关系。所谓调气又有疏肝理气、宣畅肺气、温通心气和补益元气之分，其中尤以调肝气为最。

（六）调整脏腑

1. 概念 人体是一个有机的整体，脏与脏、脏与腑、腑与腑之间，生理上相互协调，相互为用，在病理上也相互影响。一脏有病可影响他脏，他脏有病也可影响本脏。因此，调整脏腑就是在治疗脏腑病变时，既要考虑一脏一腑之阴阳气血失调，更要注意调整各脏腑之间的关系，使之重新恢复平衡状态。这是调整脏腑的基本原则。

2. 应用

（1）调整脏腑的阴阳气血：脏腑是人体生命活动的中心，脏腑阴阳气血是人体生命活动的根本，脏腑的阴阳气血失调是脏腑病理改变的基础。因此，调整脏腑阴阳气血是调整脏腑的基本原则。

脏腑的生理功能不一，其阴阳气血失调的病理变化也不尽一致。因此，应根据脏腑病理变化，或虚或实，或寒或热，予以虚则补之，实则泻之，寒者热之，热者寒之。如肝主疏泄，藏血，以血为体，以气为用，性主升发，宜条达舒畅，其病理特点为肝气肝阳常有余，肝阴肝血常不足。肝用太强，气郁化火，血虚生热生风等，其病变主要有气和血两个方面，气有气郁、气逆，血有血虚、血瘀等。故治疗肝病重在调气、补血、和血，结合病因予以清肝、滋肝、镇肝等。

（2）顺应脏腑的生理特性：五脏藏精气而不泻，六腑传化物而不藏。脏腑的阴阳五行属性、气机升降出入规律、四时通应，以及喜恶在志等生理特性不同，故调整脏腑需顺应脏腑之特性而治。如脾胃属土，脾为阴土，阳气乃损；胃为阳土，阴气乃伤。脾喜燥恶湿，胃喜润恶燥。脾气主升，以升为顺，胃气主降，以降为和。故治脾常宜甘温之剂以助其升运，而慎用阴寒之品以免助湿伤阳。治胃常用甘寒之剂以通降，而慎用温燥之品以免伤其阴。

（3）协调脏腑之间的关系：

①根据五行生克制化规律调节：根据五行相生规律调节：其治则主要有“补母”与“泻子”两个方面。滋水涵木、培土生金、益火补土、生金资水等从属于“虚则补其母”；肝实泻心、心实泻胃等从属于“实则泻其子”。

根据五行相克规律调节：其治则主要有抑强和扶弱两个方面。如木火刑金者，采用佐金平木法来泻肝清肺，此属抑强；肝虚影响脾胃，此为木不疏土，治以和肝健脾，以加强双方之功能，此为扶弱。至于抑木扶土、泻南补北等，属于二者兼施，而有主次之别。

根据五行制化规律调节：五行之间生中有克，克中有生，相互生化，相互制约，循环不息。因此，根据五行调节机制对脏腑功能进行调整，不仅要补母泻子，抑强扶弱，调整相关两脏的关系，而且更要将两者结合起来，调整相关三脏之间的关系，如木克土，土生金，金克木，既要抑木扶土，又要培土生金，佐金平木，使之亦制亦化，协调平衡。

②根据五脏互藏理论调节：五行互藏，五行配五脏，而五脏互藏。一脏统五脏，五脏统一脏。人体任何生理功能既受五脏共同调节，又有主从之分。就呼吸功能而言，肺主呼吸，但肺主出气，肾主纳气，肝调畅气机，使之升降相宜，脾主运化水谷精微，参与生成宗气；心主血脉而藏神，血为气母，心血给气以营养，心神又为呼吸调节之主宰。故五脏均参与呼吸的调节，其中尤以肺脾肾为要。所以，呼吸功能失调，常重在调治肺脾肾三脏。

③根据脏腑相合关系调节：人体脏与腑的配合，体现了阴阳、表里相输应的关系。脏行气于腑，腑输精于脏。生理上彼此协调，病理上又相互影响，互相传变。因此，治疗脏腑病变，除了直接治疗本脏本腑之外，还可以根据脏腑相合理论，或脏病治腑，或腑病治脏，或脏腑同治。

脏病治腑：如心合小肠，心火上炎之证，可以直泻心火，而通利小肠，导心经之热从下而出，则心火自降。它如肝实泻胆、脾实泻胃等，此即治脏先治腑之谓。

腑病治脏：如肾合膀胱，膀胱气化功能失常，水液代谢障碍，治肾即所以治膀胱。大便秘结，腑气不通，则肺气壅塞。而宜降病气，亦可使腑气得顺，大便自通。

脏腑同治：脏腑病变，虽可脏病治腑，腑病治脏，但临床上多脏腑同治。如脾与胃，纳运相得，燥湿相济，升降相因，故脾病必及胃，胃病必累脾。所以，临床上常脾胃同治。

实则泻腑，虚则补脏：六腑传化物而不藏，以通为用，以降为和，五脏藏精气而不泻，以藏为贵。五脏六腑皆可表现为实证，实则泻之。不仅六腑之实泻腑以逐邪，如阳明腑实证之胃肠热结，用承气以荡涤胃肠之实热。而五脏之实亦借泻腑以祛邪，如肝经湿热，可借清泄肠道，渗利小便，使湿热从二便而出。五脏之虚自当虚则补之，六腑虚亦可借补脏以扶正。如膀胱气化无权而小便频多，甚则遗溺，多从补肾固摄而治。小肠泌别清浊功能低下，多从脾肾治之等。

（七）因时、因地、因人制宜

疾病的发生、发展与转归，受多方面因素的影响。如气候变化、地理环境、个体的体质差异等，均对疾病有一定的影响。因此治疗疾病时，必须把这些因素考虑进去，根据具体情况具体分析，区别对待，以采取适宜的治疗方法。

1. 因时制宜

（1）概念：四时气候的变化，对人体的生理功能、病理变化均产生一定的影响。根据不同季节气候的特点，来考虑治疗用药的原则，就是因时制宜。

（2）应用：一年四季，有寒热温凉的变迁，所以治病时，要考虑当时的气候条件。例如：春夏季节，气候由温渐热，阳气升发，人体腠理疏松开泄，即使外感风寒，也应注意慎用麻黄、桂枝等发汗力强的辛温发散之品，以免开泄太过，耗伤气阴；而秋冬季节，气候由凉变寒，阴盛阳衰，人体腠理致密，阳气潜藏于内，此时若病热证，也当慎用石膏、薄荷等寒凉之品，以防苦寒伤阳。故曰："用温远温，用热远热，用凉远凉，用寒远寒"（《素问·六元正纪大论》）。所谓"用温远温"，"远"，避之谓，前者之"温"指药物之温，后者之"温"指气候之温就是说用温性药时，当避其气候之温。余者与此同义。

2. 因地制宜

（1）概念：根据不同地理环境特点，来考虑治疗用药的原则，就叫因地制宜。

（2）应用：不同的地理环境，由于气候条件及生活习惯不同，人的生理活动和病变特点也有区别，所以治疗用药亦应有所差异：如我国西北地区，地势高而寒冷，其病多寒，治宜辛温；东南地区，地势低而温热，其病多热，治宜苦寒，说明地区不同，患病亦异，而治法亦当有别。即使相同的病证，治疗用药亦当考虑不同地区的特点，例如，用麻黄、桂枝治疗外感风寒证，在西北严寒地区，药量可以稍重，而在东南温热地区，药量就应稍轻。此外，某些地区还有地方病，治疗时也应加以注意。

3. 因人制宜

（1）概念：根据病人年龄、性别、体质、生活习惯等不同特点，来考虑治疗用药的原则，叫做因人制宜。

（2）应用：在治疗时不能孤立地看待疾病，而要看到病人的整体情况。如：

①年龄：年龄不同，生理机能及病变特点亦不同，老年人气血衰少，机能减退，患病多虚证或正虚邪实，治疗时，虚证宜补，而邪实须攻者亦应注意配方用药，以免损伤正气。小儿生机旺盛，但气血未亢，脏腑娇嫩，且婴幼儿生活不能自理，多病饥饱不匀，寒温失调，故治疗小儿当慎用峻剂和补剂。一般用药剂量，亦必须根据年龄加以区别。

②性别：男女性别不同，各有其生理特点，特别是对妇女有经期、怀孕、产后等情况，治疗用药尤须加以考虑。如妊娠期，禁用或慎用峻下、破血、滑利、走窜伤胎或有毒药物。产后又应考虑气血亏虚及恶露情况等。

③体质：在体质方面，由于每个人的先天禀赋和后天调养不同，个体素质不仅有强弱之分，而且还有偏寒偏热以及素有某种慢性疾病等不同情况，所以虽患同一疾病，治疗用药亦当有所区别。如，阳旺之躯慎用温热，阴盛之体慎用寒凉。其他如患者的职业、工作条件等也与某些疾病的发生有关，在诊治时也应该注意。

因时、因地、因人制宜的治疗原则，充分体现了中医治疗疾病的整体观念和辨证论治在实际应用上的原则性和灵活性。必须全面地看问题，具体情况具体分析。

第二部分　中医诊法概要

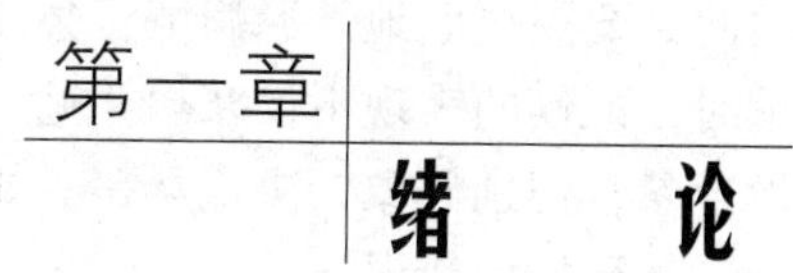

第一章　绪论

一、诊法的概念

诊法，是中医诊察、收集病情资料的基本方法。主要包括望、闻、问、切四种诊察手段，简称“四诊”。

望诊是医生运用视觉，观察患者的神、色、形、态，舌象、头面、五官、四肢、皮肤以及排泄物等的变化，以了解病情、诊察疾病的方法。

闻诊是医生运用听觉，辨别病人的语言、呼吸、咳嗽等声音，以及通过嗅觉分辨患者身体发出的异常气味、排泄物的气味，从而获得病情资料的方法。

问诊是医生通过询问患者的自觉症状、既往病史、生活习惯等，从而了解疾病发生发展、诊疗经过等情况的诊察方法。

切诊是医生用手触按患者的脉搏和肌肤、手足、胸腹、腧穴等部位，以获取病人的脉象及其他有关体征的诊察方法。

通过四诊收集到的病情资料主要包括症状、体征和病史。“症状”是患者主观感觉到的痛苦和不适，如头晕、心悸、胸闷、腹胀等。“体征”是医生通过检查患者所发现的客观征象，如面色萎黄、咽喉红肿、舌质红苔黄腻、脉沉迟等。症状和体征又可统称症状，简称“症”，是医生通过四诊获得的最有价值的病情资料，是中医判断病种、辨别证型的主要依据。

二、中医诊断疾病的原则

疾病诊断的过程，是一个认识的过程，只有对疾病有所认识，才能对疾病进行防治。要正确的认识疾病，必须遵循三大原则。

（一）整体审察

中医学整体观念认为，人体是一个有机整体，内在脏腑与外在形体官窍是密切联系协调统一的；同时，人体又受到外界自然环境和社会环境的影响。人体一旦发生病变，局部可以影响全身，全身病变也可反映于某一局部；外部有病可以内传入里，内脏有病也可以反映于外；精神刺激可以影响脏腑功能活动，脏腑有病也可以造成精神活动的异常。同时，疾病的发展也与气候及外在环境密切相关。因此，在诊察疾病时，既重视患者整体的病理联系，同时，还要把患者所处的外在环境结合起来加以审察，才能做出正确诊断。

（二）四诊合参

望、闻、问、切四诊是从不同的角度去诊察病症，它们所搜集到的病情资料各有侧重，相互补充，而不能彼此取代。因此，要想全面地掌握病情，必须四诊合参。此外，疾病过程是复杂多变的，尤其在病情危重时，证候的表现不仅寒热并见、虚实错杂，而且还会出现假象，使脉症不一，这就需要四诊合参，识别假象，决定从舍。如果四诊不全，就得不到全面详细的病情资料，辨证就欠准确，甚至发生错误。

（三）病证结合

在中医学中，“病”和“证”是密切相关的两个概念。病是对疾病全过程的特点和变化规律的概括；证是对疾病发展过程中某一阶段患者所表现出一的系列症状进行分析、归纳、综合，所得出的有关病因、病性、病位等各方面情况的综合概括。病注重整个疾病的基本病理变化，证着眼于疾病某一阶段的病理变化。辨病，有利于从全过程、特征性上认识疾病的本质，注重疾病的基本矛盾；辨证则有利于认识疾病当前阶段的病位与病性，注重疾病当前阶段的主要矛盾。由于病和证是从不同的侧重面来反映疾病的本质，所以，中医学强调“辨病”和“辨证”要相结合，才能全面地认识疾病的本质。

临床诊治疾病时，是先辨病再辨证，还是先辨证再辨病，可视具体情况而定。如果通过辨病先确定了病种，就可依据该病的一般演变规律提示常见的证型，以及基本病理特点，同时也可判断病情的轻重、缓急与转归。而当疾病的特征性反应不充分时，可先辨证，确立疾病当前阶段的病理本质，给予患者及时、有效的治疗，然后再通过病情的发展变化，发现疾病的本质，从而明确疾病的诊断。

第二章　望　诊

望诊，是医生运用视觉观察患者全身和局部的表现，以及舌象、排出物等，以收集病情资料的基本方法。

人体是一个有机的整体，内在脏腑和外在形体官窍、四肢百骸通过经络密切相连，内在脏腑经络、气血津液等病理变化，必然会通过经络传导反映于体表或影响相应的形体官窍。因此，观察人体外部的各种表现及其变化，便可测知内在脏腑功能强弱及气血阴阳盛衰。正如《灵枢·本脏》所云："视其外应，以知其内脏，则知所病矣。"

望诊的内容主要包括：望神、望色、望形态、望头面五官、望躯体、望皮肤、望排出物、望小儿食指络脉和望舌等。

望诊时，应注意以下几个方面：一是光线充足，应在充足的自然光下进行望诊，避开有色光。二是诊室温度适宜，只有当诊室温度适宜时，病人的皮肤、肌肉自然放松，气血运行畅通，疾病的征象才可能真实地显露出来。三是充分暴露受检部位，以便完整、细致地观察到需要观察的各个方面。

第一节　全身望诊

全身望诊，又称整体望诊，指医生通过观察患者神、色、形、态等全身情况的变化，以了解病情的方法。

一、望神

（一）望神的概念

神有广义和狭义之分，广义的神，是指整个人体生命活动的外在表现；狭义的神指人的意识、思维、精神、情感活动。望神，是指通过观察人体生命活动的整体表现来判断病情的方法，应包括这两方面的内容。

神是以精气为物质基础，望神可以了解脏腑精气的盛衰以及病情的轻重和预后。神作为生命活动现象的高度概括，通过多方面表现综合反映出来，如精神表情、意识思维、面色眼神、语言呼吸、动作体态、舌苔脉象等。其中尤以神情、眼神、气色和体态方面的表现作为观察的重点。

（二）神的表现

临床根据神的旺衰，将神的表现概括为得神、少神、失神、假神四种；把以精神失常、意识错乱为表现的疾病，称之为神乱。

1. 神气旺衰 得神、少神、失神、假神的临床表现（表2-2-1）。

表2-2-1 得神、少神、失神、假神的基本内容

类型	含义	临床表现	临床意义
得神	即有神。是精充气足神旺的表现	神志清楚，言语清晰；面色荣润，表情自然；目光明亮，精彩内含；动作灵活，反应灵敏；肌肉不削，体态自如；呼吸平稳	是精气充足，体健神旺的表现。若病说明脏腑精气未伤，主病轻浅，预后良好
少神	又称神气不足。是精气不足、神气不旺的表现	精神不振，两目乏神，面色少华，肌肉松软，倦怠乏力，少气懒言，动作迟缓等	正气不足，精气轻度损伤，脏腑功能减弱。常见于体弱者，或轻病，或病后恢复期
失神	正虚失神，是精亏、神衰的表现	精神萎靡，意识模糊，言语低微，或郑声；面色晦暗，表情淡漠；目无精彩，眼神呆滞；肌肉瘦削，动作艰难；呼吸微弱，或喘促无力	脏腑精气衰竭，预后不良。多见于久病重病之人
	邪盛失神，是邪盛扰神的表现	壮热、神昏谵语或昏聩不语，躁扰不宁；或猝然昏倒，双手握固，牙关紧闭等	邪气亢盛，扰乱神明；或肝风夹痰，上蒙清窍所致。皆属病情危重
假神	久病、重病患者，精气本已衰竭，却突然出现精神等暂时“好转”的假象。古人比作“回光返照”“残灯复明”	本已神志不清，却突然精神转佳，神志清楚，言语不休，想见亲人；本已目光晦暗，却突然转亮；本已面色枯槁，却突然颧红如妆；本无食欲或久不能食，却突然食欲增加等	脏腑精气衰竭，正气将绝，阴不敛阳，虚阳外越，阴阳即将离决。多见于临终之前

2. 神乱 指精神意识失常的表现。临床常表现为焦虑恐惧、淡漠痴呆、狂躁妄动、猝然昏仆等，多见于脏躁、癫、狂、痫等疾病（表2-2-2）。

表2-2-2 神乱的基本内容

主病	临床表现	病机
脏躁	焦虑不安，心悸不宁；或恐惧胆怯，不敢独处	心胆气虚，心神失养
癫病	神识痴呆，表情淡漠，喃喃自语，哭笑无常	情志内伤，气郁痰凝，蒙闭心神；或先天不足，脑神虚损
狂病	狂妄躁动，呼笑怒骂，打人毁物，不避亲疏，甚则登高而歌，弃衣而走，妄行不休	气郁化火，灼津为痰，痰火扰乱神明
痫病	猝然昏倒，四肢抽搐，口吐涎沫，口出异声，醒后如常	肝风夹痰，上蒙清窍

（三）望神的注意事项

临证望神，除了对各种神气的表现进行认真观察外，还应注意以下事项。

1. 做到一会即觉　患者神的表现往往在无意之时流露最真，所以，医生要重视初接触病人时的第一印象，做到静心凝神，以神会神，一会即觉。

2. 做到神形合参　神为形之主，形为神之舍。一般情况下，体健则神旺，体弱则神衰。但若神形表现不一时，必须神形合参，才不致误诊。如久病形羸色败，虽神志清醒，亦属失神；新病昏迷狂躁，则虽形体丰满，亦非佳兆。

3. 抓住关键症状和体征　有些症状和体征对判断失神具有决定性意义，如神昏谵语、目光呆滞、骨枯肉脱等。这些症状一旦出现，多为病重失神之象。

二、望面色

望面色是医生通过观察患者面部的颜色和光泽以诊察疾病的方法。颜色是指色调，可反映气血的盛衰和运行情况，以及疾病的不同性质和不同脏腑的病变；光泽是指明亮度，可反映脏腑精气的盛衰。

望面色要注意识别常色与病色。

（一）常色

是人体健康时面部皮肤的色泽。特点是：明润含蓄。说明人体精气充盛，脏腑功能正常。我国正常人的面色是红黄隐隐，明润含蓄。常色又有主色和客色之分。

1. 主色　是指与生俱来、一生基本不变的肤色，属个体肤色特征。由于民族、禀赋等不同，肤色可有偏青、偏赤、偏黄、偏白、偏黑的个体差异。

2. 客色　是指因季节、气候、昼夜等外界因素的变动而发生的面色改变。如春季面色稍青，夏季面色稍赤，长夏面色稍黄，秋季面色稍白，冬季面色稍黑。

（二）病色

是指人体在疾病状态时面部的色泽。特点是：晦暗枯槁，或暴露浮显。病色又有善色、恶色之分。

1. 善色　凡五色明亮润泽者，称为善色，虽病而脏腑精气未衰，胃气尚能上荣于面。多见于新病、病轻易治，预后良好。

2. 恶色　凡五色晦暗枯槁者，称为恶色，说明脏腑精气衰败，胃气不能上荣于面。多见于久病、病重难治，预后较差。

（三）五色主病

临床病理性面色变化主要有青、赤、黄、白、黑五种，分别提示不同脏腑的病变和不同性质的疾病。兹分述如下。

1. 青色（表2－2－3）

表2－2－3　青色主病

主　病	形成机理	辨　证	
		面　色	所主病证
寒证 疼痛 血瘀 气滞 惊风	寒凝、气滞、疼痛、血瘀、热盛动风等，致脉络瘀滞、血行不畅	面色淡青或青黑	阴寒内盛，疼痛剧烈
		面色青灰，口唇青紫、肢冷脉微	心阳不振、心脉痹阻的胸痹、真心痛
		久病面色、口唇青紫	心气、心阳虚衰，心血瘀阻；或肺气郁闭，呼吸不利
		小儿高热，眉间、鼻柱、唇周色青	惊风，或惊风先兆

2. 赤色（表2－2－4）

表2－2－4　赤色主病

主　病	形成机理	辨　证	
		面　色	所主病证
热证，亦可见于真寒假热的戴阳证	热迫血行，面部脉络扩张充盈所致	满面通红	外感发热或脏腑火热炽盛的实热证
		午后两颧潮红	阴虚阳亢、虚火上炎的虚热证
		久病、重病，面色苍白，却时而颧赤泛红如妆、游移不定	久病阳气虚衰、虚阳浮越的戴阳证

3. 黄色（表2－2－5）

表2－2－5　黄色主病

主　病	形成机理	辨　证	
		面　色	所主病证
脾虚或湿证	脾虚失运，气血乏源，无以上荣于面；或湿邪内蕴，脾失健运	面色黄而枯槁者，称萎黄	脾胃气虚，气血不足
		面色黄而虚浮者，称黄胖	脾气虚弱，水湿泛溢
		黄而鲜明如橘皮色的阳黄黄疸	湿热熏蒸
		黄而晦暗如烟熏的阴黄黄疸	寒湿郁阻

4. 白色（表2－2－6）

表2－2－6　白色主病

主　病	形成机理	辨　证	
		面　色	所主病证
气血不足 寒证 失血 夺气	气血亏虚，或失血、夺气，气血不能上荣于面；或寒邪凝滞，脉络收缩，血行迟滞；或阳气不足，温运无力，血行迟缓	面色淡白无华，伴唇、舌色淡者	气血不足，或失血
		面色㿠白，伴畏寒、肢冷	阳气不足的虚寒证
		面色㿠白虚浮	阳虚水泛
		面色苍白，伴大出血	血脱
		面色苍白，伴四肢厥冷，冷汗淋漓等	阳气暴脱之亡阳证
		面色苍白，形寒肢冷	阴寒凝滞、血行不畅之实寒证

5. 黑色（表2－2－7）

表2－2－7 黑色主病

主 病	形成机理	辨 证	
		面 色	所主病证
肾虚、寒证、水饮、疼痛、血瘀	寒凝、疼痛、水饮、血瘀皆可致脉络瘀阻，血行不畅	面黑黯淡	肾阳虚，因阳虚火衰，水寒不化，血失温煦
		面黑干焦	肾阴精亏虚，阴虚火旺，虚火灼阴，面部失养
		眼眶周围色黑	肾虚水饮，或寒湿带下
		面色黧黑，肌肤甲错	瘀血久停，肌肤失养

三、望形态

望形态是指观察患者形体和姿态的表现，以诊察病情的方法。

（一）望形体

望形体主要是观察患者形体的强弱、胖瘦及体型特点等来诊察疾病的方法。

1. 体强 即形体强壮。表现为筋骨强健，胸廓宽厚，肌肉充实，皮肤润泽，精力充沛。说明脏腑精气充盛，抗病力强，不易患病。即使患病，易于恢复，预后较好。

2. 体弱 即形体衰弱。表现为筋骨不坚，胸廓狭窄，肌肉瘦削，皮肤不荣，疲乏无力。反映脏腑精气亏损，体弱易病，若病则预后较差。

3. 体胖 即形体肥胖。体胖食多，肌肉坚实，动作灵活者，为形气有余，身体健康。若肥而食少，肌肉松软，疲惫乏力者，为形盛气虚。此类病人多阳气不足，痰湿积聚，故有“肥人多痰”“肥人多湿”之说。

4. 体瘦 即形体消瘦。形瘦乏力，气短懒言，多属气血亏虚；形瘦食少，伴面色萎黄，为脾胃虚弱；形瘦多食易饥，多为中焦有火；形体消瘦，伴颧红、潮热、盗汗、五心烦热者，多阴虚火旺。故有“瘦人多火”之说。若久病“大肉脱失”，为脏腑精气衰竭，病属危重。

（二）望姿态

望姿态是观察患者的动静姿态和肢体异常动作以诊察疾病的方法。

1. 动静姿态

（1）*行态* 行走时以手护腹，身体前倾，弯腰屈背，多为腹痛；以手护腰，腰背板直，转动艰难，多为腰腿病；行走之际，突然停步，以手护心，不敢行动，多为真心痛。

（2）*立姿* 行走站立不稳，如坐舟船，不能自持，常伴眩晕，多属肝阳上亢，或痰饮上犯；不能久立，立则需倚物支撑，多属气血虚衰。

（3）*坐姿* 坐而喜伏，少气懒言者，多为肺虚少气；坐而仰首，胸胀气粗者，多属肺实气逆；但坐而不得平卧，或只能半卧，平卧则气逆，多为肺胀咳喘，或饮停胸腹；但卧不耐坐，坐则昏眩，多为气血双亏。

（4）卧姿　从卧式来看，卧时常向外，身轻能自转侧，为阳证、热证、实证；反之，卧时喜向里，身重不能转侧，多为阴证、寒证、虚证；蜷卧缩足，喜加衣被者，多为阳虚；仰卧伸足，欲掀衣被者，为热盛。

2. 异常动作

患者睑、面、唇、指（趾）不时颤动，不能自主，在外感病多为热盛动风之兆，在内伤病则为虚风内动之征。

猝然昏倒，伴口眼㖞斜，半身不遂，语言謇涩者，见于中风。四肢抽搐，甚则颈项强直，角弓反张，两目上视者，属肝风内动，见于惊风、痫病、破伤风等。手足软弱，筋脉弛缓，肌肉萎缩，而无疼痛者，为痿证。若关节疼痛或肿胀变形，活动障碍，为痹证。

第二节　局部望诊

局部望诊，又称分部望诊。是在整体望诊的基础上，根据病情和诊断需要，对患者身体某些局部进行细致的观察，以诊察疾病的方法。

一、望头面五官颈项

（一）望头部

1. 望头形　望头部主要是观察头之外形、动态及头发的色质变化及脱落情况。以了解脑、肾的病变及气血的盛衰。

（1）大颅：头颅增大，颅缝开裂，颜面较小，伴智力低下，多为先天不足，肾精亏损，水液停聚所致。

（2）小颅：头颅狭小，头顶尖圆，颅缝早闭，伴智力低下者，多因先天肾精不足，颅骨发育不良所致。

（3）方颅：前额左右突出，头顶平坦，颅呈方形，属肾精不足或脾胃虚弱，颅骨发育不良所致，多见于佝偻病患儿。

2. 望囟门　囟门是婴幼儿颅骨接合处尚未闭合所形成的骨间隙，有前囟、后囟之分。前囟呈菱形，约在小儿出生后 12～18 个月闭合；后囟呈三角形，约于出生后 2～4 个月闭合。囟门是观察小儿发育与营养状况的主要部位之一。

（1）囟填：即囟门高凸。多属实证，因温病火邪上攻，或脑髓病变，或颅内水液停聚所致。

（2）囟陷：即囟门凹陷。多属虚证，因吐泻伤津，气血不足或先天肾精亏损，脑髓失充所致。

（3）解颅：即囟门迟闭、骨缝不合。多因先天肾精不充，或后天脾胃失调，发育不良所致，常见于佝偻病患儿。

3. 望发　正常人发多浓密色黑而润泽，是肾气充盛的表现。

发黄干枯，稀疏易落，多属精血不足，可见于慢性虚损患者，或大病后精血未复者。青少年白发，伴有失眠健忘者，多为劳神伤血所致；伴有腰酸、耳鸣等症者，多属肾虚。小儿头发稀疏黄软，生长迟缓，多因先天不足，肾精亏损；或喂养不当，气血亏虚，发失所养而致；小儿发结如穗，枯黄无泽，伴见面黄肌瘦者，多为疳积。

（二）望面部

1. 面肿　面部浮肿，皮色不变，多见于水肿病。多因肺脾肾功能失调，水液停聚所致。若头面皮肤焮红灼热，肿胀疼痛，色如涂丹，压之褪色，为抱头火丹，多为风热火毒上攻所致。头肿大如斗，面目肿甚，目不能开，为大头瘟，多为天行时疫，火毒上攻所致。

2. 腮肿　腮部以耳垂为中心肿起，边缘不清，皮色不红，疼痛或触之有痛感，为痄腮，多因外感温毒之邪所致。若颧下颌上耳周发红肿起，伴有寒热、疼痛者，为发颐，多因阳明热毒上攻所致。

3. 面脱　又称面削颧耸，指面部肌肉消瘦，两颧高耸，眼窝、面颊凹陷，伴全身骨瘦如柴，为脏腑精血耗竭所致，常见于慢性病的危重阶段。

4. 口眼㖞斜　单见一侧口眼㖞斜，表现为面肌弛缓，额纹消失，目不能合，鼻唇沟变浅，口角下垂，而无半身瘫痪者，多见于面瘫。若口眼㖞斜，表现为鼻唇沟平坦、口角下垂，兼半身不遂者，见于中风病。

（三）望五官

望五官是通过观察目、耳、鼻、口唇、齿龈、咽喉等器官的变化，以诊察疾病的方法。

1. 望目　主要观察目的神、色、形、态。目神在望神中已作介绍，这里重点介绍目色、目形和目态的异常变化。

（1）目色

目赤肿痛：多属实热证。如白睛色红为肺火，或外感风热；两眦赤痛为心火上炎；睑缘赤烂为脾经湿热；全目赤肿为肝经风热上攻。

白睛发黄：为黄疸的主要表现，多因湿热内蕴或寒湿困阻，肝胆疏泄失常，胆汁外溢所致。

两眦淡白：属血虚、失血，因血液亏虚不能上荣于目所致。

目胞色黑晦暗：多属肾虚，为肾精亏耗，或肾阳虚衰所致。

（2）目形

目胞肿胀：目胞浮肿，皮色不变或较光亮，为水肿病初起；若伴有红、热、痛等症状，多为火热上攻所致。

眼窝凹陷：眼窝微陷者，多因吐泻伤津或气血亏虚所致；眼窝深陷，视不见人，则为脏腑精气衰竭，属病危。

眼球突出：眼球突出兼气喘胸满者，属肺胀；若眼球突出兼颈前喉结旁漫肿，随吞咽动作而上下移动者，属瘿病。

针眼、眼丹：胞睑边缘肿起如麦粒，红肿较轻者，称为针眼；胞睑焮红如丹，硬结漫肿，称为眼丹。皆为风热邪毒或脾胃蕴热，上攻于目所致。

（3）目态

瞳孔缩小：多见于川乌、草乌、毒蕈、有机磷农药、吗啡中毒等。

瞳孔散大：一般见于绿风内障、青盲等眼科疾病，或杏仁、麻黄、曼陀罗中毒以及外伤等。若双侧瞳孔散大并伴有对光反射消失，为肾精耗竭，乃濒死危象。

瞪目直视：双目固定前视，若伴神昏，为脏腑精气衰竭。

目睛上视：指病人两目上视，眼球不能转动，也称戴眼。多因肝风内动或脏腑精气衰竭所致，属病重。

斜视：目睛偏向一侧者，多见于外伤或先天所致。

闭目障碍：双目闭合障碍，多为瘿病；单侧闭合障碍，多为风中面络；若小儿睡眠露睛，多由脾虚胞睑失养所致，常见于吐泻伤津和慢脾风的患儿。

眼睑下垂：又称睑废。双睑下垂者，多为先天不足，脾肾亏虚；单睑下垂者，多因脾气虚弱，或外伤所致。

2. 望鼻 望鼻主要是审察鼻之色泽、外形及其分泌物等变化。

（1）色泽变化：健康人鼻色红黄隐隐，明润含蓄，是胃气充足的表现。鼻端色白，为气血亏虚；色赤，为肺脾蕴热；色黄，为内有湿热；色青，多见于阴寒腹痛患者。

（2）形态变化：鼻头红肿生疖，多属胃热或血热；鼻头及鼻翼部色红生粉刺者，为酒齄鼻，多因肺胃蕴热，侵入血络所致；鼻柱溃陷，多见于梅毒患者，若伴眉毛脱落，为麻风病；鼻翼扇动，是肺气不宣，呼吸困难的表现，多因痰饮阻肺，或肺热炽盛，肺气不利所致，见于哮病、喘病等。

（3）鼻内分泌物：鼻流清涕，多属外感风寒或阳气虚弱；鼻流浊涕，多属外感风热或肺胃蕴热；鼻流腥臭脓涕，日久不愈者，为鼻渊，多为肺经风热或肝胆湿热上蒸所致；鼻腔出血，为鼻衄，多因肺胃蕴热，或阴虚肺燥，伤及鼻络所致；鼻孔内生赘生物，为鼻息肉，多因湿热蕴结鼻窍所致。

3. 望耳 望耳应注意耳的色泽、形态及耳内的情况。

（1）色泽变化：正常人耳郭色泽红润，是气血充足的表现。耳轮淡白，多属气血亏虚；耳轮红肿，多为肝胆湿热或热毒上攻；耳轮青黑，多见于阴寒内盛或剧痛的患者；耳轮干枯焦黑，多属肾精亏耗，为病重；小儿耳背、发际处若有玫瑰红色的丘疹，多为麻疹出疹之兆。

（2）形态变化：正常人耳郭厚大，外形对称，是肾气充足的表现。若耳郭瘦薄，是先天不足，肾气亏虚；耳轮干枯萎缩，多为肾精耗竭；耳轮肌肤甲错，为久病血瘀。

（3）耳内变化：耳道局部红肿疼痛，突起如椒目者，为耳道疖肿，多因邪热搏结所致；耳道有脓液流出，为脓耳，多为肝胆湿热所致。

4. 望口与唇 望口唇要注意观察其形色、润泽和动态变化。

（1）色泽变化：正常人唇色红润，是胃气充足、气血调匀的表现；唇色淡白，多为血虚或失血；唇色红赤，多为热盛；唇色青紫，多为血瘀，常见于心阳虚衰和严重呼吸困难的患者；唇色青黑，多属寒盛或痛极，因寒凝血脉，或痛极血络瘀阻所致；口唇呈樱桃红色，多见于煤气中毒。

（2）形态变化：唇裂如兔唇者，多为先天发育畸形所致；口唇干燥，为津液已伤；口角流涎，小儿多属脾气虚弱，成人多为风中络脉或中风后遗症；口唇糜烂，多为脾胃积热上蒸所致；口腔内膜出现黄白色如豆大、表浅的小溃疡点，围以红晕、灼痛者，为口疮，多由心脾积热，或阴虚火旺所致；小儿口腔、舌上满布片状白屑，状如鹅口，为鹅口疮，多因感受湿热秽浊之邪，上蒸于口所致；若小儿口腔颊黏膜近臼齿处出现微小灰白色斑点，周围绕以红晕，为麻疹黏膜斑，属麻疹将出之兆。

5. 望咽喉　望咽喉主要观察咽喉的红肿疼痛、溃烂和伪膜等情况。

（1）色泽变化：正常人咽喉淡红润泽，不肿不痛，呼吸通畅，发音正常，食物下咽顺利无阻。若咽部红赤肿痛明显，属实热证，多由肺胃热盛所致；咽部色嫩红，肿痛不甚，多属肺肾阴虚、虚火上炎所致。咽部漫肿，色淡红，疼痛不明显者，多因痰湿凝聚所致。

（2）形态变化：喉核红肿灼痛，甚则溃烂或有黄白脓点者，为乳蛾，多因肺胃热毒壅盛所致。咽喉部起灰白色伪膜，不易剥离，强剥出血，很快复生，伴犬吠样咳嗽者，为白喉。多见于儿童，属外感时行疫毒，或热毒伤阴所致，传染性较强。

（四）望颈项

颈项是头和躯干的连接部分，内有气管、食道、脊髓和经脉通过。其前部称颈，后部为项。正常人颈项直立，两侧对称，活动自如，男性喉结突出，颈侧动脉搏动在安静时不易见到。望颈项应注意观察其外形、动态等。

1. 瘿瘤　颈前喉结处，单侧或双侧有肿块突起，或大或小，可随吞咽上下移动者，称为瘿瘤。多因肝郁气滞痰凝所致，或与地方水土有关。

2. 瘰疬　颈侧颌下有肿块如豆，累累如串珠者，为瘰疬。多由肺肾阴虚，虚火炼液为痰，或外感风热时毒，气血壅滞于颈部所致。

3. 项强　指项部筋脉肌肉拘急或强硬，活动受限。若兼头痛恶寒者，多为风寒侵袭太阳经，经气不利所致；若兼头痛高热，甚则神昏抽搐者，多为温病火邪上攻或脑髓有病；睡醒后突感项强不适，头部转动时尤甚，为落枕，多因睡姿不当或风寒客于经络，气血不畅所致。

4. 项软　指颈项软弱，抬头无力。常见于小儿，为“五软”之一，多属先天肾精亏损或后天脾胃虚弱，发育不良所致；若久病、重病颈项软弱，头部下垂，眼窝深陷，多为脏腑精气衰竭，属病危。

5. 颈脉异常　安静状态下颈动脉搏动明显，为肝阳上亢或严重血虚所致。卧位时颈静脉明显充盈，为颈静脉怒张，多因心血瘀阻，肺气壅滞，或心肾阳衰，水气凌心所致。

二、望皮肤

望皮肤应注意观察皮肤的色泽和形态变化。正常人皮肤润泽，是精气充足，津液充沛的表现。

（一）色泽变化

1. 皮肤发赤 皮肤突然色红成片，色如涂丹，焮热肿胀，边界清楚，为丹毒。发于头面者，称抱头火丹；发于小腿、足部者，称流火；发于全身，游走不定者，称赤游丹。发于上部者，多为风热化火所致；发于下部者，多因湿热化火所致；亦有因外伤染毒而引起者。

2. 皮肤白斑 局部皮肤出现点、片状白色改变，大小不等，边界清楚，进展缓慢，称为白癜风。多因风湿侵袭，气血失和，肌肤失荣所致。

3. 皮肤发黑 皮肤色黑而晦暗，干枯不荣，多属劳伤肾精所致；若周身皮肤色黑，亦可由肾阳虚衰，失于温运所致。

4. 皮肤干枯 皮肤干涩不荣，甚则皲裂，多为津液已伤，或营血亏虚，肌肤失养所致。

5. 肌肤甲错 皮肤干枯粗糙，状若鱼鳞，为肌肤甲错。多属血瘀日久，肌肤失养所致。

（二）形态异常

1. 肿胀 周身肌肤浮肿，按之凹陷者，为水肿。若肿势较急，头面先肿，继及全身，腰以上肿甚者，属阳水，多因外感风邪，肺失通调所致；若肿势较缓，下肢先肿，渐及全身，腰以下肿甚者，属阴水，多由脾肾阳虚，水湿泛溢所致。

2. 斑疹 斑和疹均为全身性疾病表现于皮肤的症状，两者虽常常并称，但实质有别。

（1）斑：色深红或青紫，多点大成片，平铺于皮肤，抚之不碍手，压之不褪色。斑有阳斑和阴斑之分。

阳斑 呈片状，色深红或紫红，兼身热、面赤、脉数等。多由外感温热邪毒，内迫营血，血溢脉外所致。

阴斑 斑点大小不一，色淡红或紫暗，隐隐稀少，兼神疲、脉虚等。多由脾气虚衰，血失统摄所致。

（2）疹：色红，点小如粟，高出皮肤，抚之碍手，压之褪色。有麻疹、风疹、瘾疹等不同。

麻疹：疹色桃红，形似麻粒，先见于耳后发际，渐延及颜面、躯干和四肢，疹发透彻后，按出疹顺序逐渐消退，有糠麸样脱屑，留下暂时性褐色沉着。多因外感时邪所致，属儿科常见传染病。

风疹：疹色淡红，细小稀疏，瘙痒不已。为外感风热时邪所致。

瘾疹：皮肤突然出现淡红色或苍白色丘疹，大小形态各异，瘙痒难忍，搔之后增大、增多，甚至融合成片，发无定处，出没迅速，反复发作。为外感风邪，郁于皮肤，或过敏所致。

3. 水疱 即皮肤上出现成簇或散在性小水疱，有白㾦、水痘、热气疮、湿疹、缠腰火丹等。

（1）白㾦：皮肤出现白色小疱疹，晶莹如粟，高出皮肤，擦破流水，多发于颈胸部，四肢偶见，面部不发，常兼身热不扬、胸闷脘痞等症状。多因外感湿热之邪，郁于肌表，汗出不彻所致，见于湿温病。

（2）水痘：皮肤出现粉红色斑丘疹，迅速变成椭圆形小水疱，晶莹明亮，顶满无脐，浆液稀薄，皮薄易破，破后结痂，不留疤痕，大小不等，分批出现。多因外感时邪，内蕴湿热所致，属儿科常见传染病。

（3）热气疮：口唇周围、鼻孔周围等皮肤黏膜交界处，出现成簇粟米大小水疱，灼热痒痛。多因外感风热，或肺胃蕴热上蒸所致。

（4）湿疹：皮肤出现红斑，迅速形成丘疹、水疱，破后渗液，形成红色湿润之糜烂面。多因风、湿、热邪蕴结，郁于肌肤而成。

（5）缠腰火丹：沿一侧腰部或胸胁部出现皮肤焮红，继之出现成簇小水疱，排列如带状，灼热刺痛，缠腰而生。多因肝经湿热熏蒸肌肤所致。

4. 疮疡　是指各种致病因素侵袭人体后引起的体表化脓性疾病。常见类型有痈、疽、疔、疖等。

（1）痈：红肿高大，根盘紧束，焮热疼痛，易于成脓，属阳证。多因湿热火毒蕴结，气血壅滞所致。

（2）疽：漫肿无头，皮色不变或晦暗，疼痛彻骨，病位较深，属阴证。多为气血亏虚，寒痰凝滞而成。

（3）疔：形小如粟，顶白根深，坚硬如钉，麻木痒痛，多发于颜面和手足。多因外感风热，或内生火毒所致。

（4）疖：于浅表，形小而圆，红肿热痛不甚，易于成脓，脓出即愈。因外感热毒，或湿热内蕴所致。

第三节　望　　舌

望舌，又称舌诊，是观察人体舌质、舌苔和舌下络脉的变化，以诊断疾病的方法。舌诊，是中医望诊的重点内容，也是中医特色诊法之一。

一、舌诊的原理

（一）舌与脏腑经络关系密切

脏腑通过经络与舌体相连，其中心和脾胃与舌的关系最为密切。

舌为心之苗，手少阴心经之别系舌本。心主血脉，心血循经上荣于舌体，通过望舌色，可以了解人体气血的运行情况，从而反映“心主血脉”的功能；心藏神，舌体的运动又受心神的支配，因此，舌体运动是否灵活自如，言语是否清晰，在一定程度上又能反映“心藏神”的功能。《灵枢·脉度》还指出：“心气通于舌，心和则舌能知五味矣。”说明舌的味觉也与心的功能相关。

舌为脾之外候，足太阴脾经连舌本，散舌下。舌居口中司味觉，《灵枢·脉度》曰：“脾气通于口，脾和则口能知五谷矣。”故“脾开窍于口”。脾主运化，为气血生化之源，舌体赖气血充养；舌苔又由胃气蒸化谷气上承于舌面而成，与脾胃运化功能相应。所以，舌象能反映脾胃功能的盛衰。

此外，肾藏精，足少阴肾经循喉咙、夹舌本；肝藏血、主筋，其经脉络于舌本；肺系上达咽喉，与舌根相连。其他脏腑组织也通过经络直接或间接与舌相联，因而，一旦脏腑发生病变，舌象就会发生相应的变化。所以，通过观察舌象的各种变化，可以测知内在脏腑的病变。

（二）舌面分候脏腑

脏腑病变反映于舌面，具有一定的分布规律，据历代医籍记载，具体划分方法有三：

1. 以五脏分属 历代医家略有不同，较为一致的分法是：心肺居上，舌尖属心肺；脾胃居中，舌中部属脾胃；肾位于下，舌根部属肾；肝胆居躯体之侧，舌边属肝胆（图2－2－1）。此法一般用于内伤杂病的诊断。

2. 以三焦分属 舌尖主上焦，舌中主中焦，舌根主下焦。此法多用于外感温热病的诊断。

3. 以胃脘分属 舌尖主上脘，舌中主中脘，舌根主下脘。此法常用于胃肠病的诊断。

上述舌面分布理论，提示某些脏腑病变在舌象变化上有一定的规律，可参考诊病，但不可过于机械拘泥，临床诊断应四诊合参，综合分析。

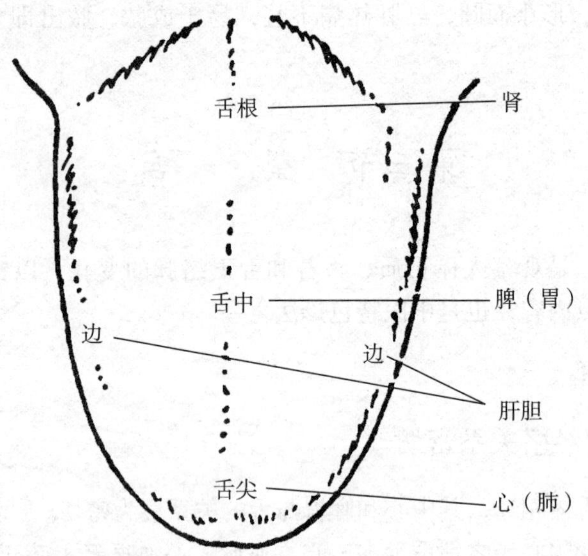

图2－2－1 舌面脏腑部位分属图

（三）气血津液充养于舌

舌体有赖气血的濡养和津液的滋润，舌体的形质和舌色与气血的盛衰与运行状态有关；舌体和舌苔的润燥与津液的盈亏有关，中医认为唾为肾液、涎为脾液，皆为津液的一部分，其生成和输布与肾、脾胃等脏腑密切相关。所以，通过观察舌质、舌苔的颜色、形态和润燥等，可以判断全身气血的盛衰和津液的盈亏。

二、舌诊的方法和注意事项

（一）望舌的体位和伸舌姿势

望舌时患者可采取坐位或仰卧位，头略扬起，尽量张口，自然地将舌伸出口外，舌体放松，舌尖略向下，舌面平展，舌体充分暴露。

（二）望舌的方法

1. 望舌顺序 先望舌质，再望舌苔，最后观察舌下络脉。按照舌尖、舌中、舌边、舌根的顺序依次观察。如果一次望舌判断不清，可让患者休息片刻，再重新望舌。

2. 结合刮舌和揩舌 用消毒压舌板的边缘，以适中的力量，在舌面上由舌根向舌尖刮三五次，为刮舌，可鉴别舌苔的有根和无根；用消毒棉签蘸少许生理盐水在舌面上揩抹数次，为揩舌，可了解是否染苔。

此外，还可以询问患者舌体是否有麻木、疼痛、灼热等异常感觉，以及舌的味觉和舌体灵活度等，以协助诊断。

（三）望舌的注意事项

为获得准确的舌诊信息，应注意排除各种非疾病因素对舌象造成的影响。

1. 光线影响 望舌以白天充足而柔和的自然光线为佳，光照的强弱与色调，会影响判断的正确性。如在夜间或暗处，用日光灯为好，光线要直接照射到舌面上，避免有色光源对舌象的影响。

2. 饮食或药物影响 饮食或某些药物的摄入会使舌象发生变化。如进食后，由于食物的摩擦，使舌苔由厚变薄；饮水后，可使舌苔由燥变润；进辛热食物，舌色会偏红。长期服用某些抗生素，可产生黑腻苔或霉腐苔。

某些食物或药物会使舌苔着色，称为染苔。如饮用牛奶、豆浆、钡剂、椰汁等可使舌苔变白、变厚；食用花生、瓜子、豆类、核桃、杏仁等富含脂肪的食品，在短时间可使舌面附着黄白色渣滓，易与腐腻苔相混；食用蛋黄、橘子、柿子、核黄素等，可将舌苔染成黄色；各种黑褐色食品、药品，或吃橄榄、酸梅，长期吸烟等，可使舌苔染成灰色、黑色。染苔可在短时间内自然退去，或经揩舌除去，多不均匀地附着于舌面，且与病情不相符。如有疑问，可询问患者的饮食、服药等情况，或结合揩舌的方法进行鉴别。

3. 口腔因素影响 牙齿残缺，可造成同侧舌苔偏厚；镶牙可以使舌边留下齿印；张口呼吸可以使舌苔变干等。这些因素引起的舌象异常，不能作为病理征象，临床上应仔细鉴别，以免误诊。

三、舌诊内容和正常舌象

（一）舌诊内容

舌诊的内容主要包括望舌质和望舌苔两方面。舌质，即舌体，是指舌的肌肉脉络组织，为脏腑气血之所荣。望舌质包括察舌神、舌色、舌形和舌态四方面，以诊察脏腑的虚实和气血的盛衰。舌苔是指舌面上附着的一层苔状物，是胃气上蒸所成。望舌苔包括诊察苔质和苔色两方面，以判断病邪的性质、病位的浅深和邪正的消长。诊舌时，必须舌质与舌苔全面观察，综合分析，才能得出正确诊断。

（二）正常舌象及其生理变异

正常舌象的特征是：舌色淡红，舌质荣润，舌体大小适中、柔软灵活；舌苔薄白均匀，苔质干湿适中，揩之不去，其下有根。简称为“淡红舌，薄白苔”。说明脏腑功能正常，胃气充足，气血津液充盈。

正常舌象受年龄、性别、体质、气候环境等内外因素的影响，可以产生生理性变异，如：

1. 年龄因素 儿童稚阴稚阳，脾胃尚弱，而生长发育较快，往往处于代谢旺盛而营养相对不足的状态，故舌质多淡嫩，舌苔偏少易剥；老年人脏腑功能减退，精气渐衰，气血运行迟缓，舌色多暗红。

2. 性别因素 舌象在男女性别上无明显差异。但是，女性在月经期可以出现蕈状乳头充血而舌质偏红，或舌尖边部有明显点刺，月经过后恢复正常。

3. 禀赋体质因素 因先天禀赋的影响，人的体质不尽相同，因此舌象可以出现一些差异。如先天性裂纹舌、齿痕舌、地图舌等，舌象虽长期如此，却无临床症状，一般情况下，也就无诊断意义。

4. 气候环境因素 季节与地域的差别会引起气候和环境的变化，导致舌象也发生相应的改变。如夏季暑湿盛时，舌苔多厚，多呈淡黄色；秋季燥气当令，苔多偏薄偏干；冬季严寒，舌常湿润。在地域方面，我国东南地区偏湿热，西北及东北地区偏寒冷干燥，均会使舌象产生一定的差异。

了解以上舌象生理性变异的特征和原因，临证时才能知常达变，避免误诊。

四、常见舌象

（一）望舌质

舌质，即舌体，是舌的肌肉和脉络组织。望舌质主要观察舌的神、色、形、态及舌下络脉五个方面的内容。

1. 望舌神 是观察舌质的荣枯和舌体的动态。有荣舌、枯舌之分。

（1）荣舌

【舌象特征】舌质红润、有光泽，舌体运动灵活自如，为有神舌。

【临床意义】为气血充盛的表现，见于健康人。虽病亦属善候。

【机理分析】气血充盛，津液充足，能够荣养滋润舌体。

（2）枯舌

【舌象特征】舌质干枯，色泽晦暗，缺少血色，活动失灵，为无神舌。

【临床意义】为气血衰败的征象，属病重恶候。

【机理分析】脏腑气血衰败，不能荣养舌体。

2. 望舌色　即舌质的颜色。临床多分为淡红、淡白、红、绛、青紫五种。

（1）淡红舌

【舌象特征】舌色淡红润泽。

【临床意义】见于健康人；虽病病情轻浅，气血未伤。

【机理分析】说明心血充足，胃气旺盛。外感病初起，病情轻浅，邪未伤及气血、脏腑，故舌色仍呈现淡红；内伤杂病，若舌色淡红明润，初病说明气血未伤，病情尚轻，久病为疾病转愈之佳兆。

（2）淡白舌

【舌象特征】比正常舌色浅淡。若舌色白而干枯者，称为枯白舌。

【临床意义】主气血两虚、阳虚。枯白舌主脱血、夺气。

【机理分析】气血亏虚，血不荣舌，或阳气虚衰，温运无力，血不上荣，致舌色浅淡。若舌色淡白，舌体瘦薄，属气血两虚；若舌色淡白，舌体胖嫩、湿润，多属阳虚水湿内停。若脱血夺气，病情危重，舌无血气充养，则见枯白无华。

（3）红舌

【舌象特征】较正常舌色红，或呈鲜红色。

【临床意义】主热证。

【机理分析】热迫血行，舌体脉络充盈，故舌质鲜红 。若舌色鲜红、起芒刺，兼黄厚苔，多属实热证；舌鲜红少苔，或有裂纹，或光红无苔，为虚热证。舌尖红、有芒刺，多为心火上炎；舌边红赤，多为肝胆有热。

（4）绛舌

【舌象特征】较红舌颜色更深，或略带暗红色。

【临床意义】主热盛证。

【机理分析】绛舌多由红舌进一步发展而成。其形成的原因多为热入营血，气血沸涌，耗伤营阴；或虚火上炎，舌体脉络充盈，使舌呈绛色。舌绛有苔，多属温热病热入营血，或脏腑内热炽盛。绛色愈深，热邪愈甚。舌绛少苔或无苔，或有裂纹，多属久病阴虚火旺，或热病后期阴液耗损。

（5）青紫舌

【舌象特征】全舌呈均匀青色或紫色，或局部现青紫色斑点。舌淡而泛现青紫者，为淡紫舌；舌红而泛现紫色者，为紫红舌；舌绛而泛现紫色者，为绛紫舌；舌体局部出现青紫色斑点，大小不等，不高于舌面者，为瘀斑、瘀点。

【临床意义】主气血瘀滞。

【机理分析】由气血运行不畅所致。全舌青紫者，其病多是全身性血行瘀滞；舌有紫色斑点者，可能是瘀血阻滞于某局部，或局部血络损伤所致。舌淡紫而湿润者，可因阴寒内盛，阳气被遏，血行凝滞；或阳气虚衰，气血运行不畅，血脉瘀滞所致。舌紫红、绛紫而干枯少津，为热毒炽盛，内入营血，营阴受灼，津液耗损，气血壅滞所致。

3. 望舌形 是指舌质的形状，包括老嫩、胖瘦、齿痕、裂纹、点刺等方面的特征。

(1) 老、嫩舌

【舌象特征】舌质纹理粗糙或皱缩，质地坚敛，舌色较暗者，称为苍老舌；舌质纹理细腻、浮胖娇嫩，舌色浅淡者，称为娇嫩舌。

【临床意义】老舌多主实证；嫩舌多主虚证。

【机理分析】舌质老和嫩是辨别疾病虚实的标志之一。实邪亢盛，充斥体内，而正气未衰，邪正交争，邪气壅滞于上，故舌质苍老。气血不足，舌体脉络不充，或阳气亏虚，运血无力，寒湿内生，以致舌嫩色淡白。

(2) 胖、瘦舌

【舌象特征】舌体较正常大而厚，伸舌满口，称为胖大舌；舌体较正常瘦小而薄，称为瘦薄舌。

【临床意义】胖大舌多主水湿、痰饮内停；瘦薄舌多主气血两虚、阴虚火旺。

【机理分析】舌淡白胖大，舌面水滑者，多为脾肾阳虚，津液不化，水湿内停所致。瘦薄舌总由气血阴液不足，不能充盈舌体，舌失濡养所致。舌体瘦薄而色淡者，多属气血两虚；舌体瘦薄、红绛干燥少苔或无苔者，多见于阴虚火旺。

(3) 齿痕舌

【舌象特征】舌体边缘有牙齿压迫的痕迹，称为齿痕舌。

【临床意义】主脾虚、湿盛证。

【机理分析】舌边有齿痕，多因舌体胖大而受牙齿挤压所致，故多与胖大舌同见。舌淡胖大而润，舌边有齿痕者，多属阳虚水湿内停或寒湿内盛；舌淡红而边有齿痕者，多为脾虚或气虚；舌淡红而嫩，舌体不大而边有轻微齿痕者，可为先天性齿痕舌。

(4) 肿胀舌

【舌象特征】如舌体肿大满口，不能闭口缩回，称为肿胀舌。

【临床意义】肿胀舌多主酒毒或热毒上泛。

【机理分析】舌体肿胀，其色红绛，为心脾热盛，热毒上壅。舌紫肿胀，为邪热入血，夹酒毒上攻所致。

(5) 点、刺舌

【舌象特征】点，指突起于舌面的红色或紫红色星点。大者为星，小者为点，称为红星舌或红点舌。刺，指舌乳头增大突起，抚之棘手的红色或黄黑色点刺，称为芒刺舌。

【临床意义】主脏腑热极，或血分实热。

【机理分析】舌生点刺，是因邪热炽盛，充斥舌络所致。一般点刺愈多，颜色愈深，则邪热愈甚。点刺舌总属邪热亢盛。舌尖点刺，为心火亢盛；舌边点刺，为肝胆火盛；舌中点刺，为胃肠热盛。若舌红生点刺兼黄燥苔，为气分热盛；舌绛生点刺兼少苔或无苔，为热入营血。

（6）裂纹舌

【舌象特征】舌面上出现多少不等、深浅不一、形状各异的裂纹或裂沟。

【临床意义】主热盛伤阴，血虚不润，脾虚失养。

【机理分析】舌红绛而有裂纹，多属热盛伤阴，舌体失于濡润，舌面萎缩所致；舌色淡白而有裂纹，多为血虚不润；舌淡白胖嫩、边有齿痕而见裂纹者，多为脾虚失运，水湿停留，舌体失养所致。若生来舌面上就有较浅的裂沟、裂纹，裂纹中一般有苔覆盖，且无不适感觉者，称先天性裂纹舌，应与病理性裂纹舌加以鉴别。

4. 望舌态　常见病理性舌态包括：痿软、强硬、歪斜、颤动、吐弄、短缩等。

（1）痿软舌

【舌象特征】舌体软弱，无力伸缩回旋。

【临床意义】主气血两虚，阴亏已极。

【机理分析】痿软舌多因气血亏虚，阴液亏损，舌肌筋脉失养而废弛，致使舌体痿软。舌淡白无华而痿软者，多属气血两虚；舌红绛少苔或无苔而痿软者，多见于外感病后期，热极伤阴，或内伤杂病，阴虚火旺所致；舌红干而渐痿者，为肝肾阴亏，舌肌筋脉失养所致。

（2）强硬舌

【舌象特征】舌体板硬强直，失于柔和，屈伸不利。

【临床意义】主热入心包，高热伤津，风痰阻络。

【机理分析】多因外感热病，邪入心包，扰乱心神，致舌无主宰；或热盛伤津，筋脉失养，舌体失其柔和；或肝风夹痰，风痰阻滞舌体脉络等，致舌体强硬。舌色红绛少津而强硬者，多因邪热炽盛所致；舌体强硬、胖大兼厚腻苔者，多因风痰阻络所致；舌强语言謇涩，伴肢体麻木、眩晕者，多为中风先兆。

（3）歪斜舌

【舌象特征】伸舌时舌体偏向一侧。

【临床意义】主中风或中风先兆。

【机理分析】多因肝风内动，夹痰或夹瘀，痰瘀阻滞一侧经络，受阻侧舌肌弛缓，伸缩无力，导致伸舌时舌体向弛缓侧偏斜。

（4）颤动舌

【舌象特征】舌体震颤抖动，不能自主。

【临床意义】为肝风内动之象。

【机理分析】凡气血亏虚，或热极阴亏，使筋脉失于濡养而动风；或肝阳化风等，皆可出现舌颤动。久病舌淡白而颤动者，多属血虚生风；新病舌绛而颤动者，多属热极生风；舌红少津而颤动者，多属阴虚动风、肝阳化风。另外，酒毒内蕴，亦可见舌体颤动。

（5）吐弄舌

【舌象特征】舌伸于口外，不即回缩者，称为吐舌；舌反复吐而即回，或舌舐口唇四周、抖动不停者，称为弄舌。

【临床意义】多属心脾有热。

【机理分析】心脾二经有热，故常伸舌于口外。吐舌还可见于疫毒攻心，或正气已绝；弄舌多见于热甚动风先兆。吐弄舌亦可见于小儿智力发育不全。

（6）短缩舌

【舌象特征】舌体卷短、紧缩，不能伸长，甚至伸舌难以抵齿。

【临床意义】主寒凝筋脉，气血亏虚，痰浊阻滞，热盛伤津。

【机理分析】舌短缩，色淡白或青紫而湿润者，多属寒凝筋脉，舌脉挛缩，或气血俱虚，舌失充养，筋脉萎缩；舌短缩而胖，苔滑腻者，多属脾虚不运，痰浊内蕴，经气阻滞所致；舌短缩而红绛干燥者，多属热盛伤津，筋脉挛急所致。总之，病中见舌短缩，是病情危重的表现。此外，先天性舌系带过短，亦可见舌短缩。

（二）望舌苔

舌苔，指散布在舌面上的一层苔状物，由胃气蒸腾胃中阴液上承于舌面而形成。望舌苔包括苔质和苔色两方面的变化。

1. 望苔质　指舌苔的质地、形态。临床常见的苔质变化有厚薄、润燥、腻腐、剥落、偏全、真假等。

（1）薄、厚苔

【舌象特征】透过舌苔能隐隐见到舌体者，称为薄苔，又叫见底苔；不能透过舌苔见到舌体者，称为厚苔，又叫不见底苔。

【临床意义】主要反映邪气的浅深和正气的盛衰。薄苔多见于疾病初起，邪在表；厚苔多主邪盛入里，或内有痰湿，食积。

【机理分析】舌苔薄白而均匀，或中部稍厚，干湿适中，为正常舌苔，提示胃气充足。若病，说明病情轻浅，胃气未伤。厚苔是由胃气夹湿浊、痰浊、食积等熏蒸于上，积滞舌面而成。说明病邪在里，病情较重。舌苔由薄转厚，提示邪气渐盛，或表邪入里，为病进；舌苔由厚转薄，提示正气胜邪，或内邪消散外达，为病退的征象。舌苔的厚薄转化，一般是渐变的过程，如薄苔突然增厚，提示邪气极盛，迅速入里；若厚苔骤然消退，舌上无新生舌苔，为正不胜邪，或胃气暴绝。

（2）润、燥苔

【舌象特征】舌苔润泽，干湿适中，称为润苔；舌面水分过多，伸舌欲滴，扪之湿滑，称为滑苔；舌苔干燥，扪之无津，甚则舌苔干裂，称为燥苔。

【临床意义】润苔主津液未伤；燥苔主热盛津伤，阴液亏耗，或阳虚气不化津。

【机理分析】润苔是正常舌苔的表现之一。若病，提示体内津液未伤，如风寒表证、湿证初起、食滞、瘀血等均可见润苔。滑苔为水湿内聚之征，主痰饮、水湿。多为寒湿内侵，或阳虚水湿不化，聚于舌面而成。燥苔提示体内津液已伤。多见于高热、大汗、吐泻后，或过服温燥药物等，导致体内津液耗伤，舌失濡润而干燥。舌苔由润变燥，提示热重津伤，或津失输布；舌苔由燥转润，主热退津复，或饮邪始化。

（3）腻、腐苔

【舌象特征】苔质颗粒细腻致密，融合成片，如有油腻之状，紧贴舌面，刮之不去，称为腻苔；苔质颗粒粗大疏松，如豆腐渣堆积舌面，揩之易去，称为腐苔。

【临床意义】主湿浊、痰饮、食积。

【机理分析】腻苔多由湿浊内蕴，阳气被遏，湿浊、痰饮停聚舌面而成。腐苔多因阳热有余，蒸腾胃中秽浊之邪上泛于舌面所致，主食积胃肠，或痰浊内蕴。若病中腐苔渐退，续生薄白新苔，为正气胜邪，病邪消散之象；若腐苔脱落，不能续生新苔者，属于无根苔，为病久胃气衰败之征。

（4）剥落苔

【舌象特征】舌苔全部或部分脱落，脱落处光滑无苔。舌苔多处剥脱，舌面仅斑驳残存少量舌苔者，称花剥苔；舌苔全部剥脱，舌面光滑如镜者，称为镜面舌；舌苔不规则剥脱，边缘凸起，界限清楚，形似地图，部位时有转移者，称为地图舌；舌苔剥脱处舌面不光滑，仍有新生苔质颗粒者，称为类剥苔。

【临床意义】主胃气不足，胃阴耗伤，或气血两虚。

【机理分析】剥脱苔的形成，总因胃气匮乏，不得上熏于舌，或胃阴耗伤，不能上润于舌所致。舌红苔剥多为阴虚；舌淡苔剥或类剥苔，多为血虚或气血两虚；镜面舌色红绛者，为胃阴枯竭。辨舌苔的剥落还应与先天性剥苔加以区别。先天性剥苔是生来就有的剥苔，其部位常在舌面中央人字沟之前，呈菱形，多与先天禀赋因素有关。

（5）真、假苔

【舌象特征】舌苔紧贴于舌面，刮之难去，像从舌体上长出者，称为有根苔，此属真苔；若舌苔松腐，刮之即去，刮后舌质光洁者，称为无根苔，此属假苔。

【临床意义】真苔是有胃气的征象；假苔提示胃气衰败。

【机理分析】判断舌苔真假，以有根无根为标准。真苔是胃气所生，或胃气熏蒸食浊等邪气上聚于舌面而成，苔有根蒂，故舌苔与舌体不可分离；假苔是因胃气匮乏，不能续生新苔，而已生之旧苔逐渐脱离舌体，浮于舌面，故苔无根蒂，刮后无根。病之初期、中期，舌见真苔且厚，为邪气壅盛，病较深重；久病见真苔，说明胃气尚存。

2. 望苔色　苔色的变化主要有白苔、黄苔、灰黑苔三类。

（1）白苔

【舌象特征】舌苔呈现白色。白苔有厚薄之分。

【临床意义】属正常苔色。亦主表证，寒证，湿证。

【机理分析】苔薄白而润，可为正常舌象，或为表证初起，或是里证病轻，或是阳虚内寒；苔薄白而滑，多为外感寒湿，或脾肾阳虚，水湿内停；苔薄白而干，多由外感风热所致；苔白厚腻，多为湿浊内盛，或痰饮、食积停滞。

（2）黄苔

【舌象特征】舌苔呈现黄色。根据苔黄的程度，有浅黄、深黄和焦黄之分。

【临床意义】主热证，里证。

【机理分析】邪热熏灼于舌，故苔呈黄色。苔色愈黄，说明热邪愈甚，浅黄苔为热轻，深黄苔为热甚，焦黄苔为热极。舌苔由白转黄，或呈黄白相兼，为外感表证处于化热入里、表里相兼阶段。薄黄苔提示热势轻浅，多见于风热表证，或风寒化热入里初起。苔淡黄而润滑者，称为黄滑苔，多为阳虚寒湿、痰饮聚久化热。苔黄而干燥，甚至苔干而硬，颗粒粗大，扪之糙手者，称黄糙苔；苔黄而干涩，中有裂纹如花瓣状，称黄瓣苔；黄黑相兼，称为焦黄苔。均主邪热伤津，燥结腑实之证。黄苔而质腻者，称黄腻苔，主湿热或痰热内蕴，或为食积化腐。

(3) 灰黑苔

【舌象特征】灰苔与黑苔只是颜色浅深有别，故常并称为灰黑苔。

【临床意义】主热极或寒盛。

【机理分析】灰黑苔多由白苔转化而成，苔灰黑湿润，多为阳虚寒湿内盛，或痰饮内停。灰黑苔多由黄苔转化而成，苔焦黑干燥，舌质干裂起刺者，为热极津枯之证。

5. 望舌下络脉 位于舌下舌系带两侧纵行的两条大络脉。

(1) 观察方法：让病人张口，将舌体向上腭方向翘起，舌尖轻抵上腭，勿用力太过，使舌体自然放松，舌下络脉充分显露。首先观察舌络的长短、粗细、颜色，有无怒张、弯曲等异常改变，然后观察周围细小络脉的颜色、形态有无异常。

(2) 正常舌络：其管径不超过2.7mm，长度不超过舌尖至舌下肉阜连线的3/5，颜色暗红，无分支。脉络无怒张、紧束、弯曲、增生，多数为单支。

(3) 病理舌络：舌下络脉粗胀、有分支，或呈青紫、绛、绛紫、紫黑色，或舌下细小络脉呈暗红色或紫色网络，或舌下络脉曲张如紫色珠子状大小不等的瘀血结节等改变，多属血瘀；若舌下络脉短而细，周围小络脉不明显，舌色偏淡者，多属气血不足，脉络不充。

6. 舌质和舌苔的综合诊察 舌苔和舌质的变化所反映的生理和病理意义各有侧重，舌质的颜色、形态主要反映脏腑气血津液的情况，舌苔的变化主要与感受病邪和病证的性质有关。因此，临床诊病时，不仅要分别掌握舌质、舌苔的基本变化及其主病，还应注意舌质和舌苔之间的相互关系，将舌质和舌苔综合起来进行判断。

在一般情况下，舌质与舌苔变化是一致的。如里实热证，多见舌红苔黄而干；里虚寒证多舌淡苔白而润。但也有二者变化不一致的时候，更需四诊合参，综合评判。如苔白虽主寒主湿，但若红绛舌兼白干苔，则属燥热伤津，由于燥气化火迅速，苔色尚未转黄，便已入营；再如红绛舌白滑腻苔，在外感病中属营分有热，气分有湿；在内伤病中多为阴虚火旺，又有痰浊食积。可见学习时需分别掌握，运用时必综合诊察。

第四节 望排出物

望排出物是指通过观察患者排出物的形、色、质、量等的变化，以诊察病情的方法。

排出物包括排泄物（人体排出的代谢废物）、分泌物（人体官窍所分泌的液体）及某些病变时产生的病理产物。排出物为脏腑生理功能和病理活动的产物，通过观察其形、色、质、量的变化，可了解脏腑功能正常与否，以及病性的寒热虚实。

排出物望诊的总规律是：凡色白、清稀者，多属虚证、寒证；色黄、稠浊者，多属实证、热证。

一、望痰涎

（一）望痰

痰为脏腑功能失调，津液代谢障碍所形成的一种病理产物，望痰有助于诊察脏腑的病变及病邪的性质。

痰白质清稀、量多者，多属寒痰。因寒邪客肺，津液不化，聚而为痰；或脾阳不足，温运无力，湿聚为痰，上逆于肺所致。

痰白质稠、量多，滑而易咯出者，多属湿痰。因脾失健运，水湿内停，聚而成痰，上逆于肺所致。

痰黄质黏稠，甚则结块者，多属热痰。因邪热犯肺，炼液为痰而成。

痰少而黏，难于咯出者，多属燥痰。因燥邪伤肺，肺津耗伤，或肺阴亏虚，肺失濡润所致。

痰中带血或咯血，色鲜红者，称咯血。多因热伤肺络，或虚火灼肺所致。

咯吐脓血痰，气腥臭者，为肺痈，因热毒壅肺，血败肉腐而成。

（二）望涎

涎是口腔分泌的黏液，具有濡润口腔、协助进食和促进消化的作用。望涎主要诊察脾与胃的病变。

口中清涎量多者，多属脾胃虚寒，气不化津所致。

口中黏涎者，多属脾胃湿热，湿浊上泛所致。

小儿口角流涎，涎渍颐下，为滞颐。多由脾虚不能摄津所致，亦可见于胃热、虫积或消化不良。

睡中流涎者，多属胃中有热，或宿食内停，痰热内蕴所致。

口角流涎，伴口眼㖞斜者，多见于中风后遗症，或风邪中络。

二、望呕吐物

呕吐由胃气上逆所致，通过观察呕吐物形、色、质、量的变化，有助于辨别呕吐的病因和病性的寒热虚实。

呕吐物清稀无臭，或呕吐清水者，多为寒呕。因胃阳不足，或寒邪犯胃所致。

呕吐物酸腐，夹杂不消化食物者，多属伤食。因食滞胃脘，胃气上逆所致。

呕吐黄绿色苦水者，多属肝胆湿热或内有郁热所致。

呕吐物暗红有血块，或吐血鲜红，夹有食物残渣者，多属胃有积热，或肝火犯胃，或胃腑瘀血所致。

呕吐清水痰涎，伴胃脘振水声，口干不欲饮者，为痰饮。因饮停胃脘，胃失和降所致。

第五节　望小儿食指络脉

望小儿食指络脉，又称望小儿指纹，是观察 3 岁以内小儿食指掌侧前缘部浅表络脉的形色变化以诊察病情的方法。

一、望小儿食指络脉的原理及意义

食指掌侧前缘浅表络脉与寸口脉同属手太阴肺经，故望小儿食指络脉与诊寸口脉意义基本相同。再者，3 岁以内小儿寸口脉位短小，诊脉时常哭闹，不易配合，影响切脉效果。而小儿皮肤薄嫩，脉络暴露，便于观察，故常以望食指络脉作为辅助诊断方法，弥补小儿脉诊的不足。

二、望小儿食指络脉的方法

抱小儿于光亮处，医生用左手拇指和食指握住小儿食指末端，再用右手拇指从小儿食指掌侧指尖向指根部轻推几次，用力要适中，使脉络显露，便于观察。

三、食指络脉的三关定位

小儿食指按指节分为三关：食指第一节（掌指横纹至第二节横纹之间）为风关，第二节（第二节横纹至第三节横纹之间）为气关，第三节（第三节横纹至指端）为命关（图 2－2－2）。

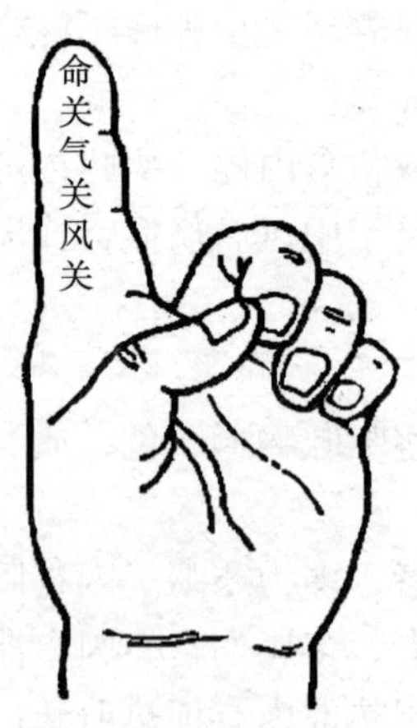

图 2－2－2　小儿指纹三关示意图

四、正常小儿食指络脉

正常络脉在食指掌侧前缘，纹色浅红、略紫，隐隐显露于风关之内，其形态多为斜形、单支，粗细适中。

五、食指络脉的变化及临床意义

望小儿食指络脉，应注意观察其纹位、色泽、形态、长短等，其辨证要领可概括为：浮沉分表里，红紫辨寒热，淡滞定虚实，三关测轻重。

（一）浮沉

络脉的浮沉变化，可反映病位的浅深。一般络脉浮显者，为病邪在表，见于外感表证；络脉沉隐者，为病邪在里，见于内伤里证。

（二）色泽

络脉颜色的变化，主要反映病邪的性质。络脉色鲜红，主外感风寒表证；络脉色紫红，主里热证；络脉色青，多主疼痛、惊风；络脉色紫黑，为血络郁闭，病属重危。若络脉色淡，多属脾虚、气血不足等。

一般而言，络脉色深浓而暗滞者多属实证，为邪气亢盛；络脉色浅淡，多属虚证，为正气虚衰。

（三）形态

络脉增粗，分支显见者，多属实证；络脉变细，分支不显者，多属虚证。

（四）长短

络脉仅显于风关，为邪气入络，病情轻浅；络脉达于气关，是邪气入经，为病情发展，病位较深；络脉达于命关，是邪入脏腑，为邪深病重；若络脉直达指端者，称透关射甲，病多凶险，预后不良。

望小儿食指络脉，对儿科疾病的诊断虽然重要，但临床运用时，还要结合其他诊法和具体病情进行综合分析，才能做出正确诊断。

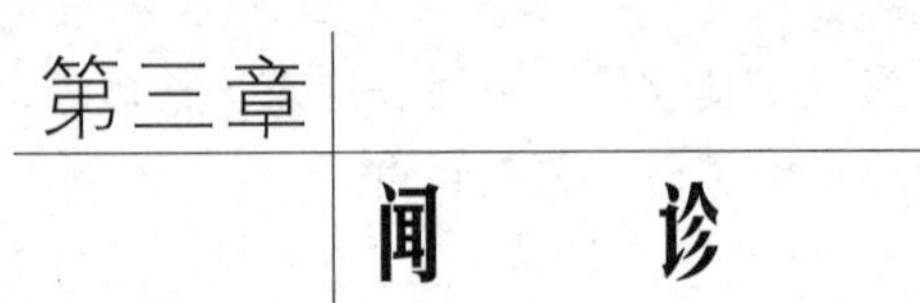

闻诊是通过听声音和嗅气味收集病情资料，以诊察疾病的方法。听声音包括听辨患者在疾病过程中的语声、语言、呼吸、咳嗽、呕吐、呃逆、嗳气、太息、喷嚏、鼻鼾、肠鸣等各种声响；嗅气味包括嗅病体发出的异常气味、排出物的气味以及病室的气味。

人体的各种声音和气味，都是在脏腑生理活动和病理变化过程中产生的。所以通过诊察各种声音和气味的异常变化，可以判断脏腑的生理功能和病理变化，为临床诊病、辨证提供依据。

第一节　听声音

听声音是指听辨患者语声、言语和气息的高低、强弱、清浊、缓急等变化，以及脏腑功能失调所发出的咳嗽、呕吐、肠鸣等异常声响，以判断脏腑功能和疾病性质的诊察方法。

一、正常声音

正常声音，是指人在正常生理状态下发出的声音，亦称为“常声”。具有发声自然，音调和畅，言语清楚，应答自如，言与意符等特点，说明气血充盛，发音器官和脏腑功能正常。

由于年龄、性别、禀赋等不同，正常声音亦有高低、强弱、清浊等不同。一般男性多声低而浊，女性多声高而清，儿童则声音尖利清脆，老人则声音浑厚低沉，并存在个体差异。此外，语声的变化亦与情志变化相关，如喜时发声多欢悦，怒时发声多忿厉而急疾，悲哀时发声多悲惨断续，敬则发声多正直严肃，爱则发声多温柔和悦。这些因一时情感触动而发出的声音，均属正常声音的范畴。

二、病变声音

病变声音，是指疾病反映于语声、语言及人体其他声响方面的变化。

（一）语声

语声主要指患者在疾病过程中说话的声音以及呻吟、惊呼等异常声响。通过听辨语声的变化来判断正气的盛衰、邪气的性质和病情的轻重。语声的听辨应注意语声的有无，语调的高低、强弱、清浊、钝锐以及有无呻吟、惊呼等异常声响。

一般而言，凡语声高亢，洪亮有力，声音连续者，多属阳证，实证，热证，是阳盛气实、功能亢奋的表现；语声低微，细弱无力，声音断续者，多属阴证，虚证，寒证，多为禀赋不足、气血虚损所致。

1. 语声重浊　又称声重，指发出的声音沉闷而不清晰，或似有鼻音。多为外感风寒或痰湿阻肺，导致肺气失宣，鼻窍不利而成。

2. 音哑与失音　语声嘶哑者，为音哑；语而无声者，为失音，古称“喑”。两者病因病机基本相同，前者病轻，后者病重。新病音哑或失音，多属实证，多因外感风寒或风热袭肺，或痰浊壅肺，肺气不宣，清肃失职所致，即所谓“金实不鸣”。久病音哑或失音，多属虚证，多因精气内伤，肺肾阴虚，虚火灼肺，以致津枯肺损，声音难出，即所谓“金破不鸣”。暴怒叫喊或持续高声宣讲，耗气伤阴，咽喉失润，亦可导致音哑或失音。妇女妊娠后期出现音哑或失音者，为妊娠失音，古称“子喑”，多为胞胎阻碍肾之络脉，使肾精不能上荣于咽喉所致，一般分娩后即愈。

3. 呻吟　指病痛难忍时所发出的哼哼声，多因身有痛楚或胀满不舒所致。新病呻吟，声音高亢有力者，多属实证；久病呻吟，声音低微无力者，多属虚证。

4. 惊呼　指患者突然发出的惊叫声，其声尖锐，表情惊恐，多为剧痛或惊恐所致。小儿阵发惊呼，多为受惊；成人惊呼，除惊恐外，多为剧痛或精神失常。

（二）语言

语言主要指患者语言表达与应答能力有无异常，吐字是否清晰流利等。心主神明，言为心声，故语言异常主要反映心神的病变。

1. 谵语　神识不清，语无伦次，声高有力者，为谵语。多为邪热亢盛，扰乱心神所致，属实证。多见于外感热病，热入心包，或肠热腑实，痰热扰心等证。

2. 郑声　神识不清，语言重复，时断时续，语声低弱模糊者，为郑声。多因久病心气大伤，心神散乱所致，属虚证。见于多种疾病的晚期、危重阶段。

3. 独语　自言自语，喃喃不休，见人语止，首尾不续者，为独语。多因心气不足，神失所养，或气郁生痰、蒙蔽心窍所致。多见于癫病、郁病。

4. 错语　神志清楚，语言表述经常出错，错后自知者，为错语。虚证多因心气不足，心神失养所致，多见于久病体虚，或老年脏气衰弱之人；实证多为痰浊、瘀血、气郁等阻碍心神所致。

5. 狂言　精神错乱，狂躁妄言，语无伦次，不避亲疏者，为狂言。多因情志不遂，气郁化火，痰火互结，扰乱神明所致，多属阳证，实证。常见于狂病，伤寒蓄血证。

6. 语謇　神志清楚，思维正常，但语言不流利，吐字不清晰者，为语謇。因习惯而成者，称为口吃，不属病态。病中言謇，每与舌强并见，多因风痰阻络所致，多见于中风先兆，或中风后遗症。

（三）呼吸

闻呼吸是指诊察患者呼吸频率的快慢，气息的强弱，呼吸音的清浊以及呼吸是否均匀通畅等。人体正常状态下呼吸均匀通畅，不快不慢，运动或情绪激动时呼吸加快，睡眠时呼吸变慢变深，皆属生理性变化。一般呼吸气粗而快者，多属实证；呼吸气微而慢者，多属虚证。

1. 喘 指呼吸困难，短促急迫，甚则张口抬肩，鼻翼扇动，不能平卧。其发病与肺肾关系密切，临床有虚实之分。

凡发病急骤，声高息粗，胸中胀闷，惟以呼出为快，形体强壮，脉实有力者，为实喘。多因风寒、风热袭肺，或痰热壅肺，痰饮停肺，肺失肃降，肺气上逆所致。凡发病徐缓，声低息微，息短不续，动则喘甚，惟以深吸气为快，形体羸弱，脉虚无力者，为虚喘。多因肺肾亏虚，气失摄纳所致。

2. 哮 指呼吸急促似喘，喉间有哮鸣音，常反复发作，缠绵难愈。多因痰饮内伏，复感外邪引动诱发；也可因久居寒湿之地，或过食酸咸生冷等而诱发。

哮与喘的区别，喘以呼吸困难，气息急促为主，哮以喉间哮鸣音为特征。喘不兼哮，哮必兼喘。临床上哮与喘常同时出现，故常并称为哮喘。

3. 短气 指呼吸气急短促，数而不能接续，似喘而不抬肩，喉中无哮鸣音。短气有虚实之分，虚证短气，声低息微，兼体弱神疲、乏力等，多因肺气不足，或元气亏虚所致；实证短气，呼吸息粗，兼见胸部窒闷，胸腹胀满等，多因痰饮、气滞，或胃肠积滞所致。

4. 少气 又称气微。指呼吸微弱而声低，气少不足以息，言语无力。主诸虚劳损，多因久病体虚，或肺肾气虚所致。

（四）咳嗽

咳嗽指肺气向上冲击喉间，气道受到刺激而发出的一种声响。多因外邪袭肺、痰湿阻肺、内伤损肺，或有害气体刺激等，使肺失宣降，肺气上逆而致。古人认为有声无痰谓之咳，有痰无声谓之嗽，有痰有声谓之咳嗽。咳嗽多见于肺系疾病，然而其他脏腑病变亦可累及肺脏而引起咳嗽，故《素问·咳论》曰“五脏六腑皆令人咳，非独肺也”。

临床上除听辨咳嗽的声音外，还必须结合伴随咳嗽咯出的痰的色、量、质的特征，以及发病时间、病史和兼症等，进行诊察，以辨别病证的寒热虚实。

咳声重浊，痰白清稀，鼻塞不通，多属外感风寒，因风寒束肺，肺失肃降所致。

咳声不扬，痰稠色黄，不易咳出，多属热证，因热邪犯肺，灼伤肺津所致。

咳声重浊紧闷，痰多易咳，多属实证，因寒痰、痰湿停聚于肺，肺气失宣所致。

咳声低微无力，多属虚证，多因久病肺气虚损，宣降无力所致。

干咳无痰，或痰少而黏，不易咳出，多属燥邪犯肺，或肺阴亏虚所致。

咳嗽呈阵发性，发则连声不绝，咳声终止时有鸡啼样回声，为顿咳，因其病程较长，缠绵难愈，又称“百日咳”。常见于小儿，多因风痰搏结，郁而化热，阻遏气道所致。

咳声如犬吠，伴声音嘶哑，吸气困难，喉中有伪膜，重擦出血，随之复生，见于白喉，因时行疫毒攻喉所致。

（五）呕吐

胃内容物（包括饮食物、痰涎、水液等）上逆，经口而出，称呕吐。是胃失和降，胃气上逆的表现。前人称有物无声为吐，有声无物为干呕，有声有物为呕吐。临床上难以截然分开，一般统称为呕吐。临床上根据呕吐声音的强弱、吐势的缓急、呕吐物的性状、气味及兼症等，可判断病证的寒热虚实。

呕声微弱，吐势徐缓，呕吐物清晰者，多属虚寒证。常因脾胃阳虚，温运失司，胃气失和上逆而致。

呕声壮厉，吐势较猛，呕吐物呈黏稠黄水，或酸或苦者，多属实热证。常因热邪伤胃，胃气失和上逆而致。

呕吐呈喷射状，多为热扰神明，或头颅外伤，脑髓有病等所致。多属病重。

呕吐酸腐食物，多属伤食。常因暴饮暴食，食滞胃脘，胃失和降，胃气上逆所致。

对于某些比较特殊的呕吐，须四诊合参，才能作出正确诊断。如饮食不洁，餐后呕吐，多为食物中毒；朝食暮吐或暮食朝吐，为胃反，多属脾胃阳虚；口干欲饮，饮入即吐，为水逆，多因痰饮停胃，胃气上逆所致。

总之，呕吐者，暴病多实，久病多虚。

（六）呃逆

从咽喉部发出一种不由自主的冲击声，声短而频，呃呃作响，不能自制，称呃逆。唐代以前称“哕”，俗称“打呃”，是胃气上逆所致。临床上根据呃声的高低强弱、间歇时间的长短，来判断病证的寒热虚实。

一般呃声频作，高亢而短，其声有力者，多属实证；呃声低沉，声弱无力者，多属虚证。

新病呃逆，其声有力者，多属寒邪或热邪客于胃；久病、重病呃逆不止，声低无力者，多属胃气衰败之危候。

偶尔呃逆，呃声不高不低，短暂且无其他病史及兼症者，多因饮食刺激，或食后寒气入胃，属一时胃气上逆，不视为病态。

（七）嗳气

嗳气指胃中气体上出咽喉所发出的一种长而缓的声音。古称“噫”，俗称“打饱嗝”，也属胃气上逆的表现。临床根据嗳气声音的强弱和气味的不同，可判断病证的寒热虚实。

嗳气酸腐，兼脘腹胀满而厌食者，多为食滞胃脘，胃气上逆所致。

嗳气频作响亮，嗳气后脘腹胀减，嗳气发作随情志变化而增减者，多为肝气犯胃。

嗳气低沉断续，无酸腐气味，兼见纳呆食少者，多因脾胃气虚，胃气失和上逆所致，多见于老年人或久病体弱者。

嗳气频作，兼脘腹冷痛，得温缓解者，多为寒邪客胃，或为胃阳亏虚。

日常饱食或饮碳酸饮料后，偶见嗳气，无其他兼症者，不属病态。

（八）太息

指患者情志抑郁，胸胁胀闷不畅时发出的长吁或短叹声，又称叹息。多为情志不遂，肝气郁结的表现。

（九）喷嚏

指肺气上冲于喉鼻而发出的声响。若新病喷嚏频作，兼恶寒发热，鼻塞流清涕者，多因外感风寒，鼻窍不利所致，属表寒证。若季节变化，反复出现喷嚏，鼻痒，流清涕，多属于气虚、阳虚之体，易受风邪侵袭。常人偶发喷嚏，不属病态。

（十）鼻鼾

指熟睡或昏迷时，喉鼻随呼吸发出的一种声响，是气道不利的表现。熟睡时鼾声大，多因慢性鼻病或睡姿不当所致，老年人及体胖多痰者较常见。若昏迷不醒，鼾声不绝者，多属热入心包或中风入脏之危候。正常人入睡后有鼻鼾而无其他症状，不属病态，中老年人、肥胖者多见。

（十一）肠鸣

指腹中胃肠蠕动所产生的声响。正常情况下，肠鸣音低弱而和缓，一般难以直接闻及；而当腹中气机不和时，导致胃肠中水气相搏发出的声响，可直接闻及。临床根据肠鸣发生的频率、强度、音调以及兼症等，加以辨别。

胃脘如囊裹水，振动有声，起立行走或以手按抚胃脘部，其声下移者，多为水饮停聚于胃，中焦气机受阻所致。

脘腹部饥肠辘辘，得温得食则减，受寒、饥饿时加重者，多为中气不足，胃肠虚寒所致。

肠鸣高亢频急，脘腹痞满，大便泄泻者，多为风寒湿邪客于胃肠，胃肠气机紊乱所致。

肠鸣稀少，多因肠道传导功能障碍所致。肠鸣音完全消失，腹部胀满疼痛拒按者，属肠道气滞不通之重证。

第二节　嗅气味

嗅气味，是指嗅辨患者身体气味与病室气味以诊察疾病的方法。在疾病情况下，由于邪气侵扰，脏腑功能失调，气血运行失常，秽浊排除不利，产生腐浊之气，可出现体气、口气、分泌物、排泄物的气味异常。

一般气味酸腐臭秽者，多属实热；气味不重或微有腥臭者，多属虚寒。故嗅气味可以辨别病证的寒热虚实。

一、病体气味

指患者身体散发的各种异常气味。包括口气、汗、痰、涕、呕吐物、二便、经、带、恶露等排出物的异常气味。临床上医生除直接闻诊所得外，还可以通过询问病人或陪诊者而获知。

（一）口气

指从口中散发出的异常气味。正常人呼吸或讲话时，口中无异常气味散出。

口中散发出臭气，为口臭。多与口腔不洁、龋齿及消化不良等因素有关。

口气酸臭，伴纳呆食少，脘腹胀满者，多属食积胃肠。

口气臭秽者，多属胃热。

口气腐臭，或兼咳吐脓血者，多属内有溃腐脓疡。

口气臭秽难闻，牙龈腐烂者，多为牙疳病。

（二）汗气

指患者随汗出而散发的气味。

汗气腥膻，多见于风湿、湿温、热病等。多因风湿热久蕴于皮肤，或汗后衣物不洁所致。

汗气臭秽者，多见于瘟疫，多因火毒内盛所致。

腋下汗气膻臊者，因湿热内蕴所致，可见于狐臭病。

（三）痰涕之气

正常状态下，人体排出少量痰或涕，一般无异常气味。

咳吐痰涎清稀量多，无异味者，属寒证。

咳痰黄稠味腥者，多为热邪壅肺所致。

咳吐浊痰脓血，腥臭异常者，多属肺痈，多为热毒炽盛，血腐化脓所致。

鼻流清涕，无异味者，多为外感风寒。

鼻流浊涕腥秽，状如鱼脑者，为鼻渊，多因湿热上蒸所致。

（四）呕吐物之气

呕吐物清稀无臭味者，多属胃寒；气味腐臭而秽浊者，多属胃热。

呕吐未消化食物，气味酸腐者，为食积。

呕吐脓血而腥臭者，多为内有痈疡。

（五）排泄物之气

排泄物之气，包括大小便及妇人经血、带下等的异常气味。临床应结合望诊、问诊综合判断。

大便臭秽难闻者，多为肠中郁热；大便溏泄而腥者，多为脾胃虚寒；大便泄泻臭如败卵，或夹有未消化食物，矢气酸臭者，多为伤食。

小便臊臭，黄赤浑浊者，多属膀胱湿热；尿液散发出烂苹果气味者，多属消渴病后期。

妇女经血臭秽者，多为热证；经血气腥者，多为寒证。

妇女带下臭秽而黄稠者，多属湿热；带下腥臭而清稀者，多属寒湿；带下奇臭，色混杂者，应进一步检查，以排除妇科癌症。

二、病室气味

是由患者身体或其排泄物、分泌物的气味散发于室内而成。气味从病体发出以至充斥病室，说明病情危重。临床通过嗅病室气味，可推断病势及作为诊断特殊疾病的参考。

病室有血腥气味，多为失血证。

病室有尿臊气，多见于水肿病晚期患者。

病室有烂苹果气味，多见于消渴重症患者。

病室有蒜臭气味，多见于有机磷农药中毒。

病室散发腐臭气味，病者多患有疮疡溃腐之疾。

病室臭气触人，多为瘟疫类疾病。

病室有尸臭气味者，多为脏腑败坏，病属危重。

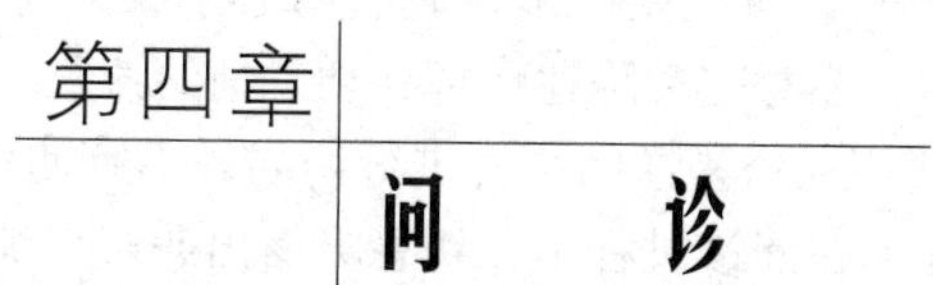

第四章　问　诊

问诊是医生通过对患者或其陪诊者进行有目的的询问，以诊察病情的方法。

第一节　问诊的意义及方法

一、问诊的意义

问诊是医生了解病情、收集临床资料的最基本手段，在疾病诊察过程中具有非常重要的作用。疾病的很多情况，如疾病的发生、发展、变化过程，诊治经过，以及患者的自觉症状、既往病史、生活习惯、饮食嗜好等，只有通过问诊才能获得。而这些资料，往往是医生分析病情、判断病机、辨别证候的基本依据。尤其是在某些疾病的早期，患者仅有一些自觉症状而尚未呈现客观体征时，医生只有通过问诊，才能获取疾病诊断的重要线索，为疾病的早期诊断和治疗提供依据。另外，通过问诊，医生可以直接了解患者的情绪和心理状况，通过医患之间的交流和沟通，减轻患者的思想负担，有利于对精神心理因素所致疾病的正确诊断，并及时进行心理疏导，有助于疾病的治疗和恢复。

二、问诊的方法和注意事项

（一）问诊的方法

1. 抓住重点，全面询问　医生问诊既要重点突出，又要详尽全面。首先医生要认真倾听患者叙述的痛苦和不适，善于从中抓住主症、确定主诉，然后围绕主诉进行有目的、深入细致地询问。

2. 边问边辨，问辨结合　问诊的过程，实际也是医生辨证思维的过程。因此，在问诊过程中，医生必须注重和善于对患者叙述的主要症状进行思考分析，并根据中医理论，结合望、闻、切三诊的信息，追踪新的线索，以便进一步深入了解病情。同时，还要做到边问边辨，边辨边问，问辨结合，减少问诊的盲目性，提高诊断的正确性。

（二）问诊的注意事项

问诊应在安静的环境下进行，避免各种因素的干扰，对某些有隐私的患者，应单独询问。同时还应注意以下事项：

1. 态度和蔼认真 医生问诊时既要严肃认真、耐心细致，还要态度和蔼，关心体贴患者，让患者感觉亲切、可信，愿意主动陈述病情，切忌情绪急躁、敷衍了事。

2. 语言通俗易懂 要使用通俗易懂的语言进行询问，不宜使用患者不理解的医学术语，如纳呆、太息、完谷不化等。在问诊过程中，切忌流露出悲观、惊诧的语言或表情，增加患者的思想负担。

3. 避免诱导暗示 问诊时，如遇患者对病情叙述不够清楚，医生可给予适当的提示或启发，帮助患者准确、全面地叙述病情，切不可凭自己的主观臆断去暗示、诱导患者，以免使所获病情资料失真。

4. 危重患者，抢救为先 对于危重患者应抓住主症扼要询问，重点检查，迅速抢救治疗。待患者病情缓解后，再详细询问，加以核实和补充，使病情资料完善、准确。

第二节 问诊的内容

问诊的内容主要包括一般情况、主诉、现病史、既往史、个人生活史、家族史等。询问时，应根据就诊对象的具体情况，如初诊或复诊、门诊或住院等，进行有针对性的询问。

一、一般情况

一般情况包括患者姓名、性别、年龄、婚否、民族、职业、籍贯、工作单位、现住址、联系方式等。

询问一般情况，既便于医生与患者或家属进行联系和随访，也可使医生获得与疾病有关的信息，为诊治疾病提供必要的依据。不同的年龄、性别、职业、籍贯，有不同的好发病，如水痘、麻疹等病多见于小儿；胸痹、中风等病，多见于中老年人；妇女有月经、带下、妊娠、产育等方面的疾病；男子有遗精、阳痿等病变。青壮年气血充盛，抗病力强，患病多属实证；老年人气血虚衰，抗病力弱，患病多虚证。长期从事水中作业者，易患寒湿痹病；矽肺、汞中毒、铅中毒等疾病，与所从事的职业有关；某些山区地带因水土因素使人易患瘿瘤病，疟疾则多发于岭南地区，蛊虫病多见于长江流域等。

二、主诉

主诉是指患者就诊时最感痛苦的症状、体征及其持续时间。如“咳嗽 3 天”“反复胃脘隐痛 1 年，加重伴呕血、黑便 2 天”等。

主诉一般只有 1 ~ 2 个症状，属疾病当前阶段的主症，是疾病主要矛盾的体现，也是认识和分析疾病的重要依据。明确主诉，有助于医生初步估计疾病的范围和类别，推断病势的轻重与缓急等。

记录主诉要用规范的医学术语，文字简洁精练，突出部位、性质、程度、时间等要素，一般不超过 20 个字。描述主诉只能写症状或体征，不能用病名、证名代替。

三、现病史

现病史是指患者从起病到本次就诊时，疾病的发生、发展、变化及其诊治经过。基本内容分为起病情况、病程经过、诊治经过及现在症状四方面。

（一）起病情况

主要包括发病时间、发病原因或诱因、起病缓急、最初的症状及其性质和部位、当时处理情况等。询问患者的发病情况，对辨别疾病的病因、病位、病性有重要作用。一般起病急、病程短者，多为外感病，多属实证；患病已久，反复发作，经久不愈者，多为内伤病，多属虚证或虚实夹杂证。如因情志不舒而致胁肋胀痛，急躁易怒者，多属肝气郁结；因暴饮暴食而致胃脘胀满疼痛者，多属食滞胃脘等。

（二）病变过程

指患者起病到本次就诊时病情发展变化的情况，一般可按发病时间的先后顺序进行询问，如发病后症状的性质、程度有何变化，何时好转或加重，何时出现新的症状、体征，病情变化有无规律等。通过询问病变过程，可以了解疾病的病机演变及发展趋势等。

（三）诊治经过

指患者患病后至此次就诊前，所接受过的诊断与治疗经过。对初诊患者，应按时间顺序详细询问此前曾做过哪些检查，给过何种诊断，经过哪些治疗，治疗的效果及反应如何等。了解既往患者的既往诊治情况，对当前的诊断与治疗有重要的参考和借鉴作用。

（四）现在症状

现在症状是指患者就诊时所感到的痛苦和不适，是辨证与辨病的重要依据，是问诊的主要内容。现在症状虽属问现病史的范畴，但其包含的内容较多，故在第三节专作讨论。

四、既往史

既往史是指患者平素的身体健康状况和过去的患病情况。

（一）平素健康状况

患者平素的健康状况与现患疾病之间可能有一定联系，故可作为分析判断病情的参考依据。如素体健壮者，现患疾病属实证的可能性较大；素体虚弱者，现患疾病属虚证的可能性较大。素体阴虚者，易感燥热之邪而患热证；素体阳虚者，易受寒湿之邪而患寒证等。

（二）既往患病情况

指患者过去曾患疾病的情况。患者曾患过的疾病与现在所患疾病之间可能会有密切的联系，对诊断当前疾病有一定的参考价值。如哮病，虽经治疗后症状消失，但尚未根除，某些诱因可导致其旧病复发；如中风，可继发于眩晕之后等。

同时，询问既往史时，还应注意了解患者过去对某些药物或其他物品的过敏史，传染病的预防接种史，外伤手术史等。

五、个人生活史

个人生活史包括患者的生活经历、精神情志、饮食起居、婚姻生育等情况。

（一）生活经历

包括患者的出生地、居住地及经历地，有助于排除某些地方病或传染病的诊断。

（二）精神情志

精神情志的变化，对某些疾病的发生、发展与变化有一定影响。因此，了解病人的性格特征、当前精神状况、情感经历等，有利于对病情的诊断，并有助于对患者进行心理疏导。

（三）饮食起居

饮食起居包括患者平时的饮食嗜好和生活起居习惯等。饮食偏嗜和不良的生活起居习惯可导致疾病的发生。如嗜食肥甘者，易病痰湿；偏食辛辣者，易患热证；过食生冷者，易致寒证。好逸懒动者，气血不畅，易生痰湿；劳累过度者，耗伤精气，多患诸虚劳损；起居失常，作息紊乱者，易患失眠、头晕诸疾等。

（四）婚育状况

对成年患者应询问是否结婚、结婚年龄、生育情况、配偶的健康状况以及有无传染病、遗传病等。女性患者要询问月经初潮年龄或绝经年龄、月经周期、行经天数、月经和带下的量、色、质情况等。已婚女性还应询问妊娠次数、生产胎数及有无流产、早产、难产等。

六、家族史

家族史主要询问患者的父母、兄弟姐妹、子女及其他有血缘关系的人的健康状况与患病情况，必要时应询问直系亲属的死亡原因。询问家族史，对某些遗传病及传染病的诊断有重要意义。

第三节　问现在症

问现在症是询问患者就诊时所感受到的一切痛苦和不适，以及与病情相关的全身情况。

现在症状是当前病理变化的反映，是诊病、辨证的主要依据。现在症所涉及的范围广泛，内容较多。明代医家张景岳在总结前人问诊经验的基础上编成《十问歌》，即“一问寒热二问汗，三问头身四问便，五问饮食六胸腹，七聋八渴俱当辨，九问旧病十问因，再兼服药参机变，妇女尤必问经期，迟速闭崩皆可见，再添片语告儿科，天花麻疹全占验”。内容言简意赅，目前仍有一定的指导意义，但在实际运用中，需根据患者的疾病情况，灵活运用。

一、问寒热

问寒热指询问患者有无怕冷或发热的感觉。寒与热是临床最常见症状，是辨别病邪性质和阴阳盛衰的重要依据。

寒即怕冷，是病人的主观感觉，按其临床特点又有恶风、恶寒和畏寒之别。恶风，是指患者遇风觉冷，避之可缓；恶寒是指患者怕冷，虽加衣被或近火取暖仍不能缓解；畏寒是指患者怕冷，加衣被或近火取暖能够缓解。

热即发热，除指患者体温升高外，还包括患者体温正常，但自觉全身或局部发热的感觉。病人自觉胸中烦热，伴手足心发热者，称为五心烦热；病人自觉有热自骨髓向外蒸发之感者，称为骨蒸发热。

寒与热的产生，主要取决于病邪的性质和机体阴阳的盛衰两个方面。寒为阴邪，其性清冷，故寒邪致病，怕冷症状明显；热为阳邪，其性炎热，故热邪致病发热症状突出。机体阴阳失调时，因阳盛则热，阴盛则寒，阴虚则热，阳虚则寒，所以，寒热也是机体阴阳盛衰的反映。

临床常见的寒热症状有恶寒发热、但寒不热、但热不寒、寒热往来四种类型。

（一）恶寒发热

恶寒发热是指病人恶寒与发热同时出现，多见于外感病初期，是表证的特征症状。外邪侵袭肌表，卫阳被遏，肌腠失于温煦则恶寒；邪气外束，腠理闭塞，卫阳失宣，郁而发热。

由于感受外邪的性质不同，寒热症状可有轻重之别，临床常见以下三种类型。

1. 恶寒重发热轻　指患者自觉怕冷明显，并伴轻微发热。由外感风寒之邪所致，主风寒表证。

2. 发热重恶寒轻　指患者自觉发热较重，同时又有轻微怕冷。由外感风热之邪所致，主风热表证。

3. 发热轻而恶风　指患者自觉轻微发热，并有恶风感。多因外感风邪所致，属伤风表证。

外感表证的寒热轻重，不仅与病邪的性质有关，还与邪正的盛衰密切相关。如邪正俱盛者，恶寒发热皆较重；邪盛正衰者，多恶寒重而发热轻。

（二）但寒不热

指患者只感怕冷而不发热的症状。多属阴盛或阳虚所致的里寒证。根据发病的缓急和病程的长短，临床常见以下两种类型。

1. 新病恶寒　多因寒邪直接侵袭脏腑，郁遏阳气，机体失于温煦所致。属里实寒证。

2. 久病畏寒　指患者经常怕冷，得温可缓，属里虚寒证。多因阳气亏虚，机体失于温煦所致，常伴面色㿠白，四肢不温，舌淡、脉弱等症状。

（三）但热不寒

指患者只感发热，而无怕冷的感觉，或反恶热的症状。多因阳盛或阴虚所致，属里热证。临床根据发热的轻重、时间、特点等不同，分为以下三种类型。

1. 壮热 指患者高热（体温39℃以上）持续不退，不恶寒反恶热的症状。多因外邪入里，邪正相搏，阳热内盛，蒸达于外所致，属里实热证。常见于伤寒阳明经证或温病气分阶段。

2. 潮热 指按时发热，或按时热甚，如潮汐之有定时。临床常见以下三种类型。

（1）*日晡潮热*：常于日晡（下午3～5时，申时）发热明显，且热势较高，见于阳明腑实证，故又称阳明潮热。由胃肠燥热内结所致，临床常兼腹满硬痛，大便秘结，口渴饮冷等症。

（2）*阴虚潮热*：午后及夜间低热，兼见五心烦热，颧红盗汗等症，由阴虚火旺所致。

（3）*湿温潮热*：午后发热明显，兼见身热不扬（肌肤初扪之不觉很热，但扪之稍久，即感到灼手），脘痞身重等症，见于湿温病，因湿遏热伏所致。

3. 微热 指发热不高，体温一般在38℃以下，或体温正常，仅自觉发热。其病因病机较为复杂，多见于温热病后期和某些内伤杂病。

长期微热，劳累则甚，兼疲乏、少气、自汗等症者，属气虚发热；每因情志不舒而时有微热，兼胸闷、急躁易怒等症者，属气郁发热（郁热）；小儿于夏季气候炎热时长期发热，兼有烦渴、多尿、无汗等症，至秋凉自愈者，多属气阴两虚发热。

（四）寒热往来

指患者自觉恶寒与发热交替发作的症状。是邪正相争，互为进退的病理表现，是邪在半表半里的特征。见于伤寒少阳病和疟疾。

1. 寒热往来，发无定时 指患者时寒时热，一日发作多次，无时间规律。多为伤寒邪入少阳，邪正相争于半表半里。

2. 寒热往来，发有定时 指患者恶寒战栗与高热交替发作，每日或二三日发作一次，发有定时。常兼头痛剧烈、身痛、口渴、多汗等症，见于疟疾。

二、问汗

汗为阳气蒸化津液出于体表而成。通过询问患者汗出与否以及汗出的时间、部位、多少、性质和兼症等，可判断病邪的性质及机体阴阳的盛衰。

（一）表证辨汗

1. 表证有汗 见于风邪袭表所致的太阳中风证，因风性开泄，腠理疏松而汗出，常兼恶风、脉浮缓等症；若见于外感风热所致的表热证，因热性升散，迫津外泄而汗出，常兼发热恶寒、咽痛、脉浮数等症。

2. 表证无汗　多属外感风寒所致的太阳伤寒证，因寒性收引，腠理闭塞而恶寒，常兼恶寒重发热轻、鼻塞流清涕、脉浮紧等症。

（二）里证辨汗

1. 里证汗出　若兼身热、面赤、口渴者，多见于里实热证，因里热炽盛，迫津外泄，致汗出量多；另外，阴虚内热，阳虚不固等也常见出汗的症状。

2. 里证无汗　常见于津亏、失血伤阴等，因阴津亏少，汗失化源而无汗；也可见于里寒证，阳气气化失司而无汗。

（三）特殊汗出

1. 自汗　指经常日间汗出，活动后尤甚。多伴神疲乏力、少气懒言，或畏寒肢冷、舌淡脉弱等症，常见于气虚或阳虚证。由于阳气亏虚，不能固卫肌表，腠理疏松，津液外泄所致；因动则耗气，故汗出尤甚。

2. 盗汗　指入睡后汗出，醒后汗止。多伴潮热、颧红、舌红少苔等症，常见于阴虚或气阴两虚证。阴虚阳亢，虚热内生，入睡后卫阳入里，肌表不固，内热更甚，蒸津外泄而汗出，醒后卫阳出表，腠理固密，内热减轻而汗止。气阴两虚者，临床也可自汗、盗汗并见。

3. 绝汗　指在病情危重的情况下，出现大汗不止的症状。常是亡阳或亡阴的表现，又称脱汗。若病势危重，冷汗淋漓如水，伴面色苍白、肢厥脉微者，属亡阳之汗；若病势危重，汗热质黏如油，伴高热烦渴、脉细疾者，属亡阴之汗。

4. 战汗　指病人先恶寒战栗而后汗出的症状。常见于温病或伤寒邪正剧烈斗争的阶段，是疾病发展的转折点。若汗出热退，脉静身凉，提示邪去正复；若汗出而身热不减，仍烦躁不安，脉来疾急，为邪胜正衰之危候。

5. 黄汗　汗出沾衣，色如黄柏汁的症状，多因湿热熏蒸所致。

（四）局部辨汗

身体某一部位汗出异常，也是脏腑经络病变的反映。

1. 头部汗出　指汗出仅见于头部，或头项部汗出较多，又称但头汗出。多因上焦热盛，迫津外泄；或中焦湿热蕴结，湿郁热蒸，迫津上越；或元气将脱，虚阳浮越，津随阳泄所致。若因进食辛辣、热汤或饮酒时出现头汗较多者，不属病态。

2. 心胸汗出　指心胸部易出汗或汗出过多。多属虚证，可见于心脾两虚或心肾不交等证。

3. 手足汗出　指手足心出汗过多。多因阳气内郁、阴虚内热或中焦湿热郁蒸所致。

4. 半身汗出　指患者仅身体的一半出汗，或左侧，或右侧，或上半身，或下半身。无汗的半身常属病变的部位，多因风痰、痰瘀等阻滞经络，营卫不得周流，半身肌肤缺乏气血充养所致，多见于中风、痿病及截瘫患者。

三、问疼痛

疼痛是临床上最常见的自觉症状，机体的各个部位均可发生。疼痛有虚实之分，实性疼痛，多因感受外邪，或气滞血瘀，或痰浊阻滞，或食积、虫积、结石等阻滞脏腑经络，气血运行不畅所致，即“不通则痛”；虚性疼痛，多因阳气亏虚，或精血不足，脏腑经络失去温养所致，即“不荣则痛”。

问疼痛，还应注意询问疼痛的部位、性质、程度、时间及喜恶等。

（一）问疼痛的性质

询问疼痛的性质，有助于分辨疼痛的病因病机。常见的疼痛性质有：

1. 胀痛　指疼痛伴有胀满的感觉，主气滞。如胸胁脘腹等处胀痛，时发时止，多属肺、肝、胃肠气滞之证。但头目胀痛多因肝阳上亢或肝火上炎所致。

2. 刺痛　指疼痛如针刺之感，主血瘀，多表现为痛处固定、拒按等。如头部、胸胁、脘腹等处刺痛，多是瘀血阻滞，血行不畅所致。

3. 窜痛　指痛处游走不定或攻冲作痛。若胸胁、脘腹处窜痛，多属气滞；若肢体关节疼痛而游走不定者，又称游走痛，多见于行痹。

4. 固定痛　指痛处固定不移。胸胁脘腹等处固定疼痛，多属瘀血为患；肢体关节处固定疼痛，多因寒湿或湿热阻滞所致，多见于痛痹、着痹等。

5. 冷痛　指疼痛伴有冷感而喜暖。常见于腰脊、脘腹、巅顶及四肢关节等处，属寒证。因寒邪侵袭所致者，属实寒证；因阳气不足，脏腑经脉失于温煦所致者，属虚寒证。

6. 灼痛　指疼痛伴有灼热感而喜凉，属热证。多因火热之邪窜扰，或阴虚火旺所致。

7. 绞痛　指疼痛剧烈如刀绞。多因有形实邪阻闭气机，或寒邪凝滞所致。如心脉痹阻引起的“真心痛”，结石阻塞所致的腰腹痛等。

8. 隐痛　指疼痛较轻微，但绵绵不休。常见于头部、脘腹、胁肋、腰背等部位，多属虚证。由于阳气不足，精血亏损，脏腑经脉失却温养所致。

9. 重痛　指疼痛伴有沉重感。常见于头部、四肢、腰部以及全身，多因湿邪困阻气机所致。

10. 酸痛　指疼痛伴有酸楚不适感。常见于四肢、腰背等处，多因湿邪侵袭，气血运行不畅所致，也可因肾虚组织失养所致。

11. 掣痛　指抽掣牵引作痛，一触痛连及它处，也称引痛、彻痛。多因邪气阻滞筋脉或精血亏虚，筋脉失养所致。如心脉痹阻不通所致之胸痛彻背。

12. 空痛　指疼痛伴有空虚感。常见于头部、胃脘或小腹部，多由气血精髓亏虚，脏腑经脉失养所致。

一般新病疼痛，痛势较剧，持续不解，或痛而拒按者，多属实证；久病疼痛，痛势较缓，时作时止，或痛而喜按者，多属虚证。

（二）问疼痛的部位

通过询问疼痛的部位，可以测知病变所在的脏腑经络等。

1. 头痛　指头的某一部位或整个头部疼痛。头痛有虚实之分，凡外感风、寒、暑、湿、火之邪，或因痰浊、瘀血、郁火、阳亢等所致者，多属实证；因气血阴精亏虚，不能上荣于头，髓海空虚而致者，多属虚证。

临床可根据头痛的具体部位，结合经络的循行，确定病变属于哪一经。如前额连眉棱骨痛者，属阳明经；头后枕痛连项背者，属太阳经；头两侧痛者，属少阳经；巅顶痛者，属厥阴经等。

2. 胸痛　指胸的某一部位疼痛，常见于心肺病变。多因痰、瘀等实邪阻滞心脉；肺阴亏虚、虚火灼伤肺络，热邪壅肺、肺络不利，痰热阻肺、热壅血瘀所致。临床应根据胸痛的具体部位、性质和兼症进行综合分析判断。

3. 胁痛　指胁的一侧或两侧疼痛，多与肝胆病变有关。肝郁气滞、肝胆湿热、肝胆火盛、肝血瘀阻以及悬饮等证，皆可致胁痛，临床应根据胁痛的性质及兼症进行辨证。

4. 脘痛　指上腹部、剑突下疼痛，又称胃脘痛。脘是胃腑所居之处，胃主受纳、腐熟水谷，以和降为顺，各种原因引起的胃失和降、气机阻滞均可导致胃脘疼痛。临床应结合脘痛的性质、特点及兼症，辨别其证候的寒热虚实。

一般进食后痛势加剧者，多属实证；进食后疼痛缓解者，多属虚证。胃脘冷痛，得温痛减、遇寒加剧者，属寒证；胃脘灼痛，喜凉恶热者，属热证。

5. 腹痛　指剑突下至耻骨毛际以上（除外胃脘部）的部位，或其中某一部位发生疼痛。腹有大腹、小腹、少腹之分。脐以上为大腹，属脾胃；脐以下至耻骨毛际以上为小腹，属膀胱、胞宫、小肠、大肠；小腹两侧为少腹，为足厥阴肝经所过之处。

诊察腹痛时，需要问诊与按诊相配合。首先查明疼痛的确切部位，判断病变所在脏腑，然后结合疼痛的性质及兼症，分析引起腹痛的具体病因，进行综合判断。

腹痛有实证，也有虚证，涉及的脏腑较多，病因病机复杂，涉及内、外、妇、儿各科，故临证时必须注意鉴别诊断。

6. 腰痛　指腰脊正中或腰部两侧疼痛。腰为肾之府，故腰痛多与肾脏及其周围组织的病变有关。肾虚失养、寒湿侵袭、瘀血或结石阻滞、带脉损伤等均可导致腰痛。临床应根据病史和疼痛的性质，结合按诊检查，辨证求因。

7. 四肢痛　指四肢的肌肉、筋脉、关节等部位疼痛，常见于痹病。多因风寒湿邪侵袭、或因湿热蕴结或痰瘀阻滞，气血运行不畅所致。独见足跟或胫膝酸痛者，多属肾虚，常见于年老体衰之人。

8. 周身疼痛　指全身上下均觉疼痛。应注意询问发病时间、病程长短、疼痛性质及兼症等情况。一般新病周身疼痛者，多属实证，常因感受风寒湿邪，经气不利所致；久病卧床不起而周身疼痛者，多属虚证，因气血亏虚，筋脉失养所致。

四、问头身胸腹不适

指询问头身胸腹部位除疼痛以外的其他不适或异常感觉。主要包括头晕、胸闷、心悸、胁胀、脘痞、嘈杂、腹胀、身重、麻木、乏力等症状。

（一）头晕

指患者自觉头脑有眩晕之感，轻者闭目即止，重者则感觉自身或眼前景物旋转，站立不稳，如坐舟车。

头晕是临床常见症状，多种原因均可导致，如气血亏虚、肾虚精亏、痰湿内阻、肝阳上亢、肝火上炎、瘀血阻络等。对头晕的询问，应注意询问引发或加重头晕的可能原因及兼有症状。

头晕面白，神疲体倦，舌淡脉弱者，多为气血亏虚，脑失充养所致。

头晕耳鸣，腰酸遗精者，多因肾虚精亏，髓海失养所致。

头晕且重，如物裹缠，胸闷呕恶，舌苔白腻者，多为痰湿内阻，清阳不升所致。

头晕胀痛、耳鸣，头重脚轻，腰膝酸软，舌红少津，脉弦细，多为肝阳上亢所致。

头晕而胀，烦躁易怒，舌红苔黄，脉弦数者，多为肝火上炎所致。

外伤后头晕而头部刺痛者，多属瘀血阻络所致。

（二）胸闷

指病人自觉胸部有痞塞满闷之感。胸闷与心、肺、肝三脏气机不畅关系密切。临证时应注意询问胸闷的特点及伴随症状，进行鉴别诊断。

胸闷，伴心悸、气短，多属心气不足，或心阳不振。

胸闷，心痛如刺，面唇青紫，多属心血瘀阻。

胸闷，伴咳喘痰多，多属痰湿阻肺。

胸闷，伴胁胀、善太息，情志抑郁，多因肝郁气结所致。

（三）心悸

指患者自觉心跳不安。心悸多是心或心神病变的反映。

心悸包括惊悸与怔忡。因受惊而发，或心悸易惊者，称为惊悸；若无明显诱因，心跳剧烈，上至心胸、下至脐腹，悸动不安者，称为怔忡。怔忡多由惊悸发展而来，病情较惊悸为重。

心悸常因心之气血阴阳亏虚或痰饮水湿、瘀血阻滞所致。如惊骇气乱，心神不安；营血亏虚，心神失养；阴虚火旺，内扰心神；心阳气虚，鼓动乏力；阳虚水泛，水气凌心；心脉痹阻，血行不畅等均可导致。临床应根据心悸的轻重、特点及兼症等，进行综合分析。

（四）胁胀

指患者自觉一侧或两侧胁部胀满不舒，多见于肝胆病变。胁胀、善太息、精神抑郁或易怒，属肝气郁结；胁胀、身目发黄、口苦尿黄、舌红苔黄腻者，多属肝胆湿热。

（五）脘痞

指患者自觉胃脘胀闷不舒，是脾胃病变的表现，病机有虚实之分。

脘痞纳呆，嗳气酸腐者，多为食积胃脘；脘痞食少，腹胀便溏，肢倦乏力者，多属脾胃气虚；脘痞，饥不欲食者，胃中嘈杂者，多为胃阴亏虚；脘痞腹胀，纳呆呕恶，苔腻者，多为湿邪中阻。

（六）腹胀

指患者自觉腹部胀满、痞塞不舒，甚则如物支撑。气虚、寒凝、热结、气滞、食积、痰饮、瘀血等，皆可导致气机不畅出现腹胀。

腹部时胀时减而喜按者，多属虚证，因脾胃虚弱，健运失司所致；持续胀满不减而拒按者，多属实证，因食积胃肠或实热内结，气机阻塞所致。

五、问耳目

问耳目之听视情况，不仅可以了解耳目局部有无病变，还可了解肝、胆、肾、三焦等与耳目关系密切的脏腑的病变。

（一）问耳

1. 耳鸣　指患者自觉耳内有响声。耳鸣有虚实之分，凡突发耳鸣，声大如潮，按之鸣声不减或加重者，多属实证，多由肝胆火盛，上扰清窍所致；若耳鸣惭作，声音细小，如闻蝉鸣，按之鸣声减轻或暂止者，多属虚证，多因肝肾阴虚，肝阳上扰，或肾精亏虚，髓海失充，耳失所养而成。

2. 耳聋　指患者听力减退，甚至听觉丧失。一般新病暴聋者，多属实证，常由肝胆气火上逆、耳窍失灵，或药毒损伤耳窍等所致；久病或年老渐聋者，多属虚证，常因肾精亏虚、耳窍失荣所致。

3. 重听　指患者听力减退，听音不清，声音重复。日久渐成者，以虚证居多，常因肾精亏虚，耳窍失荣所致，多见于年老体弱的患者；若骤发重听，以实证居多，常因痰浊上蒙或风邪上袭耳窍所致。

耳鸣和耳聋可为单侧，也可为双侧，可单独出现，也可同时并见。临床应注意询问其特点、新久、程度及兼症等。

（二）问目

1. 目痛　指患者自觉单目或双目疼痛。可见于多种眼科疾病，原因复杂。一般痛剧、病程短者，多属实证；痛微、病程长者，多属虚证。两目胀痛，兼面红目赤、急躁易怒者，为肝火上炎所致；目赤肿痛，兼羞明多眵者，为风热上袭所致；目微赤微痛，时痛时止而干涩者，多因阴虚火旺所致。

2. 目眩 指患者自觉视物旋转动荡，如坐舟车，或眼前如有蚊蝇飞动感，又称眼花。因肝火上炎、肝阳化风及痰湿上蒙清窍所致者，多属实证；因气虚、血亏、阴精不足，目失所养引起者，多属虚证。

3. 目昏、雀盲、歧视 目昏指患者自觉视物昏暗、模糊不清的症状；雀盲指患者白昼视力正常，每至黄昏以后则视物不清的症状，亦称夜盲、雀目；歧视指视力模糊不清，视一物成二物的症状。三者均为视力不同程度减退的病变，多由肝肾亏虚，精血不足，目失充养所致，常见于久病或年老体弱之人。

六、问睡眠

通过询问患者睡眠时间的长短、入睡的难易、是否易醒、有无多梦等情况，并结合其他兼症，以了解机体气血阴阳的盛衰。睡眠异常，主要有失眠和嗜睡。

（一）失眠

指患者经常不易入睡，或睡而易醒、难以再睡，或睡而不酣、时时惊醒，甚至彻夜不眠的症状，常伴有多梦。又称“不寐”或“不得眠”。

其病机有虚实之分，虚者多因阴血亏虚、心神失养，或心胆气虚，心神不安所致，常见于心脾两虚、心肾不交、心胆气虚等证；实者多因火邪、痰热内扰心神，或食滞胃脘等所致。

（二）嗜睡

指患者神疲思睡，经常不自主地入睡，也称“多寐”“多眠睡”。多由机体阳虚或阴盛所致。

困倦嗜睡，伴头目昏沉，胸闷脘痞，肢体困重者，乃痰湿困脾，清阳不升所致；饭后困倦嗜睡，兼神疲乏力，纳呆腹胀者，多因脾气虚弱，清阳不升所致；精神极度疲惫，困倦易睡，肢冷脉微者，多因阳气虚衰，神失温养所致。

嗜睡与昏睡不同。嗜睡者，神疲困倦，极易入睡，但呼之即醒，神志清楚；昏睡者，日夜沉睡，神志不清，不能正确应答，甚则神识昏迷，属昏迷范畴，病情危重。

七、问饮食口味

通过询问患者饮食口味的情况，可了解脾胃及有关脏腑功能的盛衰、体内津液的盈亏及输布是否正常，对临床诊断具有重要作用。

（一）问口渴与饮水

主要询问有无口渴、饮水多少、喜冷喜热等，以了解体内津液的盈亏和输布情况。

1. 口不渴 指患者口中不渴，饮水也不多。提示津液未伤，多见于寒证、湿证。

2. 口渴多饮 指患者口渴明显，饮水量多。是津液损伤的表现，多见于燥证、热证。若口渴多饮，小便量多，多食易饥，形体消瘦者，为消渴病。此外，汗、吐、泻之后，体内津液大量丢失，也可见口渴多饮。

3. 渴不多饮　指患者虽有口干口渴的感觉，但饮水不多，或不欲饮水。提示阴液耗损或津液输布障碍。可见于阴虚、湿热、痰饮、瘀血等证。

口咽干燥而不多饮，兼见潮热、盗汗、颧红、舌红少苔者，多属阴虚证。

口渴而不多饮，兼身热不扬、头身困重、脘闷、苔黄腻者，属湿热证。

渴喜热饮，饮水不多，或饮后即吐，为痰饮病。因饮留胃肠，致津液输布障碍，津不上承所致。

口干，但欲漱水不欲咽，兼舌有瘀斑、瘀点者，为内有瘀血。因瘀血内阻，津液输布失常，不能上承于口所致。

温病如见身热夜甚，口干不甚渴饮，心烦失眠，舌红绛者，为热入营分，邪热蒸腾营阴上潮所致。

（二）问食欲与食量

询问患者的食欲与食量，可了解脾胃功能的盛衰以及疾病的预后。

1. 食欲减退　又称“不欲食”“纳呆”“食欲不振”。指患者不想进食或食之无味，食量减少。

纳呆食少，兼有神疲倦怠、面色萎黄、腹胀便溏、舌淡、脉虚者，多属脾胃气虚。

纳呆腹胀，伴有头身困重、脘痞呕恶、舌苔厚腻者，多属湿邪困脾。

若疾病过程中，食欲恢复，食量渐增，是胃气渐复，疾病向愈之兆；若食欲逐渐下降，食量逐渐减少，是脾胃功能衰退的表现，提示病情加重。

2. 厌食　指患者厌恶食物或恶闻食气，又称“恶食”。

厌食，兼嗳气酸腐、脘腹胀满疼痛者，为食滞胃脘。

厌油腻食物，兼脘痞呕恶、腹胀、便溏不爽者，多属湿热蕴脾。

厌食油腻，伴胁肋胀痛灼热、身目发黄、口苦尿黄者，为肝胆湿热。

妇女妊娠早期，若厌食呕恶，甚至食入即吐，为妊娠恶阻。

3. 消谷善饥　指患者食欲亢进，进食量多，易感饥饿，亦称“多食易饥”。

多食易饥，伴牙龈肿痛、口渴心烦、尿赤便秘者，乃胃火炽盛，腐熟太过所致。

消谷善饥，伴多饮、多尿，形体消瘦者，多见于消渴病。

多食易饥，兼大便溏泄者，属胃强脾弱。

4. 饥不欲食　指患者虽有饥饿感，但不欲食或进食不多。多因胃阴不足，虚火内扰所致。

5. 偏嗜食物　指病人偏嗜某种食物或异物。正常人由于地域与生活习惯的不同，常有饮食偏嗜，一般不会引起疾病。但若偏嗜太甚，则有可能导致病变，如偏嗜肥甘，易生痰湿；偏食生冷，易伤脾胃；过食辛辣，易致燥热等。若小儿嗜食生米、泥土、纸张等异物，面黄肌瘦，多属虫积。

（三）问口味

指询问患者口中有无异常的味觉。口中味觉异常，常是脾胃功能失常或其他脏腑病变的反映。

1. 口淡 指患者味觉减退，口中无味，常伴食欲减退，属脾胃气虚或寒湿内阻。

2. 口苦 指患者自觉口中有苦味，属实热证，多见于心火、肝胆火旺者。

3. 口甜 指患者自觉口中有甜味。口中甜而黏腻不爽，脘闷不舒，舌苔黄腻者，为湿热蕴脾；口甜、纳少、神疲者，为脾虚。

4. 口酸 指患者口中有酸味或闻之有酸腐气味。多为食滞胃脘或肝气犯胃所致。

5. 口咸 指患者自觉口中有咸味。多与肾虚及寒水上泛有关。

6. 口涩 指患者自觉口有涩味，如食生柿子的感觉。每多与舌燥同时出现。为燥热伤津或脏腑阳热偏盛所致。

八、问二便

通过询问患者大小便的性状、颜色、气味、排便量、排便次数、排便时间、排便时的感觉，以及伴随症状等，以了解相关脏腑病变及病证的寒热虚实。

（一）问大便

健康人一般每日大便一次或隔日一次，质软成形，排便通畅，内无脓血、黏液及未消化的食物等。

1. 便次异常 指大便次数异常，临床需结合便质及排便时的感觉进行辨证。

（1）便秘：指便质干燥，便次减少，排便时间延长，或时间虽不延长但排便困难。病证有虚实之分，实证多因邪热内结、肠道津伤、肠失濡润，或寒邪凝滞大肠、阻滞肠道气机所致；虚证多因阴血不足或津液亏少，肠燥失润，或气虚、阳虚传导无力所致。

（2）泄泻：指便次增多，便质稀软不成形，甚至泻下如水样者。病证也有虚实之分，实证多因内伤饮食、感受外邪等致脾失健运而成；虚证多因脾虚或肾阳虚，命门火衰、火不生土，脾失运化所致。一般新病暴泻者，多属实证；久病缓泻者，多属虚证。

新病暴泻，泻下清稀如水，伴肠鸣腹痛，属寒湿泄泻。

泻下黄糜，黏滞不爽，伴肛门灼热，或有腹痛者，属大肠湿热。

泻下臭秽，泻后脘腹胀痛减轻，伴嗳气酸腐者，属伤食。

大便溏泄，伴纳少腹胀，神疲乏力，面色萎黄，脘腹隐痛喜按者，属脾虚。

黎明前腹痛作泄，泻后则安，伴形寒肢冷，腰膝酸冷者，称为“五更泄”，属命门火衰，脾寒失运。

腹痛欲泻，泻后痛减，每因情志因素而诱发者，属肝脾不调。

2. 便质异常 指大便形质出现异常。除便秘、泄泻必然伴便质干燥或稀薄外，常见的便质异常还有以下几种。

（1）完谷不化：指大便中夹有较多未消化的食物多属脾肾阳虚。

（2）溏结不调：指大便时干时稀或先干后稀者。大便时干时稀，多属肝郁脾虚或肝脾不调；大便先干后溏者，多属脾胃虚弱。

（3）脓血便：指大便中夹有黏液脓血，并伴腹痛，多见于痢疾。常因湿热蕴结肠道，脉络受损，气血瘀滞而成。

（4）便血：指便中带血，或便后滴血，或便下全血，多因胃肠血络受损所致。若先便后血，便血紫暗，甚至色黑如柏油样，则为远血，多属胃肠血络损伤，或脾虚不能统血所致；先血后便，便血鲜红，血液附于粪便表面，或排便之后点滴而出者，则为近血，多因肠道燥热，灼伤血络所致。

3. 排便感异常　指排便时出现各种不适的感觉。

（1）肛门灼热：指排便时肛门有灼热不适感。多由大肠湿热所致。

（2）里急后重：指腹痛窘迫，时时欲泻，便出不爽，肛门重坠，多因湿热内阻，肠道气滞所致，见于痢疾。

（3）排便不爽：指排便不畅，有滞涩难尽之感。多因大肠湿热、肝郁乘脾、伤食等，致大肠气机阻滞，传导失司而成。

（4）滑泄失禁：指大便流出不能自止，甚则便出而不知，又称“大便失禁”。多因脾肾虚衰，肛门失约所致。见于久病体虚、年老体衰或久泻不愈的患者。

（5）肛门气坠：指自觉肛门有下坠感，重者可伴脱肛，常于劳累或排便后加重。多因久泻或久痢不愈，致脾虚中气下陷而成。

（二）问小便

一般情况下，健康成人白天排尿3～5次，夜间0～1次，一昼夜总尿量1000～1800mL。尿次和尿量常受饮水量、气温、汗出、年龄等多种因素的影响。

询问小便有无异常变化，可诊察体内津液的盈亏和有关脏腑气化功能是否正常。临床应重点询问尿量的多少、排尿的次数、排尿时的感觉及尿的色质等情况。

1. 尿量异常　包括尿量增多和尿量减少两种情况，临诊时需排除饮水、温度、出汗、年龄等因素的影响。

（1）尿量增多：指每天尿量较正常明显增多。若小便清长量多，伴畏寒肢冷喜暖者，属虚寒证；若小便量多，伴口渴、多饮、多食、消瘦者，多属消渴病。

（2）尿量减少：指每天尿量较正常明显减少。若尿少，色黄或赤，口渴，多因热盛伤津，或汗吐下太过伤津所致；若尿少，肌肤浮肿，多因肺、脾、肾功能失常，气化不利，水湿内停所致。

2. 尿次异常　需分日间或夜间，小便次数增加和减少，甚至无尿的情况。临床应结合其他症状详辨虚实。

（1）小便次数增多：指排尿次数增多，时欲小便，又称“小便频数”，简称尿频。若小便频数，短赤而急迫，伴尿道疼痛者，多属膀胱湿热，气化失职所致；若小便频数，量多色清，夜间尤甚者，多属肾阳不足，气化不及所致。

（2）小便次数减少：指排尿次数减少或排尿困难，甚至小便不通。临床应四诊合参，详辨虚实。其中小便不畅，点滴而出为癃；小便不通，点滴不出为闭，合称癃闭。病机有虚实之分，实证多因下焦湿热，瘀血内阻、结石阻塞等，导致尿路不通，膀胱气化不利而成；虚证多因年老气虚，或肾阳不足，膀胱气化功能减退所致。

3. 排尿感异常

（1）小便涩痛：指小便涩滞不畅，伴尿道灼热疼痛等，多因湿热蕴结下焦，膀胱气化不利所致，常见于淋证。

（2）余沥不尽：指排尿后仍有尿液点滴流出不尽。多因肾气不固，膀胱开合失司所致，常见于年老或久病体虚者。

（3）小便失禁：指小便不能随意控制而自行溢出。多属肾气不固，膀胱失约所致。若神昏而小便自遗者，属危重证候。

（4）遗尿：指睡眠中经常不自主排尿。多属肾气不足，膀胱失约所致。

九、问女子

由于妇女有月经、带下、妊娠、产育等生理病理特点，所以对妇女的问诊除问上述内容外，还应注意了解月经、带下、妊娠、产育等情况。

（一）问月经

发育成熟的健康女子正常月经周期通常为28天左右，行经期一般3～5天，经血量一般为50～100mL，经色鲜红，经质不稀不稠，无血块。

问月经应注意了解月经的周期，行经的天数（经期），月经的量、色、质以及有无闭经，或行经腹痛等情况。必要时需询问末次月经的日期，以及初潮或绝经的年龄。

1. 经期异常　指月经周期，即每次月经相隔的天数不正常。

（1）月经先期：指连续2个或2个以上月经周期，出现月经提前7天以上而至。多因热入冲任，迫血妄行，或气虚不能摄血所致。

（2）月经后期：指连续2个或2个以上月经周期，出现月经延后7天以上而至。多因精血亏虚，血海失充，或气滞血瘀、寒凝血瘀或痰湿阻滞等导致冲任血行不畅而成。

（3）月经先后不定期：指连续2个以上月经周期，出现月经时而提前，时而延后达7天以上，亦称经期错乱。多因肝郁气滞、脾肾虚损、瘀血阻滞等，导致血海蓄溢失常而成。

2. 经量异常

（1）月经过多：指月经量较常量明显增多。多因血热迫血妄行，或气虚冲任不固，或血瘀阻滞胞络所致。

（2）崩漏：指非正常行经期间而阴道出血。来势急，出血量多者，谓之崩；来势缓，出血量少者，称为漏。崩与漏发病机理基本相同，又常互相转化，交替出现，故统称为崩漏。其形成多因热伤冲任，迫血妄行；或脾肾气虚，冲任不固；或瘀阻冲任，血不归经所致。

（3）月经过少：指经血量较常量明显减少，甚至点滴即净。虚证多因精血亏少，血海失充所致；实证多因寒凝胞宫，气滞血瘀，或痰湿阻滞所致。

（4）闭经：指女子年逾 18 周岁，月经尚未来潮，或已行经后又停经达三个月以上，未受孕、未哺乳者。其病机有虚实两方面，虚证多因肝肾精血不足，或冲任气血亏损，或阴虚血燥，血海空虚所致；实证多因气滞血瘀，寒凝血瘀，或痰湿阻滞胞宫，胞脉不通所致。

3. 经色、经质异常　经色淡红质稀，多属气虚血少；经色深红质稠，多属血热内炽；经色紫暗，夹有血块，多属血瘀。

4. 痛经　指在行经期，或行经前后，出现周期性小腹疼痛，或痛引腰骶，甚至剧痛难忍者，又称“经行腹痛”。临床主要根据疼痛的时间、性质、部位及程度，结合月经的期、量、色、质等进行辨证。若小腹胀痛或刺痛，多属气滞或血瘀；小腹冷痛，得温痛减者，多属寒凝或阳虚；小腹隐痛，劳则加剧者，多属气血两虚，胞脉失养。

（二）问带下

带下指妇女阴道内少量无色、无臭的分泌物，具有润泽阴道的作用。问带下应注意询问带下的多少、颜色、质地、气味及伴随症状等。

1. 白带　带下色白量多、质稀、无臭味，淋漓不断者，多因脾肾阳虚，寒湿下注所致；若带下色白质稠，状如凝乳，或呈豆腐渣状，气味酸臭，伴阴部瘙痒者，多属湿浊下注所致。

2. 黄带　带下色黄质黏，气味臭秽者，多属湿热下注，或湿毒蕴结所致。

3. 赤白带　白带中混有血液，赤白杂见，多因肝经郁热，损伤脉络所致。若绝经后又见杂色带下，伴气味臭秽者，应及时做专科检查，进一步明确诊断。

十、问小儿

根据小儿脏腑娇嫩、发育迅速的生理特点和发病较快、变化迅速、易虚易实的病理特点，临诊进行儿科问诊时，除询问一般内容外，还需结合小儿的特点，重点询问以下内容。

（一）问出生前后情况

问出生前后情况，应视小儿年龄阶段的不同，询问的内容有所侧重。

新生儿（出生后至 1 个月）的疾病多与先天因素或分娩情况有关，应着重询问妊娠期及产育期母亲的营养健康状况，有无疾病，治疗用药情况，分娩时是否难产、早产，颅脑是否受到损伤等。

婴幼儿（1 个月至 3 周岁）发育较快，应重点询问喂养方法及坐、爬、立、走、出牙、学语的迟早情况，从而了解小儿后天营养是否充足，生长发育是否正常。

（二）问预防接种、传染病史

小儿 6 个月 ~5 周岁之间，从母体获得的先天免疫力逐渐消失，而自身的免疫功能尚不健全，故易感染水痘、麻疹等急性传染病。预防接种可帮助小儿建立后天免疫功能，以减少感染发病的概率。曾患过某些传染病，如麻疹，常可获得终身免疫力。故询问预防接种史、传染病人接触史和传染病史，可为临床诊断提供依据。

（三）问发病原因

小儿的生理特点决定了其对某些致病因素的敏感性。如由于小儿脏腑娇嫩，抵抗力弱，易受气候及环境影响，感受六淫外邪而致病；小儿脾胃薄弱，消化力差，极易伤食，出现呕吐、泄泻等症；婴幼儿脑神经发育不完善，易受惊吓，而见哭闹、惊呼、夜啼，甚至惊风等症。故询问小儿发病原因时，应注意上述因素的询问。

此外，还应询问小儿家族遗传病史。

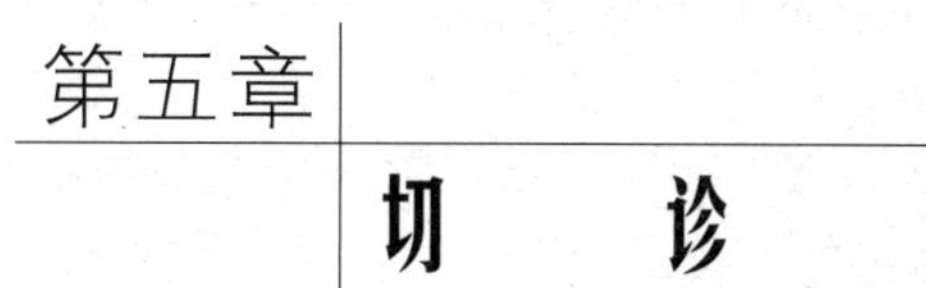

第五章 切诊

切诊是医生用手对患者的某些部位进行触、摸、按、叩，从而获得病情资料的一种诊察方法。切诊主要包括脉诊和按诊两部分。

第一节 脉 诊

脉诊即切脉，是医生用手指切按患者的脉搏，感知脉动应指的形象，以了解病情、判断病证的一种诊察方法。

脉诊是凭借医生手指的灵敏触觉加以体验而识别的，因此，学习脉诊既要掌握脉学的基本理论、基本知识，更要掌握切脉的基本技能，勤于实践，悉心体会，才能逐步识别各种脉象，有效地运用于临床诊断疾病。

一、脉诊的原理

脉象是脉动应指的形象。脉象的形成与心脏的搏动、脉道的通利和气血的盛衰直接相关。心主血脉，心脏搏动以推动血液在脉管内正常运行，从而形成脉搏，故心脏搏动是形成脉象的动力。脉管是气血运行的通道，具有约束、控制和推进血液沿脉道运行的作用。心搏的强弱和节律有赖气的调节，脉道的约束有赖气的固摄，脉管需要血液以充盈，所以，气血是形成脉象的物质基础。

另外，脉象的形成不仅与心、脉、气血相关，同时与脏腑的整体功能活动亦有密切联系。肺主气，司呼吸，肺脏通过“朝百脉”参与宗气的生成而调节全身气血的运行，即具有助心行血的功能。脾胃化生水谷精微，为气血生化之源，决定着脉象“胃气”的有无；脾主统血，统摄血液在脉管内循行而不溢于脉外。肝藏血，主疏泄，既调节血量，又促使气血运行通畅。肾藏精，化生元气，为一身阴阳之根，也是脉象之根；肾精又可化血，也是血液生成的重要来源。可见，正常脉象的形成，有赖于五脏正常功能的协调、配合。

所以，通过诊脉可以了解全身气血的盛衰以及脏腑功能正常与否。

二、诊脉的部位、方法和注意事项

（一）诊脉的部位

诊脉的部位可分为遍诊法、三部诊法和寸口诊法三种。自晋以来主要用寸口诊法，遍诊法和三部诊法已较少采用，只在危急病证及两手寸口无脉时，才配合使用。

1. 遍诊法 即《素问》三部九候法。诊脉部位有头、手、足三部，每部又分天地人三候，合而为九，故称为三部九候法。

2. 三部诊法 三部诊法，首见于汉代张仲景《伤寒杂病论》，即诊人迎、寸口、趺阳三脉。

3. 寸口诊法 寸口又称气口或脉口，位于腕后高骨（桡骨茎突）内侧桡动脉所在部位（图2-5-1）。

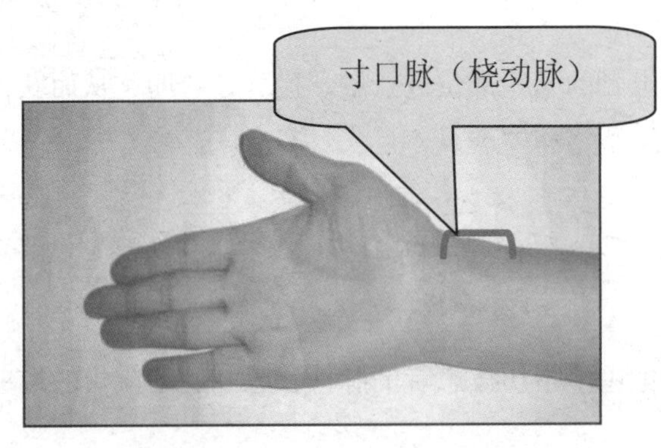

图2-5-1 寸口部位示意图

（1）寸口诊脉原理：一是寸口脉为手太阴肺经原穴太渊所在之处，十二经脉之气汇聚于此，为“脉之大会”。而且“肺朝百脉”，五脏六腑十二经气血皆起于肺而至于肺，故脏腑气血之病变皆可反映于寸口；二是手太阴肺经起于中焦，中焦脾胃为气血生化之源，故诊寸口脉又可了解全身气血之盛衰。

（2）寸口分部：寸口分寸关尺三部，以桡骨茎突为标记，其内侧的部位为关，关前为寸，关后为尺，两手各有寸、关、尺三部，共六部脉。寸关尺三部，每部又有浮、中、沉三候，这就是寸口诊法的三部九候，与遍诊法的三部九候名同而实异（图2-5-2）。

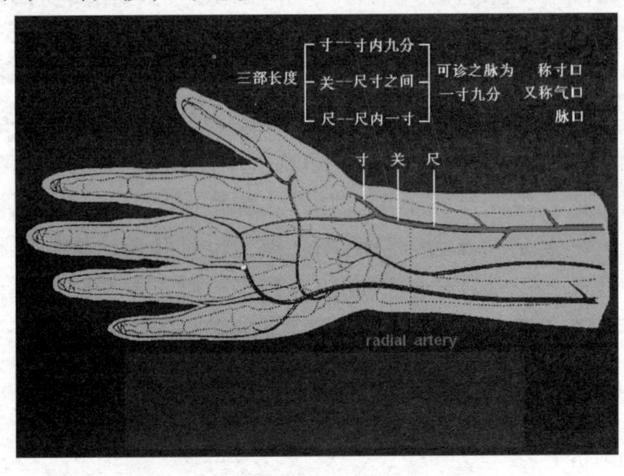

图2-5-2 寸关尺部位示意图

（3）寸口分候脏腑：文献记载有不同说法，现在临床一般根据《内经》“上竟上”“下竟下”的原则，来划分寸口三部所候脏腑，即左寸候心，右寸候肺，并统括胸以上及头部的疾病；左关候肝胆，右关候脾胃，统括膈以下至脐以上部位的疾病；两尺候肾，统括脐以下至足部疾病。

（二）诊脉的方法和注意事项

1. 时间　《内经》认为诊脉平旦为宜，因为清晨尚未进食及活动等，体内外环境比较安定，气血经脉受到的干扰因素最少，脉象能较准确地反映脏腑经脉气血的盛衰及运行情况，容易诊得真实脉象。但临床不必拘泥在平旦切脉，诊脉前让患者休息片刻，保持平静，诊室要安静，尽量减少各种因素的干扰，以利于医生体会脉象。

切脉的时间，每手不少于 1 分钟，两手以 3 ~5 分钟为宜。诊脉时，医生要调匀呼吸，用自己的呼吸频率去计算患者脉搏的次数，此即平息。同时，医生必须思想集中，全神贯注，仔细体会，才能识别指下的脉象。

2. 体位　患者取正坐位或仰卧位，手臂向前自然平展，与心脏近于同一水平，手腕伸直，手掌向上，并在手腕下垫上脉枕，保持气血通畅，以便于切脉。

3. 指法　医生面对患者，以左手切按患者的右手，以右手切按患者的左手。

（1）手指定位与布指（图 2 -5 -3）：诊脉下指时，首先用中指定关，即医生用中指按在患者腕后高骨内侧关脉部位，然后用食指按在关前定寸，无名指按在关后定尺。三指呈弓形，指端平齐，以指目触按脉体，因指目感觉较灵敏。布指疏密得当，身高臂长者，布指宜疏，身矮臂短者，布指宜密。小儿寸口部位甚短，一般多用“一指定关法”诊脉，即用拇指统按寸关尺三部脉，不必细分。

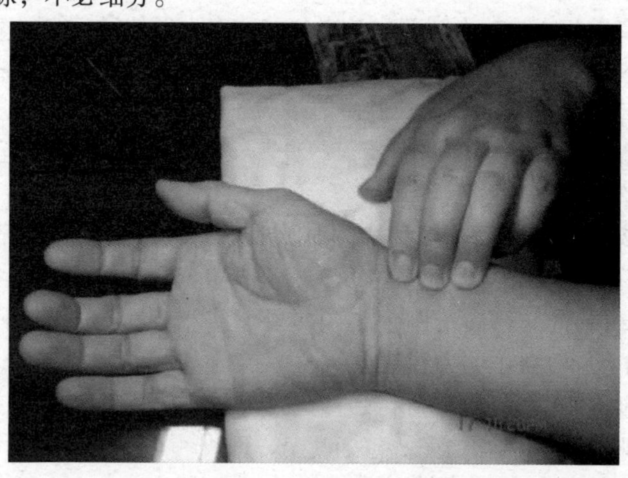

图 2 -5 -3　寸口诊脉示意图

（2）单按与总按：三指用相等指力同时按脉，称总按（图 2 -5 -4），目的是从总体上体会左右手三部脉的脉象特征。分别用一指单按其中一部脉象，重点体会某一部脉象特征，称为单按（图 2 -5 -5）。临床上总按、单按常配合使用。

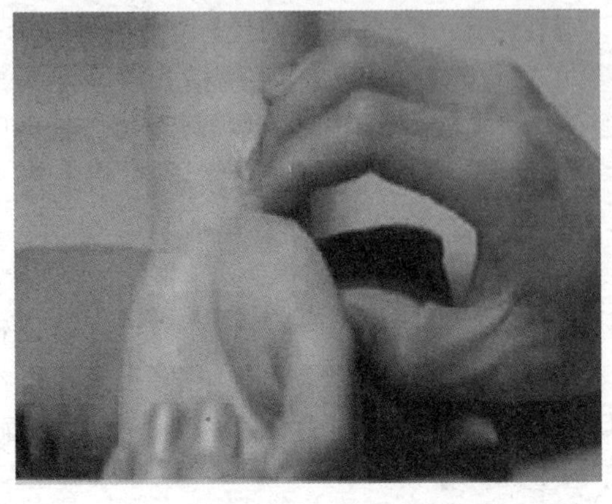

图2-5-4　总按

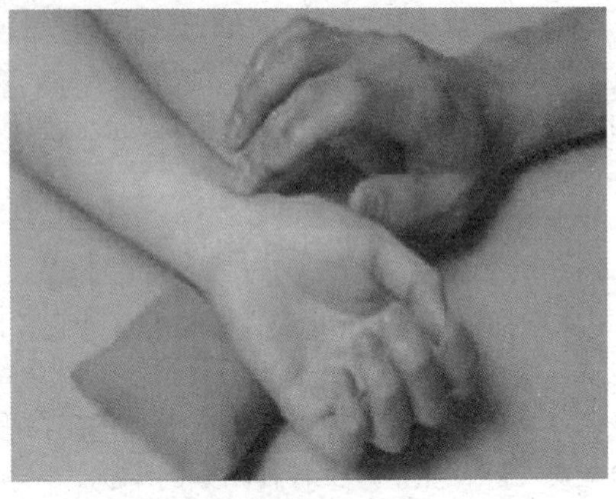

图2-5-5　单按

（3）举按寻：是医生诊脉时运用指力的轻重，或结合推寻，以诊察、辨识脉象的指法。用手指轻按在寸口脉上以体察脉象叫“举”，又称“浮取”；医生用较重指力，甚至按到筋骨上以体察脉象叫“按”，又称“沉取”；医生指力从轻到重，从重到轻，调节适当指力，左右推寻，以寻找脉动最明显的特征，称为“寻”；医生用适中指力，不轻不重取脉的方法，亦称“寻”，是中取之意。

三、脉象要素

脉象要素通常以位、数、形、势四方面进行分析归纳，任何一种脉象都具有“位、数、形、势”四种属性，即具有深浅、至数、节律、粗细、长短、强弱、硬度和流利度等八个方面的特征，这些要素和特征的不同变化及组合，就成为多种多样的脉象。因此，将脉象按其要素归类论述，对于理解各种脉象的特征及形成机理，可起到执简驭繁的作用。

1. 脉位　指脉动显现部位的浅深。脉位表浅为浮脉，脉位深沉为沉脉。

2. 至数　指脉搏的频率。一呼一吸为“一息”。成人一息脉来四五至为平脉，一息五至以上为数脉，一息不足四至为迟脉。

3. 脉长　指脉动应指的轴向范围长短。即脉动范围超越寸关尺三部称为长脉，应指不及三部或仅见关部称为短脉。

4. 脉宽　指脉动应指的径向范围大小，即指下感觉到脉道的粗细（不等于血管的粗细）。脉道宽大的为大脉，狭小的为细脉。

5. 脉力　指脉搏的强弱。脉搏应指有力为实脉，应指无力为虚脉。

6. 均匀度　指脉动节律的均匀度。包括两个方面，一是脉动节律是否均匀，有无歇止；二是脉搏力度、大小是否一致。一致为均匀，不一致为参差不齐。

7. 流利度　指脉搏来势的流利通畅程度。脉来流利圆滑者为滑脉；来势艰难，不流利者为涩脉。

8. 紧张度　指脉管的紧急或弛缓程度。脉管紧张度高为弦脉、紧脉，脉弛缓为缓脉。

四、正常脉象

正常脉象也称为平脉、常脉，指人在正常生理状态下的脉象。

（一）正常脉象的表现及特点

正常脉象表现为：寸关尺三部皆有脉，一息四五至（相当于 72 ~ 80 次/分），不浮不沉，不大不小，从容和缓，柔和有力，节律一致，尺脉沉取有一定力量，并随生理活动、季节、气候和环境的不同而有相应的正常变化。古人将正常脉象的特点概括为“有胃”“有神”“有根”。

1. 有胃　指脉有胃气。脾胃为后天之本、气血生化之源。脏腑经络的功能活动有赖于胃气的充养。脉有胃气，说明脾胃功能正常，运化得健，气血充盛，其脉象可表现为从容、和缓、流利。即使是病脉，只要有徐和之象，便是有胃气，预后较好。

2. 有神　指脉有“神气”。脉象主要表现是柔和有力，节律整齐。即使弦实之脉，弦实之中仍有柔和之象，且节律整齐的为有神。察脉象神之有无，可判断脏腑精气的盛衰，推测疾病发展、预后和转归。

3. 有根　指脉有“根基”。肾为先天之本，元气之根，是人体脏腑组织功能活动的原动力，人体十二经脉全赖肾间动气之生发。因此，肾气充足，反映于脉象必根基坚实，其脉象表现为尺部有力，沉取不绝。即使病重，尺部脉沉取尚应指，提示肾气未绝，尚有生机。因此，察脉象根之有无，可测知肾气的盛衰。

总之，脉象之有胃、有神、有根是强调平脉所必备的条件，三者相互补充而不能截然分开。无论何种脉象，只要有力之中不失柔和，和缓之中不失有力，节律整齐，尺部应指有力，就是有胃、神、根的表现，说明脏腑功能正常，气血充盛。既使有病，精气未衰，生机犹存，预后尚好。

（二）脉象的生理变异

脉象随人体内外因素的影响可出现相应的生理性变化，临床诊脉应予以考虑。

1. 影响因素

（1）四季气候：季节气候的变化时时影响着人体的生命活动，人体适应这种变化的生理性调节反映在脉象上可有春微弦、夏微洪、秋微浮、冬微沉的四季脉象变化。此为应时之脉，属正常。

（2）地理环境：地理环境也能影响脉象。南方地势低下，气候温热，空气潮湿，人体肌腠疏松，故南方人脉多细软或略数；北方地势高峻，气候偏寒，空气干燥，人体肌腠致密，故脉多沉实。

（3）性别：由于性别不同、体质不同，脉象也有所不同。一般女性脉象较男性濡弱而略快，妊娠期脉常见滑数而冲和之象。

（4）年龄：健康人的脉象，随年龄的增长而发生变化，3 岁以内的小儿，一息七八至为平脉；5 ~ 6 岁的小儿，一息六至为平脉。青壮年脉象大且有力；老年人脉象多弦。

（5）体质：身躯高大者，脉的显现部位较长；身躯矮小者，脉的显现部位较短。瘦人肌肉薄，脉常浮；胖人皮下脂肪厚，脉多沉。运动员脉多缓而有力。

（6）情志：一时的情绪变化，也可引起脉象变化。如喜则伤心而脉缓，怒则伤肝而脉多弦，惊则气乱而见动脉等。当情绪恢复平静之后，脉象也随之恢复正常。

（7）劳逸：剧烈运动后，脉多急疾；入睡之后，脉多迟缓；脑力劳动之人，脉多弱于体力劳动者。

（8）饮食：饭后、酒后脉多数而有力；饥饿时脉象稍缓而无力。

2. 脉位变异 少数人脉不见于寸口，而从尺部斜向手背，称斜飞脉；若脉出现在寸口的背侧，名反关脉。还有出现于腕部其他位置的，都是生理特异的脉位，即属桡动脉解剖位置的变异，不属病脉。

五、病理脉象及其临床意义

疾病情况下发生的脉象变化，叫病理脉象，简称“病脉”。由于个人临证经验和对脉象体会的不同，历代医家对病脉的分类和命名也不尽相同。尽管脉象种类繁多，但各种脉象的特征均需从位、数、形、势四个方面来体察，仔细辨识，方可对疾病作出诊断。下面从脉位深浅、至数、强弱、粗细、流利度、硬度、节律和长短等方面，介绍近代临床所提及的多种病脉的脉象特征和临床意义。

1. 浮脉

【脉象特征】轻取即得，重按稍减而不空。其脉位表浅。

【临床意义】一般主表证，亦见于虚阳外越。

【机理分析】外邪袭表，卫阳抗邪于外，人体气血趋向于表，脉气鼓动于外，故脉位上浮。若外感风寒，脉道拘急，则脉多浮紧；外感风热，热迫血行，则脉多浮数。

若久病体虚见浮脉，多浮大无力，散乱无根，为虚阳外越，病情危重。

瘦人肌薄脉象偏浮，夏秋之季阳气升浮，脉象也可微浮。

相类脉

（1）散脉

【脉象特征】浮散无根，稍按则无，至数不齐。

【临床意义】多见于元气离散，脏腑精气衰竭。

【机理分析】脏腑精气衰竭，元气耗散，阴阳不敛，脉气散乱不收，故轻取浮散而不聚，重按则无，节律紊乱，古人形容为“散似杨花无定踪”。

（2）芤脉

【脉象特征】浮大中空，如按葱管。

【临床意义】常见于失血、伤阴。

【机理分析】血崩、咯血、呕血、外伤性急性大出血，血量骤减，或剧烈吐泻，津液大伤，无以充脉，且阴伤阳无所附而散于外，故见芤脉。

（3）革脉

【脉象特征】浮而搏指，中空外坚，如按鼓皮。

【临床意义】多见于精血大亏，阳气浮越。

【机理分析】亡血、失精、半产、漏下等，导致精血大伤，脉失充养，气无所恋而浮越于外，以致脉来外坚中空，浮大搏指。

2. 沉脉

【脉象特征】轻取不应，重按始得。其脉位较深。

【临床意义】主里证。

【机理分析】邪郁于里，正邪相争，气血阻滞，阳气被遏，不能鼓动脉气于外，则脉沉而有力；若脏腑虚弱，气血不足，或阳虚无力升发，脉气鼓动无力，则脉沉而无力。

肥胖之人脂厚肉丰，脉位相对较深；冬季阳气收敛沉潜，脉象多沉。

相类脉

（1）伏脉

【脉象特征】重按推筋着骨始得，甚则伏而不显。脉位较沉脉更深。

【临床意义】多见于邪闭，厥证，痛极。

【机理分析】因邪气内伏，或气机逆乱而厥，或气机不通而痛，脉气皆不得宣通而沉伏，必伏而有力。若久病气血虚损，阳气欲绝，不能鼓脉于外，必伏而无力。

（2）牢脉

【脉象特征】沉而弦实大长，坚牢不移。

【临床意义】多见于阴寒内盛，疝气癥瘕。

【机理分析】因阴寒内盛，阳气沉潜于下所致。牢脉多见于实证，有在气在血之分，癥积肿块，为实在血分；瘕聚疝气，为实在气分。失血、阴虚等证，反见牢脉，属危重征象。

3. 迟脉

【脉象特征】脉来迟慢，一息不足四至（相当于每分钟脉搏在60次以下）。

【临床意义】多主寒证，亦可见于邪热结聚之里实热证。

【机理分析】寒邪凝滞，气血运行缓慢，脉象迟而有力；若阳气亏虚，温运无力，血行迟缓，则脉象迟而无力。

脉迟并非都为寒证，如阳明腑实证，因邪热亢盛，与肠中燥屎相搏结，阻滞阳气外达，也可见迟而有力的脉象。

久经锻炼的运动员，可见迟而和缓的生理脉象。

相类脉

缓脉

【脉象特征】一息四至，来去缓怠。

【临床意义】多见于湿证，脾胃虚弱。

【机理分析】湿性黏滞，阻遏脉道，气机被困，则脉来缓怠；若脾胃虚弱，气血不足，脉道失充，无力鼓动，故脉象缓怠无力，弛纵不张。

病中之人脉象转缓，是正气恢复之征。脉来和缓有力，应指调匀，从容不迫，是脉有胃气的表现，见于正常人。

4. 数脉

【脉象特征】脉来急促，一息五六至（相当于每分钟脉搏在 90 次以上）。

【临床意义】一般主热证。

【机理分析】邪热亢盛，逼迫气血运行加速，脉象数而有力；久病阴虚，脉失充盈，虚热内生，则脉象细数而无力。若久病重病，虚阳外浮，则脉数大而无力，按之空豁。

相类脉

疾脉

【脉象特征】脉来急疾，一息七八至（每分钟 120 次以上）。

【临床意义】多见于阳亢阴竭，元气将脱。

【机理分析】伤寒、温病在阳热亢极之时，脉象急疾有力，按之愈坚，是阳亢无制、真阴垂危之候；若脉疾而微弱或散乱，按之欲绝，为元气将脱之征。

生理性疾脉可见于剧烈运动后，婴儿脉来一息七至，亦为平脉，不作病脉论。

5. 虚脉

【脉象特征】三部脉举之无力，按之空虚。亦是无力脉象的总称。

【临床意义】主虚证。

【机理分析】气不足以运其血，故脉来无力；血不足以充其脉，则脉道空虚。故虚脉可提示气血及脏腑诸虚。

6. 实脉

【脉象特征】三部脉举按皆有力。亦为有力脉象的总称。

【临床意义】主实证。

【机理分析】邪气亢盛而正气不虚，正邪相搏，气血壅盛，脉道坚满，故应指有力。

7. 洪脉

【脉象特征】脉体宽大，充实有力，状若波涛汹涌，来盛去衰。

【临床意义】多见于阳明气分热盛，亦见于邪盛正衰。

【机理分析】伤寒阳明经证或温病气分证，因阳气有余，内热充斥，正邪剧争，致脉道扩张，气盛血涌，故脉大而充实有力。若久病气虚，或虚劳、失血、久泄等病证见洪脉，必浮取盛大，而沉取无力无根，或见躁疾，此属阴精耗竭，孤阳外越之兆，属危候。

夏季阳气亢盛，气血向外，脉象稍显洪大。

相类脉

大脉：脉体宽大，但无脉来汹涌之势。大脉的出现提示病情加重。脉大而数实为邪实；脉大而无力为正虚。大脉亦见于健康人，其特点为脉大而和缓、从容，寸口三部皆大，为体魄健壮之征象。

8. 细脉

【脉象特征】脉细如线，但应指明显。

【临床意义】多见于气血两虚，诸虚劳损，又见于湿证。

【机理分析】气虚无力鼓动血行，阴血亏虚不能充盈脉道，故脉体细小而无力；若湿邪阻滞气机，阻遏脉道，气血运行不利，则脉象细而缓怠。

相类脉

（1）濡脉

【脉象特征】浮细无力而软。

【临床意义】多见于虚证，亦见于湿证。

【机理分析】阴血亏虚，脉道失充，脉象细而无力，气虚，脉道不敛则脉象浮软；若湿邪困阻，郁遏阳气，阻压脉道，也可见濡脉。

（2）弱脉

【脉象特征】沉细无力而软。

【临床意义】多见于气血两虚、阳虚证。

【机理分析】血虚脉道不充，则脉细；气虚脉搏乏力、阳虚则鼓动乏力，则脉位深沉。病后正虚，见弱脉为顺；新病邪实，见弱脉为逆。

（3）微脉

【脉象特征】极细极软，按之欲绝，若有若无。

【临床意义】多见于气血大虚，阳气衰微。

【机理分析】营血大虚，脉道失充，阳衰气微，鼓动无力，故见微脉，按之欲绝，似有似无。久病脉微，是正气将绝；新病脉微，多见于阳气暴脱。

9. 滑脉

【脉象特征】往来流利，应指圆滑，如盘走珠。

【临床意义】见于痰湿、食滞、实热等证。

【机理分析】痰湿、食积等实邪壅盛于内，气实血涌，故脉见圆滑流利；若邪热内盛，迫血妄行，则脉来亦滑，但必兼数。

妇女怀孕后脉象滑而冲和，是气血充盛和调的表现。正常人脉滑利而和缓，是营卫充实之象，属平脉。

相类脉

动脉

【脉象特征】脉形如豆，滑数有力，厥厥动摇，关部尤显。

【临床意义】常见于疼痛、惊恐。

【机理分析】痛则气结，阴阳不和，气血阻滞；惊则气乱，气血运行逆乱，脉行躁动不安，故出现滑数而短的动脉。

10. 涩脉

【脉象特征】脉细而迟，往来艰涩不畅，脉势不匀。

【临床意义】多见于精伤、血少，或气滞血瘀、痰食内阻。

【机理分析】精亏血少，不能充养脉道，脉失濡润，气血运行不畅，故脉来艰涩无力；若气滞血瘀或痰食胶固，气机受阻，血行壅滞，则脉象涩而有力。

11. 弦脉

【脉象特征】端直以长，如按琴弦。

【临床意义】多见于肝胆病，诸痛，痰饮等。亦见于胃气衰败。

【机理分析】肝主疏泄，调畅气机，喜柔和。邪气犯肝，肝失疏泄，气机郁滞，致经脉拘束而见弦脉。疼痛、痰饮内停等，皆可使气机阻滞，阴阳不和，脉气紧张，而出现弦脉。若脉象弦细而劲急，如循刀刃，便是胃气全无，病多难治。

春季脉象外应生发之气，故微弦而柔和。老年人阴血不足，脉管渐失柔和之弹性，亦可见弦脉。

相类脉

紧脉

【脉象特征】脉势紧张有力，状如牵绳转索。

【临床意义】见于实寒证、痛证、食积等。

【机理分析】寒邪侵袭人体，因寒性收引，导致脉道紧张而拘急，故见紧脉。寒邪在表，脉象浮紧，寒邪在里，脉象沉紧。剧痛、食积之紧脉，亦是因寒邪、食积之邪与正气激烈搏斗而引起的。

12. 长脉

【脉象特征】脉形长，首尾端直，超过本位。

【临床意义】见于阳热内盛等有余之证。

【机理分析】阳亢、热盛、痰火内蕴，使气血充盛，脉道充实，故脉象长而有力，逾过三部。

常人脉象长而和缓有力，是气血充足，精神健旺之佳象。

13. 短脉

【脉象特征】首尾俱短，不及三部。

【临床意义】多见于气虚或气郁等证。

【机理分析】气虚无力推动血行，气血难达四末，亦不能充盈脉道，故脉形短而无力；若气郁血瘀，或痰湿食积等，阻碍脉道，以致脉气不伸，则见短涩而有力的脉象。

14. 结脉

【脉象特征】脉来缓慢，时有中止，止无定数。

【临床意义】多见于阴盛气结，寒痰血瘀，亦可见于气血虚衰。

【机理分析】阴寒偏盛则脉气凝滞，故脉来缓慢；气结、痰凝、血瘀等致心阳被抑，脉气不畅，故脉来缓慢而时有间歇，且结而有力。久病气血虚衰，尤其是心气、心阳虚衰，鼓动无力，气血运行不畅，脉气不续，则脉结而无力。

相类脉

（1）代脉

【脉象特征】脉来时止，止有定数，良久方还。

【临床意义】见于脏气衰微，疼痛，七情惊恐，跌打损伤等。

【机理分析】脏气衰微，元气不足，鼓动无力，以致脉气不相接续，故脉来时有歇止，良久复还，脉虚无力。常见于心脏器质性病变。疼痛、惊恐、跌打损伤等因暂时性的气结、血瘀、痰凝等阻抑脉道，血行滞涩，脉气不能衔接，致脉代而应指有力。

（2）促脉

【脉象特征】 脉来数而时一止，止无定数。

【临床意义】 多见于阳热亢盛，气血痰食停滞；亦见于脏气衰微。

【机理分析】 阳热亢盛，热迫血行，故脉来急数；热灼津伤，津血亏少，脉气不相接续，故脉促而有歇止。气滞、血瘀、痰饮、食积等有形实邪阻滞，脉气接续不及，亦见歇止。若脏气衰微，真元衰惫，阴血衰少，虚阳浮动，以致脉气不相接续，则脉促而细小无力，多属虚脱之象。

六、脉象鉴别和相兼脉

（一）脉象的鉴别

在28种常见病脉中，有些脉象很相似，容易混淆不清，切脉时必须比较同异，加以鉴别。脉象的鉴别可用比类法和对举法进行区分。

1. 比类法　在近似脉象之间采取同中求异的鉴别方法，称为比类法。现在一般多以浮、沉、迟、数、虚、实六脉为纲，对28脉进行归类，然后在同一类脉象之间进行比较，这样就能达到提纲挈领、执简驭繁的作用（表2－5－1）。

表2－5－1　常见病脉归类简表

脉纲	脉名	脉象	主病
浮脉类	浮	轻取即得，重按稍减而不空	表证，亦见于虚阳浮越证
	洪	脉体宽大，充实有力，来盛去衰	气分热盛
	濡	浮细而软	虚证，湿困
	散	浮散无根，至数不齐，脉力不匀	元气离散，脏腑之气将绝
	芤	浮大中空，如按葱管	急性阴血亡失
	革	浮而搏指，中空外坚，如按鼓皮	慢性精血亡失
沉脉类	沉	轻取不应，重按始得	里证
	伏	重按推筋着骨始得	邪闭，厥证，痛极
	牢	沉按实大弦长	阴寒内积，疝气，癥瘕
	弱	极软而沉细	气血不足
迟脉类	迟	脉来迟慢，一息不足四至	寒证，亦见于邪热结聚
	缓	一息四至，脉来缓怠	湿证，脾胃虚弱
	涩	往来艰涩，迟滞不畅，如轻刀刮竹	气滞血瘀，痰食停滞，精伤血少
	结	脉来缓慢，时见一止，止无定数	阴盛气结，寒痰血瘀，亦多见于气血虚衰
数脉类	数	一息五至以上，不足七至	热证，亦见于虚证
	疾	一息七至以上，脉来急疾	多见于阳极阴竭、元气将脱
	促	脉来急数，时见一止，止无定数	阳热亢盛，气血痰食阻滞，脏气衰败
	动	脉短如豆，滑数有力	疼痛，惊恐

续表

脉纲	脉名	脉象	主病
虚脉类	虚	举之无力，按之空虚	虚证，多为气血两虚
	细	脉细如线，应指明显	气血两虚，诸虚劳损，亦见于湿证
	微	极细极软，似有似无	气血大虚，阳气衰微
	代	迟而中止，止有定数，良久方来	脏气衰微，疼痛、惊恐、跌仆损伤
	短	首尾俱短，不及本位	有力为气郁，无力为气虚
实脉类	实	举按均有力	实证
	滑	往来流利，如盘走珠，应指圆滑	痰湿，食积，实热
	弦	端直以长，如按琴弦	肝胆病，疼痛，痰饮
	紧	绷紧弹指，如转绳索	实寒证，疼痛，宿食
	长	首尾端直，超过本位	阳气有余，热证

依据上表内容，在了解同类脉象相似特征的基础上，再将不同之处进行比较，予以区别，如浮脉与濡脉、芤脉、革脉、散脉：五种脉象的脉位均表浅，轻取皆可得。不同的是：浮脉举之有余，重按稍减而不空，脉形不大不小；濡脉浮细无力而软，重按若无；芤脉浮大无力、中空，如按葱管；革脉浮取搏指，中空外坚，如按鼓皮；散脉浮散无根，至数不齐，脉力不匀。

沉脉与伏、牢脉：三种脉象的脉位均较深，轻取不应。不同的是：沉脉重取乃得；伏脉较沉脉部位更深，须推筋着骨始得，甚则伏而不见；牢脉沉取实大弦长，坚牢不移。

细脉与微、弱、濡脉：四种脉象都是脉形细小而无力。但细脉形虽小却应指明显；微脉则极细极软，按之欲绝，似有似无，起落模糊；弱脉沉细而无力；濡脉浮细而无力，脉位与弱脉相反，轻取可以触知，重按反不明显。

弦脉与紧脉：两种脉象脉气均紧张。弦脉端直以长，如按琴弦，指感坚硬，而无绷急之势；紧脉脉势绷急，如牵绳转索，较弦脉更紧急，更有力。

结脉与代脉、促脉：三种脉象都属于节律失常、有歇止的脉象。结脉、促脉均为不规则的间歇，歇止时间短，但结脉是迟（缓）而歇止，促脉是数而歇止；代脉是慢而有规则的歇止，且歇止的时间较长。

2. 对举法 是指把两种相反的脉象对比而加以鉴别的方法。

浮脉与沉脉：是脉位浅深相反的两种脉象。浮脉脉位表浅，轻取即得，重按反弱；沉脉脉位深沉，轻取不应，重按始得。

数脉与迟脉：是脉率快慢相反的两种脉象。数脉脉率比平脉快，即一息五至以上，不足七至；迟脉脉率比平脉慢，即一息不足四至。

实脉与虚脉：是脉的搏动力量强弱相反的两种脉象。实脉三部脉举按均有力；虚脉三部脉举按均无力。

滑脉与涩脉：是脉搏流利度相反的两种脉象。滑脉往来流利通畅，应指圆滑；涩脉往来艰涩，滞涩不畅。

洪脉与细脉：是脉体大小和脉势均相反的两种脉象。洪脉脉体阔大，充实有力，来盛去衰；细脉脉体细小如丝线，但应指明显，脉势无力。

长脉与短脉：是脉位长短相反的两种脉象。长脉的脉位超过寸关尺三部，如循长竿；短脉则脉位短小，前不达寸部，后不及尺部。

（二）相兼脉与主病

相兼脉，是指两种或两种以上单一脉象相兼出现、复合一起构成的脉象，又称“复合脉”。28 脉中，有些脉象属单一特征脉，如浮、沉、迟、数等；有些脉本身就是由几种单一特征脉合成的复合脉，如弱脉由虚、沉、细三种特征合成，动脉由短、滑、数三种特征合成；牢脉由沉、实、大、弦、长五种特征合成等。

相兼脉的主病，一般是各种单一特征脉象主病的综合。如，浮脉主表，数脉主热，浮数脉即主表热证；沉脉主里，迟脉主寒，有力为实脉，那么脉沉迟有力就主里实寒证等。临床常见相兼脉及其主病举例如下：

浮紧脉，多见于外感风寒之表寒证，或风寒湿痹。

浮缓脉，多见于风邪伤卫，营卫不和的太阳中风证。

浮数脉，多见于风热袭表的表热证。

浮滑脉，多见于表证夹痰，或素体痰盛而又感受外邪者。

沉迟脉，多见于里寒证。

沉弦脉，多见于肝郁气滞或水饮内停。

沉涩脉，多见于血瘀，尤常见于阳虚而寒凝血瘀者。

沉缓脉，多见于脾虚而水湿停留。

弦数脉，多见于肝郁化火或肝胆湿热、肝阳上亢证。

弦细脉，多见于肝肾阴虚，血虚肝郁或肝郁脾虚证。

弦滑数脉，多见于肝火夹痰，肝胆湿热或肝阳上亢，痰火内蕴等证。

滑数脉，多见于痰热、湿热或食积化热。

洪数脉，多见于外感热病中期，阳明经证、气分热盛证。

细数脉，多见于阴虚火旺。

七、脉症顺逆与从舍

脉症顺逆与从舍，就是根据脉和症的相应与不相应，以判断病情的顺逆，决定脉症之从舍。脉症相应者为顺，不相应者为逆。一般情况，脉象和症状是一致的、与病证的本质是完全相符的。但由于病情复杂多变，往往会出现脉象和症状不一致，其中一方与病证本质不相符的情况，此时二者必有“一真一假”，临证时必须四诊合参，认真分析，全面认识病证的本质，决定脉症之取舍。

1. 舍脉从症　是在脉症不一致的情况下，医生经过分析，认为症状反映了病证的本质，而脉象与病证本质不相符，即症真脉假，此时应以症状作为临床辨证依据而舍弃脉象，称为舍脉从症。如：症见腹胀满，疼痛拒按，大便燥结，舌红苔黄燥，而脉迟者，此症状反映了燥热内结肠腑的本质，是真；而脉迟一般主寒，与病证的实热病机不相符，为假象，是热邪阻滞血脉运行所致，应当舍脉从症。

2. 舍症从脉 是在脉症不一致的情况下，医生经过分析，认为脉象反映了病证的本质，而症状与病证本质不相符，即脉真症假，此时应以脉象作为临床辨证依据而舍弃症状，称为舍症从脉。如：症见形体消瘦，面色萎黄，纳少、腹满胀痛，脉缓弱。结合四诊，本证应属脾胃气虚，这里脉缓弱反映了病证属“虚”的本质，是真；而腹满胀痛类似“实”的病机，为假象，是脾胃虚弱，运化无力导致的虚胀，故当舍症从脉。

总之，脉与症的从舍须四诊合参，仔细辨别，综合分析病情后才能取舍得宜，作出正确判断。

八、诊妇人脉与小儿脉

（一）诊妇人脉

妇人有经、孕、产等特有的生理活动及相关病变，因而其脉象亦会出现相应改变。

1. 诊月经脉 妇人左关、尺脉，忽洪大于右手，口不苦、身不热、腹不胀，是月经将至。经期气血和调，则脉象偏滑数。若寸关脉调和，而尺脉弱或细涩者，月经多不利。

妇人经闭，尺脉虚细而涩者，多为精血亏损所致，属虚证；尺脉弦涩者，多为气滞血瘀所致，属实证；脉象弦滑者，为痰湿阻于胞宫。

2. 诊妊娠脉 已婚妇女，平时月经正常，突然停止，脉象滑数冲和，尺脉尤显，兼饮食偏嗜或呕吐者，为妊娠之征。

（二）诊小儿脉

小儿寸口脉位较短，难以布三指分三关；而且小儿临诊时常惊动啼哭，脉气随之亦乱，难以体察。因此，诊小儿脉需结合望食指络脉以判断病情。

1. 一指三部诊法 用左手握小儿手，对3岁以内的婴幼儿，医生用右手拇指按在掌后高骨内诊得脉动，不分三部，以定至数为主；对3～5岁幼儿，则以高骨中线为关，向高骨的前后两侧滚动以寻三部；对6～8岁的患儿，可以向高骨的前后两侧挪动拇指分别诊寸、关、尺三部；对9～10岁的患儿，可以次第下指，依寸、关、尺三部诊脉；对10岁以上患儿，可以按成人三部诊法进行。

2. 小儿脉象主病 3岁以内小儿，一息六七至为平脉，每分钟100～120次；5～10岁小儿，一息六至为平脉，每分钟100次左右。小儿疾病一般较单纯，主要诊浮沉、迟数、强弱、缓急等脉象，以辨别病证的表里、寒热、虚实及邪正盛衰。

第二节　按　　诊

按诊是医生用手直接触摸或按压患者身体的某些部位，以了解局部的冷热、润燥、软硬、压痛、肿块或其他异常变化，从而判断疾病的部位、性质和病情轻重等情况的一种诊察方法。

一、按诊的意义

按诊是切诊的重要组成部分，是四诊中不可缺少的一环，在辨证中起着重要的作用。按诊能在望、闻、问的基础上进一步探明病变的部位、性质和程度，特别是对脘腹部疾病的诊断有着更为重要的作用，可以充实和完善临床资料，为辨证治疗提供客观依据。

二、按诊的方法和注意事项

（一）按诊的方法

按诊的手法有触、摸、按、叩四种。

1. 触法　是医生用手指或手掌轻轻触摸患者的局部皮肤，如额头、四肢及躯干部的皮肤，以了解肌肤的凉热、润燥等。

2. 摸法　是医生用指掌稍用力抚摸患者局部，如胸腹、腧穴、浅表肿胀等，以探明局部的感觉情况及肿块的形态、大小范围、质地软硬、疼痛等情况的一种检查方法。

3. 按法　是医生用手指或手掌用力按压患者局部，以了解指下组织的张力、弹性，深部有无压痛、肿块，肿块的大小、形状、软硬、表面平滑度及移动度等。多用于胸腹和深部肿块等。

触、摸、按压法的区别表现在指力轻重的不同、所达部位深浅有别。触则用手轻诊皮肤，摸则稍用力达肌层，按则以重指力诊筋骨或腹腔深部情况，临床操作可综合运用。

4. 叩法　又称叩击法，是医生用手叩击患者身体某部，使之震动产生叩击音、波动感或震动感，以了解病变情况的一种方法。根据叩击的方法不同，有直接叩击法和间接叩击法两种。

（1）直接叩击法：是医生用手指直接叩击患者体表部位的检查方法。如直接叩诊鼓胀患者腹部，根据叩击音和手感，可辨别气鼓或水鼓。

（2）间接叩击法：①拳掌叩击法，是医生用左手掌平贴在患者受检部位体表，右手握成空拳叩击左手背，边叩边观察患者的反应，询问被叩击部位的感觉，以推测病情。临床常用于诊察腰部和腹部疾病。如腰部有叩击痛，除考虑局部腰椎病变外，还要考虑肾脏疾病；右胁有叩击痛，可考虑与肝胆病有关等。②指节叩击法：即医生左手中指第二指节紧贴病体需检部位，以右手中指指端叩击左手中指第二指节，叩击方向与叩击部位垂直，指力要均匀适中。常用于对胸背部及肋间的诊察。

（二）按诊的注意事项

按诊时，需根据疾病的不同部位选择适当的体位和方法，光线要适当，医生要举止稳重大方，态度严肃认真，体贴病人，手法轻巧柔和，避免突然暴力或冷手按诊。操作时注意争取患者的主动配合，可以通过谈话以转移患者的注意力，减少患者因精神紧张出现的假象反应，保证按诊检查结果的准确性。触、摸、按、叩四种手法的选择应具有针对性，同时要边检查边注意观察患者的反应，以了解病痛所在的准确部位及程度。

三、按诊的内容

按诊的运用范围相当广泛，涉及临床各科疾病的诊察。临床常用的按诊检查有按胸胁、按脘腹、按肌肤、按手足、按腧穴等。兹分别叙述如下。

（一）按胸胁

胸胁即前胸和侧胸部的统称。胸内藏心肺，胁内居肝胆，所以胸胁按诊，除诊察局部肌肤、骨骼病变之外，多用于诊察心、肺、肝、胆等重要脏腑的病变。按胸部还要注意虚里、胸廓及妇女乳房的检查。

1. 按虚里 虚里位于左乳下第四、五肋间，乳头下稍内侧，即心尖搏动处，为诸脉之所宗、宗气之外候。按虚里可测知宗气之强弱、疾病之虚实、预后之吉凶。诊虚里时，一般患者取坐位或仰卧位，医生站其右侧，用右手平抚于虚里部，调节适当压力，注意诊察搏动的强弱、至数和聚散等。

正常情况下，虚里搏动应手，动而不紧，缓而不怠，动气聚而不散，节律一致，是心气充盛，宗气积于胸中的表现。

虚里按之其动微弱者为不及，是宗气内虚之征。若动而应衣为太过，是宗气外泄之象。按之弹手，洪大而搏，或绝而不应者，是心气衰绝，证属危候。胸高而喘，虚里搏动散漫而数者，为心肺气绝之兆。

此外，若因惊恐、大怒或剧烈运动后虚里动高，休息片刻即能平复如常者，不属病态。肥胖之人因胸壁较厚，虚里搏动不明显者，亦属生理现象。

2. 按胸廓 前胸高突，叩之嘭嘭然如鼓音，其音清者，多为肺胀，可见于气胸；若按之胸痛，叩之音浊或呈实音者，可为痰热壅肺或饮停胸膈；胸部压痛，局部青紫肿胀者，多因外伤。

3. 按乳房 正常乳房按诊时呈颗粒感和柔韧感，质地均匀一致，无触痛。若乳房局部有压痛，伴红肿、灼热，常见于乳痈。当乳房内有肿块时，应注意肿块的数目、部位、大小、外形、硬度、压痛和活动度，以及腋窝、锁骨下淋巴结的情况。若妇女乳房有形如鸡卵的硬结包块，边界清楚，表面光滑，推之活动而不痛者，为乳核。若乳房有大小不一的包块，质韧而不硬，与周围组织界限不清，病程较长，发展缓慢者，为乳癖。若肿块迅速增大，质地变硬，形状不规则，高低不平，边界不清，腋窝多可扪及肿块，或有血性分泌物从乳头溢出，应考虑可能为乳癌。

4. 按胁部 肝胆位于右胁内，肝胆经分布两胁，故按胁肋主要了解肝胆的病变。胁痛喜按，多为肝虚。胁下肿块，刺痛拒按，多为血瘀。右胁下肿块，质硬，表面平或呈小结节状，边缘锐利，压痛不明显，为肝积。右胁下肿块，质地坚硬，按之表面凹凸不平，边缘不规则，并有压痛，应考虑肝癌。疟疾后左胁下触及痞块，按之硬者为疟母。

（二）按脘腹

按脘腹是指通过触按患者胃脘部及腹部，了解局部的凉热、软硬、胀满、肿块、压痛等情况，以此来推测有关脏腑的病变及病证的寒热虚实。

1. 脘腹各部位划分　脘腹泛指心下（剑突）至毛际（耻骨联合）的躯体部位。大体分为心下、胃脘、大腹、脐腹、小腹、少腹等部分。剑突的下方称为心下；心下至脐上为大腹，其上半部为胃脘部；脐周部位称脐腹；脐下至毛际为小腹；小腹两侧为少腹（图 2－5－6）。

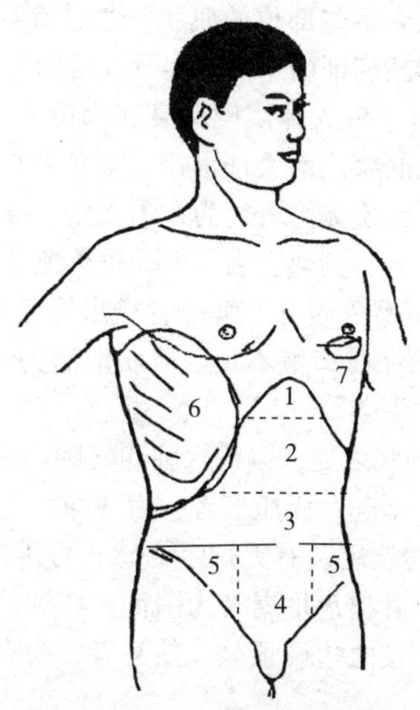

图 2－5－6　胸腹部位的划分

1. 心下　2. 胃脘　3. 大腹

4. 小腹　5. 少腹　6. 胁肋　7. 虚里

2. 按脘部　主要诊察胃脘部病变。脘部痞满，按之较硬而疼痛者，属实证，多因实邪积聚胃脘部所致；若按之濡软而无痛者，则属虚证，多因胃腑虚弱所致。脘部按之有形而痛，并辘辘有声者，为胃中有水饮。

3. 按腹部　主要诊察肝、脾、小肠、大肠、膀胱、胞宫等脏腑的病变。一般情况下，腹部胀满疼痛喜按，按之胀痛减轻者，为虚证，多因脾胃气虚，运化无力所致；腹部胀满疼痛拒按，按之胀痛甚，伴腹部硬满者，为实证，多因胃肠积滞、瘀血肿块等。凡腹部按之肌肤凉而喜暖者，属寒证；腹部按之肌肤灼热喜凉者，属热证。

腹部高度胀大，如鼓之状者，称为鼓胀。鼓胀有气鼓和水鼓之分，可以通过以下方法进行鉴别：两手分别置于腹部两侧对称位置，一手轻轻叩拍腹壁，另一手若有波动感，按之如囊裹水者为水鼓；一手轻轻叩拍腹壁，另一手无波动感，以手叩击如击鼓之嘭嘭然者为气鼓。肥胖之人腹如鼓，按之柔软，无脐突，无病证表现者，不属病态。

凡腹内肿块推之可移，或痛无定处，聚散不定者，为瘕聚病属气分；腹内肿块痛有定处，推之不移者为癥积，病属血分。肿块大者病多深；生长迅速者往往预后不良；形态不规则，表面或边缘不光滑，坚硬如石者，亦属重证。

左少腹作痛，按之累累有硬块者，为肠中有宿便。右少腹剧痛，按之痛甚，有包块应手者，多为肠痈。若腹中结块，按之起伏聚散，往来不定，或呈条索状，转移不定，或按之如蚯蚓蠕动者，多为虫积。

（三）按肌肤

按肌肤是指医生用手触摸患者某些部位的肌肤，通过诊察其寒热、润燥、滑涩、疼痛、肿胀、皮疹、疮疡等情况，以判断病证的寒热虚实及气血阴阳盛衰的诊察方法。

1. 诊寒热 按肌肤的寒热可了解人体阴阳盛衰和病位表里等。如肌肤寒凉，为阳气衰少；肌肤灼热，为阳热亢盛。肌肤寒冷而大汗淋漓，面色苍白，脉微欲绝者，为亡阳之征；若汗出如油，四肢肌肤尚温而脉躁疾无力者，为亡阴之象。身灼热而手足厥冷者，属真热假寒证。身热初按热甚，久按转轻者，为热在表；若久按热愈甚者，为热在里。

2. 诊润燥滑涩 按肌肤的润燥滑涩可了解患者汗出情况和气血津液的盛衰。皮肤湿润者，为有汗；皮肤干燥者，为无汗或津液不足。肌肤滑润为气血充盛，肌肤枯涩为气血亏虚。肌肤甲错为血瘀日久，肌肤失荣。

3. 诊肿胀 用手按压肌肤肿胀之处，以辨水肿和气肿。以手按之有凹陷，不能即起者，为水肿；以手按之有凹陷，举手即起，无压痕者，为气肿。

4. 诊疮疡 触按疮疡局部的软硬及有无灼手之感，可辨疮疡成脓与否及病证的阴阳属性。凡疮疡按之肿硬而不热，漫肿根盘平塌者为阴证；红肿灼热疼痛，根盘紧束者为阳证。按之坚硬、热不甚者，为无脓；按之边硬顶软、热甚者，为有脓；轻按即痛者，病在浅表；重按方痛者，病在深部。

（四）按手足

按手足是通过触摸患者手足部位的冷热程度，以判断病情的寒热虚实及表里内外顺逆的一种诊察方法。

手足俱冷者，为寒证；手足俱热者，为热证。额上热甚于手心者为表热；手心热甚于额上者为里热。手足背热甚者，多为外感发热；手足心热甚者，多为内伤发热。热证反见手足逆冷者，属逆候，多因邪热亢盛，闭遏阳气，阳气不得外达所致，提示病情严重。

小儿手足按诊，若小儿指尖逆冷，多见于惊厥；中指独热，多见于外感风寒；中指指尖独冷者，为麻疹将发之兆。

诊手足寒温也可判断阳气的存亡，推测疾病的预后。若阳虚之证，四肢犹温，为阳气尚存，病虽重尚可治疗，若四肢厥冷，多病情深重，预后不良。

（五）按腧穴

腧穴是脏腑经络之气转输之处，是内脏病变在体表的反应点。按腧穴是按压身体某些特定穴位，通过穴位局部的变化来判断内脏病变的方法。

按腧穴要注意发现穴位上是否有结节或条索状物，有无压痛或其他敏感反应，然后结合其他诊法所获得的病情资料，进行综合判断。如肺俞穴摸到结节，或按中府穴有明显压痛者，多为肺病的反应；按上巨虚穴有明显压痛者，为肠痈的表现等。临床上诊断脏腑病变的常用腧穴有：

肺病：中府、肺俞、太渊。

心病：巨阙、膻中、大陵。

肝病：期门、肝俞、太冲。

脾病：章门、太白、脾俞。

肾病：气海、太溪。

大肠病：天枢、大肠俞。

小肠病：关元。

胆病：日月、胆俞。

胃病：胃俞、足三里。

膀胱病：中极。

第六章 八纲辨证

八纲即表、里、寒、热、虚、实、阴、阳，是中医辨证的总纲，掌握八纲辨证，对整个中医学辨证体系的学习和运用具有指导意义。

第一节 八纲辨证的概念

八纲，即表、里、寒、热、虚、实、阴、阳八个辨证的纲领。

运用八纲对四诊所收集的临床资料进行综合分析，以辨别疾病病位的浅深、病性的寒热、邪正斗争的盛衰和病证类别阴阳的辨证方法，称为八纲辨证。

第二节 八纲辨证的基本内容

一、表里辨证

表里是辨别疾病病位内外深浅和病势趋向的两个纲领。

（一）表证

表证是指六淫、疫疠等邪气经皮毛、口鼻侵犯人体肌表所表现的轻浅证候。表证主要见于外感病的初期，具有起病急，病情轻，病程短的特点。

【临床表现】发热恶寒（或恶风），头身疼痛，鼻塞流涕，喷嚏，咽喉痒或痛，微有咳嗽，舌苔薄白，脉浮。

【辨证要点】以新起恶寒发热，头身疼痛，苔薄白，脉浮为辨证要点。

（二）里证

里证是指病变部位在内，由于脏腑、气血、骨髓等受病所表现的证候。里证多见于外感病的中、后期或内伤病，具有病位较深、病情较重、病程较长的基本特征。

【临床表现】里证病因复杂，病位广泛，临床表现复杂多样，难以概括其共有症状。一般而言，凡不属表证和半表半里证的证候，均属于里证的范畴。

【**辨证要点**】其基本特征是没有新起恶寒发热，以脏腑、气血症状为主要表现。

二、寒热辨证

寒热是辨别疾病性质的两个纲领。寒证与热证反映机体阴阳盛衰，阴盛或阳虚表现为寒证，阳盛或阴虚表现为热证。

（一）寒证

寒证是指感受阴寒之邪，或阳虚阴盛，人体的功能活动衰减所导致的以寒象表现为主的一类证候。

【**临床表现**】恶寒喜暖，肢冷蜷卧，口淡不渴，或渴喜热饮，痰、涎、涕清稀，小便清长，大便稀溏，舌淡苔白润滑，脉迟或紧等。

【**辨证要点**】以恶寒喜暖，口淡不渴，排出物清稀，舌淡苔白润，脉迟或紧为辨证要点。

（二）热证

热证是指感受火热之邪，或阴虚阳亢，人体的功能活动亢进所导致的以热象表现为主的一类证候。

【**临床表现**】恶热喜冷，面红目赤，烦躁不宁，口渴喜冷饮，痰、涕黄稠，吐血衄血，小便短赤，大便干结，舌红苔黄而干燥，脉数等。

【**辨证要点**】以恶热喜冷，口渴，排出物稠浊，舌红苔黄而干，脉数为辨证要点。

三、虚实辨证

虚实是辨别邪正盛衰的两个纲领，也是疾病最基本的病理性质之一。《素问·通评虚实论》谓："邪气盛则实，精气夺则虚。"即实指邪气盛实，虚指正气不足。

（一）虚证

虚证是指人体正气不足所表现的一类证候。虚证人体正气虚弱明显，而邪气并不亢盛，临床表现以不足、松弛、衰退为基本特点，多见于慢性疾病或疾病的后期，病程较长。

正气虚弱包括阴、阳、气、血、精、津、髓以及脏腑虚损等。由于正气亏虚的内容和病变所在脏腑的不同，很难用几个代表性症状全面概括虚证的共性表现。临床上一般是久病、势缓，或耗损过多，或体质素弱者多为虚证。

（二）实证

实证是指邪气亢盛所表现的一类证候。实证虽邪气壅盛而正气未虚，临床表现以有余、亢盛、停聚为基本特征。

由于致病因素的性质差异和致病部位的不同，实证的证候表现也存在着多样性、复杂性，很难以一组症状作为实证的代表。临床一般是新起、暴病，或病情急剧，或体质壮实者多为实证。

四、阴阳辨证

阴阳是辨别病证属性的两个纲领。

根据阴与阳的基本属性，八纲中表证、热证、实证都可归属于阳证范畴；而里证、寒证、虚证均可归属于阴证范畴。所以，八纲中的阴阳两纲可以概括其余六纲，是八纲辨证的总纲。

（一）阴阳是辨证的总纲

阴阳是对各种病情从整体上作出最基本的概括，阴阳两纲可以概括其余六纲，故阴阳是疾病证候分类的总纲，是辨证归类的最基本纲领。

1. 阴证 是指符合“阴”的一般属性的证候。

【临床表现】面色暗淡，形寒肢冷，精神萎靡，身重踡卧，倦怠乏力，语声低怯，纳差，口淡不渴，大便溏薄，小便清长，舌淡胖嫩，苔白滑，脉沉迟或细或微弱。

2. 阳证 是指符合“阳”的一般属性的证候。

【临床表现】面色红，恶寒发热，壮热，肌肤灼热，烦躁不安，语声高亢，呼吸气粗，喘促痰鸣，口干渴饮，大便秘结，小便短赤，舌红绛有芒刺，苔黄黑，脉象浮数、洪大、滑实。

（二）阴阳辨证的特定内容

阴阳辨证的特定内容，主要有阴虚证、阳虚证、亡阴证、亡阳证等。

1. 阴虚证 是指阴液亏虚，不能制阳所致的虚热证候。又称虚热证。

【临床表现】咽干口燥，形体消瘦，潮热盗汗，颧红，五心烦热，小便短赤，大便干结，舌红少津少苔，脉细数。

【辨证要点】以潮热盗汗，颧红，咽干口燥，舌红少苔，脉细数为辨证要点。

2. 阳虚证 是指阳气虚衰，不能制阴所致的虚寒证候。又称虚寒证。

【临床表现】畏寒肢冷，口淡不渴，或渴喜热饮，神疲乏力，少气懒言，自汗，大便溏薄，小便清长，舌淡胖嫩，苔白滑，脉沉迟无力。

【辨证要点】以畏寒肢冷，神疲乏力，舌淡，脉沉迟无力为辨证要点。

3. 亡阴证 是指阴液严重耗损而欲竭所表现的危重证候。

【临床表现】汗热味咸而黏，如珠如油，肢温身热，烦躁或昏聩，面赤唇焦，口渴欲饮，目眶凹陷，皮肤皱瘪，小便极少，呼吸急促，舌红而干瘦，脉细数疾。

【辨证要点】以汗出如油，身热烦渴，面赤唇焦，脉细数疾无力为辨证要点。

4. 亡阳证 是指体内阳气极度衰微而欲脱所表现的危重证候。

【临床表现】冷汗淋漓，汗质稀淡，表情淡漠，面色苍白，肌肤不温，四肢厥冷，口不渴或渴喜热饮，呼吸微弱，舌质淡润，脉微欲绝。

【辨证要点】以冷汗淋漓，四肢厥冷，面色苍白，脉微欲绝为辨证要点。

第七章 气血津液辨证

气血津液辨证是根据气血津液的生理功能和病理特点，分析、判断疾病中有无气、血、津液的亏损或运行、代谢障碍证候存在的一种辨证方法。

第一节　气病辨证

气的病变常先于精、血、津液的病变出现。气病的证候，常见的有七类，以虚实为纲可分为气病虚证（气虚证、气陷证、气虚不固证、气脱证）、气病实证（气滞证、气逆证），其中，气虚证、气滞证分别是气病虚证和实证的基础证候。

一、气虚证

气虚证是指元气不足，导致气的推动、温煦等基本功能减退，或脏腑组织的功能活动减退所表现的虚弱证候。

【临床表现】神疲乏力，少气懒言，声低息弱，或面白少华，头晕，自汗，活动后诸症加重，舌淡嫩，脉虚。

【辨证要点】以神疲乏力，气短懒言，动则加剧为辨证要点。

二、气陷证

气陷证是因气虚升举无力、清阳下陷所表现的虚弱证候。

【临床表现】头晕眼花，神疲乏力，面色淡白；脘腹坠胀感，大便溏泻，久泻久痢；或胃、肾下垂，脱肛，阴挺；舌淡、脉弱。

【辨证要点】以神疲乏力，脘腹坠胀，久泻久痢或脏器下垂为辨证要点。

三、气虚不固证

气虚不固证是因气虚而导致气对精、血、津液的固摄功能减退所表现的虚弱证候。

【临床表现】神疲乏力，面白舌淡，脉虚；自汗不止，尿频清长，尿后余沥不尽，遗尿，二便失禁，涎、唾、涕、泪清稀量多；或各种慢性出血证；或滑精早泄，月经、白带量多，滑胎等。

【辨证要点】以自汗，二便不固，或精、血不固及神疲乏力，动则加剧为辨证要点。

四、气脱证

气脱证是元气亏虚已极而欲外脱所表现的危重证候。

【临床表现】 呼吸微弱或不规则，神情淡漠或昏聩，大汗不止，面色苍白，口开目合，手撒身软，二便失禁，舌淡，脉微欲绝。

【辨证要点】 以呼吸微弱或不规则，神情淡漠或昏聩，面色苍白，脉微欲绝为辨证要点。

五、气滞证

气滞证是指人体局部或某一脏腑经络的气机阻滞，运行不畅所表现的证候。

【临床表现】 局部或全身胀满、痞闷，甚或胀痛、窜痛，部位不固定，症状时轻时重，常随情绪变化而加重或减轻，或因太息、嗳气、矢气而减轻，脉弦，可无明显舌质变化。

【辨证要点】 以局部胀、闷或窜痛，并随情志波动而变化为辨证要点。

六、气逆证

气逆证是体内气机升降失常，应降反升或升发太过所表现的证候。

【临床表现】 咳嗽，气喘为肺气上逆；恶心，呕吐，嗳气，呃逆，为胃气上逆；头目胀痛，眩晕，面红目赤，或自觉气从少腹上冲胸咽，吐血，甚至晕厥，为肝气上逆。

【辨证要点】 以脏腑气机运动方式向上的表现为辨证要点。

第二节　血病辨证

血病的证候，常见的有血虚证、血瘀证、血热证和血寒证四类，以虚实为纲分为血病虚证、血病实证，其中血虚证、血瘀证分别是血病虚证和血病实证的基础证候。

一、血虚证

血虚证是血液不足导致脏腑、组织、器官失去濡养所表现的虚弱证候。

【临床表现】 面色淡白无华或萎黄，口唇、眼睑、爪甲、舌质的颜色淡白，头晕眼花，心悸健忘，多梦，手足发麻，妇女月经后期、量少色淡，甚或闭经，脉细无力。

【辨证要点】 以面、睑、唇、舌淡白无华，头晕心悸多梦，脉细为辨证要点。

二、血瘀证

血瘀证是指脉管内血液运行迟滞，或血溢脉外而停蓄体内所引起的证候。

【临床表现】 有疼痛、肿块、出血、瘀血色脉征等方面的表现。其疼痛特点为刺痛，痛处拒按，固定不移，常在夜间痛甚；肿块的性状是在体表者包块色青紫，腹内者或可触及质硬而推之不移的肿块；出血的特征是出血反复不止，色紫暗或夹血块，女子或见经闭或崩漏；瘀血色脉征主要有面色黧黑，或唇甲青紫，舌质紫暗或有瘀点瘀斑，或舌下络脉曲张，或腹部青筋显露，或皮下紫斑，或皮肤出现丝状红缕，或肌肤甲错，脉细涩。

【辨证要点】以固定刺痛，面色、唇甲和舌色青紫、晦暗，脉细涩等为辨证要点。

三、血热证

血热证是指火热炽盛，侵入血分，迫血妄行所表现的证候。

【临床表现】咳血、吐血、尿血、便血、鼻衄、齿衄、肌衄、月经提前、量多或崩漏等急性出血，血色深红，发热或身热夜甚，面赤口渴，心烦失眠，或皮疹紫红密集，或疮疡红肿热痛，舌质红绛，脉滑数。

【辨证要点】以出血或疮疡红肿热痛和发热口渴，心烦，舌红绛等热象为辨证要点。

四、血寒证

血寒证是指寒邪客于血脉，凝滞气机，而血行不畅所表现的证候。

【临床表现】手足、颜面、耳垂等处冷痛，得温痛减，患处发凉，肤色紫暗，或少腹拘急冷痛，或月经愆期、痛经，经色紫暗夹有血块；恶寒肢冷，舌淡紫，苔白，脉沉迟或涩。

【辨证要点】以局部冷痛，肤色紫暗和恶寒肢冷等寒象为辨证要点。

第三节　津液病辨证

津液病的证候可分为津液亏虚证和津液内停证。

一、津液亏虚证

津液亏虚证是指体内津液不足，导致脏腑、组织、官窍失去滋润濡养所表现的证候。

【临床表现】口、鼻、唇、咽干燥，皮肤干燥或皲裂，口渴喜饮，小便短少，大便干结，舌红，苔少津或干，脉细；甚至目眶凹陷，皮肤枯瘪，唇干裂，少尿甚至无尿，舌红瘦，少苔或无苔，脉细数或疾。

【辨证要点】以肌肤、口唇、舌咽干燥及尿少为辨证要点。

二、津液内停证

津液的输布、排泄障碍，可导致津液停聚于体内，从而产生痰、饮、水、湿等病理性产物，进而形成痰证、饮证、水证。

（一）痰证

痰证是指痰阻于局部或流泛全身所表现的证候。

【临床表现】咳喘咯痰，喉中痰鸣，呕吐痰涎；痰核，瘿瘤，瘰疬，乳癖；眩晕，胸闷脘痞，肢体麻木，半身不遂，舌强言謇；神识不清或昏仆，癫，狂，痫，痴呆，梅核气；形体肥胖，白带量多；苔腻，脉滑。

【辨证要点】以咳吐痰涎，或喉中痰鸣，包块，苔腻脉滑，或神昏癫狂等症状为辨证要点。

（二）饮证

饮证是指由饮所引起的证候。

【临床表现】根据饮停留的部位不同而出现各种不同的主症。脘痞腹胀，呕吐清水，肠鸣辘辘；或胸胁饱满胀痛，咳唾、转侧则疼痛加剧；或胸闷心悸，咳嗽气喘，痰清稀色白量多，甚或倚息不能平卧，水肿；舌淡胖，苔白滑，脉弦。

【辨证要点】以舌淡胖，苔白滑及脘痞腹胀，呕吐肠鸣；或胸胁饱满胀痛，咳唾、转侧加剧；或胸闷心悸，咳喘痰多等为辨证要点。

（三）水证

水证是指水溢肌肤引起以肢体浮肿，小便不利为主要表现的证候。

【临床表现】水肿，小便短少，苔白润或滑。若浮肿先见于眼睑、颜面，迅速遍及全身肌肤，舌红或暗，苔薄白，脉浮紧或数，为阳水。若水肿先见于足胫、下肢，逐渐发展至全身，腰以下为甚，按之肌肤凹陷而不能即起，舌淡胖，苔白滑，脉沉迟无力，为阴水。

【辨证要点】水证以水肿，小便不利为辨证要点。

第八章　脏腑辨证

脏腑辨证，是在认识脏腑的生理功能和病理变化的基础上，将四诊所收集到的临床资料进行综合、分析和归纳，进而推断疾病的部位及性质，确定脏腑证候的一种主要运用于内伤杂病的辨证方法。脏腑辨证可分为脏病辨证、腑病辨证及脏腑兼病辨证三个方面。其中脏病辨证是脏腑辨证的主要内容。

第一节　肝与胆病辨证

肝病常见证有肝血虚证、肝阴虚证、肝郁气滞证、肝火炽盛证、肝阳上亢证、肝风内动证、肝胆湿热证、寒滞肝脉证。

一、肝血虚证

肝血虚证是指肝血不足，两目、筋脉、爪甲等组织器官失于濡养所表现的血虚证候。

【临床表现】视物模糊或夜盲，眩晕耳鸣，面白无华，爪甲不荣，肢体麻木，关节拘急，或手足震颤，妇女常见月经量少、色淡，甚则经闭，舌淡，脉细。

【辨证要点】以目、筋、爪甲失养与血虚见症为辨证要点。

二、肝阴虚证

肝阴虚证是指肝阴亏虚，濡养失职，虚热内扰所表现的证候。

【临床表现】两目干涩，视力减退，胁肋隐隐灼痛，或见手足蠕动，头晕耳鸣，面部烘热或五心烦热，潮热盗汗，口咽干燥，舌红少津，脉弦细数。

【辨证要点】以目、筋、肝脉失养与阴虚见症为辨证要点。

三、肝郁气滞证

肝郁气滞证是指肝失疏泄，气机郁滞而表现的证候。

【临床表现】胸胁、少腹胀闷窜痛，抑郁或易怒，善太息；妇女可见乳房胀痛、月经不调、痛经，甚则闭经；舌淡红，苔薄白，脉弦。

【辨证要点】以胸胁少腹胀闷疼痛，善太息，与情志相关为辨证要点。

四、肝火炽盛证

肝火炽盛证是指火热炽盛，内扰于肝，气火上逆所表现的实热证候。

【临床表现】胁肋灼痛，头晕胀痛，面红目赤，或吐血、衄血，急躁易怒，耳鸣如潮，口苦咽干，失眠多梦，便秘尿黄，舌红苔黄，脉弦数。

【辨证要点】以胁肋灼痛，头晕胀痛，急躁易怒，面红目赤为辨证要点。

五、肝阳上亢证

肝阳上亢证是指肝肾阴虚，阴不制阳，阳亢于上所致的上实下虚证候。

【临床表现】头目胀痛，眩晕耳鸣，面红目赤，失眠多梦，急躁易怒，腰膝酸软，头重脚轻，舌红少津，脉弦有力或弦细数。

【辨证要点】以头目胀痛，眩晕耳鸣，急躁易怒，头重脚轻为辨证要点。

六、肝风内动证

肝风内动证是指以眩晕欲仆、震颤、抽搐、蠕动等“动摇不定”表现为主的证候。据其病机不同，临床上可分为肝阳化风、热极生风、阴虚动风、血虚生风四型。

（一）肝阳化风证

肝阳化风证是指肝阳亢逆，引动肝风所表现的虚实夹杂证候。

【临床表现】眩晕欲仆，头摇而痛，语言謇涩，项强肢颤，手足麻木，行走飘浮，舌红，脉弦细；或猝然昏倒，不省人事，口眼歪斜，半身不遂，舌强不语，喉中痰鸣，舌红苔白或腻，脉弦有力。

【辨证要点】以有肝阳上亢病史，突发动风之象或见猝然昏倒，半身不遂为辨证要点。

（二）热极生风证

热极生风证是指邪热亢盛，燔灼筋脉，引动肝风所表现的实热证候。

【临床表现】高热神昏，躁扰如狂，四肢抽搐，颈项强直，甚则角弓反张，两目上视，牙关紧闭。舌红绛苔黄燥，脉弦数。

【辨证要点】以高热神昏与动风见症为辨证要点。

（三）阴虚动风证

阴虚动风证是指肝肾阴亏，筋脉失养，引动肝风所表现的动风证候。

【临床表现】手足蠕动，眩晕耳鸣，潮热盗汗，颧红咽干，形体消瘦，舌红少苔，脉细数。

【辨证要点】以阴虚与动风见症为辨证要点。

（四）血虚生风证

血虚生风证是指肝血亏虚，筋脉失养所表现的动风证候。

【临床表现】手足震颤，肌肉瞤动，肢体麻木，关节拘急不利，眩晕耳鸣，面色无华，爪甲不荣，舌淡脉细。

【辨证要点】以血虚与动风见症共见为辨证要点。

七、肝胆湿热证

肝胆湿热证是指湿热蕴结肝胆，疏泄功能失职所表现的证候。

【临床表现】胁肋胀痛灼热；或阴囊湿疹，睾丸肿胀热痛；或带下黄臭，阴痒等；或寒热往来，身目黄如橘皮色；或厌食腹胀，泛恶欲吐；大便不调，小便短赤，舌红苔黄腻，脉弦数或滑数。

【辨证要点】以胁痛、厌食、黄疸、阴痒与湿热见症为辨证要点。

八、寒滞肝脉证

寒滞肝脉证是指寒邪侵袭肝脉，凝滞气血所表现的实寒证候。

【临床表现】少腹冷痛，或阴囊收缩掣痛，或见巅顶冷痛，遇寒则甚，得温痛减，呕吐清涎，形寒肢冷，舌淡苔白滑，脉沉紧或弦紧。

【辨证要点】以肝经循行部位冷痛与实寒见症为辨证要点。

第二节　心与小肠病辨证

心病常见证候有心气虚证、心阳虚证、心阳暴脱证、心血虚证、心阴虚证、心火亢盛证、心脉痹阻证、痰蒙心神证、痰火扰神证。小肠病常见证候有小肠实热证。

一、心气虚证

心气虚证是指由于心气不足，鼓动乏力所表现的证候。

【临床表现】心悸怔忡，胸闷气短，神疲乏力，动则诸症加剧，自汗，面色淡白，舌淡苔白，脉弱。

【辨证要点】以心悸怔忡，胸闷气短与气虚症状并见为辨证要点。

二、心阳虚证

心阳虚证是指是心阳虚衰，温运无力，虚寒内生所表现的证候。

【临床表现】心悸怔忡，心胸憋闷，或心痛，唇舌青紫，气短自汗，畏寒肢冷，舌淡胖，苔白滑，脉沉迟无力，或微细，或结代。

【辨证要点】以心悸怔忡，胸闷或心痛与阳虚见症为辨证要点。

三、心阳暴脱证

心阳暴脱证是指心阳衰极，阳气暴脱所表现的亡阳证候。

【临床表现】 在心阳虚证表现的基础上，更见突然冷汗淋漓，四肢厥冷，呼吸微弱，面色苍白，或胸痛暴作，面唇青灰，甚或神志模糊，昏迷不醒，舌淡或淡紫，脉微细欲绝。

【辨证要点】 以心胸憋闷疼痛与亡阳见症为辨证要点。

四、心血虚证

心血虚证是指心血不足，心失濡养所表现的证候。

【临床表现】 心悸怔忡，失眠多梦，健忘，眩晕，面色淡白或萎黄，唇舌色淡，脉细弱。

【辨证要点】 以心悸怔忡，失眠多梦，健忘与血虚见症为辨证要点。

五、心阴虚证

心阴虚证是指心阴亏虚，虚热内扰所表现的证候。

【临床表现】 心悸怔忡，心烦，失眠多梦，五心烦热，潮热，盗汗，颧红，咽干，舌红少苔，脉细数。

【辨证要点】 以心悸、心烦、失眠多梦与阴虚见症为辨证要点。

六、心脉痹阻证

心脉痹阻证是指由于血瘀、痰阻、寒凝、气滞而致心脉闭塞，不通则痛所表现的证候。

【临床表现】 心脉痹阻证的共同症状是心悸怔忡，心胸憋闷作痛，痛引肩背或内臂，时作时止。血瘀心脉者，痛如针刺，舌紫暗或见瘀斑瘀点，脉细涩或结代；痰阻心脉者，心胸闷痛，体胖痰多，身重困倦，舌苔白腻，脉沉滑；寒凝心脉者，突发剧痛，遇寒加重，得温痛减，畏寒肢冷，舌淡苔白，脉沉迟或沉紧；气滞心脉者，心胸胀痛，胁胀，善太息，脉弦。

【辨证要点】 以心悸怔忡，心胸憋闷作痛，痛引肩背或内臂，时作时止为辨证要点。

七、心火亢盛证

心火亢盛证是指心火炽盛，热扰心神所表现的证候。

【临床表现】 心烦失眠，面赤口渴，尿黄便结，或生舌疮，腐烂疼痛，或吐血、衄血，或小便赤、涩、灼、痛，甚或狂躁，神昏谵语，舌尖红绛，脉数有力。

【辨证要点】 以心烦失眠、口舌生疮等神志、舌脉症状与实热见症为辨证要点。

八、痰蒙心神证

痰蒙心神证是指痰浊蒙蔽心神所致以神志失常为主的证候。

【临床表现】 神识痴呆，精神抑郁，表情淡漠，喃喃自语，举止失常；或突然昏仆，不省人事，口吐涎沫，喉中痰鸣；或面色晦滞，脘闷恶心，意识模糊，甚则昏不知人；舌苔白腻，脉滑。

【辨证要点】以神识痴呆，精神抑郁，表情淡漠等抑郁性精神失常与痰浊内盛见症为辨证要点。

九、痰火扰神证

痰火扰神证是指痰火内盛，扰乱心神，以神志失常为主的证候。

【临床表现】发热气粗，面红目赤，躁狂谵语，便秘尿黄，或胸闷，喉间痰鸣，痰黄稠，心烦失眠，甚则狂躁妄动，打人毁物，力逾常人，胡言乱语，哭笑无常，不避亲疏，舌红苔黄腻，脉滑数。

【辨证要点】外感病以高热，痰盛，神昏为着眼点；内伤病以心烦，失眠，神志狂乱为辨证要点。

十、小肠实热证

小肠实热证是指心火下移小肠，导致小肠里热炽盛所表现的证候。

【临床表现】心烦失眠，面赤口渴，口舌生疮，溃烂灼痛，小便赤涩，尿道灼痛，尿血，舌红苔黄，脉数。

【辨证要点】以小便赤涩灼痛与心火炽盛见症为辨证要点。

第三节　脾与胃病辨证

脾病常见证候有脾气虚证、脾虚气陷证、脾阳虚证、脾不统血证、寒湿困脾证、湿热蕴脾证等。胃病常见证候有胃气虚证、胃阳虚证、胃阴虚证、胃火炽盛证、寒滞胃脘证、食滞胃脘证等。脾胃功能紧密配合，病变互相累及，常见兼证出现。

一、脾气虚证

脾气虚证是指脾气不足，运化功能减退所表现的证候。

【临床表现】纳少，腹胀，食后尤甚，口淡乏味，大便溏薄，伴见少气懒言，肢体倦怠，面色萎黄或淡白，形体消瘦，或肥胖，或浮肿，舌淡苔白，脉缓弱。

【辨证要点】以纳少、腹胀、便溏与气虚见症为辨证要点。

二、脾虚气陷证

脾虚气陷证是脾气虚弱，升举无力而清阳下陷所表现的证候。

【临床表现】脘腹重坠作胀，食入尤甚，头目眩晕，或便意频频，肛门重坠，或久泻久痢，或脏器、眼睑下垂等，或小便浑浊如米泔。伴见少气懒言，神疲乏力，面白无华，食少便溏，舌淡苔白，脉缓弱。

【辨证要点】以脘腹坠胀、内脏下垂与脾气虚见症为辨证要点。

三、脾阳虚证

脾阳虚证是脾阳虚衰，失于温运，阴寒内生所表现的证候。

【临床表现】腹痛绵绵，喜温喜按，大便清稀或完谷不化，便次增多，伴四肢不温，口淡不渴，舌淡胖边有齿痕，苔白滑，脉沉迟无力。

【辨证要点】以腹部隐痛，喜温喜按，伴脾气虚见症为辨证要点。

四、脾不统血证

脾不统血证是脾气虚弱，不能统摄血液，而致血溢脉外的证候。又称气不摄血证。

【临床表现】皮下出血，色淡紫；便血，尿血，齿衄，或妇女月经过多，崩漏等，伴见面色无华，食少便溏，少气懒言，舌淡苔白，脉细弱。

【辨证要点】以出血色淡质稀与脾气虚见症为辨证要点。

五、寒湿困脾证

寒湿困脾证是由于寒湿内盛，脾阳受困，运化失职所表现的证候。

【临床表现】脘腹痞闷不舒，纳呆口腻，泛恶欲吐，口淡不渴，便溏，头身困重，或肌肤面目发黄，色晦暗不泽，小便短少，舌淡胖苔白腻，脉濡缓。

【辨证要点】以脘腹痞闷，呕恶便溏与寒湿见症为辨证要点。

六、湿热蕴脾证

湿热蕴脾证是湿热内蕴中焦，致脾胃运化功能障碍所表现的证候。

【临床表现】脘腹痞闷，纳呆厌食，呕恶口苦，或口甜口黏，便溏不爽，尿黄，肢体困重，或身热不扬，汗出热不解，舌红，苔黄腻，脉濡数。

【辨证要点】以脘腹痞胀、身体困重、便溏不爽与湿热见症为辨证要点。

七、胃气虚证

胃气虚证是指胃气不足，胃的功能减退，以致胃失和降所表现的证候。

【临床表现】胃脘痞胀，食后胀甚，或隐隐作痛，按之觉舒，不思饮食，恶心呕逆，时作嗳气，或干呕反胃，面色萎黄，少气，神疲乏力，舌质淡，苔薄白，脉虚弱。

【辨证要点】以胃脘痞胀，或隐隐作痛，食少及气虚见症为辨证要点。

八、胃阳虚证

胃阳虚证是指胃阳不足，温化、腐熟功能减退所表现的证候。

【临床表现】胃脘绵绵冷痛，喜温喜按，时发时止，食后缓解，夜间痛甚，畏食生冷，泛吐清水或酸水，口淡不渴，食欲不振，倦怠乏力，舌质淡嫩，脉沉迟无力。

【辨证要点】以胃脘冷痛，泛吐清水及虚寒证为辨证要点。

九、胃阴虚证

胃阴虚证是胃阴亏虚，胃失和降，虚热内生所表现的证候。

【临床表现】胃脘隐痛，饥不欲食，嘈杂不舒，口燥咽干，大便干结，或脘痞不舒，或干呕呃逆，舌红少津，苔少或无苔，脉细数。

【辨证要点】以胃脘灼痛隐隐，饥不欲食与阴虚见症为辨证要点。

十、胃火炽盛证

胃火炽盛证是指胃中火热炽盛，胃失和降所表现的证候。

【临床表现】胃脘灼痛，拒按，渴喜冷饮，消谷善饥，大便秘结，小便短黄，舌红苔黄，脉滑数。

【辨证要点】以胃脘灼痛拒按，消谷善饥，伴实热见症为辨证要点。

十一、寒滞胃脘证

寒滞胃脘证是寒邪犯胃，气机凝滞，胃失和降所表现的证候。

【临床表现】胃脘冷痛，痛势急迫，得温痛减，面白或青，或恶心呕吐，吐后痛减，泛吐清涎，或肢冷不温，口淡不渴，舌淡苔白，脉沉紧。

【辨证要点】以胃脘剧烈冷痛，呕吐清涎与实寒见症为辨证要点。

十二、食滞胃脘证

食滞胃脘证是饮食停滞胃脘，导致胃气逆滞所表现的证候。

【临床表现】胃脘胀满疼痛，拒按，嗳腐吞酸，厌食，呃逆，或腹痛，泻下物臭秽如败卵，舌苔厚腻，脉滑实。

【辨证要点】以胃脘胀痛，嗳腐吞酸，厌食为辨证要点。

第四节　肺与大肠病辨证

肺病的常见证候有肺气虚证、肺阳虚证、肺阴虚证、风寒犯肺证、风热犯肺证、燥邪犯肺证、寒痰阻肺证、肺热炽盛证、痰热壅肺证等。大肠病常见证候有大肠湿热证、肠热腑实证、肠燥津亏证等。

一、肺气虚证

肺气虚证是指肺功能减弱，以卫表失固、宣降无权为主要表现的虚弱证候。

【临床表现】咳喘无力，少气短息，动则益甚，咯痰色白清稀，声低懒言，或自汗、畏风，易于感冒，面色淡白，神疲乏力，舌淡苔白，脉弱。

【辨证要点】以咳喘无力，咯痰清稀，易感冒及气虚证为辨证要点。

二、肺阴虚证

肺阴虚证是肺阴不足，失于清肃，虚热内生所表现的证候。

【临床表现】 干咳无痰，或痰少而黏，不易咯出，甚至痰中带血，口燥咽干，声音嘶哑，形体消瘦，五心烦热，午后潮热，颧红盗汗，舌红少苔乏津，脉细数。

【辨证要点】 以干咳无痰或痰少而黏及阴虚证为辨证要点。

三、风寒犯肺证

风寒犯肺证是风寒之邪外袭肺系，肺卫失宣所表现的证候。

【临床表现】 咳嗽，咯痰色白清稀，微恶寒发热，鼻塞流清涕，喉痒，或见身痛无汗，舌苔薄白，脉浮紧。

【辨证要点】 多有外感风寒病史，以咳嗽、咯痰色白清稀及风寒表证为辨证要点。

四、风热犯肺证

风热犯肺证是风热邪气外袭肺系，肺卫受病所表现的证候。

【临床表现】 咳嗽，痰稠色黄，鼻塞，流浊涕，发热，微恶风寒，口微渴，或咽喉疼痛，或头痛肢酸，舌尖红苔薄黄，脉浮数。

【辨证要点】 多有外感风热病史，以咳嗽、痰少色黄及风热表证为辨证要点。

五、燥邪犯肺证

燥邪犯肺证是指燥邪外袭肺脏，肺系津液耗伤，肺失清润所表现的证候。

【临床表现】 干咳无痰，或痰少而黏，不易咯出，甚则胸痛，痰中带血，口鼻干燥，尿少便干，舌苔薄而干燥少津，发热，微恶风寒，无汗或少汗，脉浮数或浮紧。

【辨证要点】 以干咳，痰少而黏，口鼻干燥等肺系津伤症状，伴轻微表证为辨证要点。

六、寒痰阻肺证

寒痰阻肺证是寒邪与痰浊交并，壅阻于肺，肺失宣降所表现的证候。

【临床表现】 咳嗽，痰多质稠，或色白清稀，量多易咯，胸闷，甚则哮喘痰鸣，形寒肢冷，口淡不渴，舌淡胖，苔白滑或白腻，脉沉紧或弦滑。

【辨证要点】 以咳喘哮鸣，咯痰量多清稀及实寒见症为辨证要点。

七、肺热炽盛证

肺热炽盛证是指邪热内盛，肺失清肃所表现的证候。

【临床表现】 发热，烦渴，咳嗽喘急，甚则鼻扇气灼，面赤气粗，胸痛，咽喉红肿疼痛，尿黄便秘，舌红苔黄燥，脉洪数有力。

【辨证要点】 以发热，咳喘气急及里实热见症为辨证要点。

八、痰热壅肺证

痰热壅肺证是痰热互结，壅阻于肺而使肺失于宣降所表现的实热证候。

【临床表现】 咳嗽气喘，气促息粗，胸闷胸痛，喉间痰鸣，咯痰黄稠量多，身热烦躁，口渴，大便秘结，小便短黄，舌红苔黄腻，脉滑数。

【辨证要点】 以发热、咳喘、咯痰黄稠量多，伴里实热见症为辨证要点。

九、大肠湿热证

大肠湿热证是湿热蕴结大肠，传导功能失职所表现的证候。

【临床表现】 腹痛，下痢脓血黏液便，里急后重，或泻下黄糜臭秽稀便，肛门灼热，小便短黄，发热烦渴，舌红苔黄腻，脉滑数。

【辨证要点】 以下痢脓血黏液或泄泻、腹痛、里急后重及湿热见症为辨证要点。

十、肠热腑实证

肠热腑实证是指邪热入里，与肠中糟粕相结所表现的证候。

【临床表现】 脐腹胀满疼痛，拒按，大便秘结，壮热或日晡潮热，汗出，口渴，小便短黄，甚则神昏谵语，狂乱，舌苔黄厚干焦，脉沉数有力。

【辨证要点】 以腹满硬痛、拒按、便秘及里热炽盛见症为辨证要点。

十一、肠燥津亏证

肠燥津亏证是指大肠阴津亏虚，肠失濡润，传导不利所表现的证候。

【临床表现】 大便干燥如羊粪，艰涩难下，数日一行，腹胀作痛，伴头晕，口臭，舌红少津，苔黄燥，脉细涩。

【辨证要点】 以大便燥结难行及津亏见症为辨证要点。

第五节 肾与膀胱病辨证

肾病常见证候有肾精不足证、肾阴虚证、肾阳虚证、肾虚水泛证、肾气不固证、肾不纳气证。膀胱病常见证候有膀胱湿热证。

一、肾精不足证

肾精不足证指肾精亏损，脑与骨、髓失充，以小儿生长发育迟缓、成人生殖功能低下、早衰等为主要表现的虚弱证候。

【临床表现】 小儿生长发育迟缓，骨骼痿软，男子精少不育，女子经少或经闭不孕，成人早衰，腰膝酸软，耳鸣耳聋，发脱齿摇，健忘恍惚，足痿无力，舌淡，脉弱。

【**辨证要点**】以小儿生长发育迟缓，成人生殖功能低下、早衰等为辨证要点。

二、肾阴虚证

肾阴虚证指肾阴亏虚，失于滋养，虚热内扰所表现的虚热证候。

【**临床表现**】腰膝酸软而痛，眩晕耳鸣，齿松发脱，失眠，健忘，形体消瘦，五心烦热，潮热盗汗，骨蒸发热，咽干颧红，遗精、早泄，女子经少、经闭，或见崩漏，舌红少津，少苔或无苔，脉细数。

【**辨证要点**】以腰膝酸软而痛，眩晕耳鸣，男子遗精，女子经少或闭经与阴虚内热见症为辨证要点。

三、肾阳虚证

肾阳虚证指肾阳虚衰，机体失却温煦，生殖、气化等功能减退所表现的虚寒证候。

【**临床表现**】腰膝酸软冷痛，畏寒肢凉，下肢尤甚；头晕目眩，精神萎靡；性欲减退，生殖机能低下；或久泄不止，完谷不化，五更泄泻；或尿清长，夜尿频多，舌淡苔白滑，脉弱或沉迟无力，尺部尤甚。

【**辨证要点**】以腰膝酸软冷痛，生殖能力下降，夜尿频多与虚寒见症共见为辨证要点。

四、肾虚水泛证

肾虚水泛证指肾的阳气亏虚，气化无权，水液泛溢所表现的证候。

【**临床表现**】腰膝酸软，耳鸣，身体浮肿，腰以下尤甚，按之没指，小便短少，畏冷肢凉，腹部胀满，或见心悸气短，或咳喘痰鸣，舌质淡胖，苔白滑，脉沉迟无力。

【**辨证要点**】以水肿下肢为甚，尿少，畏冷肢凉等为辨证要点。

五、肾气不固证

肾气不固证指肾气亏虚，失于封藏、固摄所表现的虚弱证候。

【**临床表现**】腰膝酸软，神疲乏力，耳鸣耳聋；小便频数而清，或尿后余沥不尽，或遗尿，或夜尿频多，或小便失禁；男子滑精、早泄，女子带下量多清稀，或月经淋漓不尽，或胎动易滑。舌淡，苔白，脉弱。

【**辨证要点**】以腰膝酸软，小便、精液、经带、胎元等不固与气虚见症为辨证要点。

六、肾不纳气证

肾不纳气证指肾气虚衰，摄纳无权所表现的虚弱证候。

【**临床表现**】久病咳喘，呼多吸少，动则喘甚，腰膝酸软；或自汗神疲，声音低怯，舌淡苔白，脉弱。

【**辨证要点**】以久病咳喘无力，呼多吸少，动则尤甚等与肾虚见症为辨证要点。

七、膀胱湿热证

膀胱湿热证指湿热蕴结膀胱，气化不利所表现的湿热证候。

【临床表现】尿频尿急，尿道灼痛，小便短黄或浑浊，或尿血，或小腹胀痛，或伴发热，舌红，苔黄腻，脉滑数或濡数。

【辨证要点】以小便频急，灼涩疼痛与湿热见症为辨证要点。

第三部分　中药学

第一章　中药的起源和中药学的发展

我国历史悠久，地大物博，药材资源十分丰富。自古以来，我国人民便利用这些药材作为防治疾病的主要武器，逐步积累了宝贵的经验和理论知识，对保障中华民族的繁衍昌盛起着重要作用，对世界医药学的发展也作出了很大贡献。

第一节　中药的起源

中药的发现与应用有着悠久的历史。远古时代，人们在寻找食物的过程中，有时误食了一些毒物，而致发生吐、泻、昏迷等中毒现象，从而促使人们不得不主动去辨认这些毒物，以免中毒事件的继续发生。同时为了与疾病作斗争，人们又逐步将这些毒物加以利用。如当人体发生疾病的时候，便利用毒物的催吐、导泻等作用进行治疗。这就形成了早期的药物疗法，故有“药食同源”之说。可见中药的起源，是我国人民长期生活实践和医疗实践的结果。汉代《淮南子·修务训》记载：“神农尝百草之滋味……一日而遇七十毒。”所谓“神农”是代表我国古代人民由渔猎畜牧时代过渡到农业时代；“尝百草”是指人民创造医药的实践过程；“一日而遇七十毒”正说明了这一实践过程的艰巨性。

随着社会的进步，生产力的发展，人们对药物的认识和需要都不断增加。药物的来源逐渐由自然生长，发展到人工栽培和驯养。而传播这些知识的方式，也由口耳相传发展到文字记载。

第二节　中药学的发展

一、夏商周时代（公元前21世纪~公元前221年）

我国人民在生产活动与医疗实践中，对药物知识的积累不断丰富。特别是酒和汤剂的发明与应用，更加促进了医学的发展。

夏、商时代，人们已广泛使用陶器，当时对食物加工的知识也不断丰富与提高，为汤剂的发明创造了条件。传说商代伊尹始创汤液，他是精于烹调技术的人，这说明汤剂的发明与食物加工有密切关系。由于汤剂疗效显著，服用方便，并可减低药物的毒副作用，因此后来便渐渐成为一种常用的中药剂型，使中药得到广泛应用。

周代在一些非医学的著作中，有不少关于药物的资料。《周礼》有“五药”的记载，汉代郑玄注“五药，草、木、虫、石、谷也”。《诗经》中也记载了多种植物名称，如葛、苓、芍药、蒿、芩等，都作为药物应用。《山海经》中记载的药物达一百多种，其中包括植物、动物、矿物等，其防治疾病的范围达数十种之多。可见当时的药物知识已经相当丰富了。

先秦时期，我国医学典籍《黄帝内经》也已出现，不仅奠定了医学理论体系，而且总结了四气、五味等药性理论，为后世医药学的发展提供了重要条件。

二、秦、汉时代（公元前220年~公元264年）

当时我国药学已经具备相当的规模。如《汉书·刘护传》称：“护少诵医经、本草、方术数十万言。”可见当时已有不少有关本草的著作。

我国第一部专门记载药物的书籍，当推《神农本草经》。据医学史家考证，它的成书年代大约在东汉末年（约公元200年），是当时医家总结了公元2世纪以前，古代人民用药经验的集体创作，“神农”二字不过是托名而已。本书记载药物365种，根据药物的功用分为上品、中品、下品三类。当时认为有补益作用，无毒，可以久服的药物120种列为上品；能治病补虚，有毒或无毒，当斟酌使用的药物120种列为中品；专主治病，多毒，不可久服的药物125种列为下品。这是药物按功用分类的创始。关于所载药效大都是正确的，如麻黄治喘，常山截疟，黄连治痢，海藻疗瘿等，都是确有实效。而且还把当时用药经验上升到理论阶段，和医学理论体系形成了一个整体。例如四气、五味在临床方面的应用规律，书中已有系统的记述；而对药物的产地、采收、炮制、制剂、配伍、禁忌、服法等用药原则问题，也都有了简要的说明。因此，《神农本草经》的成书，奠定了我国药学的基础，成为我国医学经典著作之一，后世医家在这一基础上不断补充和发展。

中国汉代已与波斯、西域等国发生了外交关系，药品也已对外交流。根据文献记载，公元前125年（汉武帝元朔4年）张骞出使西域，带回苜蓿、葡萄、胡桃、安石榴等可供药用的植物，从此在中药中逐步增加了外来药品。

三、两晋、南北朝时代（公元265~536年）

此期间医药学术有了新的发展，而《神农本草经》经过魏、晋的战争破坏与多次传抄，内容混乱且多错误，已不能满足当时的临床需要。于是梁代陶弘景（公元452~536年）以《神农本草经》为基础，加以整理注释，并增加当时名医常用的药物365种，定名为《本草经集注》。本书分类方法，除三品之外，又按照药物的自然属性重新划分为玉石、草木、虫兽、果、菜、米食、有名未用等七类，这是药物分类的一个进步；又创诸病通用药，如治风通用药有防风、防已、秦艽、川芎等；治黄疸通用药有茵陈、栀子、紫草等，以便临床用药寻检。其他在药物的采制、鉴别、配伍、用量、服法等方面都有新的贡献。这是我国本草书籍的第一次整理，公元6世纪也是总结我国古代药学成果的伟大名著。

南朝刘宋时（公元420~479年），雷敩总结了当时药物炮制的经验，撰成《雷公炮炙论》。这是专门论述药物炮制的著作，收载药物约300余种，炮制方法归纳起来有蒸、煮、炒、焙、炙、炮、煅、浸、酒浸、酸浸、水飞等。原书虽已散佚，其内容多为后世本草著作和有关书籍所引述而得以保存。由于药物经过炮制可以减低毒性，加强疗效，易于保存等，所以对我国药学的发展作出了贡献。

四、隋、唐时代（公元581~907年）

由于南北统一，经济、文化日渐繁荣，对外交通与贸易也较发达，从而使医药学术得到迅速发展。据《隋书·经籍志》载，出自隋人的本草著作即近20种，并出现采药、种药等专著，可惜均已亡佚。唐显庆四年（公元659年），唐政府组织苏敬等22人集体编撰了《新修本草》，即《唐本草》。它是以《本草经集注》为基础加以增订补充而成的，共计收载药物850种（新增120种），其中有不少外来药物，如安息香、诃黎勒、底野迦、血竭、胡椒、龙脑香等。在分类方面也较前进步，计分玉石、草、木、禽兽、虫鱼、果、菜、米谷、有名未用等九部，并附有药图及图经，这是我国本草附图的创始。该书内容丰富，取材精要，因此当时在国内外医学领域里起到了很大作用。由于它是以国家的权力来编订和推行的，所以是我国也是世界上最早的“药典”，比公元1542年欧洲纽伦堡药典要早800余年。成书之后，很快就流传至国外，如公元731年即传入日本，日本曾把它列为医学必修课程之一，可见此书在国外也很受重视。

唐代除《新修本草》外，还有不少私人著作，其中甄权的《药性本草》论述药物的性味、有毒、无毒、功能、主治、配伍等，在药性理论方面颇有发挥；孟诜的《食疗本草》（公元701~704年）为食物疗法之专著，可以反映出当时对饮食营养知识的进步；陈藏器的《本草拾遗》（公元739年）收集了不少《新修本草》所遗漏的民间药物，充实了本草学的内容，并根据药效提出宣、通、补、泄、轻、重、滑、涩、燥、湿等十种药物分类方法，较三品分类又进了一大步，对后世方药的分类，都有很大影响；李珣的《海药本草》专门记载外来的药物。这些直至今日都是比较有名的本草书籍。

公元624年（唐高祖武德七年），国家设立了药学专校，称为“药园”。园内辟有良田300亩，培植药物850种以供处方应用和鲜药之需。在每年春天招收16岁以上20岁以下的学生称为“药园生”。教授内容是药物栽培、采制方法和鉴别品种与认识有毒无毒等知识。毕业后成绩优异者选拔为教师，称为“药园师”。这就可以想见当时药学之盛了。

由于唐代与国外往来日益频繁，药物的对外交流也逐渐增多。尤其值得提出的是唐代精通药学的扬州僧人鉴真，应日本留学生的邀请，携带许多药材，于公元743~753年的十年中，经过六次渡海，最后一次终于抵达日本，传授药学知识，对当时日本药学的发展，作出了很大贡献，日人尊之为“药王”，死后立庙纪念。在日本至今还保存着他的遗迹。

《新修本草》成书后300多年，至五代时期（公元907~950年），图经已亡佚，而许多内容又需补充修订，因此蜀主孟昶命学士韩保升等编撰《蜀本草》（原名《增广英公本草》)。它以《新修本草》为蓝本进行校订补注，并配上了图经。本书对药物的性味、形态、产地等都增加了不少新内容，对本草学的发展起到了一定的作用。

五、宋金元时代（公元960～1368年）

到了宋代（公元951～1270年），由于木版印刷术开始盛行，促进了科学文化的发展。随着医药知识的进步，本草书籍又进行了多次修订。于开宝六年（公元973年），刘翰、马志等奉命将《新修本草》《蜀本草》等为基础加以修订，名为《开宝新详定本草》。成书之后发现尚有遗漏，翌年又进行了第二次增订，名为《开宝重订本草》，药物数目较《新修本草》增加133种。以后80多年，至嘉祐二年（公元1057年），掌禹锡、林亿、苏颂等又奉命进行第三次增订，于嘉祐五年成书（1060年），命为《嘉祐补注本草》，又增药99种，合计1082种。《嘉祐补注本草》成书后一年，又由苏颂搜集全国各地所产药物的药图及说明，共1000余幅，编成《图经本草》。但当时《嘉祐补注本草》与《图经本草》各自刊行，使用不便，因此四川医生陈承又将两书合并，并增加古今论说及个人见解，名为《重广补注神农本草图经》。

公元1086～1093年间，四川名医唐慎微以《嘉祐补注本草》与《图经本草》为基础，并广泛搜集古今单方及经史百家有关药物资料，编成《经史证类备急本草》（简称《证类本草》)，内容非常丰富，载药1558种，较前增加476种。每药均有药图，并附方3000余首。这种图文并重，方药兼收的编写体例，较前代本草又前进了一大步。本书不仅切合实用，而且为后世保存了古代的文献资料，所以唐氏对我国药学作出了重大贡献。以后大观二年（公元1108年）出版的《经史证类大观本草》（简称《大观本草》)、政和六年（公元1116年）出版的《政和新修证类备用本草》（简称《政和本草》)，以及南宋绍兴29年（公元1159年）出版的《绍兴本草》，都是《证类本草》稍加增订而成的“官修著作”。这些著作不断复刻重刊，一直沿用了500多年，至《本草纲目》出版以后才逐渐替代，但到现在仍为研究古代本草的重要参考书之一。

此外宋金元时代有名的本草书籍还有寇宗奭的《本草衍义》，成书于政和六年（公元1116年）。作者根据自己的经验和古代文献，补正了《嘉祐补注本草》和《图经本草》的不足，载药460种，在药性理论方面多有发挥，是总结北宋药性理论的重要著作。其次是张洁古的《珍珠囊》，载药100种，专门论述药物的性味、阴阳、升降浮沉、归经、主治等，开创了后世以讨论药性为主体的本草体例。以后李东垣的《用药法象》、王好古的《汤液本草》，都是在《珍珠囊》的基础上加以补充和发展，使药性理论的内容大加充实，为后世药性理论的发展准备了条件。

六、明代（公元1368～1644年）

明代医药知识进一步发展和提高，沿用已久的《证类本草》已显得不足，因此又需要整理和总结。公元1552年（明嘉靖31年），我国伟大的医药学家李时珍以《政和本草》为蓝本，并参考了800多部有关书籍，边采访资料，边临床实践，经过27年的长期努力，稿凡三易，终于完成了200万言的药学巨著《本草纲目》的编写工作。本书收载药物1892

种，李氏新增的即有374种，分为16部（水、火、土、金石、草、谷、菜、果、木、服器、虫、鳞、介、禽、兽、人）62类。每味药物再分释名、集解、修治、气味、主治、发明、附方等项。在编写体例上，纲目分明，具有高度的科学性，正文之前还有药图、序例、百病主治药等内容，共计附方11000余首，附图1160幅。而对药物记载和分析尽量用实物和实际经验证明，不但搜集了各家的精华，对错误的地方也作了纠正和批判。该书论述范围极为广泛，除药物的治疗应用外，还包括中药的炮炙法、方剂的配合法、药物鉴定法及栽培法等，因此既可作为医疗方面的工具书，也可作为研究动、植、矿物的参考书。它不仅总结了16世纪以前我国药学的经验和理论，而且为明代以后本草学的研究和发展提供了必要的条件。正由于本书具有这样重大的历史作用和科学价值，所以自1596年刊行之后很快即风行全国，并于17世纪初期流传到国外，目前有拉丁、日、法、德、英、俄等文字的译本，从而成为世界上有名的药学文献。

明代有名的本草还有朱棣的《救荒本草》（公元1406年），记载可以食用的植物药414种，绘图解说，图像逼真，记述真实，对食物疗法和研究植物药都有相当大的贡献。陈嘉谟的《本草蒙筌》（公元1565年），收载药物742种，对药物的气味、疗效、产地、采集、贮藏、鉴别、炮制、配伍、禁忌、七方、十剂、服药方法等论述较详，且多发挥，所以是《本草纲目》以前的一部重要本草著作。缪希雍的《本草经疏》（公元1625年），根据《神农本草经》《名医别录》等条文，结合自己的经验加以注解，阐明药理，也为学者所重视。

七、清代（公元1644～1911年）

清代医家对中药的研究也很重视，各家的本草著作很多，其中以赵学敏的《本草纲目拾遗》和吴其浚的《植物名实图考》为《本草纲目》以后最杰出的药学著作，代表了清代本草学的最高成就。

《本草纲目拾遗》成书于清乾隆30年（公元1765年）。赵氏在《本草纲目》之外，又收集医药著作和民间药物，全书共载药921种，新增药716种，并对《本草纲目》错简之处作了重要的补充和修正，有很大的实用价值和研究价值。这是继李时珍之后，再一次对药学成就作了总结，至此中药的数字已增至2608种。

《植物名实图考》出版于清道光39年（公元1849年），收载植物1922种。它虽然不是专门研究药物的书籍，但内容和编写体例仍是继承本草学而来，并且其中载有很多药用植物，因此成为研究中药的重要参考资料之一。

此外，汪昂的《本草备要》（公元1694年）载药460种。吴仪洛在《本草备要》的基础上增订而成的《本草从新》（公元1757年）载药720种。两书编写体例均简明扼要，切合实用，所以流传很广。黄宫绣的《本草求真》（公元1772年）载药520种，论述药物的形、色、气、味、归经、功用、禁忌、制法等，并有药效的互相对比，易于理解，切合实际，也是一部较好的药性理论著作。

八、民国时期（公元1911～1949年）

清宣统三年（公元1911年），清政府宣布退位，进入民国时代，由于受西方文化的影响，当局对中医中药采取歧视和排斥态度，使其得不到应有的发展。但中医药有卓著的临床疗效和丰富的科学内涵以及深厚的群众基础，在有志于中医药事业的专家学者努力下，中药学的发展取得一定的成就。

上海陈存仁组织大批中药专家，主编了《中国药学大辞典》（公元 1935 年）。全书约 200 万字，收录词目 4300 条，汇集古今有关论述和科研成果，资料丰富，查阅方便，虽有不少错讹，仍不失为一部具有重要影响的大型中药辞书。

随着各地私立中医学校的建立，涌现了一批适应教学和临床需要的中药学讲义。其中有浙江兰溪中医学校张寿颐的《本草正义》、浙江中医专门学校何廉臣的《实验药物学》、上海中医专门学校秦伯未的《药物学》、天津国医函授学校张锡纯的《药物讲义》等。这些中药讲义对各药功效主治的论述大为充实，对指导临床实践起着重要作用。

中药的现代研究也开始起步，一些学者对单味中药的来源、生药学、化学成分、药理作用等进行研究，做了不少工作，开创了中药现代研究的先河。

九、中华人民共和国成立以后

中华人民共和国成立以后，党和政府特别重视中医药工作，并制订了有关政策，使中医药事业得到史无前例的发展。全国普遍建立了中医中药研究、教学、医疗机构，培养了大批中医中药科技人才，为发掘祖国医药遗产，振兴中医药事业打下了良好基础。全国各地先后对中药资源进行了多次普查，摸清了我国极为丰富的药用资源。并且重视中药种植和驯养的研究，对一些药源比较少的中药，进行大量引种和驯化工作，不少药已能就地生产，就地供应。同时，也十分重视应用现代科学技术和方法，对常用中草药进行有效成分分析、药理实验和临床应用等综合性研究，并取得了可喜的成果。

为适应中医中药事业迅速发展的需要，不但整理重印了许多古典本草，而且还编写并出版了有关中药教学、科研、生产、临床应用等各种著作和刊物。其种类之繁多、范围之广阔、内容之丰富是历史从未有过的。其中有代表性的著作有《中药大辞典》（共收载中药 5767 种）、《中华本草》（共收载中药 8980 种）、《中药志》、《中国药物植物志》、《全国中草药汇编》、《药材学》等。特别值得提出的是我国于 1963 年开始，并多次修订颁布的《中华人民共和国药典》收载了大量中药，以法典的形式确定了中药在当代医药卫生事业中的地位，并为中药生产、供应、检验和使用提供依据。2000 年《中国本草全书》出版，共 403 卷，24 万余页，约 2 亿 5 千万字。全书收录了我国古近代本草专著 800 余部（近百部为流散于海外的孤本珍本），相关本草文献 10000 余种。其中医籍类本草文献 6000 余种，中国地方志中本草文献 8000 余种。此外，还收录了中国少数民族、宗教领域，以及古代外国学者撰写的本草文献。本书共收集全世界 130 个图书馆的相关资料编辑制作而成，内容弥足珍贵，不仅使我国保存的本草文献资源免遭湮没，而且为中药的研究、开发与应用提供了丰富资料。上述都是新中国成立以后中药学发展的伟大成就。

目前我国医药学的发展已进入一个崭新阶段，使用中药已达 12800 余种，使用形式丰富多彩，正在为中国人民和人类健康作出新的贡献。

第二章 采集和贮藏

在我国辽阔的国土上，蕴藏着丰富的中草药资源，为了充分发挥中草药在疾病治疗中的积极作用，保证其产量大，质量好，疗效高，还必须严格掌握采集季节，注意科学的贮藏方法。

第一节 中药产地

道地药材又称地道药材，是优质纯真药材的专用名词，它是指历史悠久、产地适宜、品种优良、产量宏丰、炮制考究、疗效突出、带有地域特点的药材。

主要道地药材：如甘肃的当归，宁夏的枸杞，青海的大黄，内蒙的黄芪，东北的人参、细辛、五味子，山西的党参，河南的地黄、牛膝、山药、菊花，云南的三七、茯苓，四川的黄连、川芎、贝母、乌头，山东的阿胶，浙江的贝母，江苏的薄荷，广东的陈皮、砂仁等，自古以来都被称为道地药材，沿用至今。

第二节 采收时节和方法

中药的采收季节、时间和方法，对药材的品质好坏有着密切的关系。因动植物在其生长发育的不同阶段，药用部分所含的有效成分或有害成分的含量各不相同，药质的强弱，疗效和毒副作用都可能会有很大的差异。正如《千金方》序中指出："早则药势未成，晚则盛势已歇。"李杲也说过："失其地，则性味少异，失其时，则气味不全。又况新陈之不同，精粗之不等。尚不择而用之，其效果不著者，医之过也。"这些都说明了按季节、时间，精细采收中药的重要性。一般的原则是，在药用部分有效成分含量最高的季节采收。具体分述如下：

根和根茎：多在秋末春初采集。秋末在地上秧苗未枯萎到土地封冻以前采挖为好，过早浆水不足，质地松泡；过晚则不易寻找，也不易采挖，如丹参、沙参、天南星等。春初在开冻到刚发芽时采挖较好，过晚则养分消耗，影响质量。在采挖过程中必须深挖，尽量将根全部挖出，不要挖到半截弄断。注意做到挖大留小，以利来年生长。

全草：多在枝叶茂盛，花朵初开时采集。茎较粗或较高的可用镰刀从地面割取，如益母草。茎细或较矮的可连根拔起，如鹅不食草、地丁等。也有些在花未开前采割，如薄荷、青蒿等。个别的如茵陈则采取幼苗。采集时，应将生长茁壮的植株留下一些，以利繁殖。

树皮：多在春夏之间采剥。根皮以春秋采剥为好。这时皮内液质充足，也易于剥下，如地骨皮、白鲜皮等。有些可结合林业部门，在采伐木材时剥皮，如黄柏、秦皮等。

叶：以在叶片茂盛，色青绿时采集为好，如荷叶、大青叶，但桑叶应在秋季经霜后采收。

果实、种子：多在果实成熟后采摘，如杏仁、五味子。也有些应在果实成熟前采集，如青葙子、急性子等，避免成熟后果实破裂影响质量，或种子散落不便收集。

花：多在花朵将开未开时采集，如金银花、款冬花等。有的须在花开放时采摘，如旋覆花、菊花等。过早花不成形，气味不足；过迟则花残瓣落，气味散失。应抓紧花期及时采摘。采摘时间以晴天、清晨为好，以便保持花朵完整和迅速干燥。

动物昆虫类：应根据生长和活动季节捕捉，如全蝎、蝉蜕宜在春夏秋三季，土鳖、地龙宜在夏秋季捕捉。这时捕捉容易，质量也好，产量也大。斑蝥须在夏秋清晨露水重时捕捉，否则飞起，捕捉不易。桑螵蛸须在秋末至春初采集，否则卵化成虫，

第三节　贮藏保管

中草药在采集以后，都应进行一定的加工处理，以便贮藏。植物类药材，采集后应先除去泥土杂质和非药用部分，洗净切片。各类药材除鲜用外，都应根据药物的性质及时干燥，妥善保管。常用保管方法如下：

一、干燥

干燥是保存药材的最基本条件，许多化学变化就不会发生，微生物也不易生长。干燥方法有以下四种：

（一）晒干法

把药材摊开放在席子上在阳光下曝晒。如有条件搭架子，把席子放在架子上则干燥得更快，这是最经济简便的方法。凡是不怕光的药材，均可应用此法。含水分或淀粉较多的药物，如延胡索、贝母、百合等不宜晒干的药物，要用开水烫煮或蒸后才能晒干。

（二）阴干法

将药物放在通风的室内或遮阴的棚下，避免阳光直射，利用空气流通，使药材中的水分自然蒸发而达到干燥的目的。凡高温、日晒易失效的药物，如花类及其他芳香性药材均可应用此法。

（三）烘干法

利用火炕低温烘烤，使药材干燥，特别适用于阴湿多雨的季节。烘烤芳香性药材和含有油性的果实、种子等药材，温度宜低一些，一般不超过 40℃。有些药材，如生地黄等，则用炕或焙的方法处理。

（四）石灰干燥法

易生虫、发霉的少量高价药材如人参等，放入石灰缸内贮藏干燥。

二、低温

低温不仅可以防止药材有效成分变化或散失，还可以防止菌类孢子和虫卵的繁殖。一般温度低于 10℃，霉菌和虫卵就不易生长。因此，药材最好存放在背光、阴凉干燥处。

三、避光

凡易受光线作用而起变化的药材，应贮藏在暗处或陶瓷容器，或有色玻璃瓶中。有些易氧化变质的药材，应放在密闭容器中。

四、化学药物熏杀

这是较常用的有效防虫、灭虫方法，但只适用于储存大量药材的仓库。最常用的是用氯化苦或硫黄来熏蒸。

此外，芒硝易风化，冰片易挥发，均应密闭保存。种子类药材，如白扁豆、麦芽等要注意防鼠。鲜药材应常洒水以防干燥，冬季要注意防冻。

剧毒药材应写明“剧毒药”标签，设置专人、专处妥善保管，严格规章制度，提高警惕，杜绝事故发生。

第三章 中药的炮制

第一节　炮制的概念和目的

一、中药炮制的概念

中药炮制是指原药材（包括植物、动物、矿物药材）根据医疗、调剂、制剂的需要而进行的加工处理过程，包括对药材的整形、去除杂质、加热处理、加入辅料（附加盐、酒、醋、蜜等成分）和精制等。

二、中药炮制的目的

中药炮制的目的是多方面的，往往一种炮制方法或者炮制一种药物，同时具有几方面目的。现将其归纳如下：

1. 降低或消除药物的毒性或副作用。如大戟、甘遂醋制后可降低毒性，柏子仁去油后可不致滑肠，何首乌酒蒸后可去除致泻作用等。

2. 转变药物的性能。如地黄生用清热凉血，制成熟地黄后则滋阴补血；蒲黄生用行血破瘀，炒炭后可以止血。

3. 增强药物的疗效。如延胡索醋制后能增强止痛作用，马兜铃蜜制后可增强润肺止嗽功效，淫羊藿用羊脂油制后能增强助阳作用。

4. 引药归经。如知母、黄柏盐制以后可增强入肾经作用，柴胡、青皮醋制以后可增强入肝经作用。

5. 便于调剂和制剂。原药材加工成一定规格的“饮片”，而便于调剂和制剂。矿质类药材经过“煅”“淬”炮制加工，而使质地变为酥脆，有效成分便于煎出。

6. 利于贮藏保存药效。药材经过加热处理通常可使其进一步干燥，使酶类成分失去活性，而使之久存不变质。特别是具有活性的药材，如种子类槐实、莱菔子等。药材的酒制品、醋制品皆具有防腐作用。

7. 矫味、矫嗅。动物类或其他具有特殊不良嗅味的药物，经麸炒、酒制后能起到矫味和矫嗅作用，如酒制蛇蜕、酒制胎盘、麸炒椿根皮等。

8. 去除杂质非药用部位。一般药材皆通过挑拣修治，水洗清洁，尽可能地去除非药用部分，如杏仁去皮，远志去心等。

第二节　中药的炮制方法

一、整洁选治

1. 纯净　借助一定工具，以手工或机械方法，如挑、筛、簸、刷、刮、挖、撞等去掉非药用部分或药效作用不一致部分，以及杂质等。如黄芩蒸后刮去糟黑皮，枇杷叶刷去绒毛，川椒筛去内核等。

2. 粉碎　以捣、碾、研、磨、镑等方法，使药材粉碎达到一定粉碎度。如贝母、砂仁、郁李仁等用铜药缸捣碎，犀角、羚羊角等用镑刀镑成碎屑，或以锉刀锉成碎屑。一般药材则大都以药碾或粉碎机粉碎为一定粉碎度的粉末，以供制剂使用。

3. 切片　用刀具将药材切成段、片、块、咀、丝等规格的“饮片”，而便于调剂和制剂。如陈皮切丝，槟榔切片，桂枝切咀，荆芥切段等。

二、水制

这是用水或其他液体辅料处理药材的方法，其目的主要是清洁药物，润湿软化药物和减低药物毒性等。

1. 漂洗　用清水短暂接触药物，主要为清洁药材，随后干燥。

2. 闷润　用清水湿润药物，使水分徐徐渗入药物组织内部，使药材软化，而便于切制操作。

3. 浸泡　用清水或加辅料较长时间浸泡药材，使药材减低毒性。如以清水浸泡生半夏、生南星、生附子等。

4. 水飞　是研磨极细药粉的一种方法。将不溶于水的药物置研钵内和水研磨，细粉悬浮于水中，倾出沉淀，即得极细粉末。如水飞朱砂、滑石、炉甘石等。

三、火制

是将药材经火加热处理，或加入一定辅料再经火加热处理的方法。

（1）炒：将药物置锅中加热不断翻动，炒至一定程度取出。根据“火候”大小可分为炒黄、炒焦、炒炭。

（2）炙：将药物与液体辅料共置锅中加热拌炒，使辅料渗入药物组织内部或附着于药物表面，以改变药性，增强疗效或降低毒副作用的方法称炙法。常用的液体辅料有：蜜、酒、醋、姜汁、盐水、童便等。

（3）烫：先在锅内加热中间物体（如砂石、滑石、蛤粉等），温度可达150～300℃，用以烫炙药物，使其受热均匀，膨胀松脆，不能焦枯，烫毕，筛去中间物体，至冷即得。

（4）煅：将药物用猛火直接或间接煅烧，使质地松脆，易于粉碎，便于有效成分的煎出，以充分发挥疗效。

（5）煨：将药物用湿面或湿纸包裹，置于热火灰中或用吸油纸与药物隔层分开进行加热的方法称为煨法。

四、水火共制

这类炮制方法既要用水又要用火，有些药物还必须加入其他辅料进行炮制。包括蒸、煮、炖、焯、淬等方法。

1. 煮　是将药物与水或辅料同煮的方法，可使药物去除毒性或附加成分。如醋煮商陆、狼毒，姜矾水煮半夏等。

2. 蒸　是以水蒸气将药物蒸熟的方法，分为清蒸与加辅料蒸。如清蒸桑螵蛸、玄参等，或酒蒸山茱萸、醋蒸五味子等。

3. 炖　是蒸法的发展，即将药物并加辅料密闭于搪瓷或铜制容器中，置水锅内炖一定时间。如酒炖黄精、地黄等。

4. 焯（燀）　将药物投入沸水中，翻动片刻捞出。如杏仁、扁豆水焯去皮。

5. 淬　将药物煅红后迅速投入冷水或醋液中，反复多次，使其改变质地与性质。如青礞石、自然铜、炉甘石等。

五、其他制法

除上述制法以外的加工方法还有以下几种：

1. 法制　是如法炮制的意思，一般为加较多种辅料的炮制方法。如法半夏、法制豆豉等。

2. 制霜　有的霜制品为药物榨去油质后的残渣，如巴豆霜、千金子霜等；有的为药物经煮提后所剩的残渣经研细，如鹿角霜；有的为多种成分药液渗出的结晶体，如西瓜霜。

3. 药拌　为药物中加入其他辅料拌制。如朱茯神、鳖血柴胡等。

4. 精制　为水溶性天然结晶药物，经水溶过滤去除杂质，再经浓缩结晶，以达到精制目的。如芒硝、紫硇砂等。

5. 发酵　在一定条件下，使药物发酵，而改变原来药物的性质。如六神曲、半夏曲、胆南星等。

第四章 中药的性能

所谓药性，即是药物与疗效有关的性质和性能的统称。它包括药物治疗效能的物质基础和药物治疗过程中所体现的作用。药性理论既是研究药物的性质、性能及其运用规律的理论，也就是中药的药理。

药物是防治疾病的主要工具之一。中医中药是一个理论体系。一切疾病的发生及其发展变化过程，都意味着人体阴阳邪正的相互消长，即脏腑功能失常后反映出来的偏胜、偏衰的状态。而药物治病的基本作用也就在于恢复脏腑功能的协调，消除偏胜、偏衰的病理现象。所以，各种药物都具有不同的偏性。我们要很好地运用药物的偏性以防治疾病，就必须掌握药性的理论。药性理论的范围较广，但以其主要内容来说，有四气、五味、升降浮沉、归经、有毒无毒、配伍、禁忌等。兹分述于下。

第一节　四气五味

《神农本草经·序例》说：“药有酸、咸、甘、苦、辛五味，又有寒、热、温、凉四气。”此即指出药有四气、五味的不同，作用也就有了差异。这是古人在长期医疗实践中，总结出来的用药规律，也是药性理论的基本内容之一。

四气，又称四性，就是寒、热、温、凉四种不同的药性（狭义的）。这四种不同的药性，都是古人从药物作用于机体所发生的反应和对于疾病所产生的治疗效果，而作出的概括性归纳。例如能够治疗热性证候的药物，便认为是寒性或凉性；能够治疗寒性证候的药物，便认为是温性或热性。所以一般说来，温性、热性的药物具有温里散寒的作用；寒性、凉性的药物具有清热泻火的作用。

药物的寒、热、温、凉四气，可归属于阴阳两个方面。寒凉为阴，温热为阳，两者作用相反。温与热、凉与寒仅是程度上的差别，所以本草上常有微寒（凉）、大温（热）的记载。此外，还有平性的药物，性质比较平和，但实际也有偏温、偏凉的不同，因此一般仍称四气而不称五气。

《素问·至真要大论》说“寒者热之，热者寒之”，《神农本草经·序例》说：“疗寒以热药，疗热以寒药。”这是治病的方法，也是用药的原则。因此，运用中药必须掌握寒、热、温、凉四气，然后才能针对病情的阴阳寒热，来正确地选用寒凉药或温热药进行治疗。例如病人表现为大热烦渴、面红目赤、脉搏洪数等阳盛的症状，便当用石膏、知母、黄连等寒性药物来治疗；若表现为畏寒肢冷、面色苍白、脉搏微弱等阴盛的症状，便当用附子、干姜、肉桂等热性药来治疗。至于寒热错杂的病证，也可寒药、热药同用。如果违反了这一规律，治疗阳性的热病用热药，治疗阴性的寒病用寒药，便要产生不良的后果。

五味，就是酸、苦、甘、辛、咸五种不同的药味。此外，还有一些药物，其味不显著，称为淡味。一般认为“淡附于甘”，而往往甘淡并称，所以习惯上仍称五味，不称六味。五味是可以用舌感觉出来的。古人在长期尝试药物的过程中，发现不同味道的药物对疾病产生不同的治疗作用，从而加以总结。《素问·至真要大论》说“辛散、酸收、甘缓、苦坚、咸软”，就是将五味的作用进行了归纳。后世医家在这一基础上又作了补充。具体说来，辛味具有能散能行的作用，如生姜散寒，木香行气，红花活血；酸味具有能收、能涩的作用，如五味子收敛止汗，五倍子涩肠止泻；甘味具有能补、能和、能缓的作用，如人参补气，熟地黄补血，甘草和中，缓急止痛，又能缓和药性，缓解毒性；苦味具有能泄（包括降与泻）、能燥、能坚的作用，如大黄泄闭，杏仁降气，黄连泄火，苍术燥湿，知母、黄柏坚阴；咸味具有能下、能软的作用，如芒硝泻下，通大便燥结，牡蛎软坚，消瘰疬痰核；淡味具有能渗能利的作用，如茯苓、薏仁渗湿利水。

五味及淡味的作用，除上述外，其中有些还具有一定程度的通性，故可分成阴阳两类。如《素问·至真要大论》说：“辛甘发散为阳，酸苦涌泄为阴，咸味涌泄为阴，淡味渗泄为阳。”即是说明辛、甘、淡为阳，具有发散渗利的作用；酸、苦、咸为阴，具有涌吐、泄降的作用。

五味又可与五行配合而与五脏联系起来，如《素问·宣明五气篇》说：“酸入肝（木）、苦入心（火）、甘入脾（土）、辛入肺（金）、咸入肾（水）。”即作了概括的说明。但这仅是一般的规律，并不是固定不变的，如黄柏味苦，作用是泻肾火，而不是泻心火；枸杞子味甘，作用是补肝肾，而不是补脾土等。因此，不能机械地看待这一问题。

五味自归纳药物作用之后，便渐渐成为说理工具，人们往往根据药物的作用而确定其味。如凡有发表作用的药物，便认为有辛味；有补益作用的药物，便认为有甘味等等。这样就出现了本草所载药物的味与实际味道不符合的情况。例如葛根味辛、石膏味甘、玄参味咸等，均与口尝不符。所以药物的味，不能完全用舌感所能辨别，它已包括药物作用的含义了。

四气、五味为论述药性的主要依据。一药之中，有气也有味，所以气与味有着密切的联系。药物的气味相同，则常具有类似的作用；气味不同，则作用亦异。如同一温性，有麻黄的辛温发汗，大枣的甘温补脾，杏仁的苦温降气，乌梅的酸温收敛，蛤蚧的咸温补肾；同一辛味，有薄荷的辛凉解表，石膏的辛寒除热，砂仁的辛温行气，附子的辛热助阳。且有一药有数味者，其作用范围也就相应扩大，如当归辛甘温，可以补血活血，行气散寒；天冬甘苦大寒，既能补阴，又能清火。此外，还有些药物，气味相同，而气与味之间，又有主次之别，如黄芪、锁阳，气味均为甘温，然黄芪偏于补气，锁阳偏于助阳。

由此可见，药物的气味所表示的药物作用比较复杂。因此，我们既要熟悉四气、五味的一般规律，又要掌握每一药物气味的特殊治疗作用，才能很好地分辨药性，用于临床。

第二节　升降浮沉

升、降、浮、沉是指药物作用的趋向而言。升是上升，降是下降，浮是上行发散的意思，沉是下行泄利的意思。所以升浮属阳，沉降属阴。升与浮、沉与降的趋向相类似，不易严格区分，故通常以“升浮”“沉降”合成。升浮药主上行而向外，有升阳、发表、散寒、催吐等作用；沉降药主下行而向内，有潜阳、降逆、清热、渗湿、泻下等作用。凡病变部位在上在表的宜升浮不宜沉降，如伤寒初起之表证，就用麻黄、桂枝等升浮药来散寒解表；在下在里的宜沉降不宜升浮，如肠燥便秘之里实证，当用大黄、芒硝等药来泻下攻里。再有病势有上逆下陷的不同，病势上逆的宜降不宜升，如肝阳上升之头痛眩晕，当用石决明、牡蛎等药以潜阳降逆；病势下陷者，宜升不宜降，如久泻脱肛或妇女子宫下垂，就用黄芪、升麻等药来益气升阳。一般说来，治病用药是不能违反这一规律的。

引起药性升、降、浮、沉的主要因素，有四气、五味、气味厚薄以及质地轻重等数方面。

第一，药物的四气、五味的作用，即具有升降浮沉的含义。凡气温热、味辛甘的药物属阳性主升浮，气寒凉、味酸苦咸的药物属阴性，主沉降。如李时珍说“酸咸无升，辛甘无降，寒无浮，热无沉”，便是对四气、五味的升降浮沉作了概括的说明。

第二，药物的气味厚薄与药性的升降浮沉也有密切关系。如李东垣说“气味薄者轻清成象，本乎天者亲上也；气味厚者重浊成形，本乎地者亲下也”，这便对气味厚薄的作用，作了一般的说明。具体说来，如薄荷、连翘等气味俱薄的药物主升浮，熟地黄、大黄等气味俱厚的药物主沉降。

第三，药物质地的轻重，也是药性升降浮沉的重要依据之一。例如植物的花、叶及质轻的药物，大都能升浮，如辛夷、荷叶、马勃等；种子、果实及质重的药物，大都能沉降，如苏子、枳实、代赭石、石决明等。不过也有例外的，如“诸花皆散，旋覆独降”。

但是一药之中，有气有味，气味又有厚薄的不同，质地也有轻重的差异，其中极为错综复杂，因此药性的升降浮沉便不能一途而取了。例如柴胡味苦性平，气味俱薄，主升浮，不主沉降；苏子辛温，沉香辛微温，一是果实，一是质重，主沉降不主升浮。这就可以看出药性的升降浮沉当根据上述各项因素，并结合临床实际疗效进行全面分析，才能得出正确的结论。

此外，药性的升降浮沉，还每随炮制或配伍变化。如李时珍说“升者引之以咸寒，则沉而直达下焦，沉者引之以酒，则浮而上至巅顶”。有些药酒炒则升，姜汁炒则散，醋炒则收敛，盐水炒则下行，就是这个意思。又如升浮药在大队的沉降药中，便随之下降；沉降药在大队的升浮药中，也能随之上升。还有少数药物可以引导其他药物上升或下降，如张元素说“桔梗为舟楫之剂，能载药上浮”，朱丹溪说“牛膝能引药下行”。可见药性的升、降、浮、沉并不是一成不变的。所以在临床用药时，除掌握一般原则外，还要知道影响升、降、浮、沉变化的因素，才能很好地运用中药。

第三节 归 经

归经，是说明某种药物对某些脏腑经络的病变起主要治疗作用。它对临床用药有很大指导作用，所以也是药性理论的重要内容。

药性的归经理论，是以“藏象”“经络”等学说为基础的。人体的脏腑各有特殊的生理功能和病理变化，经络把人体内外各部联系起来，构成一个整体。经络共分足厥阴（肝经）、足少阳（胆经）、手少阴（心经）、手太阳（小肠经）、足阳明（胃经）、足太阴（脾经）、手太阴（肺经）、手阳明（大肠经）、足少阴（肾经）、足太阳（膀胱经）、手少阳（三焦经）、手厥阴（心包经）等十二经（此外还有冲、任、督、带、阳维、阴维、阳跷、阴跷等奇经八脉），各与内脏相连属，体表的外邪可以循经络内传脏腑，脏腑的病变也可由经络反映到体表。在临床用药时，首先应根据各经所表现的症状进行诊断，然后再选用相应的药物治疗。例如症见咳嗽、气喘的肺经病，便可选用杏仁、苏子等能平喘止咳的肺经药来治疗；症见两胁胀痛的肝经病，便可选用柴胡、香附等能疏肝理气的肝经药来治疗；症见心悸失眠的心经病，便可选用朱砂、茯神等能镇心安神的心经药来治疗；症见食少便溏的脾经病，便可选用党参、白术等健脾补中药来治疗；症见腰酸遗精的肾经病，便可选用熟地黄、菟丝子等补肾固精的肾经药来治疗等。这就可以看出，归经理论可具体指出药效的作用所在，这是从疗效观察中总结出来的规律。

至于一药有归数经者，即是其治疗范围的扩大，对数经的病变都能发挥作用。例如杏仁归肺及大肠经，是说它既能平喘止咳，又能润肠通便；石膏归肺经与胃经，是说它既能清肺火，又能清胃火。

由于脏腑经络的病变是互相影响的，所以在治病用药时，往往不是单纯使用某一经的药物。例如肺病而见脾虚的，可以选用脾经药以“补脾益肺”；肝阳上亢而见肾阴不足的，可以选用肾经药以“滋肾养肝”等。因此，我们不但要了解每一药物的归经，而且还要掌握脏腑经络之间的相互关系，才能更好地指导临床用药。

此外，还必须明确，在应用药物时，如果只掌握药物的归经，而忽视了四气、五味、升降浮沉等性能，是不够全面的。因为同一脏腑经络的病变，有属寒、属热、属虚、属实以及上逆、下陷等不同，不可只注意归经，而将该经的药物不加区分地应用。同归一经的药物，其作用也有温、清、补、泻、上升、下降的区别。例如：同是归肺经药，黄芩主要是清肺热，干姜则温肺寒，百合能补肺虚，葶苈子则泻肺实；同归肝经药，香附味辛能疏肝理气，龙胆草味苦能清肝泻火，山茱萸味酸能收敛补肝，阿胶味甘能补养肝血，鳖甲味咸能散结消癥等。所以虽然同归一经，由于性味不同作用就不一样，在应用时当根据病情选择使用。又如治疗气喘咳嗽，当选用肺经药，但又必须区分病势情况，如外邪犯肺，肺气不宣，当选用升浮发散、开宣肺气的麻黄、杏仁、桔梗等肺经药来治疗；如果是邪热犯肺，肺失肃降，则当选用沉降下行、清肃肺气的黄芩、桑白皮、葶苈子等肺经药来治疗了。由此可知，中药的多种性能必须结合起来，全面分析，灵活掌握，才能得心应手，运用自如。

第四节　有毒无毒

本草书籍中，常标明药物“有毒”或“无毒”，这是掌握药性必须注意的问题。

所谓有毒与无毒，是指药物有无毒性而言。凡有毒的药物，大都性质强烈，或者有副作用，用之不当，可以导致中毒；无毒的药物，性质比较平和，一般无副作用，不能引起中毒。古人很重视药物的毒性，如《周礼》说“医师掌医之政令，聚毒药以供医事”，而《尚书·说命》中有“若药弗瞑眩，厥疾勿瘳”的记载，可见古代医家多应用毒药以治疗疾病。随着用药经验的不断积累，《神农本草经》便以药物的毒性作为分类的依据，大体上把攻病愈疾的药物称为有毒，而可以久服补虚的药物看作无毒。《素问·五常政大论》更明确地指出了“大毒治病，十去其六，常毒治病，十去其七，小毒治病，十去其八，无毒治病，十去其九，谷肉果菜，食养尽之，无使过之，伤其正也。”这便成为使用有毒或无毒药物的指导思想。

古人还往往把药物的偏性看做是“毒”，而将“毒药”一词作为一切药物的总称。如张景岳说：“药以治病，因毒为能，所谓毒者，因气味之有偏也。盖气味之正者，谷食之属是也，所以养人之正气，气味之偏者，药饵之属是也，所以去人之邪气，其为故也，正以人之为病，病在阴阳偏胜耳……大凡可辟邪安正者，均可称为毒药，故曰毒药攻邪也。”这里所说的毒药，即是泛指一切药物，与上述药物有毒、无毒，不能等同视之。

在本草书籍中所记载药物的有毒、无毒以及大毒、小毒等，可以帮助我们认识其实际有无毒性，和毒性的大小以及作用的强烈与缓和，以便在应用时利用炮制或配伍等方法来抑制或减低其毒性，并可根据病体的虚实、疾病的浅深，适当地选用有毒药物和确定用量。因此理解药物的有毒与无毒，对掌握药性来说也是很重要的。

第五章　中药的配伍

一、中药配伍的概念

按照病情的不同需要和药物的不同特点，有选择地将两种以上的药物合在一起应用，叫做配伍。

二、中药配伍的意义

从中药的发展史来看，在医药萌芽时代治疗疾病一般都是采用单味药物的形式，后来由于药物品种日趋增多，对药性特点不断明确，对疾病的认识逐渐深化，由于疾病可表现为数病相兼，或表里同病，或虚实互见，或寒热错杂的复杂病情，因而用药也就由简到繁出现了多种药物配合应用的方法，并逐步积累了配伍用药的规律，其目的是既照顾到复杂病情，又增进了疗效，扩大了治疗范围，减少了毒副作用。因此，掌握中药配伍规律对指导临床用药意义重大。

三、中药配伍的内容

《神农本草经·序例》将各种药物的配伍关系归纳为“有单行者，有相须者，有相使者，有相畏者，有相恶者，有相反者，有相杀者，凡此七情，合和视之”。这“七情”之中除单行者外，都是谈药物配伍关系，兹分述如下：

1. 单行　就是单用一味药来治疗某种病情单一的疾病。对病情比较单纯的病证，往往选择一种针对性较强的药物即可达到治疗目的。如古方独参汤，即单用一味人参，治疗大失血所引起元气虚脱的危重病证；清金散，即单用一味黄芩，治疗肺热咳嗽的病证；再如马齿苋治疗痢疾；夏枯草膏消瘿瘤；益母草膏调经止痛；鹤草芽驱除绦虫；柴胡针剂发汗解热；丹参片剂治疗胸痹绞痛等，都是行之有效的治疗方法。

2. 相须　就是两种功效类似的药物配合应用，可以增强原有药物的功效。如麻黄配桂枝，能增强发汗解表，祛风散寒的作用；知母配贝母，可以增强养阴润肺，化痰止咳的功效；附子、干姜配合应用，以增强温阳守中，回阳救逆的功效；陈皮配半夏以加强燥湿化痰，理气和中之功；全蝎、蜈蚣同用能明显增强平肝息风，止痉定搐的作用。像这样同类相须配伍应用的例证，历代文献有不少记载，它构成了复方用药的配伍核心，是中药配伍应用的主要形式之一。

3. 相使　就是以一种药物为主，另一种药物为辅，两药合用，辅药可以提高主药的功效。如黄芪配茯苓治脾虚水肿，黄芪为健脾益气，利尿消肿的主药，茯苓淡渗利湿，可增强黄芪益气利尿的作用；大黄配芒硝治热结便秘，大黄为清热泻火，泻热通肠的主药，芒硝长于润燥通便，可以增强大黄峻下热结，排除燥屎的作用；枸杞子配菊花治目暗昏花，枸杞子为补肾益精，养肝明目的主药，菊花清肝泻火，兼能益阴明目，可以增强枸杞补虚明目的作用。这是功效相近药物相使配伍的例证。石膏配牛膝治胃火牙痛，石膏为清胃降火，消肿止痛的主药，牛膝引火下行，可增强石膏清火止痛的作用；白芍配甘草治血虚失养，筋挛作痛，白芍为滋阴养血，柔肝止痛的主药，甘草缓急止痛，可增强白芍柔肝止痛的作用；黄连配木香治湿热泻痢，腹痛里急，黄连为清热燥湿，解毒止痢的主药，木香调中宣滞，行气止痛，可增强黄连清热燥湿，行气化滞的功效。这是功效不同相使配伍的例证。可见相使配伍药不必同类，一主一辅，相辅相成，辅药能提高主药的疗效，即是相使的配伍。

4. 相畏　就是一种药物的毒副作用能被另一种药物所抑制。如半夏畏生姜，即生姜可以抑制半夏的毒副作用，生半夏可“戟人咽喉”，令人咽痛音哑，用生姜炮制后成姜半夏，其毒副作用大为缓和；甘遂畏大枣，大枣可抑制甘遂峻下逐水，损伤正气的毒副作用；熟地黄畏砂仁，砂仁可以减轻熟地黄滋腻碍胃，影响消化的副作用；常山畏陈皮，陈皮可以缓和常山截疟而引起恶心呕吐的胃肠反应，这都是相畏配伍的范例。

5. 相杀　就是一种药物能够消除另一种药物的毒副作用。如羊血杀钩吻毒；金钱草杀雷公藤毒：麝香杀杏仁毒；绿豆杀巴豆毒；生白蜜杀乌头毒；防风杀砒霜毒等。可见相畏和相杀没有质的区别，而是从自身的毒副作用受到对方的抑制和自身能消除对方毒副作用的不同角度提出来的配伍方法，也就是同一配伍关系的两种不同提法。

6. 相恶　就是一种药物能破坏另一种药物的功效。如人参恶莱菔子，莱菔子能削弱人参的补气作用；生姜恶黄芩，黄芩能削弱生姜温胃止呕的作用；近代研究吴茱萸有降压作用，但与甘草同用时，这种作用即消失，也可以说吴茱萸恶甘草。

7. 相反　就是两种药物同用能产生剧烈的毒副作用。如甘草反甘遂，贝母反乌头等，详见用药禁忌“十八反”“十九畏”中若干药物。

上述药物七情，除单行外，其余六项均是对药物基本配伍关系的论述。其中相须、相使表示增效，临床用药要充分利用；相畏、相杀表示减毒，应用毒烈药时须考虑选用；相恶表示减效，用药时应加以注意；相反表示增毒，原则上应绝对禁止。

第六章　用药禁忌

中药的用药禁忌主要包括配伍禁忌、证候禁忌、妊娠禁忌和服药的饮食禁忌四个方面。

一、配伍禁忌

所谓配伍禁忌，就是指某些药物合用会产生剧烈的毒副作用或降低和破坏药效，因而应该避免配合应用，也即《神农本草经》所谓："勿用相恶、相反者。"

《蜀本草》谓《神农本草经》载药365种，相反者18种，相恶者60种。《新修本草》承袭了18种反药的数目。《证类本草》载反药24种。金元时期将反药概括为"十八反""十九畏"，累计37种反药，并编成歌诀，便于诵读。

"十八反"："十八反歌"最早见于张子和《儒门事亲》："本草明言十八反，半蒌贝蔹及攻乌，藻戟遂芫俱战草，诸参辛芍叛藜芦。"共载相反中药18种，即：乌头反贝母、瓜蒌、半夏、白及、白蔹；甘草反甘遂、大戟、海藻、芫花；藜芦反人参、丹参、玄参、沙参、细辛、芍药。

"十九畏"："十九畏"歌诀首见于明·刘纯《医经小学》："硫黄原是火中精，朴硝一见便相争，水银莫与砒霜见，狼毒最怕密陀僧，巴豆性烈最为上，偏与牵牛不顺情，丁香莫与郁金见，牙硝难合京三棱，川乌草乌不顺犀，人参最怕五灵脂，官桂善能调冷气，若逢石脂便相欺，大凡修合看顺逆，炮爁炙煿莫相依。"指出了共19个相畏（反）的药物：硫黄畏朴硝，狼毒畏密陀僧，巴豆畏牵牛，丁香畏郁金，川乌、草乌畏犀角，牙硝畏三棱，官桂畏赤石脂，人参畏五灵脂。

二、妊娠用药禁忌

它是指妇女妊娠期治疗用药的禁忌。某些药物具有损害胎元以致堕胎的副作用，所以应作为妊娠禁忌的药物。

根据药物对于胎元损害程度的不同，一般可分为慎用与禁用两大类。慎用的药物包括通经去瘀，行气破滞及辛热滑利之品，如桃仁、红花、牛膝，大黄、枳实、附子、肉桂、干姜、木通、冬葵子、瞿麦等；而禁用的药物是指毒性较强或药性猛烈的药物，如巴豆、牵牛子、大戟、商陆、麝香、三棱、莪术、水蛭、斑蝥、雄黄、砒霜等。

三、服药时的饮食禁忌

是指服药期间对某些食物的禁忌，又简称食忌，也就是通常所说的忌口。

在服药期间，一般应忌食生冷、油腻、腥膻、有刺激性的食物。此外，根据病情的不同，饮食禁忌也有区别。如热性病，应忌食辛辣、油腻、煎炸性食物；寒性病，应忌食生冷食物、清凉饮料等；胸痹患者应忌食肥肉、脂肪、动物内脏及烟、酒等；肝阳上亢头晕目眩、烦躁易怒等应忌食胡椒、辣椒、大蒜、白酒等辛热助阳之品；黄疸、胁痛应忌食动物脂肪及辛辣烟酒刺激之品；脾胃虚弱者应忌食油炸黏腻、寒冷固硬、不易消化的食物；肾病水肿应忌食盐、碱过多和酸辣太过的刺激食品；疮疡、皮肤病患者，应忌食鱼、虾、蟹等腥膻发物及辛辣刺激性食品。此外，古代文献记载，甘草、黄连、桔梗、乌梅忌猪肉；鳖甲忌苋菜；常山忌葱；地黄、何首乌忌葱、蒜、萝卜；丹参、茯苓、茯神忌醋；土茯苓、使君子忌茶；薄荷忌蟹肉以及蜜反生葱、柿反蟹等等，也应作为服药禁忌的参考。

第七章
用药剂量与用法

第一节　中药的剂量

中药剂量是指临床应用时的分量。它主要指每味药的成人一日量。其次指方剂中每味药之间的比较分量，也即相对剂量。

一般来讲，确定中药的剂量，应考虑如下几方面的因素：

1. 药物性质与剂量的关系　剧毒药或作用峻烈的药物，应严格控制剂量，开始时用量宜轻，逐渐加量，一旦病情好转后，应当立即减量或停服，中病即止，防止过量或蓄积中毒。此外，花、叶、皮、枝等量轻质松及性味浓厚、作用较强的药物用量宜小；矿物介壳质重沉坠及性味淡薄、作用温和的药物用量宜大；鲜品药材含水分较多用量宜大（一般为干品的4倍）；干品药材用量当小；过于苦寒的药物也不要久服过量，免伤脾胃；再如犀角、羚羊角、麝香、牛黄、猴枣、鹿茸、珍珠等贵重药材，在保证药效的前提下应尽量减少用量。

2. 剂型、配伍与剂量的关系　在一般情况下，同样的药物入汤剂比入丸散剂的用量要大些；单味药使用比复方中应用剂量要大些；在复方配伍使用时，主要药物比辅助药物用量要大些。

3. 年龄、体质、病情与剂量的关系　由于年龄、体质的不同，对药物耐受程度不同，则药物用量也就有了差别。一般老年、小儿、妇女产后及体质虚弱的病人，都要减少用量，成人及平素体质壮实的患者用量宜重。一般5岁以下的小儿用成人药量的1/4，5岁以上的儿童按成人用量减半服用。病情轻重、病势缓急、病程长短与药物剂量也有密切关系。一般病情轻、病势缓、病程长者用量宜小，病情重、病势急、病程短者用量宜大。

4. 季节变化与剂量的关系　夏季发汗解表药及辛温大热药不宜多用，冬季发汗解表药及辛热大热药可以多用，夏季苦寒降火药用量宜重，冬季苦寒降火药则用量宜轻。

除了剧毒药、峻烈药、精制药及某些贵重药外，一般中药常用内服剂量5～10g；部分常用量较大剂量为15～30g；新鲜药物常用量30～60g。

第二节　中药的煎服方法

一、中药汤剂的煎煮法

汤剂是中药最为常用的剂型之一，自商代伊尹创制汤液以来沿用至今，经久不衰。汤剂的制作对煎具、用水、火候、煮法都有一定的要求。

1. 煎药用具　以砂锅、瓦罐为好，铝锅、搪瓷罐次之，忌用钢铁锅，以免发生化学变化，影响疗效。

2. 煎药用水　古时曾用长流水、井水、雨水、泉水、米泔水等煎煮。现在多用自来水、井水、蒸馏水等，但总以水质洁净新鲜为好。

3. 煎药火候　有文、武火之分。文火，是指使温度上升及水液蒸发缓慢的火候；而武火，又称急火，是指使温度上升及水液蒸发迅速的火候。

4. 煎煮方法　先将药材浸泡30～60分钟，用水量以高出药面为度。一般中药煎煮两次，第二煎加水量为第一煎的1/3～1/2。两次煎液去渣滤净混合后分两次服用。煎煮的火候和时间，要根据药物性能而定。一般来讲，解表药、清热药宜武火煎煮，时间宜短，煮沸后煎3～5分钟即可；补养药需用文火慢煎，时间宜长，煮沸后再续煎30～60分钟。某些药物因其质地不同，煎法比较特殊，处方上需加以注明，归纳起来包括有先煎、后下、包煎、另煎、烊化、泡服、冲服、煎汤代水等不同煎煮法。

（1）先煎：主要指有效成分难溶于水的金石、矿物、介壳类药物，应打碎先煎，煮沸20～30分钟，再下其他药物同煎，以使有效成分充分溶出。如磁石、代赭石、生铁落、生石膏、寒水石、紫石英、龙骨、牡蛎、海蛤壳、瓦楞子、珍珠母、石决明、紫贝齿、龟甲、鳖甲等。此外，附子、乌头等毒副作用较强的药物，宜先煎45～60分钟后再下它药，久煎可以降低毒性，保证安全用药。

（2）后下：主要指一些气味芳香的药物，久煎其有效成分易于挥发而降低药效，须在其他药物煎沸5～10分钟后放入，如薄荷、青蒿、香薷、木香、砂仁、沉香、白豆蔻、草豆蔻等。此外，有些药物虽不属芳香药，但久煎也能破坏其有效成分，如钩藤、大黄、番泻叶等亦属后下之列。

（3）包煎：主要指那些黏性强、粉末状及带有绒毛的药物，宜先用纱布袋装好，再与其他药物同煎，以防止药液混浊或刺激咽喉引起咳嗽及沉于锅底，加热时引起焦化或糊化。如蛤粉、滑石、青黛、旋覆花、车前子、蒲黄、灶心土等。

（4）另煎：又称另炖。主要是指某些贵重药材，为了更好地煎出有效成分，还应单独另煎，即另炖2～3小时。煎液可以另服，也可与其他煎液混合服用，如人参、西洋参、羚羊角、麝角、鹿茸等。

（5）烊化：又称溶化，主要是指某些胶类药物及黏性大而易溶的药物，为避免入煎黏锅或黏附其他药物影响煎煮，可单用水或黄酒将此类药加热溶化即烊化后，用煎好的药液冲服，也可将此类药放入煎好的药液中加热烊化后服用，如阿胶、鹿角胶、龟甲胶、鳖甲胶、虎骨胶、蜂蜜、饴糖等。

（6）*泡服*：又叫焗服，主要是指某些药物有效成分易溶于水或久煎容易破坏药效，可以用少量开水或复方中其他药物滚烫的煎出液趁热浸泡，加盖闷润，减少挥发，半小时后去渣即可服用，如藏红花、番泻叶、胖大海等。

（7）*冲服*：主要指某些贵重药，用量较轻，为防止散失，常需要研成细末，制成散剂，用温开水或复方中其他药物煎液冲服，如麝香、牛黄、珍珠、羚羊角、西洋参、鹿茸、人参、蛤蚧等；某些药物，根据病情需要，为提高药效，也常研成散剂冲服，如用于止血的三七、花蕊石、白及和用于息风止痉的蜈蚣、全蝎、僵蚕、地龙和用于制酸止痛的乌贼骨、瓦楞子、海蛤壳、延胡索等；某些药物高温容易破坏药效或有效成分难溶于水，也只能做散剂冲服，如雷丸、鹤草芽、朱砂等。此外，还有一些液体药物，如竹沥汁、姜汁、藕汁、荸荠汁、鲜地黄汁等也须冲服。

（8）*煎汤代水*：主要指某些药物为了防止与其他药物同煎使煎液混浊，难于服用，宜先煎后取其上清液代水再煎煮其他药物，如灶心土等。此外，某些药物质轻用量多，体积大，吸水量大，如玉米须、丝瓜络、金钱草等，也须煎汤代水用。

二、服药时间

汤剂一般每日一剂，煎两次分服，两次间隔时间为 4～6 小时。临床用药时可根据病情增减，如急性病、热性病可一日两剂。至于饭前还是饭后服则主要决定于病变部位和性质。一般来讲，病在胸膈以上者如眩晕、头痛、目疾、咽痛等宜饭后服；如病在胸腹以下，如胃、肝、肾等脏疾患，则宜饭前服。某些对胃肠有刺激性的药物宜饭后服；补益药多滋腻碍胃，宜空腹服；治疟药宜在疟疾发作前的两小时服用；安神药宜睡前服；慢性病定时服；急性病、呕吐、惊厥及石淋、咽喉病须煎汤代茶饮者，均可不定时服。

三、服药方法

1. 汤剂 一般宜温服。但解表药要偏热服，服后还须趁温覆盖好衣被，或进热粥，以助汗出；寒证用热药宜热服，热证用寒药宜冷服，以防格拒于外。如出现真热假寒当寒药温服，真寒假热者则当热药冷服，此即《内经》所谓“治热以寒，温以行之；治寒以热，凉以行之”的服药方法。

2. 丸剂 颗粒较小者，可直接用温开水送服；大蜜丸者，可以分成小粒吞服；若水丸质硬者，可用开水溶化后服。

3. 散剂、粉剂 可用蜂蜜加以调和送服，或装入胶囊中吞服，避免直接吞服，刺激咽喉。

4. 膏剂 宜用开水冲服，避免直接倒入口中吞咽，以免黏喉引起呕吐。

5. 冲剂、糖浆剂 冲剂宜用开水冲服，糖浆剂可以直接吞服。

此外，危重病人宜少量频服；呕吐患者可以浓煎药汁，少量频服；对于神志不清或因其他原因不能口服时，可采用鼻饲给药法。在应用发汗、泻下、清热药时，若药力较强，要注意患者个体差异，一般得汗、泻下、热降即可停药，适可而止，不必尽剂，以免汗、下、清热太过，损伤人体的正气。

第八章 解表药

凡以发散表邪，解除表证为主要作用的药物，称为解表药。

当外界气候发生异常，人体抗病能力不足时，外感病邪，便能侵袭人体肌表，则为表邪。由表邪导致的恶寒、发热、头痛、身疼、无汗（或有汗）、脉浮等症，即称为表证。《素问·阴阳应象大论》云："其在皮者，汗而发之。"解表药多味辛能散，入肺与膀胱经（足太阳经）。肺主皮毛，太阳主一身之表，解表药能使肌表之邪外散或从汗而解，从而解除表证。

解表药除发散表邪，解除表证外，还有以下几方面的作用：

1. 某些解表药能开宣肺气，兼有平喘止咳作用，可用于表邪犯肺，肺气不宣的喘咳；
2. 某些解表药能促使斑疹透发，故适用于斑疹表邪未解，或需要透发者；
3. 解表药通过发汗可以退肿，其中有些药物兼有行水作用，可用于水肿有表证或腰以上肿者。
4. 某些解表药有行痹止痛的作用，故对具有表邪的头痛、身疼，以及风湿痹痛等均可应用。

解表药虽能发汗解除表证，但汗出过多能耗散阳气，损伤津液。因此，在使用这类药物时，应注意以下几方面：

1. 表虚自汗、阴虚盗汗、久病体虚，及失血等证，都应禁用或慎用。
2. 应控制用量，中病即止，如使用过量发汗太多，可导致亡阴或亡阳。
3. 温暖季节容易出汗，用量宜小；寒冷季节不易出汗，用量宜稍增大。
4. 解表药多属辛散轻扬之品，不宜久煎，以免有效成分挥发而降低疗效。

解表药虽有辛散发表的共性，但其性质又有温、凉的不同，所治的表证也就有所区别。因此，解表药又分为发散风寒药与发散风热药两类。

第一节　发散风寒药

发散风寒药，性味多为辛温，发汗之力较强，适用于外感风寒引起的恶寒、发热、头痛、无汗、舌苔薄白、口不渴、脉浮等表证。对咳嗽、气喘、风湿痹痛以及水肿等，初起具有上述表证者，也可应用。

麻　黄

《神农本草经》

为麻黄科植物草麻黄 *Ephedra sinica* Stapf.、木贼麻黄 *Ephedra equisetina* Bge. 及中麻黄 *Ephedra intermedia* Schrenk et Mey. 的干燥草质茎。主产于河北、山西、陕西及甘肃等地。立秋至霜降期间采收，阴干切段。生用、蜜制或捣绒用。

【处方用名】麻黄、净麻黄、蜜炙麻黄、麻黄绒。

【药性特点】味辛、微苦，性温。归肺、膀胱经。

【功效主治特点】

1. 发汗解表——主治风寒感冒。特点：发汗力量峻猛。应用：①风寒表实无汗证；②风寒湿痹、阴疽等。

2. 宣肺平喘——主治咳嗽气喘。特点：善宣散肺气。应用：①风寒袭肺之咳喘；②痰饮犯肺咳喘；③热邪壅肺咳喘。

3. 利水消肿——主治风水水肿。应用：水肿兼有表证者。

【配伍应用】

1. 用于外感风寒，恶寒、发热、头痛、鼻塞、无汗、脉浮紧的表实证，常与助阳散寒的桂枝同用，以增强发汗解表之力。

2. 用于风寒外束，肺气壅遏的喘咳证，常与苦温润降的杏仁同用，以增强平喘之效。

3. 用于水肿兼有表证者，常与健脾行水的白术配伍。

除上述外，取其温散寒邪之功，配伍杏仁、薏苡仁、甘草，可治风湿痹痛。

【用量用法】内服：1.5～10g。生用发汗力强，蜜炙用可减弱发汗之力，且有润肺之功。故发汗解表多生用，平喘止咳多蜜炙用。麻黄节能止汗，欲发汗者宜去节用，名净麻黄。《伤寒论》麻黄汤，麻黄先煎去浮沫可减缓其猛烈之性，故入汤剂宜先煎去沫。麻黄绒发汗力弱，多用于儿科。

【使用注意】本品发汗开肺之力较强，故用量不宜过大。体虚多汗之证忌服。

桂　枝

《神农本草经》

为樟科植物肉桂 *Cinnamomum cassia* Presl. 的干燥嫩枝。主产于广西、广东及云南省区。通常于春季割取嫩枝，晒干或阴干，切成薄片或切段。

【处方用名】桂枝、嫩桂枝、桂枝尖。

【药性特点】味辛、甘，性温。归心、肺、膀胱经。

【功效主治特点】

1. 发汗解肌——主治风寒感冒。特点：发汗力量和缓。应用：①风寒表实无汗证；②风寒表虚有汗证。

2. 温通经脉——主治寒凝血滞诸痛证。应用：①寒凝经脉痛经、闭经；②寒湿痹痛。

3. 助阳化气——特点：助阳兼通阳。应用：①心阳不足之心悸；②胸阳不通之胸痹；③脾胃虚寒证；④气化不利之蓄水证。

【配伍应用】

1. 用于外感风寒，恶寒、发热、头痛等，无汗、有汗皆可应用。表实无汗，常与麻黄配伍，以增强发汗之力；表虚有汗，则与白芍同用，可以调和营卫，既可解表，又能止汗。用于风寒湿痹，肢体疼痛，常与附子、生姜等配伍。

2. 用于胸阳不振的胸痹心痛，常与瓜蒌、薤白配伍。用于脾肾阳虚，水饮内停，心悸、水肿、小便不利等症，常与白术、茯苓等配伍，有温阳利水的功效。

3. 用于妇女经寒血滞所致月经不调、痛经、经闭、癥瘕等症，可与丹皮、赤芍、桃仁等配伍。

4. 用于中焦虚寒之腹痛，常与白芍、甘草、饴糖等配伍。

【用量用法】内服：3～10g。桂枝古方用老枝，去粗皮；今用嫩枝，不用去皮。

【使用注意】桂枝温通助阳散寒，而易伤阴，故风热证、血证、阴虚火旺、孕妇及月经过多者忌服。

紫苏梗

《名医别录》

唇形科植物紫苏 *Perilla frutescens*（L.）Britt. 的干燥茎。我国各地均产。夏季或秋季均可采收。晒干切段或趁鲜切段晒干。

【处方用名】紫苏梗。

【药性特点】味辛，性温。归肺、脾经。

【功效主治特点】

1. 解表散寒——主治外感风寒轻证。特点：解表力弱。

2. 行气宽中——主治胸腹气滞证。

3. 解鱼蟹毒——主治食鱼蟹中毒之腹痛、吐泻。

【用量用法】内服：5～10g。

【使用注意】本品辛散耗气，气虚或表虚者不宜用。

生　　姜（附：生姜汁、煨姜）

《名医别录》

为姜科植物姜 *Zingiber officinale* Rosc. 的新鲜根茎。各地均产。9～11 月间采挖，除去须根，洗净泥土。切片生用。

【处方用名】生姜。

【药性特点】味辛，性微温。归肺、脾、胃经。

【功效主治特点】

1. 解表散寒——主治外感风寒轻证。

2. 温中止呕——主治胃寒呕吐，寒饮呕吐。

3. 温肺止咳——主治寒痰咳嗽。

4. 解毒——解鱼蟹毒和药物毒（天南星、半夏中毒）。

【用量用法】内服：3～10g。

【使用注意】本品伤阴助火，故阴虚火旺及疮疡热毒之症忌服。

附：生姜汁，将生姜洗净后打烂，压榨绞取其汁入药。生姜汁味辛，性微温，辛散之力较强，有开痰、止呕之功。可用治恶心呕吐不止，及痰迷昏厥的急救。用量：3～10 滴，冲服。

煨姜，将鲜生姜洗净，用草纸包裹放在清水中浸湿，再放置近火处煨制，以草纸焦黑，姜熟为度。味辛，性温，辛散之力不及生姜，而温中止呕之效则较生姜为胜。适用于胃寒呕吐及腹痛泄泻等症。用量：3～10g。

香　　薷

《名医别录》

本品为唇形科植物石香薷 *Citrus medica* L. 或江香薷 *Mosla chinensis*‘Jiangxiangru’的干燥地上部分。前者习称“青香薷”，后者习称“江香薷”。夏、秋季当植物抽穗开花后割取全草，晒干，切段。

【处方用名】香薷、香茹、陈香薷。

【药性特点】味辛，性微温，芳香。归肺、脾、胃经。

【功效主治特点】

1. 发汗解表——特点：外能发汗，内能化湿，且发汗力强。应用：①夏月外感风寒；②夏月内伤冷饮。

2. 和中化湿——主治暑湿证，泄泻、呕恶。

3. 利水消肿——主治水肿、小便不利。

【用量用法】内服：3～9g。发汗解暑宜水煎凉服（热服易致呕吐）；利水退肿宜为丸服。

【使用注意】汗多表虚者忌服。

荆　　芥

《神农本草经》

为唇形科植物荆芥 *Schizonepeta tenuifolia* Briq. 的干燥地上部分。我国南北各地均产，主要产于江苏、浙江及江西等省。秋季开花后割取地上部分，晒干切段。生用、炒黄或炒炭用。

【处方用名】荆芥、炒荆芥、荆芥炭。

【药性特点】味辛，性温。归肺、肝经。

【功效主治特点】

1. 祛风解表——主治外感表证。特点：辛而不烈，微温不燥，既散风寒，又散风热。应用：风寒表证、风热表证皆宜。

2. 透疹消疮——主治麻疹不透、风疹瘙痒；疮疡初起兼有表证。

3. 止血——主治吐衄下血。

【配伍应用】

1. 用于外感风寒表证，恶寒发热、头痛、身痛、无汗者，常与防风、羌活等配伍。用于风热表证，发热、头痛、咽喉肿痛、目赤者，常与薄荷、银花、连翘等同用。

2. 用于麻疹透发不畅，以及风疹瘙痒等症，常配蝉衣、牛蒡子、薄荷、银花等。

3. 用于疮疡初起，恶寒发热，具有表证者，常与防风、银花、连翘、赤芍等配伍。

4. 荆芥炒炭常用于吐血、衄血、便血、尿血、崩漏等证，常配合其他止血药同用。

【用量用法】内服：5～10g。荆芥穗发汗之力大于荆芥。无汗生用，有汗炒用，止血炒炭用。

【使用注意】本品主要作用为发表祛风，故无风邪或表虚有汗者，皆不宜服用。

防　　风

《神农本草经》

为伞形科植物防风 *Saposhnikovia divaricata*（Turcz.）Schischk. 的根。主产于黑龙江、吉林及辽宁等省。春、秋季采挖，除去根头及须根，晒干，润透切片。

【处方用名】防风、青防风、炒防风、防风炭。

【药性特点】味甘、辛，性温。归膀胱、肝、脾经。

【功效主治特点】

1. 祛风解表——主治外感表证，风疹瘙痒。特点：味甘质润，为风药之润剂。应用：风寒表证。

2. 胜湿止痛——主治风湿痹痛。特点：配伍引经药，无所不达，治一身之痛。应用：一身之风寒湿痹痛。

3. 止痉——主治破伤风。

4. 止泻——用于肠风泄泻。

【配伍应用】

1. 用于外感风寒，恶寒发热、头痛身疼，常配伍荆芥、紫苏等。用于外感风热，头痛发热、目赤咽痛，常配伍荆芥、薄荷、连翘等。

2. 用于风寒湿痹，关节肌肉疼痛，多与羌活、姜黄、当归等同用。用于皮肤风疹瘙痒，配伍白蒺藜、蝉衣、荆芥等，也可祛风止痒。

【用量用法】内服：5～10g。发表宜生用，止血炒炭用。

【**使用注意**】阴虚火旺、无风寒湿邪者不宜服。

羌　活

《药性本草》

为伞形科植物羌活 *Notopterygium incisum* Ting ex H. T. 及宽叶羌活 *N. franchetii* H. de Boiss. 的干燥根茎及根。主产于四川、甘肃及云南等省。秋季采挖，除去茎叶及须根，晒干，切片。

【**处方用名**】羌活、川羌活、西羌活。

【**药性特点**】味辛、苦，性温。归膀胱、肝、肾经。

【**功效主治特点**】

1. 解表散寒——主治风寒感冒夹湿证。特点：①发表散寒力强；②散寒祛风兼除湿。应用：①风寒感冒头颈强痛；②风寒感冒夹湿证。

2. 祛风胜湿——主治风寒湿痹。

3. 止痛——主治腰以上的风湿痹痛。

【**配伍应用**】用于外感风寒湿邪，恶寒、发热、头痛、身痛，多与防风、川芎、细辛、白芷等同用。用于风湿痹痛，可与独活、秦艽、桂枝、海风藤、桑枝等祛风湿药同用。

【**用量用法**】内服：3～10g。

【**使用注意**】凡非风寒湿邪而属气血不足之证忌用。

白　芷

《神农本草经》

本品为伞形科植物白芷 *Angelica dahurica*（Fisch. ex Hoffm.）Benth. et Hook. f. 或杭白芷 *Angelica dahurica*（Fisch. ex Hoffm）Benth. et Hook. f. var. *formosana*（Boiss.）Shan et Yuan 的干燥根。夏、秋间叶黄时采挖，除去须根和泥沙，晒干或低温干燥。

【**处方用名**】白芷、香白芷。

【**药性特点**】味辛，性温。归胃、大肠、肺经。

【**功效主治特点**】

1. 解表散寒——主治风寒感冒。

2. 祛风止痛——主治头痛，牙痛，风湿痹痛，阳明经头痛，眉棱骨痛尤为多用。

3. 燥湿止带——主治湿浊中阻、带下量多。

4. 通鼻窍——主治鼻渊头痛。

5. 消肿排脓——主治疮疡肿痛。

【**配伍应用**】

1. 白芷、薄荷、辛夷、苍耳子四药，用治鼻渊流浊涕不止。用于皮肤风湿瘙痒或风湿痹痛，可与防风、秦艽、豨莶草等药配伍。

2. 用于痈疽、疮疡，常配伍金银花、甘草、花粉、当归、赤芍等同用。

此外，还可用于妇女白带过多，可配乌贼骨、椿根皮等药同用，可起燥湿止带的功效。

【用量用法】 内服：3～10g。外用：适量，研末敷。

【使用注意】 本品辛散温燥，能耗血散气，故不宜于阴虚火旺之证。痈疽溃后宜渐减用。

细　辛

《神农本草经》

本品为马兜铃科植物北细辛 *Asarum heterotropoides* Fr. Schmidt var. *mandshuricum* (Maxim.) Kitag.、汉城细辛 *Asarum sieboldii* Miq. var. *seoulense* Nakai 或华细辛 *Asarum sieboldii* Miq. 的干燥根和根茎。前两种习称"辽细辛"。夏季果熟期或初秋采挖，除净地上部分和泥沙，阴干。

【处方用名】 细辛、北细辛。

【药性特点】 味辛，性温。归心、肺、肾经。

【功效主治特点】

1. 解表散寒——特点：外散风寒，内扶阳气。应用：风寒感冒，头痛鼻塞，以及阳虚感冒。

2. 祛风止痛——主治头痛，牙痛，风湿痹痛，鼻渊头痛，少阳头痛，长于治寒凝头痛。

3. 通窍——主治鼻渊，通窍力强。

4. 温肺化饮——主治寒饮咳喘。

【配伍应用】

1. 用于外感风寒，头痛、身痛、鼻塞等症，常与防风、羌活等同用。用于阳虚外感，寒邪入里，发热、脉沉之症，配伍麻黄、附子同用。

2. 用于外感风寒或肺有寒饮所致的咳嗽气喘、痰多清稀等症，常配伍麻黄、干姜、五味子等同用。

3. 用于头痛，常与川芎、白芷、羌活等同用。用于牙痛，因寒者可单用细辛煎汤含漱；若胃火上攻者，须配石膏、知母等泻火之品煎服，使细辛止痛而不助火。用于口舌生疮，可与黄连同用，研末外敷。用于风湿痹痛，多配伍独活、秦艽、防风等祛风湿药；如兼腰膝痛者，当增加杜仲、牛膝、桑寄生等益肝肾药。

4. 用于鼻渊，鼻塞、流清涕，可与辛夷、白芷、苍耳子等同用。

【用量用法】 内服：1.5～3g；研末0.5～2g。外用：适量。

【使用注意】

1. 古有单用细辛研末服用不可过一钱之说，过多则令人闷塞不通致死，故用时宜慎。

2. 反藜芦。

3. 本品能耗散正气，伤阴助火，故凡气虚多汗、阴虚火旺、血虚内热，以及干咳无痰之证，均应忌用。

藁　本

《神农本草经》

为伞形科多年生草本植物藁本 *Ligusticum sinense* Oliv. 或辽藁本 *L. jeholense* Nakai et Kitag. 的根茎及根。藁本主产于湖北、湖南、四川等地。辽藁本主产于河北、辽宁等地。秋季茎叶枯萎或次春出苗时采挖，除去泥沙，晒干或烘干，润透切片。

【处方用名】 藁本、川藁本。

【药性特点】 味辛，性温。归膀胱经。

【功效主治特点】

1. 祛风散寒——主治风寒感冒，巅顶疼痛；风寒夹湿证。特点：辛散燥湿，达于巅顶。

2. 除湿止痛——主治风寒湿痹。

【用量用法】 内服：3～10g。外用：适量，煎汤洗或研末敷。

【使用注意】 血虚头痛忌服。

苍耳子

《神农本草经》

为菊科植物苍耳 *Xanthium sibiricum* Patr. 的干燥成熟带总苞果实。广布于全国各地。秋季果实成熟时采摘，晒干。炒去硬刺用。

【处方用名】 苍耳子。

【药性特点】 味甘、苦，性温，有小毒。归肺经。

【功效主治特点】

1. 散风寒——主治风寒感冒。

2. 通鼻窍——主治鼻渊，流涕，头痛。

3. 祛风湿，止痛——主治一身上下湿痹拘挛，风疹瘙痒。特点：上通脑顶，下行足膝，外达皮肤。

【用量用法】 内服：5～10g。

【使用注意】 子与草均有毒，大量煮食有中毒致死的危险，故不可过服，以防中毒。

辛　夷

《神农本草经》

本品为木兰科植物望春花 *MagnoLia biondii* Pamp.、玉兰 *Magnolia denudata* Desr. 或武当玉兰 *Magnolia sprengeri* Pamp. 的干燥花蕾。冬末春初花未开放时采收，除去枝梗，阴干。

【处方用名】 辛夷、辛夷花、木笔花。

【药性特点】 味辛，性温。归肺、胃经。

【功效主治特点】

1. 发散风寒——主治风寒头痛。

2. 通鼻窍——主治鼻渊鼻塞、鼻流浊涕。

【用量用法】内服：3～10g。外用：适量，烘干研细粉吹鼻。

【使用注意】阴虚火旺者忌服。

第二节　发散风热药

发散风热药，性味多辛凉，发汗作用比较缓和，适用于外感风热所致的发热、微恶风寒、口渴、无汗或有汗、舌苔薄白或薄黄、脉浮数等表证。对于风热所致的咳嗽、咽喉肿痛，以及麻疹透发不畅，也可应用。

薄　　荷

《新修本草》

为唇形科植物薄荷 *Mentha haplocalyx* Briq. 的干燥地上部分。主产于江西、江苏、湖南等省，其他地区也有栽培或野生，为我国特产药材之一，产量占世界第一。每年通常可采收2～3次，阴干，润软切段。

【处方用名】薄荷、薄荷叶、薄荷梗、苏薄荷。

【药性特点】味辛，性凉。归肺、肝经。

【功效主治特点】

1. 疏散风热——主治风热表证、风温初起。

2. 透疹——主治风疹瘙痒、麻疹外出不畅等。

3. 利咽——主治风热咽喉肿痛。

4. 清利头目——主治头痛、目赤、口疮。

5. 疏肝行气——主治肝郁、胸胁胀闷。

【配伍应用】

1. 用于风热感冒，发热、咳嗽、头痛、无汗，或温病初起而有表证者，常与荆芥、银花、连翘、桔梗等同用。也可用于风寒感冒，恶寒无汗，可配伍苏叶、防风、羌活等辛温解表药。用于风热上攻，头痛、目赤、咽喉肿痛、口舌生疮，常与菊花、桔梗、牛蒡子、银花等同用。

2. 用于风热外束肌表，麻疹透发不畅，或风疹皮肤瘙痒等症，常与蝉衣、牛蒡子、荆芥、连翘等配伍。

3. 用于肝气郁结，胸胁不舒之证，常以少量薄荷配伍柴胡、芍药、当归。

4. 用于暑邪内郁引起的痧胀、腹痛、吐泻，可配伍藿香、白蔻、半夏等应用。

【用量用法】 内服：1.5～6g，入煎剂宜后下。其叶长于发汗，梗偏于理气；炒用减少辛散之功，适用于有汗者。

【使用注意】 本品芳香辛散，发汗耗气，故体弱汗多者不宜服。

牛 蒡 子

《名医别录》

为菊科植物牛蒡 *Arctium lappa* L. 的干燥成熟果实。主产于河北、浙江等省。秋季果实成熟时采收，晒干。生用或炒后捣碎用。

【处方用名】 牛蒡子、大力子、鼠粘子、炒牛蒡。

【药性特点】 味辛、苦，性寒。归肺、胃经。

【功效主治特点】

1. 疏散风热——主治风热感冒。
2. 宣肺祛痰——主治肺热咳嗽痰多，热毒上攻之咽喉肿痛、痄腮。
3. 利咽透疹——主治麻疹外出不畅，风疹瘙痒。
4. 解毒散肿——主治丹毒，痈肿疮毒。

【用量用法】 内服：3～10g，入汤剂宜捣碎。炒用寒性略减。

【使用注意】 本品性寒滑利，气虚便溏者慎用。

蝉 蜕

《名医别录》

本品为蝉科昆虫黑蚱 *Cryptotympana pustulata* Fabricius 的若虫羽化时脱落的皮壳。夏、秋二季收集，除去泥沙，晒干。

【处方用名】 蝉衣、蝉蜕、蝉退、蝉壳。

【药性特点】 味甘，性寒。归肺、肝经。

【功效主治特点】

1. 疏散风热利咽——主治风热表证，咽痛、失音、音哑。
2. 透疹止痒——主治麻疹不透；风疹，皮肤瘙痒。
3. 明目退翳——主治肝热目赤翳障。
4. 息风止痉——主治惊风抽搐；破伤风；小儿夜啼。

【用量用法】 内服：3～10g；或研末冲服。

【使用注意】 故孕妇当慎用。

桑 叶

《神农本草经》

为桑科落叶乔木桑树 *Morus alba* L. 的干燥叶。全国大部分地区均有生产。深秋下霜后收采，晒干，所以称霜桑叶。生用或制用。

【处方用名】桑叶、冬桑叶、霜桑叶。

【药性特点】味苦、甘，性寒。归肺、肝经。

【功效主治特点】

1. 疏散风热——主治外感风热、湿病初期。
2. 清肺润燥——主治肺热咳嗽、燥热咳嗽。
3. 平肝明目——主治肝阳上亢、目赤肿痛、眩晕。特点：清肝兼以平肝。
4. 凉血止血——主治血热吐血。

【配伍应用】

1. 用于外感风热，发热、头痛、咳嗽等症，常配伍菊花、薄荷、连翘等。
2. 用于燥热伤肺，咳嗽、咽干之症，常配伍杏仁、沙参、麦冬等。
3. 用于肝阳上亢引起的头晕、目眩、头胀、头痛等症，常与菊花、石决明、白芍等药配伍。
4. 用于风热或肝火所致的目赤肿痛等症，常配伍菊花、决明子等。如用于肝阴不足引起的眼目昏花，可与黑芝麻同用。
5. 用于血热吐血等症，因其力较弱，尚须配伍其他凉血药同用。

【用量用法】内服：5～10g；或入丸散。一般生用，如肺热燥咳宜蜜炙用。

菊 花

《神农本草经》

本品为菊科植物菊 *Chrysanthemum morifolium* Ramat. 的干燥头状花序。9～11 月花盛开时分批采收，阴干或焙干，或熏、蒸后晒干。药材按产地和加工方法不同，分为“亳菊”“滁菊”“贡菊”“杭菊”。

【处方用名】白菊花、黄菊花、滁菊花、杭菊花。

【药性特点】味甘、苦，性微寒（野菊花味苦性平）。归肺、肝、肾经。

【功效主治特点】

1. 疏风清热——主治感冒风热，温病初起。特点：散风热之力和缓。
2. 平肝明目——主治目赤肿痛，眩晕，肝阳上亢。特点：既平肝又清肝。
3. 清热解毒——主治疮痈肿毒。

【配伍应用】

1. 用于外感风热，发热、头痛等症，可配伍桑叶、薄荷、连翘等。

2. 用于风热引起的目赤肿痛，常与蝉衣、决明子等同用。用于肝阴不足所致的眼目昏花，多与滋阴药地黄、山茱萸、枸杞子等配伍。

3. 用于肝阳上升，头晕目眩，常与桑叶、钩藤、牡蛎等同用。

4. 用于疔疮肿毒，多用野菊花，配伍蒲公英、紫花地丁、金银花、生甘草等；也可用鲜菊叶捣烂外敷。

【用量用法】内服：10～15g；或入丸散或泡茶饮。

蔓荆子

《神农本草经》

为马鞭草科落叶灌木单叶蔓荆 *Vitex trifolia* L. var. *simplici－folia* Cham. 或蔓荆 *Vitex trifolia* L. 的果实。主产于山东、江西、福建等省。秋、冬季果实成熟时采收，晒干，炒至焦黄色。

【处方用名】蔓荆子。

【药性特点】味辛、苦，性微寒。归膀胱、肝、胃经。

【功效主治特点】

1. 疏散风热——主治风热感冒，头昏头痛。

2. 清利头目——主治目赤肿痛，耳鸣耳聋，头晕目眩。特点：质轻上浮，主散头面之邪。

3. 祛风除湿——用于湿痹拘挛。

【用量用法】内服：5～10g。

柴　胡

《神农本草经》

为伞形科多年生草本植物柴胡（北柴胡）*Bupleurum chinense* DC. 和狭叶柴胡（南柴胡）*Bupleurum scorzonerifolfium* Willd. 的根。主产于河北、湖北及黑龙江等地。春、秋两季采挖，晒干，切段。生用、酒炒或醋炒用。

【处方用名】柴胡、北柴胡、春柴胡、软柴胡、醋炒柴胡。

【药性特点】味苦，性平。归肝、胆经。

【功效主治特点】

1. 和解退热——主治表证发热及少阳证，对于外感表证发热，无论风热、风寒表证，皆可使用。特点：解热效优，肌表之热、半表半里之热皆可清退。

2. 疏肝解郁——主治肝郁气滞之胸胁胀痛、月经不调。

3. 升阳举陷——主治气虚下陷，脏器下垂。

4. 退热截疟——主治疟疾寒热。

【配伍应用】

1. 用于邪在少阳，寒热往来、口苦咽干、心烦喜呕等症，常与黄芩、半夏等配伍；又可与常山、草果等配伍，用治疟疾。此外，对于感冒发热，或外感表邪未解，阳明肌热已盛之证，也均可用本品疏散退热，可配伍葛根、黄芩等同用。

2. 用于肝气郁滞，胁肋胀痛，月经不调等症，常与当归、芍药、薄荷、白术、茯苓等配伍。

3. 用于气虚下陷，久泻脱肛、子宫下垂等症，常配伍党参、黄芪、升麻等。

【用量用法】内服：3～10g；或入丸散。醋炒用减低散性。

【使用注意】本品具有升发之性，故凡虚而气逆不降，或阴虚火旺，虚阳上升者，均宜慎用。

升　麻

《神农本草经》

为毛茛科多年生草本植物升麻 *Cimicifuga foetida* L.、兴安升麻 *C. dahurica*（Turcz.）Maxim. 和大三叶升麻 *C. heracleifolia* Kom. 的根茎。主产于辽宁、黑龙江、湖南及山西等地。夏、秋两季采挖，晒干，除去须根，润透切片。生用或炙用。

【处方用名】升麻、绿升麻、炙升麻。

【药性特点】味甘、辛，性微寒。归脾、胃、肺、大肠经。

【功效主治特点】

1. 解表透疹——主治外感表证，麻疹不透。特点：发表力弱。

2. 清热解毒——主治齿痛口疮，咽喉肿痛，温毒发斑。特点：善解阳明热毒。

3. 升举阳气——主治气虚下陷，脏器脱垂，崩漏下血。特点：升阳力强。

【用量用法】内服：3～6g。发表透疹解毒宜生用；升举中气宜炙用。

【使用注意】本品升散力强，凡阴虚火旺、麻疹已透、肝阳上亢，以及气逆不降等证，均当忌用。

葛　根

《神农本草经》

本品为豆科植物甘葛藤 *Pueraria thomsonii* Benth. 的干燥根。秋、冬二季采挖，除去外皮，稍干，截段或再纵切两半或斜切成厚片，干燥。

【处方用名】葛根、粉葛根、干葛根、煨葛根。

【药性特点】味甘、辛，性平。归脾、胃经。

【功效主治特点】

1. 解肌退热——主治表证发热，项背强痛，前额头痛无论风寒与风热，均可使用。特点：解肌效优，长于缓解肌肉紧张。

2. 透疹——主治麻疹不透。

3. 生津止渴——主治热病口渴，阴虚消渴。

4. 升阳止泻——主治热泻热痢，脾虚泄泻，久泻久痢。特点：止泻痢，虚实皆宜。

【配伍应用】

1. 用于外感表证，发热、无汗、头痛、项强等症，常与柴胡、黄芩、石膏配伍；可用于表热证，如感受风寒，症状为恶寒、无汗、项背强者，可与麻黄、桂枝等配伍。

2. 用于麻疹初起，透发不畅，常与升麻配伍。

3. 用于热病口渴及消渴等症，可与天花粉、麦冬、芦根等同用。

4. 用于脾虚泄泻，多用煨葛根与党参、白术、木香等配伍。若湿热痢疾、泄泻兼有表证发热者，可用生葛根与黄芩、黄连配伍。

【用量用法】内服：10～15g。退热生津宜生用；止泻宜煨用。葛花 6～12g。

浮　萍

《神农本草经》

为浮萍科多年生紫萍 *Spirodela Polyrrhiza*（L.）Schleid. 的干燥全草。全国各地均有分布。夏、秋季自水中捞出后，洗净，拣去杂质，晒干。

【处方用名】浮萍、浮萍草、紫背浮萍。

【药性特点】味辛，性寒。归肺、膀胱经。

【功效主治特点】

1. 发汗解表——主治外感风热，发热无汗证。

2. 透疹止痒——主治麻疹外出不畅，风疹瘙痒。

3. 利尿消肿——主治风水水肿、小便不利。

【用量用法】内服：3～10g。外用：适量，煎水熏洗。

【使用注意】体弱多汗者慎用。

淡豆豉

《名医别录》

为豆科植物大豆 *Glycine max*（L.）Merr. 的成熟种子加工制成。制法有二：① 通常于夏季将黑大豆洗净蒸熟摊于席上，用桑叶、鲜青蒿盖面，使其发酵成黄色后取出，去桑叶、青蒿，拌以清水，放瓮内，封置露天晒 3 星期，取出晒干供药用。此法使用较普遍。②每百斤黑大豆，用苏叶、麻黄各 4 斤，水浸汁，将黑豆煮透，药汁煮干，倒于竹匾内，晒至八成干后，装入大坛内，封口，夏季 3 天，待其充分发酵，取出晒至将干，再行蒸透，然后晒干收存。

【处方用名】淡豆豉、香豆豉、炒豆豉。

【药性特点】味辛，性温。归肺、胃经。

【功效主治特点】

1. 解表——主治伤风感冒、发热、恶寒、头痛等。

2. 除烦宣发郁热——主治热病烦闷，虚烦不眠。

【用量用法】内服：10～15g。

【使用注意】本品由于加工所用辅料的不同而性质亦有异。用麻黄、紫苏同制，药性偏于辛温，适用于外感风寒之证；用桑叶、青蒿同制，药性偏于寒凉，适用于外感风热或温病初起之证。

第九章 清热药

凡以清解里热为主要作用的药物，称为清热药。

清热药药性寒凉，按《黄帝内经》“热者寒之”的治疗原则用于热证，通过清热泻火、解毒、凉血等功效，达到热清病愈的目的。主要用于温热性疾病，如痈肿疮毒、湿热泻痢，及阴虚发热等症所呈现的里热证。里热证由于发病因素不一，病情发展变化的阶段不同，以及病者的体质强弱、年龄长幼等多种因素影响，因而有多种类型的临床表现。既有实热与虚热之区分，又有气分与血分的差异；既有局部与整体的区别，又有发病脏腑的不同。治疗时必须选择针对性强的清热药，才能获得理想的效果。

在应用清热药时，除详细察辨里热证的不同类型之外，尚须审明有无兼证，以便配伍应用照顾主次。如果热证兼有表邪者，当配伍解表药，以期表里双解；气分热与血分热同时出现者，宜清气分药与清血分药并用，以求气血双解之效。清热药各有所长，有的以泻火为主，有的以解毒为主，有的以凉血为主，有的以燥湿为主等等。为在了解本类药物共性的基础上把握其个性，兹将本类药物分为四类分别介绍，即：清热泻火药、清热凉血药、清热燥湿药、清热解毒药。本类药物性寒味苦者居多，易伤脾胃，脾胃虚弱者，应与健运脾胃药同用。

第一节　清热泻火药

清热泻火药以清泄气分邪热为主，主要用于热病邪入气分而见高热、口渴、汗出、烦躁，甚或谵语神昏、脉象洪大等气分实热证。且清热泻火药各有不同的作用部位，分别适用于肺热、胃热、心火等引起的多种实热证。

石　膏

《神农本草经》

本品为硫酸盐类矿物硬石膏族石膏，主含含水硫酸钙（$CaSO_4 \cdot 2H_2O$），采挖后，除去杂石及泥沙。

【处方用名】石膏、生石膏、煅石膏。

【药性特点】味辛、甘，性大寒。归肺、胃经。

【功效主治特点】

1. 清热泻火、除烦止渴——主治肺胃气分实热证；外感热病之高热烦渴大汗，肺热喘咳；胃热呕吐；胃火头痛；牙龈肿痛；口疮。特点：本品大寒，清热效佳，味辛透热，退热作用好。

2. 敛疮生肌，止血——煅后外用主治疮疡不敛、湿疹、水火烫伤、外伤出血。

【配伍应用】

1. 用于外感热病，邪在气分，高热不退、烦渴引饮、脉象洪大之症，治宜重用石膏，并配伍知母以增强清泻实热功效。若气血两燔，神昏谵语、发斑发疹，当配伍犀角、生地黄、牡丹皮等同用。

2. 用于邪热郁肺，气急鼻扇、喘促咳嗽、口渴欲饮者，常与麻黄、杏仁、甘草等宣肺平喘药配伍使用。

3. 用于胃火炽盛，头痛、牙龈肿痛、口舌生疮等症，多与黄连、升麻、牡丹皮等同用。若胃火牙痛，兼有阴虚者，又当配生地黄、麦冬、牛膝等同用，共奏清胃火，养肾阴，引火下行之效。

4. 用于湿疹浸淫、烧伤，或疡疮不敛，宜将煅石膏粉，配伍青黛、黄柏粉等外用。

【用量用法】内服：15～60g，大剂量120～240g。内服生用，粉碎先煎，徐徐温服。外用：适量，需煅后研细末敷于患处。

【使用注意】胃寒食少者忌服。

知　母

《神农本草经》

为百合科多年生草本植物知母 *Anemarrhena asphodeloides* Bge. 的根茎。主产于河北、山西及东北等地。春、秋两季采挖，除去须根及泥沙，晒干，习称“毛知母”；除去外皮，晒干，习称“知母肉”。生用或盐水炒用。

【处方用名】知母、肥知母、盐知母。

【药性特点】味苦，性寒。归肺、胃、肾经。

【功效主治特点】

1. 清热泻火——主治外感热病，高热烦渴，肺热咳嗽，胃热消渴。

2. 生津润燥——主治肺燥咳嗽，肠燥便秘，骨蒸潮热。

【配伍应用】

1. 用于外感热病，肺胃热盛即气分实热证，高热烦渴，多以知母助石膏以清除烦热。

2. 用于阴虚肺燥咳嗽，常与川贝同用；亦可配伍沙参、天冬、麦冬等同用。用于肺热咳嗽、痰黄黏稠，多与黄芩、瓜蒌、浙贝等同用。但本品偏于润肺燥，总以肺热燥咳为宜。

3. 用于阴虚火旺，骨蒸潮热、盗汗、心烦、咳血等症，多与黄柏配伍，加入滋阴药中同用。用于消渴证，宜与生地黄、麦冬、天花粉等养阴生津药同用。

4. 用于阴虚肠燥便秘，可与生何首乌、火麻仁等同用。也可用于阴虚有热，小便不利，当重用知母、黄柏，少佐肉桂，有滋阴降火、化气利尿功效。

【用量用法】 内服：6～12g。生知母泻火功效较强，宜用于肺胃实热。盐知母微咸入肾，长于滋阴，宜用于肾阴不足，相火浮动及骨蒸劳热等症。

【使用注意】 知母滋阴、缓泻，故脾虚便溏者不宜使用。

芦　　根

《本草经集注》

【来源】 为禾本科多年生草本植物芦苇 *Phragmites communis* Trin. 的新鲜或干燥根茎。我国各地均有分布。春末、夏初或秋季均可采挖，除去泥土、须根、残茎、芽及皮膜，洗净晒干。切段生用或鲜用，以鲜者为佳。

【处方用名】 芦根、鲜芦根、干芦根、苇根、苇茎。

【药性特点】 味甘，性寒。归肺、胃、肾经。

【功效主治特点】

1. 清热泻火，生津止渴，除烦——主治外感风热、温病初起之烦热口渴，肺热咳嗽，肺痈吐脓。特点：清里热兼透表热；清热兼生津。

2. 止呕——主治胃热呕吐。

3. 利尿——主治热淋涩痛。

【用量用法】 内服：15～30g，鲜品30～60g，如单用捣汁者，宜适当增大剂量。

天 花 粉

《神农本草经》

本品为葫芦科植物栝楼 *Trichosanthes kirilozvii* Maxim. 或双边栝楼 *Trichosanthes rosthornii* Harms 的干燥根。秋、冬二季采挖，洗净，除去外皮，切段或纵剖成瓣，干燥。

【处方用名】 天花粉、花粉、瓜蒌根。

【药性特点】 味甘、微苦、酸，性微寒。归肺、胃经。

【功效主治特点】

1. 清热泻火，生津止渴——主治热病烦渴；内热消渴；肺热燥咳。

2. 消肿排脓——主治疮疡肿毒。

【用量用法】 内服：10～15g。外用：适量。

【使用注意】 反乌头。孕妇忌服。

淡 竹 叶

《名医别录》

本品为禾本科植物淡竹叶 *Lophatherum gracile* Brongn. 的干燥茎叶。夏季未抽花穗前采割，晒干。

【处方用名】竹叶、竹叶卷心、苦竹叶、淡竹叶。

【药性特点】味辛、甘，性寒。归心、肺经。

【功效主治特点】

1. 清热泻火，除烦——主治热病烦渴，心火上炎之口舌生疮等。

2. 利尿通淋——主治热淋涩痛，小便不利。

【用量用法】内服：3～10g。

栀 子

《神农本草经》

为茜草科常绿灌木栀子 *Gardenia jasminoides* Ellis 的成熟果实。主产于浙江、江西、湖南、福建等省。秋季果实成熟时采摘，晒干。生用、炒用或炒焦用。

【处方用名】栀子、山栀皮、山栀、炒山栀、黑山栀、焦山栀、山栀仁。

【药性特点】味苦，性寒。归心、肺、三焦经。

【功效主治特点】

1. 泻火除烦——主治高热烦躁神昏。

2. 清热利湿——主治黄疸，血淋涩痛，目赤肿痛。

3. 凉血解毒——主治血热吐衄，火毒疮疡。

【配伍应用】

1. 用于外感热病，邪热内郁胸中，心中懊侬、烦热不眠，常与豆豉同用，共收外散其邪，内清其热的功效。用于高热，神昏谵语的实火之证，又常与苦寒的黄芩、黄连、黄柏同用。

2. 用于湿热郁结所致的黄疸证，多与茵陈、黄柏或大黄等同用。用于热淋，小便不利，多与滑石、木通、车前子等同用。

3. 用于热毒、实火引起的吐血、衄血、热淋尿血、目赤肿痛、疮痈火毒等症，常配伍大黄、黄柏、黄连等。

【用量用法】内服：3～10g。外热用皮，内热用仁，生用清热，炒黑止血，姜汁炒止呕除烦。外用：适量，研末调敷或鲜品捣敷。

【使用注意】栀子有缓泻功效，故脾虚便溏者不宜服。

夏枯草

《神农本草经》

为唇形科多年生草本植物夏枯草 *Prunella vulgaris* L. 的干燥果穗。全国多数地区均产，主产于浙江、江苏、安徽、河南等省。夏季当果穗半枯时采收。晒干入药。

【处方用名】夏枯草。

【药性特点】味辛、苦，性寒。归肝经。

【功效主治特点】

1. 清热泻火，明目——主治肝火亢盛之目赤肿痛，头痛眩晕，目珠夜痛。

2. 散结消肿——主治瘰疬，瘿瘤，痈肿疼痛。

3. 降血压——用于高血压症。

【用量用法】内服：10～15g；或以大量熬膏，内服、外涂。

决明子

《神农本草经》

为豆科一年生草本植物小决明 *Cassia tora* L. 或决明 *Cassia obtusifolia* L. 的成熟种子。主产于安徽、四川、浙江、广东等省。我国南北各地常有栽培。秋季种子成熟时采收，晒干，打下种子除去杂质。生用或炒用。

【处方用名】决明子、草决明。

【药性特点】味甘、苦、咸，性微寒。归肝、肾经。

【功效主治特点】

1. 清热明目——主治目赤肿痛，羞明多泪，目暗不明，头痛、眩晕。

2. 润肠通便——主治肠燥便秘。

【用量用法】内服：10～30g。用于通便不宜久煎。通便、降脂均生用。

第二节　清热燥湿药

清热燥湿药能清泄邪热，燥化湿浊，兼具解毒功能。主要用于湿热内蕴或湿邪化热而见胸痞、舌苔黄腻、小便黄少、热泻、热痢等症，亦可用于湿热疮疹、带下诸症。

本类药物苦燥伤阴，一般不适用于津液不足之症，如须用者，当与甘润养阴药物配伍使用，以求两全。

黄　芩

《神农本草经》

为唇形科多年生草本植物黄芩 *Scutellaria baicalensis* Georgi. 的根。主产于河北、山西、内蒙古、河南及陕西等地。春、秋两季采挖，除去残茎、须根，晒干。现多蒸透切片。生用、酒炒或炒炭用。

【处方用名】黄芩、子芩、条芩、枯芩、酒芩、黄芩炭。

【药性特点】味苦，性寒。归肺、大肠、小肠、脾、胆经。

【功效主治特点】

1. 清热燥湿——主治湿温，暑湿，胸闷呕恶，湿热痞满，黄疸，泻痢。

2. 泻火解毒——主治肺热咳嗽，高热烦渴，痈肿疮毒。

3. 止血——主治血热吐衄。

4. 安胎——主治热扰胎元之胎动不安。

【配伍应用】

1. 用于湿温或暑温初期，湿热郁阻气机，胸闷腹胀、呕恶尿赤。如湿重于热者，常配滑石、蔻仁、通草等芳化渗利之品同用；热重于湿者，常配茵陈、木通、连翘等清热利湿药同用；用于湿热中阻，痞满呕吐，常与黄连、干姜、半夏等同用；用于湿热痢疾及泄泻者，常配芍药、甘草、大枣同用。

2. 用于肺热咳嗽，常与桑白皮、知母、麦冬等同用；用于外感热病，邪郁上焦，高热烦渴，常与薄荷、连翘、栀子、竹叶等同用；用于上焦火盛，咽喉肿痛，常与银花、连翘、牛蒡子、玄参等同用；用治血热吐衄，火毒疮疡，可与大黄、黄连同用。

3. 用于怀胎蕴热，胎动不安之症，常与当归、白芍、白术等同用。

【用量用法】内服：3~12g。体轻虚者名“枯芩”（片芩），善清肺火；体重实者名“子芩”，善清大肠火。清上部热宜酒炒，清肝胆热宜猪胆汁炒。

【使用注意】脾胃虚寒者不宜服。

黄　　连

《神农本草经》

为毛茛科多年生草本植物黄连 *Coptis chinensis* Franch.、三角叶黄连 *Coptis deltoidea* C. Y. Cheng et Hsiao 或云连 *Coptis teeta* Wall 的根茎。以上三种习称“味连”“雅连”“云连”。前两种主产于四川，后一种主产于云南。秋季采挖除去须根及泥土，干燥，撞去残留须根。切片生用或清炒、姜汁炒、酒炒、吴萸水炒用。

【处方用名】黄连、川连、雅连。

【药性特点】味苦，性寒。归心、脾、胃、肝、胆、大肠经。

【功效主治特点】

1. 清热燥湿——主治脾胃湿热之痞满、呕恶、湿热泻痢；肝胆湿热之黄疸；皮肤湿热之湿疹、湿疮。

2. 泻火解毒——主治胃火牙痛，口舌生疮，消渴，心火烦躁不寐，神昏谵语，耳目肿痛，痈肿疔疮等。特点：长于清泄心经和中焦热邪。

【配伍应用】

1. 本品清热燥湿作用强于黄芩，凡湿火郁结之证均宜应用，其中用于湿热蕴结大肠的泄泻、痢疾疗效最佳。如泻痢而发热甚者，配伍黄芩、葛根以增强其解毒退热功效；若下痢不爽，里急后重者，可配伍木香以调气行滞，后重自除。

2. 用于热病高热、烦躁、神昏谵语者，常配伍黄芩、山栀、水牛角等药，以清泻心经实火；用于阴血不足，水枯火炎，心烦不眠者，多与白芍、阿胶、鸡子黄配伍，以滋养阴血、清心安神；用于心火内炽，迫血妄行，衄血、吐血者，可配合大黄、黄芩泻心火以凉血止血；用于胃火炽盛，消谷善饥者，常与知母、天花粉同用；若肝火犯胃，呕吐吞酸者，宜与吴萸配伍。

3. 用于火毒疮痈、目赤肿痛等症，内服、外用均有良效。如与黄芩、黄柏、栀子等同用，治疗火毒疮痈疗效更佳；用黄连煎汁点眼，可治目赤肿痛；配枯矾外用，治耳内疖肿等。

【用量用法】内服：2～9g；研末吞服1～1.5g，1日3次。炒用减低寒性，姜汁炒用于止呕，酒炒治上焦火，猪胆汁炒清肝胆火。

【使用注意】非实火湿热不宜服。应用过量或服用较久，易致“败胃”，使食欲减退，甚至恶心呕吐，故应当注意。

黄　柏

《神农本草经》

为芸香科植物黄皮树 *Phellodendron chinense* Schneid. 干燥树皮习称“川黄柏”，主产于四川、贵州等地。清明前后剥下树皮，去除粗皮后晒干压平。切片生用或盐炒用。

【处方用名】黄柏、川黄柏、盐水炒黄柏。

【药性特点】味苦，性寒。归肾、膀胱经。

【功效主治特点】

1. 清热燥湿——下焦湿热之泻痢、白带过多、淋证、脚气、痿躄；肝胆湿热之黄疸；肌肤湿热之湿疹瘙痒。

2. 泻火解毒——主治痈肿疮毒，烧伤，湿疹。

3. 清退虚热——主治阴虚发热。应用：肾阴虚，命门火旺之骨蒸劳热、盗汗、遗精等。

【配伍应用】

1. 用于湿热蕴结所致的下痢、黄疸、带下、足膝肿痛等症。治痢疾功效类于黄连，如钱乙黄柏丸，配以赤芍药治热痢下血；治热痢下重，与黄连、秦皮等同用；治黄疸可与栀子配伍，配伍芡实、车前子、白果等药，治带下色黄；本品配伍车前子、木通等，治热淋小便不利；治足膝肿痛，常与苍术配伍。

2. 用于阴虚发热、骨蒸劳热、盗汗、遗精，多与知母同用，共奏滋阴降火之效。

3. 用于痈肿疮毒，可服可敷，如配黄芩、黄连、栀子同用，煎汤内服；也可用本品研末，配鸡蛋清或猪胆汁调敷。本品配苦参，白鲜皮、蛇床子同用，治湿疮瘙痒。

【用量用法】内服：5～10g。外用：生者适量，研末敷患处。

【使用注意】脾胃虚寒者忌服。

龙胆草

《神农本草经》

为龙胆科多年生草本植物龙胆 *Gentiana scabra* Bge. 和三花龙胆 *G. triflora* Pall. 的根。我

国南北各地均有分布，以东北各省产量最大，习称“关龙胆”，质量为佳。春、秋均可采收，以秋季采收质量为好。采挖后，除去茎叶杂质，洗净晒干。切段生用。

【处方用名】龙胆草。

【药性特点】味苦，性寒。归肝、胆、膀胱经。

【功效主治特点】

1. 清热燥湿——主治肝胆湿热之黄疸、阴肿阴痒、带下、湿疹瘙痒。特点：长于清泄肝胆湿热。

2. 泻肝胆火——主治肝胆火盛之目赤、耳聋、胁痛、口苦、惊风抽搐。

【用量用法】内服：3～10g。

【使用注意】脾胃虚寒者忌服。

秦　皮

《神农本草经》

本品为木犀科植物苦枥白蜡树 *Fraxinus rhynchophylla* Hance、白蜡树 *Fraxinus chinensis* Roxb.、尖叶白蜡树 *Fraxinus szaboana* Lingelsh. 或宿柱白蜡树 *Fraxinus stylosa* Lingelsh. 的干燥枝皮或干皮。春、秋两季剥取，晒干。

【处方用名】秦皮、北秦皮、梣皮。

【药性特点】味苦、涩，性寒。归肝、胆、大肠经。

【功效主治特点】

1. 清热燥湿，收涩止痢——主治湿热泻痢，里急后重，带下阴痒。特点：长于清大肠湿热。

2. 止带——主治湿热带下。

3. 明目——主治肝经郁火所致的目赤肿痛，目生翳膜。

【用量用法】内服：3～10g。外用：适量，煎汤洗眼。

苦　参

《神农本草经》

为豆科多年生落叶亚灌木植物苦参 *Sophora flavescens* Ait. 的根。全国各地均产。春、秋两季采挖，去芦头、须根。切片晒干入药。

【处方用名】苦参、苦参片。

【药性特点】味苦、性寒。归心、脾、肾经。

【功效主治特点】

1. 清热燥湿——主治肝胆湿热之黄疸、阴肿阴痒，大肠湿热之痢疾、便血，下焦湿热之赤白带下，肌肤湿热之湿疹、湿疮。

2. 杀虫——主治皮肤瘙痒，疥癣麻风，外用治疗滴虫性阴道炎。

3. 利尿——主治湿热小便不利。

【用量用法】 内服：3～12g。

【使用注意】 反藜芦。

白 鲜 皮

《神农本草经》

为芸香科多年生草本植物白鲜 *Dictamnus dasycarpus* Turcz. 的干燥根皮。主产于辽宁、河北、山东等省。春、秋两季采挖，洗净泥土，除去细根及外面的糙皮，纵向切开，抽去木心，晒干。切片生用。

【处方用名】 白鲜皮。

【药性特点】 味苦，性寒。入脾、胃经。

【功效主治特点】

1. 清热燥湿——主治湿热疮毒、肌肤溃烂、黄水湿疹、皮肤瘙痒，以及下焦热毒之阴部肿痛。特点：长于除肌肤湿热及下焦热毒。

2. 祛风解毒——主治风湿热痹。

【用量用法】 内服：5～10g。外用：适量，煎汤洗患处。

椿 皮

《新修本草》

为苦木科落叶乔木臭椿 *Ailanthus altissima*（Mill.）Swingle. 的根皮或干皮。主产于山东、辽宁、河南、安徽等地，全年可采。剥下根皮或干皮，刮去外层粗皮，晒干，切段。生用或炒用。

【处方用名】 椿根皮、椿白皮、樗白皮、樗根白皮。

【药性特点】 味苦、涩，性寒。入大肠、胃、肝经。

【功效主治特点】

1. 清热燥湿、收敛止带——主治赤白带下。

2. 止泻——主治久泻久痢，湿热泻痢。

3. 止血——主治崩漏经多，便血痔血。

4. 杀虫——主治蛔虫腹痛，疥癣瘙痒。

【使用注意】 脾胃虚寒者不宜用。

第三节　清热解毒药

本类药物具有清热解毒作用，用于各种热毒证，如疮痈、丹毒、斑疹、咽痛喉痹及毒痢等。其中部分清热解毒药又可用于治疗毒蛇咬伤。

热毒证的范围很广，临床应用本类药物，必须根据热毒的具体表现，有针对性选择使用。此外，尚须重视配伍，如兼气分实热者，当与清热泻火药合用；兼血分实热者，当与清热凉血药配伍等。

金银花（附：忍冬藤）

《名医别录》

为忍冬科多年生藤本植物忍冬 *Lonicera japonica* Thunb. 的花蕾。全国各地均有分布。山东产量最大，河南产的质量最佳。夏季当花含苞未放时采摘，阴干。生用、炒炭或制为露剂。

【处方用名】金银花、银花、双花、银花炭。

【药性特点】味甘，性寒。归肝、胃、心经。

【功效主治特点】

1. 清热解毒——主治外疡内痈，热毒泻痢，丹毒，喉痹。

2. 疏散风热——主治外感风热或风温病初起，暑热。

【配伍应用】

1. 用于热毒疮痈。以银花为主，配以甘草，水酒煎服，治痈疽初起；用于痈肿疔疮，还可与蒲公英、紫花地丁、野菊花等同用；治气血不足的乳痈，与黄芪、当归、甘草同用；配伍地榆、黄芩、玄参等同用，治肠痈。

2. 用于外感风热或温病初起，常与连翘、荆芥、薄荷等宣散风热药同用。

【用量用法】内服：15～60g。解表宜轻用，解毒宜重用。炒炭用于治血痢及便血。

附：忍冬藤为忍冬的茎叶，又名金银藤，秋、冬割取带叶的嫩枝，晒干。生用。本品性味功效与金银花颇似，兼清经络风热而止疼痛，临床除可代金银花散热解毒外，还可用于风湿热痹，关节红、肿、热、痛、屈伸不利之症。内服：16～60g。

连　翘

《神农本草经》

为木犀科落叶小灌木植物连翘 *Forsythia suspensa*（Thunb.）Vahl 的干燥果实。主产于山西、河南、陕西、山东等地。白露前采初熟果实，蒸熟晒干，色尚绿色，商品称“青翘”；寒露前采熟透果实晒干，商品称“老翘”；种子称“连翘心”。三者均生用。

【处方用名】连翘、青连翘。

【药性特点】味苦，性微寒。归心、小肠经。

【功效主治特点】

1. 清热解毒——主治热毒疮疡，乳痈，丹毒，温病热入心包之高热神昏、发斑。

2. 消痈散结——主治外疡内痈，瘰核，喉痹。

3. 凉散风热——主治风热感冒，温病初起。

4. 利尿通淋——用于热淋尿少。

【配伍应用】

1. 用于风热感冒或温病初起，可与辛凉解表药合用，凉散上焦邪热。若邪入心包，烦热神昏，又当用连翘心，配犀角、玄参、麦冬等同用。

2. 用于瘰疬结核，可与玄参、夏枯草、贝母等配伍。用于痈肿疮毒，多与黄芩、栀子、玄参、赤芍等清热解毒药配伍。

3. 用于热结尿赤淋痛，可与车前子、竹叶、木通等药配伍使用。

【用量用法】内服：3～15g。

大青叶（附：板蓝根）

《名医别录》

本品为十字花科植物菘蓝 *Isatis indigotica* Fort. 的干燥叶。夏、秋二季枝叶茂盛时采收两次，除去茎枝和杂质，干燥。

【处方用名】大青叶、大青。

【药性特点】味咸、苦，性大寒。归心、胃经。

【功效主治特点】

1. 清热解毒——主治温病初期，黄疸、热痢、痄腮、喉痹、痈肿。

2. 凉血消斑——主治温邪入营之高热神昏、发斑发疹、丹毒。

【配伍应用】用于热毒喉痹、丹毒、痈肿、口疮，常与黄连、栀子、板蓝根、玄参等同用。用于外感热病，邪入营血，高热神昏，温毒发斑，常与犀角、栀子、牡丹皮等同用。

【用量用法】内服：6～15g，鲜品24～30g。外用：适量，捣敷患处。

【使用注意】非实热火毒证不宜服用。

附：板蓝根为菘蓝的根。本品味苦，性寒，归心、肾经，为清热凉血解毒之品，功用与大青叶相似，可代大青叶用。临床主要用于外感风温时毒所引起的高热头痛、头面焮肿的大头瘟疫（颜面丹毒），或咽喉肿痛、烂喉丹痧（猩红热，咽喉红肿溃烂），以及痄腮等症，常与薄荷、牛蒡子、连翘及黄芩、黄连、玄参等同用，共奏疏风透邪，清热解毒之效。用量、禁忌同大青叶。

青　黛

《药性论》

本品为爵床科植物马蓝 *Baphicacanthus cusia*（Nees）Bremek.、蓼科植物蓼蓝 *Polygonum tinctorium* Ait. 或十字花科植物菘蓝 *Isatis indigotica* Fort. 的叶或茎叶经加工制得的干燥粉末、团块或颗粒。

【处方用名】青黛。

【药性特点】味咸，性寒。归肝经。

【功效主治特点】

1. 清热解毒，凉血消斑——主治咳嗽胸痛，痰中带血，温毒发斑，血热吐衄。外用治疗湿疹、湿疮等。

2. 泻火定惊——主治肝火犯肺，暑热惊痫，惊风抽搐。

【用量用法】内服：1.5～6g。本品难溶于水，故宜作散剂，或调入汤剂中服。外用：适量。

【使用注意】胃寒者慎用。

贯 众

《神农本草经》

为鳞毛蕨科多年生草本植物粗茎鳞毛蕨 *Dryopteris crassirhizoma* Nakai 的干燥根茎及叶柄基部。多在秋季挖取根茎，除去须根与部分叶柄，晒干。

【处方用名】贯众、贯仲、贯众炭。

【药性特点】味苦，性微寒。归肝、脾经。

【功效主治特点】

1. 清热解毒——主治风热感冒，温毒发斑，痄腮。

2. 凉血止血——主治血热出血，尤善治崩漏下血，烧烫伤及妇人带下等。

3. 杀虫——主治驱杀绦虫、钩虫、蛲虫、蛔虫等多种肠道寄生虫。

【配伍应用】

1. 用于治绦虫，多与槟榔、雷丸等配伍制成丸剂服用。治蛲虫，可与百部、苦楝皮、鹤虱等同用。

2. 用于子宫出血效果较好，即单用贯众半两，酒煎服之，立止。治产后恶露淋沥，单用本品以醋制为末，米饮调下。本品如入复方则止血效果更佳。

3. 用于热毒斑疹、疮肿、痄腮及流感性感冒等疾病，常与大青叶、板蓝根、银花等清热解毒药配合使用。

【用量用法】内服 10～15g。用于驱虫及清热解毒宜生用；止血宜炒炭用。

蒲公英

《唐本草》

本品为菊科植物蒲公英 *Taraxacum mongolicum* Hand. –Mazz.、碱地蒲公英 *Taraxacum borealisinense* Kitam. 或同属种植物的干燥全草。春至秋季花初开时采挖，除去杂质，洗净，晒干。

【处方用名】蒲公英、黄花地丁。

【药性特点】味苦、甘，性寒。归肝、胃经。

【功效主治特点】

1. 清热解毒、消肿散结——主治疔疮肿毒，乳痈、肺痈、肠痈，咽痛，目赤肿痛，毒蛇咬伤。

2. 利湿通淋——主治热淋涩痛，湿热黄疸。

【配伍应用】

1. 为治疗肝郁气滞，胃热壅络所致乳痈的要药，古方多单用捣汁内服，或捣烂外敷，临床常配瓜蒌仁、牛蒡子、天花粉等同用；用于痈肿疔毒，多与银花、野菊花、紫花地丁等同用；用于热毒壅盛之肠痈，配银花、大黄、桃仁等药同用；用于肺痈吐脓，配鱼腥草、芦根、桃仁等同用。

2. 用于热淋涩痛，常与黄柏、车前子、白茅根等同用；用于湿热黄疸，常配茵陈、板蓝根、柴胡、栀子等同用，又有清热解毒，利胆退黄之效。

【用量用法】内服：10～30g。外用：鲜品适量，捣烂敷患处。

【使用注意】用量过大能致腹泻。

紫花地丁

《本草纲目》

为堇菜科多年生草本植物紫花地丁 *Viola yedoensis* Makino 的全草。产于我国长江流域下游至南部各省区。夏季果实成熟时采收，洗净晒干；鲜用随时可采。均切段生用。

【处方用名】紫花地丁、地丁草。

【药性特点】味苦、辛，性寒。归心、肝经。

【功效主治特点】

清热解毒，消肿散结——主治疔疮热毒，痈肿发背，丹毒，毒蛇咬伤。

【用量用法】内服：6～15g；单味用 30～60g。外用：鲜品适量，捣烂敷患处。

野菊花

《本草正》

为菊科植物野菊 *Chrysanthemum indicum* L. 干燥花序。秋、冬之季花初开放时采摘，晒干，或蒸后晒干。

【处方用名】山菊花、千层菊、黄菊花、野菊花。

【药性特点】味苦、辛，性微寒。归肺、肝经。

【功效主治特点】

清热解毒——主治痈疽疔疖，咽喉肿痛，目赤肿痛，头痛眩晕，湿疹，湿疮，风疹痒痛等。

【用量用法】内服：5～10g。外用：适量，研末敷患处。

重 楼

《神农本草经》

本品为百合科植物云南重楼 *Paris polyphylla* Smith var. *yunnanensis*（Franch.）Hand. - Mazz. 或七叶一枝花 *Paris polyphylla* Smith var *chinensis*（Franch.）Hara 的干燥根茎。秋季采挖，除去须根，洗净，晒干。

【处方用名】蚤休、七叶一枝花、重楼、草河车。

【药性特点】味苦，性微寒。归肝经。

【功效主治特点】

1. 清热解毒——主治痈肿疔疮，毒蛇咬伤，咽喉肿痛。

2. 消肿止痛——主治跌打伤痛。

3. 凉肝定惊——主治惊风抽搐、小儿多动症（摇头弄舌）。

【用量用法】内服：5～10g。外用：适量，研末敷患处。

鱼 腥 草

《名医别录》

为三白草科多年生草本植物蕺菜 *Houttuynia cordata* Thunb. 的全草。分布于长江流域以南各省区。夏、秋间采收。洗净鲜用或阴干用。

【处方用名】鱼腥草、蕺菜。

【药性特点】味辛，性微寒。归肺经。

【功效主治特点】

1. 清热解毒——主治痈肿疮毒，热痢。

2. 消痈排脓——主治肺痈，痰热咳喘。特点：长于消肺脏痈脓。

3. 利尿通淋——主治热淋。

【配伍应用】

1. 用于热毒疮痈，可单用内服或捣敷，亦可配伍赤芍、蒲公英、连翘等凉血、解毒药同用；用于肺痈咳吐脓血者，多与桔梗、生甘草、象贝母、生薏苡仁、芦根、桃仁、冬瓜仁、金银花等化痰、解毒、排脓药同用，如加味鱼桔汤；用于肺热喘咳，可与黄芩、知母、贝母等清肺化痰药同用。

2. 用于热淋小便涩痛，多与瞿麦、白茅根、滑石等利尿、通淋药同用。

此外，配伍黄连、黄芩、葛根等，可治湿热泄泻、痢疾。

【用量用法】内服：10～30g，鲜品用量加倍；不宜久煎。外用：适量，捣烂敷患处。

败　酱

《神农本草经》

为败酱科多年生草本植物黄花败酱 *Patrinia scabiosaefolia* Fisch. ex Link.、白花败酱 *Patrinia villosa* Juss. 的全草。两种植物全国各地均有分布。多在夏季采收，将全株拔起，除去泥沙杂质，晒干入药。

【处方用名】败酱草、败酱。

【药性特点】味辛、苦，性微寒。归胃、大肠、肝经。

【功效主治特点】

清热解毒，消痈排脓——主治肠痈，肺痈，为治肠痈要药。

【用量用法】内服：5～10g。外用：适量。

马齿苋

《本草经集注》

【来源】为马齿苋科一年生草本植物马齿苋 *Portulaca oleracea* L. 的干燥地上部分。我国南北各地均产。夏、秋采收。鲜用，亦可略蒸或烫后晒干入药。

【处方用名】马齿苋。

【药性特点】味酸，性寒。归心、大肠经。

【功效主治特点】

1. 清热解毒——用于热毒疮痈。
2. 消痈排脓——特点：长于消大肠痈。应用：肠痈、肺痈。
3. 祛瘀止痛——用于血滞之胸腹疼痛。

【用量用法】内服：10～15g，鲜品30～60g。外用：适量，捣敷患处。

白头翁

《神农本草经》

为毛茛科多年生草本植物白头翁 *Pulsatilla chinensis*（Bge.）Regel 的根。分布于东北、华北及江苏、安徽、陕西等地。春季开花前或秋末叶黄时均可采收。除去地上部分，保留根头白绒毛，洗净泥土，晒干。切片生用。

【处方用名】白头翁。

【药性特点】味苦，性寒。入胃、大肠经。

【功效主治特点】

1. 清热解毒，凉血止痢——主治热毒血痢，阿米巴痢疾，阴痒带下。特点：长于清大肠经热毒。

2. 截疟——主治疟疾。

【配伍应用】 用于热痢下重或赤痢，以之配伍黄连、黄柏、秦皮而成。现代研究证实，白头翁治阿米巴痢疾也有良效。

【用量用法】 内服：3～12g。若单用，30g 浓煎服；或 30～60g 制成 100mL 煎液，保留灌肠。

鸦胆子

《本草纲目拾遗》

为苦木科植物鸦胆子 *Brucea javanica*（L.）Merr. 的成熟果实。主产于广东及广西等地。秋季果实成熟时采收，去壳取仁。以龙眼肉或胶囊、面皮包裹吞服。

【处方用名】 鸦胆子。

【药性特点】 味苦、性寒。归大肠、肝经。

【功效主治特点】

1. 清热解毒，止痢，截疟——主治热毒血痢，冷积久痢，恶性肿瘤，间日疟、三日疟。

2. 腐蚀赘疣——主治鸡眼，寻常疣等。

【用量用法】 内服：治疟疾，每次 7～12 粒，每日 3 次，连服 5～7 日；治休息痢，每次 10～15 粒，每日 3 次，连服 7 天，均去壳取仁装胶囊吞服。外用：适量，捣烂敷患处。

【使用注意】 本品刺激胃肠道并损害肝肾，不宜多用久服。脾胃虚弱、胃肠出血及肝肾病患者均当忌用。

射　干

《神农本草经》

为鸢尾科多年生草本植物射干 *Belamcanda chinensis*（L.）DC. 的根茎。主产于湖北、河南、江苏、安徽等地。全年均可采，以秋季采收为佳。除去苗茎、须根，洗净，晒干。切片生用。

【处方用名】 射干、嫩射干。

【药性特点】 味苦，性寒。入肺经。

【功效主治特点】

清热解毒，消痰利咽——主治痰热结滞之咽喉肿痛，痰涎壅盛之咳嗽痰多，喉中痰鸣。

【配伍应用】

1. 用于热结血瘀，痰热壅盛、咽喉肿痛，可配伍黄芩、甘草、桔梗等同用。

2. 用于痰多咳喘，常与麻黄、紫菀、款冬花等化痰宣肺药配合应用。

【用量用法】 内服：3～10g。

【使用注意】 其性善降，服之易泻，故脾虚者不宜服；孕妇忌服。

马　勃

《名医别录》

本品为灰包科真菌脱皮马勃 *Lasiosphaera fenzlii* Reich.、大马勃 *Calvatia gigantea*（Batsch ex Pers.）Lloyd 或紫色马勃 *Calvatia lilacina*（Mont. et Berk.）Lloyd 的干燥子实体。夏、秋二季子实体成熟时及时采收，除去泥沙，干燥。

【处方用名】马勃、轻马勃、净马勃、马勃绒。

【药性特点】味辛，性平。归肺经。

【功效主治特点】

1. 清热解毒利咽——主治风热上攻之咽喉肿痛，失音。

2. 止血——内服外用皆效，主治吐血衄血，外伤出血。

【用量用法】内服：2～3g。煎汤宜包煎。外用：适量，研末敷。

山豆根（附：北豆根）

《开宝本草》

本品为豆科植物越南槐 *Sophora tonkinensis* Gagnep. 的干燥根和根茎。秋季采挖，除去杂质，洗净，干燥。

【处方用名】山豆根、广豆根、南豆根。

【药性特点】味苦，性寒。归心、肺、胃经。

【功效主治特点】

1. 清热解毒——主治湿热黄疸，肺热咳嗽，痈肿疮毒。

2. 利咽消肿——主治咽喉肿痛，齿龈肿痛。

【用量用法】内服：3～10g。

【使用注意】脾虚食少便溏者忌服。不良反应与服药剂量有关，应当注意。

附：北豆根为防己科多年生藤本植物蝙蝠葛（北豆根）*Menispermum dahuricum* DC. 的根茎，为北方习用。

土茯苓

《滇南本草》

为百合科多年生常绿藤本植物光叶菝葜 *Smilax glabra* Roxb. 的根茎。长江流域南部各省均有分布。全年可采，以秋末、冬初采收较好。除去残茎及须根，洗净泥土，晒干，或新鲜时切成薄片，晒干。

【处方用名】土茯苓。

【药性特点】味甘、淡，性平。归肝、胃经。

【功效主治特点】

1. 解毒——主治梅毒、痈肿、瘰疬等。特点：长于治梅毒。

2. 除湿——主治湿热淋浊、带下、疥癣。

3. 通利关节——主治筋骨疼痛，汞中毒引起的肢体拘挛。

【用量用法】内服：30～120g。

【使用注意】服药期间忌饮茶，否则易致脱发。

白 蔹

《神农本草经》

为葡萄科藤本植物白蔹 *Ampelopsis Japonica*（Thunb.）Makino 的块根。主产于华北、华东及中南地区。春、秋两季采挖，去苗，洗净，斜切成片，晒干。

【处方用名】白蔹、白蔹根。

【药性特点】味苦，性微寒。归心、胃经。

【功效主治特点】

清热解毒，消痈肿——特点：味辛能散，性敛能收，微寒清解。应用：用于痈疽发背、疔疮、瘰疬、水火烫伤等。

【用量用法】内服：3～10g。外用：适量，研末敷。

【使用注意】反乌头。

穿心莲

《岭南采药录》

为爵床科一年生草本植物穿心莲 *Andrographis paniculata*（Burm. f.）Nees 的干燥地上部分。原产亚洲热带地区，现广东、福建、云南、四川、江西、浙江、江苏、上海、北京等地均有栽培。秋初刚开花时采收，切段，晒干。鲜用或生用。

【处方用名】穿心莲、一见喜、榄核莲。

【药性特点】味苦，性寒。归肺、胃、大肠、小肠经。

【功效主治特点】

1. 清热解毒——主治外感风热，温病初起，肺热咳喘，肺痈吐脓，咽喉肿痛。特点：长于清肺经热和大肠经热，口舌生疮。

2. 凉血消肿——主治痈肿疮毒，蛇虫咬伤。

3. 燥湿——主治湿热泻痢，热淋涩痛，湿疹瘙痒。

【用量用法】内服：10～15g；研末吞服 1～1.5g。外用：适量，以粉末撒敷或甘油调涂。

半边莲

《本草纲目》

为桔梗科植物半边莲 *Lobelia chinensis* Lour. 的干燥全草。主产于安徽、江苏、浙江，广东、广西、江西、四川亦产。多于夏季采收，带根拔起，洗净晒干。切段入药。

【处方用名】半边莲。

【药性特点】味甘、淡，性微寒。入肺、肝、肾经。

【功效主治特点】

1. 清热解毒——主治疮痈肿毒，蛇虫咬伤。特点：长于解蛇毒。
2. 利水消肿——主治腹胀水肿、湿疮湿疹。

【用量用法】内服：15～30g，鲜品用量加倍；或捣汁服。外用：适量，捣敷或捣汁调敷。

白花蛇舌草

《广西中药志》

为茜草科一年生草本植物白花蛇舌草 *Oldenlandia diffusa*（Willd.）Roxb. 的全草。主产于我国长江以南各省。夏、秋采收，洗净晒干，切段。

【处方用名】白花蛇舌草、蛇舌草。

【药性特点】味苦、甘，性寒。归胃、大肠、小肠经。

【功效主治特点】

1. 清热解毒——主治痈肿疮毒，热毒咽喉肿痛，毒蛇咬伤等。
2. 利湿通淋——主治水肿，小便不利，热淋尿痛等。
3. 抗癌——用于胃癌、食管癌、直肠癌。

【用量用法】内服：15～60g。外用：适量。

熊　胆

《药性本草》

为熊科动物黑熊 *Selenarctos thibetanus* G. Cuvier 或棕熊 *Ursus arctos* L. 的胆囊。主产于黑龙江、云南、吉林等省，以云南产的“云胆”品质最优。

【处方用名】熊胆。

【药性特点】味苦，性寒。归肝、胆、心经。

【功效主治特点】

1. 清热解毒——主治热毒疮痈。
2. 息风止痉——主治热极生风之惊痫抽搐，小儿惊风、癫痫等。

3. 清肝明目——主治目赤翳障，黄疸，小儿疳积，风虫牙痛。

【**用量用法**】内服：0.9～2.4g，多作丸散，不宜入汤剂。外用：适量。

第四节　清热凉血药

清热凉血药，具有清解营分、血分热邪的作用，适用于血热妄行，吐血、衄血、便血等多种出血，或发斑发疹，以及舌绛、神烦、神昏谵语等症。

热邪入于营血，往往伤阴耗液，或温热病后期，阴液耗损，口燥咽干、夜热早凉，或骨蒸劳热、潮热盗汗等症，皆为阴虚发热。在清热凉血药中，部分药物兼具养阴作用，故又可用于阴虚内热之证。

生 地 黄

《神农本草经》

为玄参科多年生草本植物地黄 *Rehmannia glutinosa* Libosch 的干燥块根。主产于河南、浙江等地。产于河南者称“怀地黄”，质量较好。秋季采挖，洗净，置火炕上缓缓焙烘，逐渐干燥而颜色变黑，焙至八成干时用手搓捻，使成圆形，即干地黄，习称“生地”。

【**处方用名**】生地黄、大生地、细生地。

【**药性特点**】味甘、苦，性寒。归心、肝、肾经。

【**功效主治特点**】

1. 清热凉血——主治温病热入营血之舌绛烦渴、身热夜甚；内伤血热之吐血、衄血、发斑发疹。

2. 养阴生津——主治阴虚内热之骨蒸劳热；内热津亏消渴、便秘等。

【**配伍应用**】

1. 用于外感热病，热入营血，身热、口干、舌红或绛者，多与玄参、金银花等凉血、养阴、散热药配伍。用于热甚伤阴，津亏便秘者，可与玄参、麦冬合用，以增水行舟。用于内热消渴，每与天冬、枸杞子、山药等滋阴生津之品配伍。用于热病后期，低热不退及骨蒸劳热，多与青蒿、鳖甲同用。

2. 用于血热妄行的吐衄、下血等症，常与侧柏叶、茜草等凉血止血药配伍。用于热入营血，血热毒盛的斑疹紫黑，可与犀角、牡丹皮、赤芍同用。

【**用量用法**】内服：15～30g，鲜品加倍。酒炒可减弱寒凉腻滞之性；炒炭用于止血。

【**适用注意**】脾虚湿盛，腹满便溏者，不宜用。

附：地黄有干品、鲜品之分。鲜地黄，味甘苦，性大寒，作用与生地黄相似，滋阴之力稍逊，而清热凉血、解渴除烦之功过之，故尤宜于热病伤阴，舌绛、烦渴、斑疹及血热妄行的吐衄下血之症。

玄　　参

《神农本草经》

为玄参科多年生草本植物玄参 *Scrophularia ningpoensis* Hemsl. 的干燥根。分布于安徽、江苏、浙江、福建、江西、湖南、湖北、贵州、陕西等省。浙江有大量栽培，其他各地亦有栽培。立冬前后采挖，除去茎、叶、须根及泥土，晒至半干，堆积发汗后再晒干或烘干。切片入药或于笼屉内蒸透后切片入药。生用。

【处方用名】元参、玄参、乌玄参、黑玄参。

【药性特点】味苦、咸，性寒。归肺、胃、肾经。

【功效主治特点】

1. 清热凉血——主治温病热入营血之舌绛烦渴、身热夜甚，内伤血热之吐血、衄血。

2. 泻火解毒——主治外感病之温毒发斑、白喉，内伤热炽之目赤、咽痛，痰火结滞之瘰疬，热毒外发之痈肿疮毒等。

3. 滋阴——主治热病伤阴或内伤阴虚之便秘、骨蒸劳嗽。

【配伍应用】

1. 用于阴虚火旺，咽痛、目赤或骨蒸劳热。本品与生地黄、麦冬、牡丹皮、白芍、甘草、薄荷等同用，治阴虚虚火上炎的咽喉肿痛，也可用治骨蒸劳热、咳嗽咯血。用于热病伤阴，心烦失眠、口渴舌绛，多配伍生地黄、麦冬、丹参、金银花、连翘、竹叶等药同用。

2. 用于肠燥津枯的大便秘结，即为玄参、生地黄、麦冬组成，可以养阴润肠通便。用于温毒发斑，瘰疬疮毒，配伍生石膏、知母、甘草、粳米、犀角同用，可治温毒发斑；配伍贝母、牡蛎，可治瘰疬；配伍当归、金银花、甘草，可消痈肿疮毒。

【用量用法】内服：10～15g。

【使用注意】本品虽有滋阴作用，但性偏降火，且能滑肠，所以阴虚而火盛者用之最宜；阴虚而火不盛者不宜久服。脾胃虚寒，食少便溏者忌服。反藜芦。

牡丹皮

《神农本草经》

为毛茛科多年生落叶小灌木植物牡丹 *Paeonia suffruticosa* Andr. 的干燥根皮。分布于河北、河南、山东、四川、陕西、甘肃等地。全国各地均有栽培。秋季或初春采挖 3～5 年的牡丹，洗净、除去泥土及茎苗，剥去茎皮，晒干。切段生用。

【处方用名】牡丹皮、粉丹皮、丹皮。

【药性特点】味苦、辛，性微寒。归心、肝、肾经。

【功效主治特点】

1. 清热凉血——主治血热发斑疹、吐衄、月经先期、经前发热、阴虚发热。特点：凉血不留瘀，无汗骨蒸。

2. 活血化瘀——主治血滞经闭，癥积，外疡内痈，跌打损伤。

【配伍应用】

1. 用于外感热病，邪入营血，高热舌绛、斑疹吐衄，常与犀角、地黄、赤芍同用；用于阴虚发热，夜热早凉、无汗骨蒸，常与青蒿、知母、鳖甲等同用；用于妇女血虚，经前发热、月经先期，常与青蒿、地骨皮、黄柏、熟地黄、白芍等同用。

2. 用于瘀血经闭、癥瘕积聚，常与桃仁、赤芍、桂枝同用。用于火毒疮疡，又有清热凉血、散瘀消肿之效，多配大黄、冬瓜仁、桃仁等同用；若治热毒壅盛之肠痈，酌加金银花、连翘、蒲公英、大血藤、败酱草效果更佳。用于跌打损伤，瘀血肿痛，可配赤芍、乳香、没药等同用，以疗伤散瘀止痛。

【用量用法】内服：6～12g。炒炭用于止血。

【使用注意】能活血通经，孕妇及月经过多者不宜使用。

赤芍药

《本草经集注》

为毛茛科多年生草本植物川赤芍 *Paeonia veitchii* Lynch、芍药 *Paeonia lactiflora* Pall. 的根。主产于内蒙古、四川及东北各地。秋季采挖，除去根茎、须根及支根，洗净泥土晒干（四川省有刮去粗皮再晒干者）。切片生用或炒用。

【处方用名】赤芍、赤芍药、京赤芍。

【药性特点】味苦，性寒。归肝经。

【功效主治特点】

1. 清热凉血——主治血热发斑疹及吐衄、热淋、血淋。

2. 祛瘀止痛——主治血滞经闭、痛经、跌打损伤、痈肿。

3. 清泄肝火——肝热目赤肿痛；肝郁胁痛。

【配伍应用】

1. 用于温邪入营，发热、舌绛、身发斑疹及血热吐衄等症，常与生地黄、牡丹皮同用。

2. 用于血热瘀滞，经闭、痛经，常与丹参、泽兰、益母草等同用。用于跌打损伤，瘀血肿痛，又当配乳香、没药、血竭等散瘀止痛之品同用。用于痈疽疮毒，红肿热痛，配金银花、连翘、栀子等清热解毒药同用。

3. 用于肝火上攻，目赤肿痛，常配菊花、夏枯草、决明子等同用。若肝郁气滞血瘀所致胁痛者，常配柴胡、香附、陈皮等同用。

【用量用法】内服：6～15g。

【使用注意】反藜芦。

紫　草

《神农本草经》

本品为紫草科植物新疆紫草 *Arnebia euchroma*（Royle）Johnst. 或内蒙紫草 *Arnebia guttata* Bunge 的干燥根。春、秋二季采挖，除去泥沙，干燥。

【处方用名】紫草、紫草根、老紫草。

【药性特点】味咸、甘，性寒。归心、肝经。

【功效主治特点】

1. 凉血活血透疹——主治麻疹不透，温热病发斑疹。

2. 解毒疗疮——主治疮疡、湿疹、水火烫伤。

【用量用法】内服：3～10g。外用：适量，熬膏外敷。

【使用注意】本品寒滑，故脾虚便溏者忌服。

水 牛 角

《名医别录》

牛科动物水牛 *Bubalus bubalis* Linnaeus 的角。

【处方用名】牛角尖、水牛角。

【药性特点】味苦、咸，性寒。归心、肝、脾、胃经。

【功效主治特点】

1. 清热凉血——主治热入营血，血热妄行斑疹、吐衄；痈肿疮疡，咽喉肿痛。

2. 解毒定惊——主治温病高热，神昏谵语，惊风，癫狂。

【用量用法】镑片或锉粉煎服，15～30g，宜先煎3小时以上。水牛角浓缩粉冲服，每次1.5～3g，每日2次。

第五节　清虚热药

本类药物药性寒凉，主入阴分，有清虚热、退骨蒸的作用，主要用于肝肾阴虚，虚火内扰所致的骨蒸潮热、午后发热、手足心热、虚烦不寐、盗汗遗精、舌红少苔、脉细而数以及温热病后期，邪热未尽，伤阴劫液，而致夜热早凉、热退无汗、舌质红绛、脉象细数等虚热证。

青 蒿

《神农本草经》

为菊科植物黄花蒿 *Artemisia annua* L. 的全草。广布于全国各地。夏、秋两季采收，阴干或晒干。切段入药。

【处方用名】 青蒿、香青蒿、鳖血拌青蒿、青蒿梗。

【药性特点】 味苦，性寒，芳香。归肝、胆经。

【功效主治特点】

1. 清热截疟——主治疟疾寒热往来。
2. 清虚热除蒸——主治阴虚发热之夜热早凉，骨蒸劳热、五心烦热。
3. 解暑——主治暑热外感。
4. 凉血止血——主治血热出血，如鼻衄等。

【配伍应用】

1. 用于暑热外感，有清解暑邪、宣化湿热的作用，常和藿香、佩兰、滑石等配伍。
2. 用于疟疾或温热病寒热往来等症，常与黄芩、半夏、竹茹等配伍。
3. 用于温热病邪入阴分，夜热早凉、热退无汗等症，常与鳖甲、生地黄、知母等配伍。
4. 用于骨蒸劳热、盗汗诸症，常与银柴胡、胡黄连、地骨皮等配伍。

【用量用法】 内服：4.5～9g。

【使用注意】 虚寒泄泻者不宜用，多汗者宜慎用。

白 薇

《神农本草经》

为萝藦科植物白薇 *Cynanchum atratum* Bge. 和蔓生白薇 *Cyanchum versicolor* Bge. 的根和根茎。主产于山东、辽宁、安徽，另外湖北、江苏、浙江、福建、甘肃、河北等地亦产。早春、晚秋均可采收，秋采者为佳。掘出后除去地上部分，洗净晒干。润透切断入药。

【处方用名】 白薇、嫩白薇、香白薇。

【药性特点】 味苦、咸，性寒。归胃、肝经。

【功效主治特点】

1. 清热凉血——主治阴虚发热，骨蒸劳热；产后血虚发热；温邪伤营发热。
2. 利尿通淋——主治热淋、血淋。
3. 解毒疗疮——主治疮疡肿毒、毒蛇咬伤。

【用法用量】 内服：3～10g。

【使用注意】 脾胃虚寒，食少便溏者，不宜服。

地骨皮

《神农本草经》

本品为茄科植物枸杞 *Lycium chinense* Mill. 或宁夏枸杞 *Lycium barbarum* L. 的干燥根皮。春初或秋后采挖根部，洗净，剥取根皮，晒干。

【处方用名】地骨皮。

【药性特点】味甘、性寒。归肺、肾经。

【功效主治特点】

1. 凉血退蒸——主治阴虚发热，盗汗骨蒸；小儿疳热。
2. 清肺泻火——主治发热咳喘、咳血、衄血；内热消渴。

【配伍应用】

1. 用于虚劳发热、有汗骨蒸，可与知母、青蒿、鳖甲、银柴胡配伍。
2. 用于肺热咳嗽、喘息，可配伍桑白皮、粳米、甘草等同用，热去肺清喘咳自止。
3. 用于血热吐衄、小便出血，古方有用鲜地骨皮捣汁服或煎服。

此外，本品略有生津作用，还可用治内热消渴，如民间配玉米须同用，治消渴尿多。

【用量用法】内服：6～12g。

银柴胡

《本草纲目拾遗》

为石竹科植物银柴胡 *Stellaria dichotoma* L. var. *lanceolata* Bge. 的根。分布于陕西、甘肃、内蒙古、宁夏等地。秋季采挖，除去茎、叶及须根，洗净晒干。润透切片。生用。

【处方用名】银柴胡。

【药性特点】味甘，性寒。归肝、肾经。

【功效主治特点】

1. 清虚热——主治阴虚发热。
2. 除疳热——主治疳积发热。

【用量用法】内服：3～10g。

胡黄连

《唐本草》

本品为玄参科植物胡黄连 *Picrorhiza scrophulariiflora* Pennell 的干燥根茎。秋季采挖，除去须根和泥沙，晒干。

【处方用名】胡黄连。

【药性特点】味苦，性寒。归肝、胃、大肠经。

【功效主治特点】

1. 退虚热——主治骨蒸潮热。

2. 除疳热——主治小儿疳热。

3. 清湿热——主治湿热泻痢、痔疮肿痛、痔漏成管。

【用量用法】内服：3～10g。

【使用注意】脾胃虚寒者忌服。

第十章 泻下药

凡能引起腹泻或滑利大肠使大便排出的药物，即称泻下药。

泻下药的主要作用是通利大便，以清除胃肠积滞及其他有害物质，或清热泻火，使热毒、火毒通过泻下得到缓解或消除，或逐水退肿，使水湿痰饮从大小便排出。此外，有的泻下药具有破血逐瘀的作用，主要适用于大便不通，肠胃积滞，或实热内盛，或冷积便秘，或水饮停蓄等里实证。根据泻下药药性特点及使用范围的不同，可分为攻下药、润下药和峻下逐水药三类。

使用泻下药要注意以下几点：里实兼有表邪者，当先解表而后攻里，必要时攻下药与解表药同用，表里双解，以免表邪内陷；如里实正虚可与补虚药同用，以攻补兼施，使攻下而不伤正。作用猛烈的攻下药、峻下药，有的还兼有毒性，易伤正气，故久病体弱、妇女胎前产后、月经期，均当慎用或忌用。泻下药又易伤胃气，奏效即止，不可过服，注意“保胃气”。根据病情，凡重症、急症，必须急下者，可加大剂量，或制成汤剂内服；病情较缓，只需缓下者，药量不宜过大，或制成丸剂内服。对具有毒性较强的泻下药，一定要严格炮制，控制剂量，避免中毒，以保证安全用药。

第一节　攻下药

本类药物多攻下力猛，具有较强的泻下作用。因其药性多属苦寒，既能通便又能泻火，故实热积滞，燥屎坚结者为宜。部分药物还可用治里寒冷积便秘，但必须与温里药同用。

苦寒攻下药还可用于外感热病，高热神昏、谵语发狂，或火热上攻，头痛目赤、咽喉肿痛、齿龈肿痛，以及火毒疮疡、血热吐衄，不论有无便秘，均可采用本类药物，以清除实热或导热下行，起到“上病治下”“釜底抽薪”的作用。湿热下痢，里急后重，或积滞腹痛，泻痢不爽，也可采用苦寒攻下药，以清除湿热，消除食积，铲除病因则泻痢自止，这就是“通因通用”。

此外根据“六腑以通为用”“通则不痛”的原理，目前临床以通里攻下药为主，适当配合清热解毒、化瘀散结等药，中西结合治疗部分急腹症，取得了良好的效果，为攻下药的临床应用，开辟了新的途径。

大　黄

《神农本草经》

为蓼科多年生草本植物掌叶大黄 *Rheum palmatum* L.、唐古特大黄 *R. tanguticum* Maxim. ex Balf.，或药用大黄 *R. officinale* Baill. 的根和根茎。掌叶大黄和唐古特大黄主产于青海、甘肃、四川等省；药用大黄主产于四川、湖北、云南、贵州等省。立冬前后叶子大部分枯萎时采挖，不用水洗，削去外皮，大者对剖，长者横切数段，阴干或炕干。生用、酒炒、炒炭或制熟用。

【处方用名】生大黄、熟大黄、酒大黄、大黄炭、川军、酒军、锦纹、制锦纹、将军。

【药性特点】味苦，性寒。归脾、胃、大肠、肝、心包经。

【功效主治特点】

1. 泻下攻积——主治胃肠实热积滞，阳明腑实证、热结便秘等。特点：泻下通便，荡涤肠胃积滞的作用强。

2. 清热泻火——主治热毒痈肿、火热上攻之目赤、咽喉肿痛、口舌生疮、牙龈肿痛，湿热黄疸，湿热淋证。

3. 凉血解毒——主治火热上炎之咽痛，血热吐衄等。

4. 逐瘀通经——主治闭经、癥瘕等。

【用量用法】内服：3～12g。入煎剂当后下，不宜久煎。外用：适量。大黄生用泻下力强，制用力缓活血好，酒制善清上焦火热，炒炭化瘀止血。

【使用注意】本品为峻烈攻下、破瘀之品，易伤正气，如非实证，不宜妄用。孕妇、月经期、哺乳期均当慎用或忌用。

芒　硝

《神农本草经》

本品为硫酸盐类矿物芒硝族芒硝，经加工精制而成的结晶体。主含含水硫酸钠（$Na_2SO_4 \cdot 10H_2O$）。

【处方用名】芒硝、朴硝、玄明粉、元明粉、风化硝、皮硝。

【药性特点】味咸，性寒。归胃、大肠、三焦经。

【功效主治特点】

1. 泻下攻积，润燥软坚——主治实热积滞，大便燥结之证。特点：其性降泻，有泻热通便，润燥软坚作用。

2. 清热消肿——外用主治口疮，咽痛，目赤及疮痈肿痛，乳痈，肠痈，痔疮肿痛。

【用量用法】内服：10～15g，冲入药汁内或开水溶化后服。外用：适量。

【使用注意】孕妇忌服。

附：本品因加工不同，有朴硝、芒硝、玄明粉（元明粉）之分，一般认为三者功效基本相同。但朴硝杂质较多，芒硝质地较纯，玄明粉质地最为纯净，可根据病情选择使用。至于风化硝，为芒硝风化脱水而成，功同芒硝。而皮硝又为加工粗制品的统称。

番泻叶

《中国药学大辞典》

为豆科草本状小灌木植物狭叶番泻叶 *Cassia angustifolia* Vahl 或尖叶番泻 *C. acutifolia* Delile 的叶。主产于印度、埃及、苏丹等国。通常于九月间采收，除去杂质，晒干。生用。

【处方用名】 番泻叶。

【药性特点】 味甘、苦，性寒。归大肠经。

【功效主治特点】

1. 泻下通便——主治热结便秘，习惯性便秘，老年便秘。特点：苦寒降泄，既能泻下导滞，又能清导实热。

2. 行水消胀——主治腹水肿胀。

【用量用法】 内服：3～6g，入煎剂应后下，研末 1.5～3g，泡水服。

【使用注意】 体虚及孕妇忌服。

芦　荟

《药性论》

本品为百合科植物库拉索芦荟 *Aloe barbadensis* Miller 叶的汁液浓缩干燥物。习称“老芦荟”。

【处方用名】 芦荟、真芦荟。

【药性特点】 味苦，性寒。入肝、心、胃、大肠经。

【功效主治特点】

1. 泻下通便——主治热结便秘。特点：苦寒降泄，既通大便，又清肝火。

2. 清肝——主治肝经实火。

3. 杀虫——外治顽癣，内治小儿疳积。

【用量用法】 内服：1.5～3g，宜入丸、散剂，一般不入煎剂。外用：适量，研敷患处。

【使用注意】 脾胃虚寒、食少便溏及孕妇忌服。

第二节　润下药

润下药多为植物种子或种仁，富含油脂，可滑利大肠，润燥通便，泻下力缓，有的略具有滋补作用，故适用于年老、体虚、久病及产后所致津枯、阴虚、血亏便秘者。应用时，根据病情不同，适当配伍其他药物同用。如热盛津伤便秘者，可与清热养阴药同用；兼血虚者，宜与补血药同用；兼气滞者，须与理气药同用。

火麻仁

《神农本草经》

为桑科一年生草本植物大麻 *Cannabis sativa* L. 的成熟种仁。主产于东北、华中、西南等地。秋、冬两季果实成熟时割取全株，晒干，打下果实，除去皮壳及杂质，收集净仁。打碎用。

【处方用名】火麻仁、大麻仁、麻子仁。

【药性特点】味甘，性平。归脾、胃、大肠经。

【功效主治特点】

润肠通便，滋养补虚——主治老人、产妇及体弱津血不足的肠燥便秘；胃肠燥热，脾约便秘。特点：甘平质润多脂，能润肠通便，略兼滋养之力。

【用量用法】内服：10～15g，打碎入煎；或入丸、散。

郁李仁

《神农本草经》

为蔷薇科落叶灌木植物欧李 *Prunus humilis* Bge. 或郁李 *P. japonica* Thunb. 或长柄扁桃 *Prunus pedunculata* Maxim. 的干燥成熟种子。前两种习称“小李仁”，后一种习称“大李仁”。夏、秋二季采收成熟果实，除去果肉和核壳，取出种子，干燥。

【处方用名】郁李仁。

【药性特点】味辛、苦、甘，性平。归脾、大小肠经。

【功效主治特点】

1. 润肠通便——主治大肠气滞，便秘兼气滞腹胀者。特点：润肠作用稍强于火麻仁，兼行肠中气滞。

2. 利水消肿——主治水肿腹胀满，脚气浮肿兼便秘者。特点：有下气利水消肿作用。

【用量用法】内服：3～12g；或入丸、散。

【使用注意】阴虚液亏及孕妇慎用。

第三节　峻下逐水药

本类药物攻逐峻猛，能引起剧烈腹泻，而使大量水分从大便排出，其中有些药物还兼有利尿作用，适用于水肿胀满、胸腹积水、痰饮积聚、喘满壅实等邪实而正气未虚的病证。近代用于治肝硬化、血吸虫病晚期腹水及渗出性胸膜炎，对改善症状有一定的疗效。

本类药物多有毒性，故在炮制、配伍、剂量、使用方法及禁忌等方面，都必须充分注意，以确保安全用药。

甘　遂

《神农本草经》

为大戟科植物甘遂 *Euphorbia kansui* T. N. Liou ex T. P. Wang. 的块根。主产于陕西、山西、河南等省。在春季花前或秋季茎苗枯萎后采挖，除去外皮，以硫黄熏后晒干。炮制可取净甘遂用醋拌匀，置锅内用文火炒至微干，取出晾干，即为醋甘遂；或置锅里，加麦麸同炒至焦黄色取出，筛去麸皮，即为"煨甘遂"，现较多用。

【处方用名】甘遂、生甘遂、制甘遂。

【药性特点】味苦，性寒，有毒。归肺、脾、胃经。

【功效主治特点】

1. 泻水逐饮——主治水肿，鼓胀，胸胁停饮，善行经隧之水湿，消肿散结。特点：泻水逐饮力峻，连续泻下可使体内潴留的水饮排出。

2. 消肿散结——主治疮痈肿毒。

【用量用法】内服：0.5～1.0g，研末服；或入丸、散。因毒性较大，宜制后服。

【使用注意】服后易引起恶心、呕吐、腹痛等反应，宜枣汤送服或装胶囊服。因本品峻烈有毒，凡气虚、阴伤、脾胃虚弱者及孕妇均当忌服。反甘草。

大　戟

《神农本草经》

本品为茜草科植物红大戟 *Knoria valerianoides* Thorelet Pitard 的干燥块根。秋、冬二季采挖，除去须根，洗净，置沸水中略烫，干燥。

【处方用名】大戟、红芽大戟。

【药性特点】味苦，性寒，有毒。归肺、脾、肾经。

【功效主治特点】

1. 泻水逐饮——主治水肿、鼓胀、胸胁停饮。

2. 消肿散结——主治痈肿疮毒，瘰疬痰核。

【用量用法】内服：1.5～3g；散剂 0.5～1g。醋制减低毒性。外用：适量研末调敷。

【使用注意】同甘遂。

芫　花

《神农本草经》

为瑞香科灌木植物芫花 *Daphne genkwa* Sieb. et Zucc. 的花蕾，多系野生。主产于安徽、山东、四川、浙江等省。春季当花未开放时采摘，晒干或烘干。醋炒用。

【处方用名】 芫花、陈芫花。

【药性特点】 味苦，性寒，有毒。归肺、脾、肾经。

【功效主治特点】

1. 泻水逐饮——主治胸胁停饮，水肿，鼓胀。特点：泻水逐饮作用稍逊。

2. 祛痰止咳——主治咳嗽痰喘。

3. 杀虫疗疮——主治头疮、白秃、顽癣及痈肿。

【用量用法】 内服：1.5～3g；散剂0.5～1.0g，吞服。外用：适量，研末调敷。醋制减低毒性。

【使用注意】 同甘遂。

牵牛子

《名医别录》

【来源】 为旋花科植物裂叶牵牛 *Pharbitis nil*（L.）Choisy 或圆叶牵牛 *P. Purpurea*（L.）Voigt 的成熟种子。表面灰黑色者称黑丑，淡黄色者称白丑，同等使用。全国大部分地区均产。7～10 月果实成熟，果壳未开裂时将全株割下，打下种子，除去杂质，晒干。生用或炒用。

【处方用名】 牵牛、黑丑、白丑、二丑。

【药性特点】 味苦，性寒，有毒。归肺、肾、大肠经。

【功效主治特点】

1. 泻下逐水——主治水肿，鼓胀，痰饮喘咳，二便不利。特点：泻下利水，较芫花力缓。

2. 去积杀虫——主治虫积腹痛。

【用量用法】 内服：3～10g；入丸、散 1.5～3g。

【使用注意】 体虚慎用，孕妇忌服。

商　陆

《神农本草经》

为商陆科多年生草本植物商陆 *Phytolacca acinosa* Roxb. 或垂序商陆 *Phytolacca americana* L. 的干燥根。秋季至次春采挖，除去须根和泥沙，切成块或片，晒干或阴干。

【处方用名】 商陆、商陆根。

【药性特点】 味苦，性寒，有毒。归肺、脾、肾经。

【功效主治特点】

1. 泻下逐水——主治水肿，鼓胀，大便秘结，小便不利。特点：苦寒沉降，通利二便，泻下利水。

2. 消肿散结——主治疮痈肿毒。

【用量用法】内服：5～10g；或作丸、散。醋制减低毒性。外用：适量，捣敷。

【使用注意】脾虚水肿及孕妇忌服。

巴　豆

《神农本草经》

为大戟科植物巴豆 *Croton tiglium* L. 的成熟果实。主产于四川、广西、云南、贵州等省。秋季果实成熟，尚未开裂时采摘，晒干，破开果壳，取出种子。

【处方用名】巴豆、巴豆霜、巴霜。

【药性特点】味辛，性热，有大毒。归胃、大肠经。

【功效主治特点】

1. 峻下冷积——主治寒积便秘，气急口噤。特点：辛热有毒，峻下冷积，开通肠道闭塞。

2. 逐水退肿——主治腹水鼓胀。特点：通便利水，作用刚猛。

3. 祛痰利咽——主治喉痹痰阻及寒痰结胸。

4. 外用蚀疮——主治痈肿脓成未溃，疥癣恶疮。

【用量用法】内服：0.15～0.3g。内服入丸、散（用巴豆霜）。外用适量，研末或捣泥或炸油外敷患处。

【使用注意】无寒实积滞、孕妇及体弱者忌服。巴豆畏牵牛子。

第十一章　祛风湿药

凡能祛风除湿，主要适用于痹证的药物，称为祛风湿药。

当人体遭受风寒湿邪侵袭之后，经络阻滞，气血流行不畅，便能形成痹证。痹证的主要症状是：肢体关节等处疼痛、酸楚麻木、重着、筋脉拘挛等。但由于风寒湿邪各有偏胜，所表现的症状也就各异。如风气偏盛，游移不定，称为行痹；寒气偏盛，疼痛较重，称为痛痹；湿气偏盛，重着不仁，称为着痹。此外，尚有热痹，是痹证兼有热象，属风寒湿邪化热所致。本类药物分别具有祛风、散寒、除湿、清热、通络、止痛等作用，部分药还有补肝肾、强筋骨的功效，在临症时可根据痹证的症状，选择应用。在使用祛风湿药物时，还需适当选择配伍才能增强疗效。如痹证初起，风寒湿邪在表者，当配解表药同用，使邪易从外解；如痹证日久，风寒湿邪入于筋骨经络，便当配合活血通络药同用，使邪不易稽留；如痹证热邪较重，关节红肿作痛者，便当配合清热除湿药，以消肿止痛；如体弱久病，气血亏虚，又当配合补气血药同用，以扶正达邪。这些配伍原则，必须重视。

一般祛风湿药，大都辛散温燥，能伤阴耗血，故阴亏血虚者当谨慎使用。

第一节　祛风寒湿药

本类药多为辛苦温之品，入肝、脾、肾经，具有祛风除湿、散寒止痛、舒筋通络等作用，主要适用于风寒湿痹，肢体关节疼痛，痛有定处，遇寒加重，筋脉拘挛，屈伸不利等。

独　活

《神农本草经》

为伞形科多年生草本植物重齿毛当归 *Angelica pubescens* Maxim. f. *biserrata* Shan et Yuan 的干燥根。主产于湖北、四川、浙江、安徽等省。春、秋两季采挖，除去残茎，须根，泥土，阴干或烘干。切片入药。生用或炒用。

【处方用名】独活、川独活。

【药性特点】味辛、苦，性微温。归肾经。

【功效主治特点】

1. 祛风湿，止痹痛——主治风寒湿痹，腰膝酸痛，少阴头痛，皮肤湿痒。特点：善祛风湿，散寒止痛。

2. 解表——主治表证风寒夹湿，头风头痛。

【配伍应用】 用于风寒湿痹腰膝较重者，常与桑寄生、防风、杜仲、牛膝等同用。用于伏风头痛，可与细辛、川芎同用。用于外感风寒湿邪，恶寒、发热、无汗、头身疼痛较重者，也可与荆芥、防风、羌活、川芎等药配伍。

【用量用法】 内服：3～10g。

【使用注意】 为辛散温燥之品，凡非风寒湿邪而气血不足之证忌用。

威灵仙

《开宝本草》

为毛茛科植物威灵仙 *Clematis chinensis* Osbeck、棉团铁线莲 *Clematis hexapetala* Pall. 或东北铁线莲 *Clematis manshurica* Rupr. 的干燥根和根茎。秋季采挖，除去泥沙，晒干。

【处方用名】 威灵仙。

【药性特点】 味辛、咸，性温。归膀胱经。

【功效主治特点】

1. 祛风湿，通络止痛——主治风湿痹痛，拘挛麻木，瘫痪。特点：善祛风湿通经络而止痛。

2. 消骨鲠——主治诸骨鲠喉。

3. 消痰水——主治痰饮，噎膈。

【配伍应用】

1. 用于风湿痹痛、麻木瘫痪，单用本品研末，每服1.5～3.5g，空腹温酒调服，1日2次，用治上述各症有效；又如神应丸，以本品配伍当归、桂心等分研末为丸，温酒送服，治风湿腰痛。

2. 用于痰饮积聚，可与半夏、姜汁等配伍应用。

【用量用法】 内服：3～10g。

【使用注意】 本品能损真气，气弱者不宜服。忌茶、面汤。

木　瓜

《名医别录》

为蔷薇科植物贴梗海棠 *Chaenomeles speciosa*（Sweet）Nakai 的干燥近成熟果实。夏、秋二季果实绿黄时采收，置沸水中烫至外皮灰白色，对半剖，晒干。

【处方用名】 木瓜、宣木瓜。

【药性特点】 味酸，性温。归肝、脾经。

【功效主治特点】

1. 舒筋活络——主治风湿顽痹，筋脉拘急，脚气肿痛。特点：善舒筋活络，祛湿除痹。

2. 和胃化湿——主治湿浊内阻之吐泻转筋。特点：能除湿和中，兼舒筋活络。

3. 消食生津开胃——主治津伤口渴、消化不良。

【用量用法】内服：5～10g。

【使用注意】阴虚腰膝酸痛及伤食积滞者均不宜服。

乌　头

《神农本草经》

为毛茛科植物乌头 *Aconitum carmichaeli* Debx 的干燥母根。主产于四川省，江西、湖南、湖北、云南、甘肃、陕西等省区亦有栽培。

【处方用名】乌头、川乌。

【药性特点】味大辛，性大热，有大毒。

【功效主治特点】

1. 祛风湿——主治风寒湿痹，拘急疼痛。

2. 散寒止痛——主治心腹冷痛，寒疝腹痛，寒湿诸痛。

【用量用法】内服：3～15g。久煎，至口尝无麻辣感为度。生用作用峻烈，宜于回阳救逆；熟用作用缓和，宜于补火助阳。

【使用注意】本品辛热燥烈，有毒，故非阴盛阳衰之证不宜服用。阴虚内热患者及孕妇忌用。反半夏、瓜蒌、白蔹、白及、贝母。畏犀角。

蚕　砂

《名医别录》

为蚕蛾科家蚕 *Bombyx mori* L. 之粪便。以江苏、浙江产量最多。夏季采收鲜蚕屎，晒极干，筛去杂质。

【处方用名】蚕砂、晚蚕砂、原蚕砂。

【药性特点】味甘、辛，性温。归肝、脾、胃经。

【功效主治特点】

1. 祛风湿，舒筋活络——特点：善祛风湿，舒筋缓急，作用温和。应用：风湿痹证，筋骨疼痛，关节拘挛。

2. 和胃化湿——主治吐泻转筋。特点：能除湿和中，舒筋活络。

【用量用法】内服：5～10g。外用：适量，煎汤洗或炒热熨或研末油调敷。

草　乌

《神农本草经》

毛茛科植物北乌头 *Aconitum kusnezoffii* Reichb. 的干燥块根。

【处方用名】鸭头、药羊蒿、乌喙、草乌。

【药性特点】味辛，性热，有毒。归肝、脾、肺经。

【功效主治特点】

1. 搜风胜湿——主治风寒湿痹，中风瘫痪，破伤风，头风。

2. 散寒止痛——主治脘腹冷痛。

3. 开痰——主治痰癖，气块，冷痢，喉痹。

4. 消肿——主治痈疽，疔疮，瘰疬。

【用量用法】内服：煎汤，2.5～10g；或入丸、散。外用：生用，研末调敷或醋、酒磨涂。

乌 梢 蛇（附：蛇蜕）

《开宝本草》

为游蛇科乌梢蛇 *Zaocys dhumnades*（Cantor）除去内脏的干燥全体。分布于我国大部分地区，以江苏、浙江、安徽、四川等省产量较大。多于春末、冬前捕取，剖腹去肠杂、皮及头部，作螺旋状盘起，用十字形铁丝架好，文火烘干，酒烫煮干供用，常与花椒同贮石灰缸中保存。

【处方用名】乌梢蛇、乌蛇、蛇蜕、蛇退、龙衣。

【药性特点】味甘，性平，无毒。归肝经。

【功效主治特点】

1. 祛风止痒——主治麻风，疥癣，瘰疬，恶疮。特点：善搜风邪，通经络。

2. 通络——主治风湿顽痹，中风半身不遂。

3. 止痉——主治小儿惊风，破伤风。

【用量用法】内服：5～15g；研末吞服1～2g。

【使用注意】血虚生风者忌用。

附：蛇蜕为游蛇科动物黑眉锦蛇 *Elaphe taeniurus* Cope.、锦蛇 *Elaphe carinata*（Guenther）或乌梢蛇等蜕下的干燥皮膜。又名蛇退、龙衣。本品味甘咸，性平，功能搜风、定惊、止痒、退翳。用于小儿惊风、皮肤瘙痒、目翳等症。内服：2～3g；研末吞服0.3～0.6g。

金钱白花蛇

《开宝本草》

为眼镜蛇科动物银环蛇 *Bugarus mulficinctus* Blyth 的幼蛇干燥全体。前者主产于浙江、江西等地，后者主产于广东、广西等地。均于夏季捕捉，剖开蛇腹，除去内脏，盘成圆形，用竹片撑开，烘干，去头尾入药，或以黄酒润透，去皮骨用。

【处方用名】白花蛇、蕲蛇肉、金钱白花蛇。

【药性特点】味甘、咸，性温，有毒。归肝经。

【功效主治特点】

1. 祛风湿，通经络——主治风湿痹痛、半身不遂。特点：力稍强（较蕲蛇）。

2. 定惊止搐——主治小儿惊风抽搐、破伤风。

【配伍应用】

1. 用于风湿痹痛、筋脉拘挛，或肌肉麻木，或口眼㖞斜、半身不遂，以及皮肤瘙痒、麻风、疥癣等症。白花蛇酒，即以本品为主药，配伍羌活、天麻、防风、当归、五加皮等制酒剂服，再以药渣为丸服，用治上述病症；配伍天麻、荆芥、薄荷，加蜜、酒熬膏服，治麻风、疥癣。

2. 用于小儿惊风抽搐、破伤风。用本品配伍乌梢蛇、蜈蚣共研细末，温酒下，治破伤风，项背强直，角弓反张。

【用量用法】内服：3～10g；研末吞服0.5～1g。金钱白花蛇每服1条，煎服；研末吞服0.5～1g。

【使用注意】血虚生风者忌用。

徐长卿

《神农本草经》

为萝藦科多年生草本植物徐长卿 *Cynanchum paniculatum*（Bge.）Kitag. 的根和根茎。主产于江苏、河北、山东等地。秋季采收，洗净泥土，晒干，切断。生用。

【处方用名】徐长卿、寮刁竹。

【药性特点】味辛，性平。归肝、胃经。

【功效主治特点】

1. 祛风止痛——主治风湿痹痛、胃痛、牙痛、痛经及各种痛证。特点：辛香行散。

2. 利水退肿——主治腹水、水肿。

3. 活血解毒——主治跌打损伤、毒蛇咬伤。

【用量用法】内服：7～15g，或浸酒；研末服1.5～3g。外用：适量，水煎洗或研末敷。

海风藤

《本草再新》

为胡椒科多年生木质地藤本植物风藤 *Piper kadsura*（Choisy）Ohwi 的干燥藤茎。主产于福建、广东、台湾、浙江等地。秋季采收，除去根和叶，晒干，切段入药。

【处方用名】海风藤。

【药性特点】味辛、苦，性微温。归肝、肾经。

【功效主治特点】

1. 祛风湿——主治风湿痹痛，筋脉拘挛。

2. 通络止痛——主治跌打损伤之瘀血肿痛。

【用量用法】内服：5～10g。

海桐皮

《海药本草》

为豆科常绿乔木植物刺桐 *Erythrina variegata* L. var. *orientalis*（L.）Merr. 的树皮。主产于广东、广西、浙江、台湾、福建等地。4 月剥取树皮及根皮，切片，晒干入药。

【处方用名】海桐皮。

【药性特点】味苦、辛，性平。归肝、肾经。

【功效主治特点】

1. 祛风湿，通经络——主治腰膝痹痛或四肢拘挛麻木。

2. 燥湿杀虫——主治疥癣、麻风，湿疹。

【用量用法】内服：6～12g。外用：适量，水煎洗或研末调敷或浸酒涂。

桑　枝

《本草图经》

为桑科落叶乔木桑树 *Morus alba* L. 的嫩枝。春、夏两季剪下嫩枝，趁未全干时切片。生用或炒用。

【处方用名】桑枝、嫩桑枝、炒桑枝。

【药性特点】味苦，性平。归肝经。

【功效主治特点】

1. 祛风通络——主治风湿痹痛，四肢拘挛。特点：善祛风通络而利关节。

2. 行水消肿——主治水肿脚气浮肿。

【用量用法】内服：15～30g。

第二节　祛风湿热药

本类药多为辛苦寒之品，入肝、脾、肾经，具有祛风除湿、通络止痛、清热消肿等作用，适用于风湿热痹、关节红肿热痛、风疹瘙痒、疮痈肿毒等。

秦　艽

《神农本草经》

本品为龙胆科植物秦艽 *Gentiana macrophylla* Pall.、麻花秦艽 *Gentiana straminea* Maxim.、粗茎秦艽 *Gentiana crassicaulis* Duthie ex Burk. 或秦艽 *Gentiana dahurica* Fisch. 的干燥根。前三

种按性状不同分别习称"秦艽"和"麻花艽"，后一种习称"小秦艽"。春、秋二季采挖，除去泥沙；秦艽和麻花艽晒软，堆置"发汗"至表面呈红黄色或灰黄色时，摊开晒干，或不经"发汗"直接晒干；小秦艽趁鲜时搓去黑皮，晒干。

【处方用名】秦艽、西秦艽、左秦艽。

【药性特点】味辛、苦，性平。归胃、大肠经，兼肝、胆经。

【功效主治特点】

1. 祛风湿，通络止痛——主治风湿痹痛，肢体拘挛，半身不遂等，偏寒偏热皆可。特点：善舒筋络而利关节，止痹痛，性微寒而兼清热。

2. 退虚热——主治骨蒸潮热，小儿疳热。

3. 清湿热——主治湿热黄疸。

【配伍应用】

1. 用于风湿痹痛，筋脉拘挛，可配伍羌活、独活、桂枝、海风藤等，治风寒湿痹；也可配伍防风、防己、牡丹皮、赤芍、金银花等治湿热痹痛。

2. 用于湿蒸、热郁引起的骨蒸劳热、小儿疳热、黄疸。如配伍鳖甲、青蒿、地骨皮、柴胡、知母等，治骨蒸劳热；配伍胡黄连、使君子、槟榔、鸡内金等，治小儿疳积发热；配伍茵陈、栀子、金钱草等，退黄疸。

【用量用法】内服：5～10g。

【使用注意】气血亏虚，身疼发热，或虚寒疼痛及尿清便溏者忌用。

防　己

《神农本草经》

为防己科植物粉防己 *Stephania tetrandra* S. Moore 的根。主产于浙江、安徽等地，多在秋季采挖，刮去外皮，切片晒干，生用。

【处方用名】防己、汉防己、木防己。

【药性特点】味大苦、辛，性寒。归膀胱、脾、肺经。

【功效主治特点】

1. 祛风湿止痛——主治风湿痹痛偏热，且病位在下半身者。特点：善祛风除湿，清热止痛。

2. 利水消肿——主治水肿、小便不利、脚气肿痛、湿疹。

【配伍应用】

1. 用于水肿、脚气、小便不利等症。如风水浮肿，汗出恶风者，可与黄芪、白术、甘草同用；治痰饮，肠间有水气，二便不利，可与椒目、葶苈、大黄同用；又常配伍木通、木瓜、槟榔等药，治脚气。

2. 用于风湿关节疼痛，可与白术、桂心、川乌、生姜等同用。

此外，还可用于下焦湿热疮毒，多与苍术、黄柏、薏仁、蒲公英、土茯苓等药同用。

【用量用法】内服：5～10g。

【使用注意】本品大苦辛寒，易伤胃气，故体弱阴虚及胃纳不佳者不宜用。

马钱子

《本草纲目》

为马钱科常绿乔木植物马钱 *Strychnos nurvomica* L. 的成熟种子。分布印度、越南、缅甸、泰国、斯里兰卡等地。均于秋季果熟时采收，除去果肉，取种子洗净晒干。必须经过砂烫或油炸等炮制处理后方可研末入丸、散剂。

【处方用名】马钱子。

【药性特点】味苦，性寒，有大毒。归肝、脾经。

【功效主治特点】

1. 散结消肿——主治跌打损伤，骨折肿痛，痈疽疮毒，咽喉肿痛。

2. 通络止痛——主治风湿顽痹，麻木瘫痪。

【配伍应用】

1. 用于风湿顽痹，麻木拘挛者，可与羌活、川乌、乳香、没药等祛风湿、活络止痛药配伍。

2. 用于跌打损伤，骨折等瘀滞肿痛，可配伍自然铜、骨碎补、䗪虫、乳香等同用；用于痈疽肿痛，可与炮山甲、制僵蚕配合使用。

【用量用法】内服：0.3～0.6g，炮制后入丸、散。

【使用注意】本品有兴奋脊髓、延髓等作用，服用过量可引起肢体颤动、惊厥、血压升高、呼吸困难，甚至昏迷等中毒症状。故须严格控制用量。孕妇忌服。

豨莶草

《新修本草》

为菊科一年生草本植物豨莶 *Siegesbeckia orientalis* L.、腺梗豨莶 *S. pubescens* Markino. 或毛梗豨莶 *S. glabrescens* Makino. 的干燥地上部分。全国大部分地区均产，主产于江苏、浙江、湖南、福建、四川等省。夏季开花前或花期割取地上部分，除去杂质，切断晒干入药。

【处方用名】豨莶草。

【药性特点】味辛、苦，性寒，有小毒。归肝、肾经。

【功效主治特点】

1. 祛风湿，利关节——主治风湿痹痛，中风半身不遂或脚弱无力。特点：善祛筋骨间风湿而通痹止痛。

2. 解毒——主治湿疮，疮痈。特点：能清热解毒，祛风湿而止痒。

3. 降血压——主治高血压病。

【用量用法】内服：10～15g。去筋骨风湿宜九蒸九晒用，去皮肤风湿疮疹宜生用。

【使用注意】《本草纲目》有“生则性寒，熟则性温”“酒蒸丸服则补人去痹”的记载，但毕竟为燥散之品，无风湿者不宜服。

臭 梧 桐

《本草图经》

为马鞭草科落叶灌木或小乔木海州常山 *Clerodendron trichofomum* Thunb. 的叶及嫩枝。全国多数地区均有出产。花前期采集带叶的嫩枝，晒干，切碎入药。

【处方用名】臭梧桐、八角梧桐。

【药性特点】味辛、苦、甘，性凉。归肝、脾经。

【功效主治特点】

1. 祛风湿，通经络——主治风湿痹证，肢体麻木，半身不遂；风疹，湿疮。

2. 平肝——主治肝阳上亢，头痛眩晕，高血压。

【用量用法】内服：10 ~ 15g，鲜者 30 ~ 60g；如研末服，每次 3g，1 日 2 ~ 3 次。外用：适量，煎汤洗。

络 石 藤

《神农本草经》

为夹竹桃科络石 *Trachelospermum jasminoides*（Lindl.）Lem. 的干燥带叶茎枝。主产于华东、华南等省。全年可收。络石藤割取地上藤茎，晒干，切段入药。

【处方用名】络石藤。

【药性特点】味苦，性微寒。归心、肝、肾经。

【功效主治特点】

1. 祛风通络——主治风湿热痹，筋脉拘挛。

2. 凉血消肿——主治跌打损伤，喉痹，痈肿。

【用量用法】内服：6 ~ 12g。

【使用注意】阳虚畏寒、便溏者忌服。

雷 公 藤

《本草纲目拾遗》

为卫矛科植物雷公藤 *Tripterygium wilfordii* Hook. f. 的根。

【处方用名】黄藤、红药、水莽草、断肠草、雷公藤。

【药性特点】味苦、辛，性寒，有大毒。归肝、肾经。

【功效主治特点】

1. 祛风除湿，活血通络——主治风湿顽痹。特点：有毒，抗风湿力强。

2. 消肿止痛，杀虫解毒——主治麻风、顽癣、湿疹、疥疮、皮炎、皮疹。

【用量用法】煎汤，10～25g（带根皮者减量），文火煎1～2小时；研粉服，每日1.5～4.5g。外用适量。

丝 瓜 络

《本草纲目》

为葫芦科植物丝瓜 *Luffa cylindrica*（L.）Roem. 的干燥成熟果实的维管束。

【处方用名】丝瓜网、丝瓜壳、瓜络、丝瓜络、丝瓜布。

【药性特点】味甘，性凉。入肺、胃、肝经。

【功效主治特点】

1. 祛风——主治风湿痹证。

2. 通络——主治胸胁胀痛，乳汁不通，乳痈。

3. 活血——主治跌打损伤、胸痹。

【用量用法】内服：煎汤，5～15g；或煅存性研末，每次1.5～3g。外用：适量，煅存性研末调敷。

第三节　祛风湿强筋骨药

本类药多为辛苦温之品，主入肝、肾经，具有祛风除湿、补肝肾、强筋骨等作用，主要适用于风湿日久，肝肾虚损，腰膝酸软，脚弱无力等。

五 加 皮

《神农本草经》

为五加科落叶灌木细柱五加 *Acanthopanax gracilistylus* W. W. Smith 的干燥根皮。多于5～6月间采挖根部，剥取根皮，阴干，切片入药。生用。

【处方用名】五加皮。

【药性特点】味辛、苦，性温。归肝、肾经。

【功效主治特点】

1. 祛风湿，补肝肾，强筋骨——主治风湿痹痛，肾虚腰膝软弱，小儿行迟。特点：善祛风除湿，兼温补肝肾。

2. 利水——主治水肿，脚气浮肿。

【用量用法】内服：5～10g。外用：适量，煎汤洗或研末敷。

【使用注意】阴虚火旺，舌干口苦者忌服。

注：五加皮有南北之分，一般认为南五加皮祛风寒湿、补肝肾、强筋骨的作用较好；北五加皮利水祛湿作用较好，但有一定毒性，不能过量应用，以防中毒。

桑寄生

《神农本草经》

本品为桑寄生科植物桑寄生 *Taxillus chinensis*（DC.）Danser。的干燥带叶茎枝。冬季至次春采割，除去粗茎，切段，干燥，或蒸后干燥。

【处方用名】桑寄生。

【药性特点】味苦、甘，性平。归肝、肾经。

【功效主治特点】

1. 祛风湿，补肝肾，强筋骨——主治风湿痹阻之腰膝疼痛，肝肾不足之腰膝酸软、筋骨无力。特点：祛风湿，益肝肾力强。

2. 安胎——主治胎漏下血，胎动不安。

【配伍应用】

1. 用于风湿痹痛、腰膝酸痛、筋骨无力，以本品配伍独活、秦艽、防风、杜仲、牛膝等，治肝肾不足，气血亏虚而有风寒湿邪引起的上述病症。

2. 用于胎动不安、胎漏下血、习惯流产，可配伍菟丝子、续断、阿胶等安胎止血药同用。

【用量用法】内服：15～30g。

千年健

《本草纲目拾遗》

为天南星科多年生草本植物千年健 *Homalomena occulta*（Lour.）Schott 的根茎。主产于广西南部地区。全年可采，以秋季采者品质较佳。挖出后洗净泥土，晒干，切片入药。

【处方用名】千年健。

【药性特点】味辛、苦，性温。归肝、肾经。

【功效主治特点】

1. 祛风湿——主治风寒湿痹。

2. 强筋骨——主治腰膝冷痛，下肢拘挛麻木，筋骨无力。

【用量用法】内服：5～10g，或酒浸。

【使用注意】阴虚火旺，舌干口苦者忌服。

狗　脊

《神农本草经》

为蚌壳蕨科多年生草本植物金毛狗脊 *Cibotium barometz*（L.）J. Sm. 的根茎。主产于四川、福建、浙江、广西、广东、贵州、江西、湖北等地。秋末、冬初地上部分枯萎时采挖，除去泥沙，晒干，或削去细根、叶柄及黄色柔毛后，切片晒干，为生狗脊。经蒸煮后，晒至六七成干时，再切片晒干，为熟狗脊。

【处方用名】狗脊、金毛狗脊、生狗脊、制狗脊。

【药性特点】味苦、甘，性温。归肝、肾经。

【功效主治特点】

1. 祛风湿——主治风湿痹证。特点：善祛腰脊之风寒湿，又补肝肾。

2. 补肝肾——主治腰膝酸软，下肢无力，肾虚尿频，遗尿，白带过多等。特点：有温补固摄作用。

3. 止血——主治创伤出血。

【用量用法】内服：10～16g。

【使用注意】因有温补固摄作用，所以肾虚有热、小便不利或短涩黄赤、口苦舌干均忌服。

第十二章　芳香化湿药

本类药多辛香温燥，主入脾、胃经，具有化湿醒脾或燥湿运脾作用，兼可解暑发表，适用于脾为湿困，运化失职所致脘腹痞满、呕吐泛酸、大便溏泻、食少倦怠、舌苔白腻，或湿热困脾之口甘多涎，以及湿温等，兼治阴寒闭暑等。

苍　术

《神农本草经》

为菊科多年生草本植物茅苍术 *Atractylodes lancea*（Thunb.）DC.、北苍术 *A. chinensis*（DC.）Koidz. 干燥根茎。主产于江苏、安徽、浙江、河南、湖北等省。春、秋两季均可采挖，除去泥土、残茎，晒干，微火烧掉毛须。水浸或用米泔水润透切片，炒至微黄入药。

【处方用名】 苍术、茅苍术、制苍术、炒苍术。

【药性特点】 味辛、苦，性温。归脾、胃经。

【功效主治特点】

1. 燥湿健脾——主治湿滞中焦证，水湿、痰饮内停或湿热内蕴诸证。特点：燥湿健脾力强。

2. 祛风散寒——主治风湿痹痛，表证夹湿。

3. 明目——主治夜盲症及眼目昏涩。

【配伍应用】

1. 用于风湿或寒湿引起的关节肢体疼痛，可与防风、羌活、桂枝、秦艽等配用；用于热痹或湿热下注，足膝肿痛，痿软无力及带下秽浊之症，又常与黄柏相伍为用，如二妙散、三妙丸、四妙丸；用于湿温多汗，一身尽痛之症，又常与清热泻火药生石膏、知母等配用。

2. 用于湿阻脾胃，脘闷呕恶、吐泻不食、舌苔白腻之证，常与厚朴、陈皮、甘草配伍。

3. 用于外感风寒，头痛无汗者，可与藁本、白芷等同用。

【用量用法】 内服：5～10g。米泔水制可减缓燥性。

【使用注意】 本品苦温燥烈，故阴虚内热或气虚多汗者忌用。

厚　朴

《神农本草经》

本品为木兰科植物厚朴 *Magnolia officinalis* Rehd. et Wils. 或凹叶厚朴 *Magnolia offinalis* Rehd. et Wils. var. *biloba* Rehd. et Wils. 的干燥干皮、根皮及枝皮。4～6 月剥取，根皮和枝皮直接阴干；干皮置沸水中微煮后，堆置阴湿处，“发汗”至内表面变紫褐色或棕褐色时，蒸软，取出，卷成筒状，干燥。

【处方用名】厚朴、川厚朴、川朴、制川朴。

【药性特点】味苦、辛，性温。归脾、胃、肺、大肠经。

【功效主治特点】

1. 燥湿消痰——主治湿滞中焦兼气滞。
2. 消积导滞——主治肠胃积滞。
3. 下气平喘——主治痰饮咳嗽。

【配伍应用】

1. 用于食积停留，大便秘结、脘腹胀痛等症，常与大黄、枳实同用。若热结便秘、腹痛脉实，又当配大黄、芒硝、枳实同用。还可用治湿滞伤中，脾胃失和而致胸腹滞闷、呕吐便溏者，常与苍术、陈皮、甘草同用。
2. 用于痰饮阻肺，气逆不降的气喘咳嗽，常与麻黄、半夏、杏仁等同用。

【用量用法】内服：3～9g；或入丸、散。

【使用注意】体虚及孕妇慎用。

广 藿 香

《名医别录》

为唇形科多年生草本植物广藿香 *Pogostemon cablin*（Blanco）Benth. 的干燥茎叶，主产于广东、海南岛、台湾等地。全国各地均产。初秋连根拔起，扎成把，晒干切段。生用或鲜用。

【处方用名】藿香、鲜藿香、广藿香、广藿梗。

【药性特点】味辛，性微温。归肺、脾、胃经。

【功效主治特点】

1. 化湿——主治湿滞中焦证。特点：善芳化湿浊，醒脾健胃。
2. 解暑——主治暑月外感风寒、内伤生冷之恶寒发热、头痛脘闷、呕恶吐泻。特点：解暑，又兼发表。
3. 止呕——主治湿浊中阻呕吐。

【配伍应用】

1. 用于暑月外感风寒，内伤生冷，寒热头痛、脘腹痞满、呕恶泄泻等症，常与紫苏、半夏、厚朴等配伍。

2. 用于气滞湿阻，中焦失和，脘腹胀满、呕恶、便溏等症，常与厚朴、苍术、半夏等配伍。用于湿阻中焦，胃气失降，呕吐不饥诸症，常与半夏、丁香等配伍。若用于妊娠呕吐，又可配砂仁、香附、苏梗等行气安胎药。

【用量用法】内服：4.5 ~9g。鲜品加倍。

【使用注意】本品为辛散温化之品，阴虚火旺，舌绛光滑者不宜应用。

砂　仁

《开宝本草》

本品为姜科植物阳春砂 *Amomum villosum* Lour.、绿壳砂 *Amomum villosum* Lour. var. *xanthioides* T. L. Wu et Senjen 或海南砂 *Amomum longiligulare* T. L. Wu 的干燥成熟果实。夏、秋二季果实成熟时采收，晒干或低温干燥。

【处方用名】砂仁、缩砂仁、春砂仁、阳春砂。

【药性特点】味辛，性温。归脾、胃、肾经。

【功效主治特点】

1. 化湿行气——主治湿浊困脾证，脾胃气滞证。特点：善化湿醒脾，行气温中。

2. 温中止呕——主治脾胃虚寒之呕吐、泄泻。

3. 安胎——主治妊娠气滞恶阻及胎动不安。

【配伍应用】

1. 用于脾胃气滞，食积不消，脘腹痞闷胀满、呕恶便泄、饮食少进等症，常与木香、枳实、白术同用；如湿浊中阻，脾胃失和，脘痞呕恶、不饥食少，则又当与化湿行气的厚朴、陈皮、白豆蔻等同用，以化湿开胃。

2. 用于脾胃虚寒，呕吐泻泄、消化不良、不饥食少等症，常与木香、党参、茯苓、白术等同用。

3. 用于妊娠胃虚，呕逆不食、胎动不安之症，古方常单用本品，炒熟研末吞服。临床上常配白术、桑寄生、续断等同用，治胎动不安；配半夏、竹茹、黄芩等同用，治妊娠恶阻。

【用量用法】内服：3 ~6g，入煎剂当后下；或入丸、散服。

【使用注意】本品辛散温燥，阴虚火旺不宜服用。

白豆蔻

《开宝本草》

本品为姜科植物白豆蔻 *Amomum kravanh* Pierre ex Gagnep. 或爪哇白豆蔻 *Amomum compactum* Soland ex Maton 的干燥成熟果实。按产地不同分为“原豆蔻”和“印尼白蔻”。

【处方用名】白豆蔻、白蔻仁、紫豆蔻。

【药性特点】味辛，性温。归肺、脾、胃经。

【功效主治特点】

1. 化湿行气——主治湿滞中焦证，脾胃气滞证。特点：善化湿醒脾，行气温中。
2. 温中止呕——主治脾胃虚寒之呕吐。

【用量用法】内服：3～6g，入煎剂当后下；或入丸、散。

【使用注意】火升作呕、热证腹痛及气虚者，均不宜用。

佩　兰

《神农本草经》

为菊科植物佩兰 *Eupatorium fortunei* Turcz. 的地上部分。主产于江苏、江西、河北、广东等地。夏季收割头刀，秋季收割二刀，切断，晒干，亦有用鲜品者。

【处方用名】佩兰、佩兰叶、鲜佩兰、佩兰梗。

【药性特点】味辛，性平。归脾、胃经。

【功效主治特点】

1. 化湿——主治湿滞中焦证，脾经湿热之口中甜腻、多涎、口臭等。
2. 解暑——主治暑湿证，湿温初起。

【用量用法】内服：6～9g，鲜品加倍。

草豆蔻（附：草果）

《名医别录》

为姜科多年生草本植物草豆蔻 *Alpinia katsumadai* Hayata 的成熟种子。主产于广东、广西等地。7～8月间采其果实，用沸水先行撩过，剥去外皮，晒干。

【处方用名】草豆蔻、草蔻、草果。

【药性特点】味辛，性温，芳香。归脾、胃经。

【功效主治特点】

1. 燥湿行气——主治寒湿中阻证。
2. 温中止呕——主治寒湿内盛，胃气上逆的呕吐，脾虚有寒之夹湿久泻。

【用量用法】内服：1.5～4.5g。打碎后下。

【使用注意】本品温燥，阴虚有热者忌用。

附：草果为姜科豆蔻属草果的果实。本品味辛，性温，有特异的嗅气和辣味。功能燥湿散寒、除痰截疟。用于寒湿郁伏之疟疾。用量、使用注意与草豆蔻同。

第十三章　利水渗湿药

凡能渗利水湿，通利小便的药物，称为渗湿利尿药。

人体排水功能失常，则水湿潴留，外溢而为浮肿，内停而为胀满，上攻则喘满咳逆，下蓄则小便不利。渗湿利尿药的作用，在于促进体内水分排泄，减少水分蓄积，以消除因水湿所致的各种症状。渗湿利尿药一般性味多甘淡，有通利小便，渗利水湿的功效。适用于小便不利、尿闭、淋浊、水肿、痰饮、黄疸尿赤、关节痹痛、湿温、湿疮、水泻及一切有水湿之证。

渗湿利尿药能耗伤阴液，阴虚病人慎用。

第一节　利水消肿药

本类药味多甘淡平或微寒，多入膀胱、脾及小肠经，具有利水消肿、健脾等作用，适用于水湿内停之水肿、小便不利，以及泄泻、痰饮等证。

茯　苓（附：茯苓皮、赤茯苓、茯神）

《神农本草经》

为多孔菌科真菌茯苓 *Poria cocos*（Schw.）Wolf 的干燥菌核。主产于云南、安徽、湖北、河南、四川等省。野生茯苓全年可以采收，以立秋后 8 ~ 9 月产品质量最佳；栽培品一般在接种后第二、三年采收。切取外皮者称“茯苓皮”；切取内层带淡红色者称赤茯苓；切取赤茯苓后的白色部分称“白茯苓”；抱松根而生者为“茯神”。均切成片状或块状入药。单用或朱砂拌用。

【处方用名】茯苓、白茯苓、云苓。

【药性特点】味甘、淡，性平。归心、脾、胃、肺、肾经。

【功效主治特点】

1. 利水消肿、渗湿——主治水肿、小便不利。特点：利水而不伤正气。
2. 健脾——主治脾胃气虚证。
3. 安神——主治心脾两虚之失眠、心悸、食少、乏力等。

【配伍应用】

1. 用于水湿停滞的小便不利、水肿胀满等症，常与白术、猪苓、泽泻等利水药同用。

2. 用于脾胃虚弱，不能运化水湿所致的神倦食少、腹胀肠鸣、大便泄泻等症，常与健脾益气的党参、白术、山药、莲子肉等药配伍应用。又可用于脾失运化，水湿停留形成的痰饮眩悸、呕吐等症，常与温阳健脾、燥湿化痰的桂枝、白术、甘草及陈皮、半夏等同用。

3. 用于心脾不足所致的惊悸、失眠症，常配伍党参、龙眼肉、酸枣仁同用。若属心气不足或心肾不交的惊悸、失眠，又常配伍安神镇惊的人参、龙齿及宁神开窍、交通心肾的菖蒲、远志等同用。

【用量用法】内服：10～15g。宁心安神用朱砂拌。

附：茯苓皮，功能专行皮肤水湿，常配伍桑白皮、生姜皮等同用，如《三因极一病证方论》五皮饮。用量：15～30g。

赤茯苓，功能渗利湿热，用于小便短赤，淋沥不畅，常配伍车前子、栀子等同用。用量：与茯苓同。

茯神，功能宁心安神，专用于心神不安，惊悸失眠等症，常配伍远志、龙齿、朱砂等同用，如《济生方》远志丸。用量：与茯苓同。

薏苡仁

《神农本草经》

为禾本科植物薏苡 *Coix lacryma－jobi* L. var. *ma－yuen*（Roman.）Stapf 的成熟种仁。全国大部地区均产，主产于福建、江苏、河北、辽宁等地。八、九月果实成熟时收割全株，晒干，打下果实，去外壳。生用或炒用。

【处方用名】薏苡仁、薏米、生苡仁、炒苡仁。

【药性特点】味甘、淡，性微寒。归脾、胃、肺经。

【功效主治特点】

1. 利水消肿、渗湿——主治水肿，脚气肿痛，小便不利。

2. 健脾止泻——主治脾虚泄泻。

3. 除痹——主治湿痹筋脉拘挛，胸痹。

4. 清热排脓——主治肺痈、肠痈。

【配伍应用】用于脾虚湿困诸症。如配伍党参、白术、茯苓、山药等，治脾虚有湿，食少泄泻、浮肿脚气等症；配伍苍术、黄柏、牛膝治湿痹。此外，配伍苇茎、桃仁、冬瓜仁治肺痈；配伍附子、败酱草治肠痈。

【用量用法】内服：10～30g。健脾止泻宜炒用；清利湿热宜生用。

【使用注意】津液不足者及孕妇忌用。

猪　苓

《神农本草经》

为多孔菌科植物猪苓 *Polyporus umbellatus*（Pers.）Fries 的干燥菌核。主产于陕西、云南、河南，甘肃、山西、吉林、四川亦产。南方全年可采，北方以夏、秋两季采收，挖出后去掉泥沙，晒干。再以水润透，切片晒干入药。生用。

【处方用名】猪苓、粉猪苓。

【药性特点】味甘，性平。归肾、膀胱经。

【功效主治特点】

利水消肿，渗湿——主治水肿，小便不利，泄泻。特点：有较强的利水渗湿作用。

【用量用法】内服：6～10g。

【使用注意】无水湿者忌服。

泽　泻

《神农本草经》

为泽泻科多年生沼泽植物泽泻 *Alisma orientale*（Sam.）Juzep. 的块茎。主产于福建、四川、江西，浙江、江苏、贵州、云南、新疆等省区亦产。冬季叶子枯萎时，采挖块茎，除去茎叶及须根，洗净，用微火烘干，撞去须根及粗皮。以水润透切片，晒干。生用或麸炒，或盐炒用。

【处方用名】泽泻、建泽泻。

【药性特点】味甘、淡，性寒。归肾、膀胱经。

【功效主治特点】

1. 利水消肿——主治水肿，小便不利，泄泻。

2. 渗湿，泄热——主治下焦湿热之黄白带下，小便淋浊。特点：泄肾与膀胱之热。

【配伍应用】用于水湿停滞，小便不利、水肿等症，常配伍猪苓、茯苓等利水渗湿药同用；用于痰饮停留胸膈而致头目眩晕，以及泄泻、小便短赤之症，常与白术配伍应用；还可用于阴虚火旺，本品只泻肾火，无补益之功，常与地黄、山药、山茱萸等补阴药同用。

【用量用法】内服：6～10g。

【使用注意】肾虚精滑者慎用。

冬 瓜 子（附：冬瓜皮）

《唐本草》

为葫芦科一年生草本植物冬瓜 *Benincasa hispida* Cogn. 的种子。全国各地均有栽培。夏末、秋初果实成熟时采收。食用冬瓜时，收集种子，洗净，选成熟者，晒干。生用或炒用，捣碎入药。

【处方用名】冬瓜子、冬瓜仁。

【药性特点】味甘，性寒。归肺、胃、大肠、小肠经。

【功效主治特点】

1. 清肺化痰——主治肺热咳嗽。
2. 消痈排脓——主治肺痈、肠痈。
3. 清热利湿——主治淋浊、带下。
4. 润肠通便——主治肠燥便秘。

【用量用法】内服：15～30g。

附：冬瓜皮为冬瓜的外层果皮，晒干。生用。本品性味甘微寒，功能清热利水消肿。适用于湿热水肿、小便不利、泄泻、疮肿等症。可与赤小豆、白茅根、茯苓等同用。

赤 小 豆

《神农本草经》

本品为豆科植物赤小豆 *Vigna umbeuata* Ohwi et Ohashi 或赤豆 *Vigna angutaris* Ohwi et Ohashi 的干燥成熟种子。秋季果实成熟而未开裂时拔取全株，晒干，打下种子，除去杂质，再晒干。

【处方用名】赤小豆、红小豆、红豆。

【药性特点】味甘、酸，性平。归心、小肠经。

【功效主治特点】

1. 利水消肿——主治水肿、脚气，小便不利。
2. 解毒排脓——主治肿毒疮疡。
3. 利湿退黄——主治黄疸。

【用量用法】内服：10～30g。外用：适量，生研调敷。

香 加 皮

《中药志》

为萝藦科植物杠柳 *Periploca sepium* Bge. 的干燥根皮。

【处方用名】北五加皮、五加皮、杠柳皮、香五加皮。

【药性特点】辛、苦，温；有毒。归肝、肾、心经。

【功效主治特点】

1. 利水消肿——主治水肿，小便不利。

2. 祛风湿，强筋骨——主治风湿痹证，为治风湿痹证常用之药，亦用于肝肾不足，筋骨痿软无力。

【用量用法】煎服，3～6g。浸酒或入丸散，酌量。

第二节　利尿通淋药

本类药味多苦寒，或甘淡而寒。苦能降泄，寒能清热，善走下焦，具有利尿通淋、清热等作用，主要适用于小便短赤，热淋，血淋，石淋及膏淋等证。

车 前 子（附：车前草）

《神农本草经》

为车前科多年生草本植物车前 *Plantago asiatica* L. 或平车前 *Plantago depressa* Willd. 的干燥成熟种子。前者分布于全国各地；后者分布于北方各省。秋季果实成熟时，割取果穗，晒干后搓出种子，筛去果壳杂质。生或盐炒入药。

【处方用名】车前子、车前实。

【药性特点】味甘，性寒。归肝、肾、小肠、肺经。

【功效主治特点】

1. 利尿通淋——主治湿热下注，小便淋沥涩痛，水肿、小便不利。特点：甘而滑利，善清热，性专降泄。

2. 渗湿止泻——主治暑湿泄泻。特点：利水湿，分清浊而止泻。

3. 明目——主治肝经风热之目赤肿痛，肝肾不足之目暗昏花。

4. 祛痰——主治肺热咳嗽痰多。

【配伍应用】

1. 用于湿热内郁之水肿小便不利，多与猪苓、泽泻、大腹皮等同用；用于淋病尿闭，常配伍滑石、木通、栀子同用；用于妇女带下发黄，常配伍黄柏、山药、芡实同用。

2. 用于暑热泄泻，小便不利，常配香薷、茯苓、猪苓等应用。

3. 用于肝热所致的目赤肿痛，可与菊花、密蒙花、黄芩、龙胆草等同用；用于肝肾不足的目暗不明，可与熟地黄、菟丝子等同用。

4. 用于肺热咳嗽，痰多之症，可与桔梗、杏仁、紫菀等同用。

【用量用法】内服：10～15g，布包入煎剂。

【使用注意】无湿热者及孕妇忌用。

附：车前草为车前或平车前的全草，亦可入药。本品性味、功效与车前子基本相同，除清热利湿外，又能清热解毒。用鲜品捣烂外敷，可治痈肿。用量：10～15g，鲜品加倍；外用：适量。

滑　　石

《神农本草经》

本品为硅酸盐类矿物滑石族滑石，主含含水硅酸镁［$Mg_3(Si_4O_{10})(OH)_2$］。采挖后，除去泥沙及杂石。

【处方用名】 滑石、块滑石、飞滑石。

【药性特点】 味甘，性寒。归膀胱、肺、胃经。

【功效主治特点】

1. 利尿通淋——主治湿热下注，小便淋沥涩痛及石淋。特点：质重而滑，淡能渗湿，寒能清热。

2. 清热解暑——主治暑热烦渴，湿温初起。

3. 收湿敛疮——主治湿疮、湿疹、痱子。

【配伍应用】

1. 用于热结膀胱，小便涩痛，及热淋、石淋、血淋等症，可与木通、车前子、山栀子、瞿麦等同用。

2. 用于感受暑热，心烦口渴、小便赤涩，或湿温发热，常与甘草配用。

3. 用于湿疹、湿疮，常与枯矾、黄柏等研粉外用。

【用量用法】 内服：10～15g，布包入煎。外用：适量。

【使用注意】 脾虚、热病伤津及孕妇均忌用。

木　　通 （附：关木通）

《神农本草经》

本品为毛茛科植物小木通 *Clematis armandii* Franch. 或绣球藤 *Clematis montana* Buch. -Ham. 的干燥藤茎。春、秋二季采收，除去粗皮，晒干，或趁鲜切薄片，晒干。

【处方用名】 木通、苦木通。

【药性特点】 味苦，性寒。归心、小肠经。

【功效主治特点】

1. 利尿通淋——主治湿热下注，小便淋沥涩痛，脚气肿胀、小便不利。特点：苦寒降泄，清热利尿通淋。

2. 清泻心火——主治口舌生疮，心烦尿赤。特点：上清心火，下利湿热。

3. 通经下乳——主治血瘀经闭，湿热痹痛，产后乳汁不通或乳少。

【配伍应用】

1. 用于口舌生疮、心烦、小便赤涩热痛等症，常配伍生地黄、竹叶、甘草梢同用。用于湿脚气、小便不利，可配伍猪苓、苏叶、槟榔等药同用。

2. 用于血瘀经闭，可与丹参、牛膝、桃仁、生蒲黄等活血祛瘀药配伍应用；用于乳汁不下，常配伍通经下乳的穿山甲、王不留行、通草、漏芦等药应用；用于湿热痹痛，关节不利，可与忍冬藤、海桐皮、桑枝等配伍应用。

【用量用法】3～6g。

【使用注意】无湿热者及孕妇忌服。

附：当前使用的木通主要是马兜铃科马兜铃属（关木通）或毛茛科铁线莲属（川木通）。目前市场流通的大多是关木通。据报道，关木通用量过大或长期服用含有本品的中成药（如龙胆泻肝丸），可致急性或慢性肾功能衰竭；也有使用不超过《药典》规定用量（3～6g）而引起急性肾功能衰竭者，应该引起重视。

通　草

《本草纲目拾遗》

为五加科灌木植物通脱木 *Tetrapanax papyriferus*（Hook.）K. Koch 的茎髓。分布于福建、台湾、广西、湖南、湖北、云南、贵州、四川等地。秋季采收，截成段，趁鲜时取出茎髓，理直，晒干，切段入药。经炮制，表面挂上一层朱砂粉末的叫“朱通草”。将通草茎髓加工成方形薄片，称“方通草”。加工时修切下来的边条，称“丝通草”。

【处方用名】通草、白通草、大通草、方通草、丝通草。

【药性特点】味甘、淡，性寒。归脾、胃经。

【功效主治特点】

1. 利尿通淋——主治湿热下注，小便淋沥涩痛。

2. 通气下乳——主治产后乳汁不通或乳少。

【用量用法】内服：2～5g。

【使用注意】气阴两虚、内无湿热及孕妇忌服。

海金沙

《嘉祐本草》

为海金沙科植物海金沙 *Lygodium japonicum*（Thunb.）Sw. 的成熟孢子。主产于广东、浙江、江苏、江西、湖南、湖北等地亦产。立秋前后孢子成熟时采收，割下茎叶，晒干，然后搓揉，使孢子脱落，除去茎叶。生用。

【处方用名】海金沙。

【药性特点】味甘、淡，性寒。归膀胱、小肠经。

【功效主治特点】

1. 利尿通淋、止痛——主治各种淋证，为治诸淋涩痛之要药。

2. 活血通经——应用于血热瘀阻所致闭经，月经不调。

【用量用法】内服：6～15g，布包入煎。

【使用注意】肾阴虚者慎用。

石 韦

《神农本草经》

本品为水龙骨科植物庐山石韦 *Pyrrosia sheareri*（Bak.）Ching、石韦 *Pyrrosia lingua*（Thunb.）Farwell 或有柄石韦 *Pyrrosia petiolosa*（Christ）Ching 的干燥叶。全年均可采收，除去根茎和根，晒干或阴干。

【处方用名】石韦。

【药性特点】味甘、苦，性微寒。入肺、膀胱经。

【功效主治特点】

1. 利尿通淋——主治热淋、石淋、血淋。尤善治石淋。
2. 清肺止咳——主治肺热咳喘。
3. 凉血止血——主治血热妄行所致的吐血、崩漏、衄血。

【用量用法】内服：5～10g，大剂 15～30g。

萹 蓄

《神农本草经》

为蓼科一年生草本植物萹蓄 *Polygonum aviculare* L. 的干燥地上部分。我国各地均产。夏季采收，晒干，切碎。生用。

【处方用名】萹蓄、萹蓄草。

【药性特点】味苦，性平。归胃、膀胱经。

【功效主治特点】

1. 利尿通淋——主治湿热下注，小便淋沥涩痛及血淋。
2. 杀虫止痒——主治虫证，湿疹，阴痒，虫积腹痛。

【用量用法】内服：10～15g，鲜品加倍。

【使用注意】无湿热或脾虚者忌用。

瞿 麦

《神农本草经》

为石竹科多年生草本植物瞿麦 *Dianthus superbus* L. 和石竹 *D. chinensis* L. 的干燥地上部分。全国大部分地区有分布，主产于河北、河南、辽宁、湖北、江苏等地。夏、秋季均可采收，花未开放前采者较佳。栽培品每年可收割 2～3 次，割取全株，除去杂草、泥土、晒干。清水润后切段，晒干生用。

【处方用名】瞿麦、巨麦、瞿麦穗。

【药性特点】味苦，性寒。归心、小肠经。

【功效主治特点】

1. 利尿通淋——主治湿热下注，小便淋沥涩痛及血淋。

2. 破血通经——主治血热瘀阻所致闭经，月经不调，

【用量用法】内服：10～15g。外用：适量。

【使用注意】脾气虚及孕妇忌用。

地肤子

《神农本草经》

为藜科一年生草本植物地肤 *Kochia scoparia*（L.）Schrad. 的成熟果实。主产于河北、山西、山东、河南等地，辽宁、青海、陕西、四川、江苏等地亦产。秋季果实成熟时割取全草，晒干，打下果实，除去杂质。生用。

【处方用名】地肤子。

【药性特点】味辛、苦，性寒。入肾、膀胱经。

【功效主治特点】

1. 清热利湿——主治湿热下注，小便淋沥涩痛。

2. 祛风止痒——主治阴痒带下，风疹，湿疹。

【用量用法】内服：10～15g。外用：适量。

萆 薢

《神农本草经》

本品为薯蓣科植物粉背薯蓣 *Dioscorea hypoglauca* Palibin 的干燥根茎。秋、冬二季采挖，除去须根，洗净，切片，晒干。

【处方用名】萆薢、粉萆薢。

【药性特点】味苦，性平。入肾、胃经。

【功效主治特点】

1. 利湿去浊——主治膏淋，白浊。

2. 祛风除痹——主治风湿痹痛。

【用量用法】内服：10～15g。

【使用注意】肾虚阴亏者忌服。

冬葵子

《神农本草经》

为锦葵科一年生或多年生草本植物冬葵 *Malva verticillata* L. 的成熟种子。全国各地均有分布。夏季种子成熟时采收，除去杂质晒干。捣碎入药。

【处方用名】冬葵子。

【药性特点】味甘，性寒。归大肠、小肠、膀胱经。

【功效主治特点】

1. 利尿通淋——主治淋证，水肿。
2. 下乳——主治乳汁不通，乳房胀痛。
3. 润肠——主治便秘。

【用量用法】内服：6～15g。

【使用注意】脾虚肠滑者忌服，孕妇慎服。

第三节　利湿退黄药

本类药味多苦寒，主入脾、胃、肝、胆经，苦寒能清泄湿热，具有利湿退黄、清热解毒等作用，用于湿热黄疸、目黄身黄、小便黄，以及湿疮、痈肿疮毒等证。

茵陈蒿

《神农本草经》

本品为菊科植物滨蒿 *Artemisia scoparza* Waldst. et Kit. 或茵陈蒿 *Artemisia capillaris* Thunb. 的干燥地上部分。春季幼苗高6～10cm时采收或秋季花蕾长成至花初开时采割，除去杂质和老茎，晒干。春季采收的习称“绵茵陈”，秋季采割的称“花茵陈”。

【处方用名】茵陈、茵陈蒿、绵茵陈。

【药性特点】味苦，性微寒。归脾、胃、肝、胆经。

【功效主治特点】

1. 利湿退黄——主治黄疸，为治黄疸之要药，阴黄、阳黄皆可；湿温、湿疮、湿疹。
2. 解毒疗疮——主治湿疹瘙痒。

【配伍应用】

1. 用于湿热黄疸，身黄如橘子色，小便不利，腹微满者，属阳黄，可与栀子、大黄等药配伍。用于黄疸色黄而晦暗者，为阴黄，属寒湿，可配伍附子、干姜等应用。
2. 用于湿温发热，可与滑石、白豆蔻、黄芩等同用。
3. 用于湿热内蕴所致的湿疮、瘙痒或流水等症，可配伍黄柏、土茯苓等药应用；亦可单味煎汤外洗。

【用量用法】内服：10～30g。外用：适量。

金钱草

《本草纲目拾遗》

为报春花科多年生草本植物过路黄 *Lysimachia christinae* Hance. 的全草。我国江南各省均有分布，主产于四川省。五月采收，除去杂质，切段晒干。生用或鲜用。

【处方用名】金钱草、过路黄、铜钱草。

【药性特点】味甘、咸，性微寒。归肝、胆、肾、膀胱经。

【功效主治特点】

1. 利湿退黄——主治湿热蕴结肝胆所致湿热黄疸。

2. 利尿通淋——善治石淋（泌尿系结石）、肝胆结石。

3. 解毒消肿——主治痈肿、恶疮肿毒、毒蛇咬伤。

【配伍应用】

1. 用于热淋、砂淋、石淋，尿涩作痛，可单用本品250g浓煎代茶饮，须长期服方有效。现代临床多配海金沙、冬葵子、瞿麦、滑石、鱼首石、鸡内金等同用，治泌尿系结石。用于肝胆结石，可配伍柴胡、赤芍、枳实、茵陈、赤苓、丹参、黄芩、川郁金同用。

2. 用于湿热黄疸，可配伍清热利胆的栀子、茵陈蒿、半边莲等应用。

3. 用于疮疖疔毒、虫蛇咬伤，可用鲜品捣汁饮服，以渣外敷。用于烫伤、烧伤可用鲜品捣汁涂抹患处。

【用量用法】内服15～60g，鲜品加倍；或捣汁服。外用：适量，捣汁敷或涂抹。

虎　杖

《名医别录》

为蓼科多年生草本植物虎杖 *Polygonum cuspidatum* Sieb. et. Zucc. 的根及根茎。我国大部分地区均产。秋末、冬初采根洗净，趁鲜切片晒干。

【处方用名】虎杖。

【药性特点】味苦，性寒。归肝、胆、肺经。

【功效主治特点】

1. 利湿退黄——主治湿热黄疸，淋浊，带下。

2. 清热解毒——主治痈疮肿毒、烧烫伤、毒蛇咬伤。

3. 散瘀止痛——主治血瘀闭经、痛经、跌打损伤、癥瘕。

4. 化痰止咳——主治肺热咳嗽。

5. 泻热通便——主治热结便秘。

【配伍应用】

1. 用于风湿筋骨疼痛，可单用本品水煎服或浸酒服，也可与防风、防己、秦艽等祛风湿药同用。

2. 用于湿热黄疸，可单用，也可配伍茵陈、金钱草等煎服，治胆囊结石兼黄疸者。用于淋浊、白带，单用本品煎汤或研末内服，并可煮水冲洗。

3. 用于经闭、癥瘕，以本品配伍土瓜根、牛膝同用。

4. 用于烫伤、跌打损伤、痈肿疮毒、蛇伤等症，单用本品研末，茶水或食油调涂，并可内服。

5. 用于肺热咳嗽，可与贝母、瓜蒌、杏仁等化痰止咳药同用。

【用量用法】内服：10～30g，或浸酒，或入丸、散。外用：适量，研末敷或煎水洗。

【使用注意】孕妇忌服。

垂盆草

《本草纲目拾遗》

为景天科植物垂盆草 *Sedum sarmentosum* Bunge 的新鲜或干燥全草。

【处方用名】狗牙半支、养鸡草、垂盆草。

【药性特点】味甘，性凉。归肝、胆、小肠经。

【功效主治特点】

1. 利湿退黄——主治湿热黄疸。

2. 清热解毒——主治痈肿疮疡，喉痛，蛇伤，烫伤。

【用量用法】煎服，干品15～30g；鲜品250g。

玉米须

《四川中药志》

为禾本科一年生草本植物玉蜀黍 *Zea mays* L. 的花柱。全国各地均有栽培。秋季收获种子时收集花柱，去杂质晒干。切段生用。

【处方用名】玉米须。

【药性特点】味甘，性平。入心、小肠经。

【功效主治特点】

1. 利水消肿——主治水肿，小便不利，淋证。

2. 利湿退黄——主治黄疸。

【用量用法】内服：15～30g，最多至60g。

灯心草

《开宝本草》

为灯心草科多年生草本植物灯心草 *Juncus effusus* L. 的茎髓。分布于全国各地，主产于江苏、四川、云南、贵州等地。秋季割取茎部晒干，或将茎皮纵向剖开，去皮取髓，晒干。切段生用或煅炭用。以朱砂拌者称“朱灯心”。

【处方用名】灯心草、灯心、灯草。

【药性特点】味甘、淡，性微寒。归心、肺、小肠经。

【功效主治特点】

1. 清热利尿——主治热淋、小便赤涩热痛。

2. 清心除烦——主治心烦失眠、小儿夜啼。

【用量用法】内服：1.5～2，5g；或入丸、散。外用：适量，煅存性研末用。

第十四章 温里药

凡具有温性或热性，能消除里寒证为主要作用的药物称为温里药，又称祛寒药。

温里药，药性温热，多具辛味，以入心、脾、肾三经为主，具有温里、散寒、回阳、救逆、温经、止痛等作用，归纳起来，主要为温中散寒和温肾回阳两个方面。因此，本类药物适用范围大致分为：一为寒邪内侵，阳气被困所致的呕吐泻痢、胸腹冷痛等脏寒证；一为心肾阳虚，阴寒内盛所致的汗出恶寒、口鼻气冷、下利清谷、肢厥脉微等亡阳证。使用本类药物，应根据不同证候，作适当的配伍。如外寒内侵，尚有表证者，应适当配伍解表药；如寒凝气滞者，可配理气药；如寒湿内停者，可配化湿、利湿药；如脾肾虚弱者，可配健脾补肾药；如气虚欲脱者，应配合补气药等。温里药性味辛温燥烈，易于耗伤阴血，故对阴亏、血虚患者，均应慎用或忌用。

附　子

《神农本草经》

为毛茛科植物乌头 *Aconitum carmichaeli* Debx 的子根加工品。主产于四川省，江西、湖南、湖北、云南、甘肃、陕西等省亦有栽培。夏至到小暑间采挖，去须根，洗净，用胆巴水浸漂后，投入水中煮熟，再按不同规格的要求进行加工。如盐附子：用胆巴水、食盐反复浸泡，附子有食盐结晶附着为止，晒干；黑顺片：是将附子切片，用红糖焦米染成浓茶色，再以清水漂至不麻舌时，取出蒸过，炕半干后晒干；白附片：将附子剥去外皮，切片在清水中漂至水呈乳白色时，取出蒸过，晒干，或用硫黄熏白。

【处方用名】制附片、熟附片、淡附片、黑附块、炮附子。

【药性特点】味大辛，性大热，有大毒。归十二经。

【功效主治特点】

1. 回阳救逆——主治亡阳证，为回阳救逆第一要药，为纯阳燥烈之品。

2. 补火助阳——主治阳虚证。特点：上助心阳，中温脾阳，下补肾阳。

3. 散寒止痛——主治寒痹证。特点：温散走窜，散寒力大。

【配伍应用】

1. 用于阳气衰微，阴寒内盛，或因大汗、大吐、大泻以及其他原因而致的四肢厥冷、脉微欲绝的亡阳虚脱证，常与干姜、甘草配伍，以增强回阳救逆之功效；若阳衰而表不固，汗出不止者，可与黄芪同用，以温阳固表；如因大出血而致亡阳者，可配伍人参，以利回阳救逆、益气固脱。

2. 用于肾阳不足所致的腰膝酸痛、畏寒足冷、阳痿滑精、小便频数等症，常与肉桂、熟地黄、枸杞子、山茱萸等同用。用于脾肾阳虚，脘腹冷痛、大便溏泄之症，可与党参、白术、干姜等配伍。用于阳虚水肿、小便不利之症，可配伍白术、茯苓等。

3. 用于风寒湿痹，尤适合周身骨节疼痛属于寒湿偏盛者，常与桂枝、白术、甘草等配伍。

4. 用于素体阳虚，感受风寒，所致恶寒发热，而脉反沉者，常配伍麻黄、细辛。

【用量用法】内服：3～15g。久煎，至口尝无麻辣感为度。生用作用峻烈，宜于回阳救逆；熟用作用缓和，宜于补火助阳。

【使用注意】本品辛热燥烈，有毒，故非阴盛阳衰之证不宜服用。阴虚内热患者及孕妇忌用。反半夏、瓜蒌、白蔹、白及、贝母。畏犀角。

肉 桂

《名医别录》

为樟科常绿乔木植物肉桂 *Cinnamomun cassia* Presl 的树皮。分布于福建、广东、广西、云南。8～10月，选择桂树，按一定宽度剥取树皮。切片或研末入药。干皮去表皮者称桂心。采自老树枝皮或幼树干皮和粗枝皮，不经压制，自然卷成筒状者称官桂。

【处方用名】肉桂、上玉桂、桂心、官桂。

【药性特点】味辛、甘，性大热。归肝、肾经。

【功效主治特点】

1. 补火助阳——主治肾阳虚证。

2. 散寒止痛——主治寒凝脘腹冷痛，寒湿痹痛，胸痹，寒疝腹痛。

3. 温经通脉——主治寒凝血滞痛经，闭经，阴疽。

4. 引火归原——主治虚阳上浮的面赤、虚喘、汗出等。

【配伍应用】

1. 用于肾阳不足，命门火衰所致的畏寒肢冷、腰膝软弱、阳痿、尿频等症，常与温补肝肾药附子、熟地黄、山茱萸等配伍。用于脾肾阳虚之脘腹冷痛、食少、便溏泄泻等症，常与温补脾肾药附子、干姜、白术等配伍。

2. 用于心腹冷痛，可单味研末冲服，也可配伍其他祛寒药如附子、干姜、吴茱萸等同用。用于妇女虚寒痛经，常与熟地黄、当归、干姜等配伍。用于寒痹腰痛，常与独活、桑寄生、杜仲、狗脊等配合使用。

3. 用于阴疽白陷、漫肿不溃，常与熟地黄、白芥子、鹿角胶等配伍。用于经寒血滞，经闭、癥瘕等症，多与川芎、当归、红花、桃仁等同用。

对气血衰弱之证，常以少量肉桂配伍补气、补血药以温化阳气，有鼓舞气血生长功效。

【用量用法】内服：1.5～4.5g；研末吞服或冲服一次量1～1.5g。官桂用量加倍。入煎剂时不宜久煎，须后下，以免减低药效。

【使用注意】本品能助阳动血，故凡阳盛阴虚，一切血症及孕妇均当忌用。

干　姜

《神农本草经》

为姜科多年生草本植物姜 *Zingiber officinale* Rosc. 的根茎。产于四川、湖北、广东、广西、福建、贵州等地，均系栽培。冬季采挖，除去茎叶及须根，洗净晒干或烘干。切片生用或炮焦或炒炭用。

【处方用名】干姜、淡干姜。

【药性特点】味辛，性热。归脾、胃、心、肺经。

【功效主治特点】

1. 温中散寒——主治寒凝脾胃证。
2. 回阳通脉——主治亡阳证。
3. 温肺化饮——主治寒饮伏肺喘咳。

【配伍应用】

1. 用于脾胃虚寒，脘腹冷痛、呕吐、泄泻冷痢等症，常与党参、白术等配伍。
2. 用于阳气衰微，阴寒内盛，四肢厥冷、脉微欲绝之亡阳虚脱证，常与附子相须为用。
3. 用于肺寒咳嗽，痰多清稀等症，常与细辛、五味子等配伍，如《金匮要略》苓甘五味姜辛汤。
4. 用于虚寒性吐衄、便血、崩漏，症见手足不温、面色苍白、脉濡细、舌淡苔白等证，常与其他止血药同用。以炮姜炭配伍棕榈炭、乌梅炭治血崩。

【用量用法】内服：3～10g。温中回阳、散寒燥湿，当用干姜；止泻、止血宜用炮姜。

【使用注意】本品属辛热燥烈之品，故阴虚有热者及孕妇均忌用。

吴茱萸

《神农本草经》

本品为芸香科植物吴茱萸 *Euodia rutaecarpa*（Juss.）Benth.、石虎 *Euodia rutaecarpa*（Juss.）Benth. var. *officinalis*（Dode）Huang 或疏毛吴茱萸 *Euodia rutaecarpa*（Juss.）Benth. var. *bodinieri*（Dode）Huang 的干燥近成熟果实。8～11 月果实尚未开裂时，剪下果枝，晒干或低温干燥，除去枝、叶、果梗等杂质。

【处方用名】吴茱萸、吴萸、淡吴萸。

【药性特点】味辛、苦，性大热，有小毒。归肝、脾、肾经。

【功效主治特点】

1. 散寒止痛——主治寒疝腹痛、厥阴头痛、脘腹冷痛、寒湿脚气肿痛。特点：散寒并下气。
2. 降逆止呕——主治胃寒呕吐、肝胃不和之呕吐、吞酸。
3. 助阳止泻——主治脾肾阳虚之五更泄泻。

【配伍应用】

1. 用于肝胃虚寒，浊阴上逆所致的厥阴头痛（巅顶头痛，呕吐涎沫）及肝寒犯胃，胃脘疼痛，常用本品配党参、生姜、大枣同用。用于寒滞肝脉，疝气腹痛，常配木香、小茴香、川楝子同用。用于经寒腹痛，月经后期，配当归、川芎、桂枝等温经散寒、活血调经的药物同用。

2. 用于胸腹胀满，呕吐吞酸之症，本品又能舒肝和胃、止呕制酸，偏于寒湿者，可配伍生姜、半夏同用；如肝火犯胃者，又当配黄连同用。

3. 用于寒湿脚气，本品又有散寒下气、燥湿止痛之效，常与木瓜、槟榔等同用，如吴萸木瓜汤，治脚气入腹，胀满疼痛。

4. 用于阳虚泄泻，本品配五味子、肉豆蔻、补骨脂同用，如四神丸有温中助阳止泻之功，为脾肾阳虚之五更泄泻必用之品。

此外，本品研末醋调外敷足心，可以引火下行，治口舌生疮，并用此法治疗高血压症。

【用量用法】内服：1.5～6g。外用：生者15～30g，研末醋调涂足心，或煎汤泡脚。

【使用注意】本品辛热燥烈，能损气动火，故阴虚有热者不宜服。

高良姜

《名医别录》

为姜科多年生草本植物高良姜 *Alpinia officinarum* Hance. 的根茎。主产于广东、广西、台湾等地。夏末、秋初挖取生长4～6年的根茎，除去地上茎、须根及残留的鳞片，洗净切段，晒干。生用。

【处方用名】高良姜、良姜。

【药性特点】味辛，性热。归脾、胃经。

【功效主治特点】

1. 温中止痛——主治寒凝中焦、气滞腹痛。

2. 温中止呕——主治胃寒呕吐。

【用量用法】内服：3～6g。

【使用注意】本品辛热燥散，易伤阴助火，故肝胃火郁之胃痛、呕吐等忌用。

花　椒

《神农本草经》

本品为芸香科植物青椒 *Zanthorylum schinifolium* Sieb. et Zucc. 或花椒 *Zanthoxylum bungeanum* Maxim. 的干燥成熟果皮。秋季采收成熟果实，晒干，除去种子和杂质。

【处方用名】川椒、蜀椒。

【药性特点】味辛，性热，有大毒。归脾、胃、肾经。

【功效主治特点】

1. 温中止痛——主治脾胃虚寒证之脘腹冷痛、泄泻。

2. 杀虫止痒——主治湿疹瘙痒，阴痒，蛔虫腹痛。

【用量用法】内服：3～6g。外用：适量。

【使用注意】本品辛热有毒，故阴虚火旺者忌用。

丁　　香

《开宝本草》

本品为桃金娘科植物丁香 *Eugenia caryophyllata* Thunb. 的干燥花蕾。当花蕾由绿色转红时采摘，晒干。

【处方用名】丁香、公丁香。

【药性特点】味辛，性温。归脾、胃、肺、肾经。

【功效主治特点】

1. 温中降逆，散寒止痛——主治胃寒呕吐、呃逆，脘腹冷痛。

2. 温肾助阳——主治阳痿、宫冷不孕等。

【用量用法】内服：1.5～3.0g。

【使用注意】本品性温而燥，只适用于虚寒之证，热证忌服；畏郁金，忌同用。本品有公母两种，花蕾为公丁香，气香力足；果实为母丁香，气味较淡，故入药以公丁香为胜。

小 茴 香

《新修本草》

为伞形科多年生草本植物小茴香 *Foeniculum vulgare* Mill. 的果实。我国南北各地均有栽培。夏末、秋初果实成熟时，割取全株晒干，打下果实，除去杂质。生用或盐水炒用。

【处方用名】小茴香、谷茴香。

【药性特点】味辛，性温，芳香。归肝、肾、脾、胃经。

【功效主治特点】

1. 祛寒止痛——主治寒疝腹痛，睾丸偏坠胀痛，少腹冷痛，痛经。

2. 理气和胃——主治中焦虚寒气滞证。

【用量用法】内服：3～10g。

【使用注意】本品辛温助火，热证及阴虚火旺者忌用。

八角茴香

《新修本草》

木兰科植物八角茴香 *Illicium verum* Hook. f. 的干燥成熟果实。

【**处方用名**】角珠、八角香、八角大茴、八角、八角茴香。

【**药性特点**】味辛、甘，性温。归肝、肾、脾、胃经。

【**功效主治特点**】

1. 散寒——主治寒疝腹痛，腰膝冷痛，胃寒呕吐。特点：效用与小茴香相似，但药力较弱。

2. 理气止痛——主治脘腹疼痛，寒湿脚气。

【**用量用法**】内服：煎汤，3～6g；或入丸、散。外用：适量，研末调敷。

胡　椒

《新修本草》

胡椒科植物胡椒 *Piper nigrum* L. 的干燥近成熟或成熟果实。

【**处方用名**】山花椒、雷公尖、野胡椒、臭樟子、胡椒。

【**药性特点**】味辛，性热。入胃、脾、大肠经。

【**功效主治特点**】

1. 温中散寒——主治胃寒腹痛，呕吐泄泻。

2. 下气消痰——主治癫痫证。

3. 开胃进食——可作调味品，有开胃进食的作用。

【**用量用法**】内服：煎汤，2.5～5g；或入丸、散。外用：研末调敷或置膏药内贴之。

第十五章 理 气 药

凡能调理气分，舒畅气机，消除气滞的药物，称为理气药。

理气药大多辛温芳香，具有行气消胀、解郁止痛、降逆止呕、顺气宽胸、止呃平喘等作用。如结合归经而言，它们分别具有调脾气、和胃气、舒肝气、理肺气等不同作用。一般偏于理脾和胃的理气药，主要适用于饮食不节或思虑过度，伐伤脾胃，使气机升降失调，所出现的脘腹胀痛、嗳气吞酸、恶心呕吐、不思饮食、大便秘结或泻痢不爽等脾胃气滞的病证。具有疏肝理气作用的药物，主要适用于情志失调，或寒暖不适，或瘀血阻滞，影响了肝的疏泄，所产生的胸胁胀痛、烦躁易怒、疝气癥瘕、月经不调、乳房胀痛或有结块等肝郁气滞的病证。具有理肺气作用的药物，主要适用于外邪客肺或痰湿壅肺，影响了肺的宣发肃降，使肺失治节，所产生的胸闷作痛、咳逆气喘等肺气壅滞的病证。

使用本类药物，要针对病情，并根据药物的特长，作出适宜的选择和配伍。如脾胃气滞，除选用理脾和胃的理气药外，如因食积停留者，当配合消食导滞药同用；因脾胃虚弱者，当配合补中益气药同用；如兼有夹寒、夹热、夹湿的不同，又要适当配合温中、清热、燥湿药同用。肝郁气滞所致诸证，也要区别情况，在选用疏肝理气药的同时，如因肝血不足者，当配合养血柔肝药；寒滞肝脉的，当配合暖肝散寒药；月经不调的，当配合活血调经药；血瘀气滞者，当配合活血化瘀药同用。肺气壅滞如因外邪客肺者，当配合止咳平喘药；肾不纳气虚喘者，又当配合补肾纳气平喘药。本类药物易于耗气伤液，故气虚液亏的病人不宜多用。

橘　　皮（附：橘红、橘白、橘络、橘核、橘叶）

《神农本草经》

为芸香科常绿小乔木橘 *Citrus reticulata* Blanco 及其栽培变种的干燥成熟果皮。主产于广东、福建、四川、浙江等省。采集成熟果实之果皮，干燥后切丝入药。生用或麸炒用。入药以陈久者佳，故名陈皮。

【处方用名】橘皮、陈皮、广陈皮、新会皮。

【药性特点】味辛、苦，性温。归脾、肺经。

【功效主治特点】

1. 理气健脾——主治脾胃气滞证、胃气上逆证，可防滋补之品碍胃气。特点：辛行温通，主入脾经，为理气健脾之良药。

2. 燥湿化痰——主治痰湿壅肺证。

【配伍应用】

1. 用于脾胃气滞，脘腹胀满、食少吐泻、消化不良等症，常与木香、砂仁、枳壳等同用；若痰湿阻滞，脘痞呕恶、纳呆苔腻，又当配合苍术、厚朴、甘草同用，如平胃散；若脾胃虚弱，倦怠乏力、食少吐泻，又常与党参、白术、茯苓等同用，如六君子汤；若胃虚夹热，呕逆脘胀，又常与竹茹、半夏、党参等同用，如橘皮竹茹汤；若肝气乘脾，腹痛泄泻，又当配合白术、白芍、防风同用，如痛泻要方。

2. 用于痰湿壅滞，胸膈满闷、咳嗽痰多等症，常与半夏、茯苓、甘草同用，如二陈汤。又痰湿阻络，胸胁胀满，气塞短气，胸痹轻症，也可使用本品配枳实、生姜同用。

【用量用法】内服：3～10g；或入丸、散。

【使用注意】因能耗气，故无气滞、痰湿者不宜使用；气虚及吐血证慎用。

附：橘红，为橘类果皮的外层红色部分。味辛苦，性温，归肺、脾经。温燥之性较橘皮为胜，长于发表散寒、行气宽中、燥湿化痰，故常代橘皮用治外感风寒，咳嗽痰多，黏稠难咯等症。用量2～5g。

橘白，为橘类果皮的白色内层部分。味辛苦，性温。功同橘皮，而燥散之性甚微，作用亦较薄弱，长于和中化湿。用量2～5g。故临床一般健脾和中宜用橘皮；理肺化痰宜用橘红；欲其和中化湿而无燥散之弊，可用橘白。

橘络，为橘类果皮内层的筋络。味甘苦，性平，归肝、肺经。功能通络化痰、顺气活血。故可用治痰滞经络，久咳胸痛、痰中带血等症。用量2～5g。

橘核，为橘类的种子。味苦，性平，无毒，归肝、肾经。功能理气散结止痛，主入肝经，为治疗寒疝腹痛、睾丸肿胀作痛之专用药。常配川楝子、延胡索、木香等同用。兼入肾经，还可用治肾虚腰痛，配杜仲等分炒研末服。单用本品适量研末酒调外敷患处，治疗乳痈有效，亦取本品理气散结之效。用量3～10g。

橘叶，为橘类的叶。味苦辛，性平，归肝、胃经。本品苦降辛散，专散肝、胃二经滞气，长于行气疏肝、散结消肿。临床主要用治肝郁气滞，胸闷胁痛，常与柴胡、郁金、赤芍等同用。还可用治肝胃气滞，乳痈肿痛，常与蒲公英、金银花、瓜蒌同用，如橘叶瓜蒌汤。如痰火凝结，乳房结块，又常与夏枯草、贝母、穿山甲等同用。用量6～15g。

青　皮

《本草图经》

【来源】为芸香科常绿小乔木橘 *Citrus reticulata* Blanco 等及其栽培变种的干燥幼果或未成熟果实。主产于福建、浙江、四川等省。夏、秋间采摘未成熟幼果，洗净，晒干。较大者用沸水烫过后，十字形剖开，除去瓤肉，晒干。生用或醋炒用。

【处方用名】青皮、小青皮。

【药性特点】味辛、苦，性温。归肝、胆、脾经。

【功效主治特点】

1. 疏肝破气——主治肝气郁结诸证。特点：其气峻烈，长于疏肝胆，破结气。

2. 消积化滞——主治食积气滞证，气滞血瘀证。

【用量用法】内服：3～9g；或入丸、散。用于疏肝醋炒为佳。

【使用注意】其性峻烈，能损真气，气虚者慎用 。

木　　香（附：青木香）

《神农本草经》

本品为菊科植物木香 *Auoklandia lappa* Decne. 干燥根。秋季采挖，除去须根、泥沙及根头上的胶状物，干燥。

【处方用名】木香、广木香、云木香、煨木香。

【药性特点】味辛、苦，性温。归肺、肝、脾、胃、大肠经。

【功效主治特点】

1. 行气止痛——主治脾胃气滞证。

2. 健脾消食——主治泻痢里急后重、大肠气滞。

3. 疏理肝胆——主治脾失运化、肝失疏泄腹胀痛、胁痛、黄疸。

【配伍应用】

1. 用于湿热或食积泻痢、胃肠气滞、脘腹疼痛、里急后重等症。如配黄连同用，治湿热泻痢，即香连丸；配青皮、枳实、槟榔等同用，如木香槟榔丸，治食积泻痢。由于本品善于宣通胃肠气机，故为泻痢腹痛、里急后重必用之品，又常与香附、陈皮、砂仁等同用，如木香调气散，适用于肝胃气滞，胸腹胀痛。此外，本品还可用治肝郁气滞、湿热交蒸所致的胁肋胀痛，甚则攻窜剧痛、口苦苔黄，或治黄疸，常与疏肝理气的柴胡、赤芍、川楝子及清热利湿的茵陈、大黄、金钱草等药同用。

2. 用于中虚气滞，脾失运化，胃失和降所致的脘腹满闷、呕恶食少、消化不良等症，常与砂仁、党参、白术等同用，如香砂六君子汤。若食积不消，脘腹胀痛，还可与砂仁、枳实、白术同用，如香砂枳术丸，以健脾开胃、消食化滞。

【用量用法】内服：3～10g；或入丸、散。生用专行气滞，煨熟实肠止泻。

【使用注意】因性味香燥，故阴虚津亏火旺者慎用。

附：青木香为马兜铃之根。味苦辛，性寒。功能行气止痛、解毒祛湿。适用于暑天发痧腹痛、胃气痛及风湿痛、皮肤湿疹等。近年用于治疗高血压病，也有一定疗效。用量：3～10g。

香　　附

《名医别录》

为莎草科多年生草本植物莎草 *Cyperus rotundus* L. 的根茎。主产于广东、河南、山东、浙江、四川等省。秋季采挖，除去须根，晒干入药。生用、醋炒或炒炭用。尚可用黄酒、醋同煮，名制香附。

【处方用名】 香附、生香附、制香附、香附米。

【药性特点】 味辛、微苦、甘，性平。归肝、三焦经。

【功效主治特点】

1. 疏肝解郁，调经止痛——主治肝郁气滞胁痛、腹痛，月经不调诸证。特点：善疏肝解郁，为“气中之血药”，又能调经止痛。

2. 理气调中——主治气滞腹痛。

【配伍应用】

1. 用于肝郁气滞，胸胁胀痛，常与柴胡、川芎、枳壳等同用，如柴胡疏肝散。还可用于气、血、痰、湿、热、食六郁所致的胸膈满闷、呕吐吞酸、饮食不消等症，常用本品为行气解郁之主药，配川芎、苍术、神曲、栀子同用，如越鞠丸。若因寒凝气滞，胃脘作痛，常配高良姜同用，如良附丸。若乳房胀痛，属乳痈初起者，可与橘叶、蒲公英、赤芍等同用。若寒滞肝脉，疝气腹痛，还可与吴茱萸、小茴香、乌药等同用。

2. 用于肝郁气滞引起的月经不调、经行腹痛，四制香附丸；亦可配四物汤同用，组成调经基本方剂，有热者加黄芩、黄连、牡丹皮；有寒者加干姜、艾叶、肉桂；有瘀者加桃仁、红花、泽兰等同用。

【用量用法】 内服：6～12g；或入丸、散。

【使用注意】 气虚无滞、阴虚血热者忌用。

乌　药

《本草纲目拾遗》

为樟科常绿灌木或小乔木植物乌药 *Lindera aggregata*（Sims）Kosterm. 的干燥块根。全年均可采挖，除去细根，洗净，趁鲜切片，晒干，或直接晒干。

【处方用名】 乌药、台乌药、乌药片。

【药性特点】 味辛，性温。入肺、脾、肾、膀胱经。

【功效主治特点】

1. 行气止痛——主治寒凝气滞之胸腹诸痛证。特点：主行下焦寒凝气滞。

2. 温肾散寒——主治尿频，遗尿。

【用量用法】 内服：3～10g：或入丸、散。

【使用注意】 本品能散气耗血，故气血虚而有内热者不宜使用。

枳　实（附：枳壳）

《神农本草经》

为芸香科常绿小乔木酸橙 *Citrus aurantium* L. 及其栽培变种或甜橙 *Citrus sinensis* Osbeck

的干燥幼果。5～6月收集自落的果实，除去杂质，自中部横切为两半，晒干或低温干燥，较小者直接晒干或低温干燥。

【处方用名】枳实、江枳实、炒枳实。

【药性特点】味苦，性微寒。归脾、胃经。

【功效主治特点】

1. 破气除痞——主治食积气滞，脘腹痞满，便秘。特点：长于破滞气，清积滞。

2. 化痰消积——主治痰浊阻滞，胸脘痞满证。

【配伍应用】

1. 用于饮食停滞，脾胃失运，腹胀痞满，常与白术同用，寓消于补，功补兼施，如枳术丸。若湿热积滞，停留肠胃，脘痞呕吐、泻痢后重或大便不通，常与大黄、泽泻、神曲等同用，如枳实导滞丸。若热结便秘、腹痛脉实，又当与大黄、芒硝、厚朴同用，如大承气汤。

2. 用于痰湿阻滞，胸膈痞满。如本品配橘皮、生姜同用，即橘枳生姜汤，治寒邪痰饮停留胸膈，胸中气塞，短气痞闷的胸痹轻症；若与厚朴、薤白、桂枝等同用，即枳实薤白桂枝汤，主治痰浊痹阻胸阳，气逆不下的胸痹重症，均取本品行气宽中、化痰消痞的功效。

【用量用法】内服：3～10g，大剂量至30g；或入丸、散。麸皮拌炒黄后名炒枳实，药性比生用和缓。

【使用注意】体虚及孕妇均当慎用。

附：枳壳与枳实同属一类，为接近成熟的果实。性味、归经、功能主治与枳实相同，而作用较缓，长于理气宽胸，消胀除痞，临床主要用治胸腹气滞，痞满胀痛等症。

川楝子

《名医别录》

本品为楝科植物川楝 *MeLia toosendan* Sieb. et Zucc. 的干燥成熟果实。冬季果实成熟时采收，除去杂质，干燥。

【处方用名】川楝子、金铃子。

【药性特点】味苦，性寒，有小毒。归肝、小肠、膀胱经。

【功效主治特点】

1. 行气止痛，疏肝泄热——主治肝郁化火，胁肋胀痛，肝胃不和之脘腹胁肋作痛及疝痛属肝经有热者。

2. 杀虫——主治蛔虫腹痛，头癣。

【用量用法】10～15g。外用：适量。使用注意：有小毒，服量不宜过大。

【使用注意】川楝子有毒，不宜持续和过量服用。

大腹皮

《开宝本草》

为棕榈科常绿乔木槟榔 *Areca catechu* L. 的果皮。主产于广东、广西、云南、福建、台湾等地。于槟榔成熟时采摘，剥取果皮，打松，置水中浸润透，晒干，再打松，除去外果皮及内果皮。生用。

【处方用名】大腹皮、大腹绒。

【药性特点】味辛，性微温。归脾、胃、大肠、小肠经。

【功效主治特点】

1. 行气宽中——主治胃肠气滞，脘腹胀闷，大便不爽。

2. 利水消肿——主治水肿胀满，脚气浮肿，小便不利

【用量用法】内服：3～10g；或入丸、散。

【使用注意】气虚者慎用。

佛　　手（附：佛手花）

《图经本草》

为芸香科常绿灌木佛手 *Citrus medica* L. var. *sarcodactylis* Swingle 的果实。主产于广东、福建、云南、四川、浙江等省。冬季果实成熟时采摘，切片，晒干。

【处方用名】佛手、佛手柑、佛手片。

【药性特点】味辛、苦、酸，性温。归肝、脾、肺经。

【功效主治特点】

1. 疏肝解郁——主治肝郁气滞、胸胁胀痛。

2. 理气和中——主治气滞脘腹疼痛。

3. 燥湿化痰——主治久咳痰多，胸闷作痛，痰湿壅肺。

【用量用法】内服：3～9g。

【使用注意】阴虚火旺无气滞者慎用。

附：佛手花为佛手的花朵及花蕾。性味微苦温，功能醒脾开胃、快膈止呕。适应证与佛手相似，用量亦相同。

香　　橼

《本草图经》

为芸香科常绿小乔木枸橼 *Citrus medica* L. 或香橼 *Citrus wilsonii* Tanaka 的果实。主要生于浙江、江苏、广东、广西等省区。11 月果实将成熟时摘下，洗净、晒干。若趁鲜时剥去瓤及子，切片晒干者，名香橼片。

【处方用名】香橼、香橼皮、陈香橼。

【药性特点】味辛、苦、酸，性温。归肝、脾、肺经。

【功效主治特点】

1. 行气止痛、疏肝和胃——主治肝郁气滞，脘腹痞满，呕吐。

2. 化痰——主治痰饮咳嗽。

【用量用法】内服：3～10g；或入丸、散。

沉　　香

《名医别录》

【来源】为瑞香科常绿乔木白木香 *A. sinensis*（Lour.）Gilg. 含有黑色树脂的木材。主产于广东、台湾。采取含有树脂的木部和根部，阴干。锉或磨粉用。

【处方用名】沉香、沉香片、沉香屑。

【药性特点】味辛、苦，性温。归脾、胃、肾经。

【功效主治特点】

1. 行气止痛——主治寒凝气滞之胸腹胀痛证。特点：善祛胸腹阴寒而行气止痛。

2. 温中止呕——主治胃寒呕吐、呃逆。

3. 纳气平喘——主治下元虚冷、肾不纳气之气逆喘息。

【用量用法】内服：1～3g，入煎剂当后下；亦可磨汁或入丸、散。

【使用注意】阴虚火旺、气虚下陷者慎用。

檀　　香

《名医别录》

为檀香科乔木檀香 *Santalum album* L. 的心材。主产于印度、印度尼西亚及马来西亚，我国广东等地有栽培。采伐木材后，锯成段，除去边材，阴干。刨片或劈碎。生用。

【处方用名】檀香、白檀香。

【药性特点】味辛，性温，归脾、胃、肺经。

【功效主治特点】

理气调中，散寒止痛—主治寒凝气滞，心腹冷痛，胃脘寒痛，呕吐食少。

【用量用法】内服：3～6g；或入丸、散。

【使用注意】阴虚火旺、气热吐衄者慎用。

薤　　白

《神农本草经》

为百合科多年生草本植物小根蒜 *Allium macrostemon* Bge. 或薤 *Allium chinense* G. Don. 的

干燥地下鳞茎。我国各地均有分布，以江苏、浙江产者为佳。5月采挖，去苗，洗净，晒干。生用或蒸熟用。

【处方用名】薤白、薤白头。

【药性特点】味辛、苦，性温。归肺、胃、大肠经。

【功效主治特点】

1. 通阳散结——主治胸痹证。特点：善宣通胸中之阳气，温散阴寒之痰结，为治胸痹之要药。

2. 行气导滞——主治肠胃气滞，泻痢里急后重。

【配伍应用】

1. 用于胸阳不振，水饮痰浊停聚，痹阻心脉所引起的胸痹，“喘息咳唾、胸背痛、短气”等症，用之有效，可以单用，也可配半夏、瓜蒌、桂枝、枳实等同用。若兼血瘀者，还可配桃仁、红花、丹参等活血化瘀药同用。

2. 用于胃肠气滞，下痢后重。治赤白痢下，以本品同米煮粥食之；陈藏器治赤痢不止，用薤白同黄柏煮汁服之；也可配柴胡、白芍、枳实等复方使用，如四逆散加薤白方。

【用量用法】内服：9～15g。

【使用注意】气虚无滞者不宜用。

柿　蒂

《名医别录》

为柿树科落叶乔木柿树 *Diospyros kaki* Thunb 的宿存花萼。主产于四川、广东、福建、山东、河南等省。8～9月果实成熟时采摘。取下花萼晒干入药。

【处方用名】柿蒂、柿钱。

【药性特点】味苦、涩，性平。归胃经。

【功效主治特点】

降气止呃——主治呃逆证。特点：止呃逆，寒热皆宜，为治呃逆之要药。

【用量用法】内服：3～12g；或入丸、散。

甘　松

《本草纲目拾遗》

为败酱科多年生草本植物甘松香 *Nardostachys jatamansi* DC. 的根及根茎。主产于四川、甘肃、青海等省。秋季采挖，去净泥沙，不可用水洗，以免损失香味，除去残茎及须根，阴干，切片入药。

【处方用名】甘松、甘松香。

【药性特点】味辛、甘，性温。归脾、胃经。

【功效主治特点】

理气止痛、醒脾开胃——中焦寒凝气滞证，脾胃不和证。

【用量用法】内服：3～6g。外用：适量，煎汤外洗。

【使用注意】气虚及血热者忌服。

荔 枝 核

《本草衍义》

为无患子科常绿乔木荔枝树 *Litchi chinensis* Sonn. 的种子。主产于福建、广东、广西、四川等省。6～7 月间，当果实成熟时采摘，去净皮肉，取出种子，洗净，晒干。用时捣碎，或盐水炒用。

【处方用名】荔枝核、大荔核、荔仁。

【药性特点】味甘，性温。归肝、肾经。

【功效主治特点】

1. 行气散结——主治疝气痛，睾丸肿痛。
2. 散寒止痛——主治胃脘久痛，痛经，产后腹痛，肝胃不和之胃脘疼痛。

【用量用法】内服：5～10g；或入丸、散。

化 橘 红

《本草纲目拾遗》

为芸香科植物化州柚 *Citrus grandis*‘Tomentosa’或柚 *Citrus grandis*（*L.*）Osbeck 的未成熟或近成熟的干燥外层果皮。主产于广东茂名地区的化州、电白、廉江，但以化州为主，尤以赖家屯产者最为著名。

【处方用名】化橘红、七爪橘红、五爪橘红、毛橘红。

【药性特点】辛、苦，温。归脾、肺经。

【功效主治特点】

1. 燥湿化痰——主治风寒咳嗽，喉痒痰多。
2. 理气消食——主治食积伤酒，呕恶痞闷，呕吐呃逆，食积不化，脘腹胀痛。

【用法用量】内服：3～6g；或入丸散。

第十六章　消食药

凡能健脾开胃以促进饮食积滞消化的药物，称为消食药。

消食药具有健运脾胃，消食除胀和中的功效。所以，凡由宿食不消所引起的脘腹胀闷、嗳气吞酸、恶心呕吐、大便失常，以及脾胃虚弱，消化不良等症，均宜使用本类药物治疗。临证用药，尚须根据不同病情而与其他药物配合应用。如食积停滞，因脾胃失健所致，当以健脾调胃为主，不宜单纯依靠本类药物取效；若兼脾胃虚寒者，当配伍温中暖胃药；胃有湿浊者，可配伍芳香化湿药；食积气滞者，可配伍理气宽中药；积滞化热者，宜配伍苦寒清热药；若兼大便秘结者，则又当配伍通便药同用。

山　楂

《新修本草》

本品为蔷薇科植物山里红 *Crataegus pinnatifida* Bge. var. *major* N. E. Br. 或山楂 *Crataegus pinnatifida* Bge. 的干燥成熟果实。秋季果实成熟时采收，切片，干燥。

【处方用名】 山楂、焦山楂、山楂炭、炒山楂。

【药性特点】 味酸、甘，性微温。归脾、胃、肝经。

【功效主治特点】

1. 消食化积——主治肉食积滞证，泻痢腹痛。特点：善消油腻、肉食积滞。

2. 行气散瘀——主治瘀阻胸腹痛，痛经，疝气坠痛；高血压、冠心病及高脂血症。

【配伍应用】

1. 用于肉食积滞、小儿乳积。治食肉不消，即用一味山楂水煎服；亦常配入复方，治肉积停滞，饱胀腹痛，即以其配伍芳香健胃、行气止痛的木香、青皮为散剂。

2. 用于产后瘀阻腹痛、恶露不尽及血滞经痛等症，每与当归、川芎、益母草配伍使用。

此外，用治泻痢也有一定疗效，可单味煎服。

【用量用法】 内服：10～15g。止泻痢当炒炭用。

神　曲

《药性本草》

本品系面粉和其他药物混合后经发酵而成的加工品。原主产于福建，现各地均能生产。其制法如下：以大量面粉、麸皮与杏仁泥、赤豆粉，以及鲜青蒿、鲜苍耳、鲜辣蓼自然汁，混合拌匀，使不干不湿，做成小块，放入筐内，复以麻叶或楮叶，保温发酵一周，长出菌丝后，取出晒干即成。生用或炒用。

【处方用名】六曲、神曲、六神曲、焦神曲。

【药性特点】味辛、甘，性温。归脾、胃经。本品辛以行气，甘温和中，所以有健脾开胃、行气消食之功。

【功效主治特点】

消食和胃——主治饮食积滞证，尤宜于食积兼外感表邪者。

【用量用法】内服：6～15g，宜炒焦用。

麦　芽

《名医别录》

为禾本科一年生草本植物大麦 *Hordeum vulgare* L. 的成熟果实，经发芽干燥的炮制加工品。全国各地均产。以成熟大麦，水浸约一日，捞起篓装或布包，经常洒水至发短芽，晒干。生用或炒黄用。

【处方用名】麦芽、生麦芽、炒麦芽、焦麦芽。

【药性特点】味甘，性平。归脾、胃经。本品甘能益脾养胃，脾胃健运则气行食消。

【功效主治特点】

1. 消食健胃——主治米面薯芋食滞证，脘闷腹胀。特点：善消米面、薯芋等积滞。
2. 回乳消胀——主治断乳、乳房胀痛。
3. 疏肝——为肝郁气滞或肝胃不和之胁痛的辅助用药。

【用量用法】内服：10～15g，大量30～60g。健脾养胃生用；行气消积炒用。

谷　芽

《本草纲目》

本品为禾本科植物粟 *Setaria italica*（L.）Beauv. 的成熟果实经发芽干燥的炮制加工品。将粟谷用水浸泡后，保持适宜的温湿度，待须根长至约6mm时，晒干或低温干燥。

【处方用名】谷芽、生谷芽、炒谷芽、焦谷芽、稻芽、香稻芽。

【药性特点】味甘，性温。归脾、胃经。本品甘温和中，健脾开胃而促进饮食消化，善消谷食积滞，但作用较麦芽缓和。

【功效主治特点】

1. 消食和中——主治米面薯芋食积。特点：消食力弱。
2. 健脾开胃——主治脾虚食少，消化不良。

【用量用法】内服：10～15g。生用长于和中；炒用偏于消食；炒焦则善化积滞。也可生熟同用。

莱菔子

《大明本草》

为十字花科植物莱菔 *Raphanus sativus* L. 的成熟种子。我国各地均有栽培。初夏采收成熟种子，晒干。生用或炒用。

【处方用名】 莱菔子、萝卜子、炒莱菔子。

【药性特点】 味辛、甘，性平。归肺、脾经。本品具有消食除胀功效。

【功效主治特点】

1. 消食除胀——主治食积气滞，脘腹胀满，嗳腐吞酸，泻痢腹痛，里急后重。特点：消食兼行气。

2. 降气化痰——主治咳嗽痰多，胸闷食少。

【用量用法】 内服：10～15g。

鸡内金

《神农本草经》

为雉科动物家鸡 *Gallus gallus domesticus* Brisson. 的砂囊内膜。剥离后，洗净晒干。研末生用或炒用。

【处方用名】 鸡内金、炙鸡金。

【药性特点】 味甘，性微寒。归脾、胃、膀胱经。

【功效主治特点】

1. 消食健胃——主治食积停滞证，小儿脾虚疳积，善消各种积滞。

2. 涩精止遗——主治遗精遗尿。

3. 消石化坚——主治泌尿系结石及肝胆结石。

【配伍应用】

1. 用于宿食停积所致各种证候。如《千金方》独用本品治消化不良，反胃吐食者；益脾饼，配伍温中益气的白术、干姜、大枣，治脾虚食少，完谷不化而腹泻证；治小儿疳疾，形瘦腹大者，可用本品配合白面作饼烙熟，随时服食。

2. 用于小儿遗尿，以鸡内金连肠洗净，炙为末服。

3. 用于胆结石、尿路结石，多与金钱草同用。

【用量用法】 内服：3～10g；研末服1.5～3g。

第十七章 驱虫药

凡能驱虫或杀灭人体寄生虫的药物，称为驱虫药。

虫证一般具有不思饮食，或多饥善食，或嗜食异物，或呕吐涎沫，腹痛时作，或肛门瘙痒，久则面色萎黄，形体消瘦等。驱虫药物的使用，必须根据虫的种类、体质强弱及不同兼证等，分别选用和配伍适当药物。如有便闭者，当配伍泻下药；有积滞者，当配伍消导药；脾胃虚弱者，配伍健脾药；体质虚弱者，可先补后攻，或攻补兼施。本类药物中，部分药物具有毒副作用，在应用时应当注意用量，以免损伤正气。

使君子

《开宝本草》

为使君子科植物使君子 *Quisqualis indica* L. 的干燥成熟果实。主产于四川、广东、广西、云南等地，四川产量最大。9～10 月果皮变紫黑色时采收，晒干。去壳，取种仁生用或炒香用。

【处方用名】使君子、使君肉。

【药性特点】味甘，性温。归脾、胃经。本品既善驱蛔虫、蛲虫，又有健胃消积之效，且其味甘气香，尤为小儿所喜食。

【功效主治特点】

杀虫消积——主治蛔虫病，蛲虫病，小儿疳积。

【配伍应用】

用于蛔虫腹痛、小儿疳疾，轻证可单用本品炒熟服食，亦可配伍其他驱虫、泻下药同用。配以芦荟，增强泻下排虫之力；若为虫、疳重症，面黄肌瘦，肢细腹大者，则当配伍槟榔、雷丸等杀虫药及人参、白术等益气健脾药同用，有攻补兼施之效。

【用量用法】内服：5～10g。小儿每岁 1 粒半，一日总量不超过 20 粒，空腹连服 2～3 天，去壳取仁水煎或炒香嚼服。

【使用注意】大量服用或与热茶同用，能引起呃逆、眩晕、呕吐、腹泻等反应，用当注意。

苦　楝　皮

《名医别录》

为楝科乔木植物楝 *Melia azedarach* L. 和川楝 *M. toosendan* Sieb. et Zucc. 的根皮或树皮。全国大部分地区有分布。随时可采收，刮去栓皮，洗净晒干。鲜用或干品切片生用。

【处方用名】 苦楝根皮、苦楝皮。

【药性特点】 味苦，性寒，有毒。归脾、胃经。

【功效主治特点】

1. 杀虫——主治蛔虫、蛲虫、钩虫。特点：善驱蛔虫。

2. 疗癣——主治疥癣湿疮。

本品驱虫效力较使君子强大而可靠，用治蛔虫、钩虫、蛲虫等疗效颇佳，兼能燥湿止痒，可治疮癣疥癞。

【用量用法】 内服：6～10g，鲜品可用15～30g，以鲜者效果为佳。外用：适量。

【使用注意】 苦楝皮有毒，不宜持续和过量服用。

槟　　榔

《名医别录》

为棕榈科常绿乔木植物槟榔 *Areca cathecu* L. 的成熟种子。主产于广东、海南岛、福建、云南，以及国外马来半岛、菲律宾等地。冬、春两季果实成熟时采集，剥去果皮，晒干，浸透切片。生用。

【处方用名】 槟榔、花槟榔、鸡心槟榔、大腹子、海南子。

【药性特点】 味苦、辛，性温。归胃、大肠经。

【功效主治特点】

1. 杀虫消积——善驱绦虫。特点：杀虫兼驱虫。

2. 行气——主治食积气滞，腹胀便秘或痢疾里急后重。

3. 利水——主治水肿，脚气肿痛。

4. 截疟——主治疟疾。

【配伍应用】

1. 用于绦虫症，《千金方》单用本品为末服；槟榔散石榴根汤，与石榴根皮同用，以增强杀虫效力；近年则以本品与南瓜子同用，有协同作用，疗效满意。

2. 用于食积气滞，大便不爽，常与木香、香附、陈皮配伍，如木香槟榔丸。用于痢疾滞下，可与木香、黄连、赤芍等同用，如芍药汤。

3. 用于脚气肿痛，多与木瓜、吴茱萸、陈皮等同用。用于水肿实证，则常与商陆、茯苓皮、泽泻等利水消肿药配伍使用。

此外，与常山配伍治疟疾，既能增强疗效，又可减轻常山引起的恶心、呕吐等副作用。

【用量用法】内服：6～15g。若单用于绦虫症，可用60～120g。

【使用注意】脾虚便溏者不宜服用。

榧　子

《名医别录》

为红豆杉科植物榧 *Torreya grandis* Fort. 的成熟种子。主产于浙江、福建、安徽、湖北、江苏等地。冬季果实成熟时采收，晒干。生用或炒用。

【处方用名】榧子、榧实、香榧子。

【药性特点】味甘，性平。归肺、大肠经。

【功效主治特点】

1. 杀虫——主治蛔虫、钩虫、绦虫、蛲虫，虫积腹痛。
2. 润肺——主治肺燥咳嗽。
3. 润肠——主治肠燥便秘。

【用量用法】内服：15～30g，宜炒熟嚼食，亦可入煎剂。

南瓜子

《现代实用中药》

为葫芦科植物南瓜 *Cucurbita moschata*（Duch.）Poiret 的种子。各地均有栽培。夏、秋间果熟时采收，取子洗净晒干。研末生用，新鲜者良。

【处方用名】南瓜子。

【药性特点】味甘，性温。归胃、大肠经。

【功效主治特点】

杀虫——主治绦虫病，血吸虫病。为治疗绦虫病、蛔虫病、血吸虫病的安全药物。

【用量用法】内服：60～120g，连壳或去壳后，研细粉冷开水调服，或水煎服。

雷　丸

《神农本草经》

本品为白蘑科真菌雷丸 *Omphalia lapidescens* Schroet. 的干燥菌核。秋季采挖，洗净，晒干。

【处方用名】雷丸、白雷丸。

【药性特点】味苦，性寒。归胃、大肠经。

【功效主治特点】

杀虫消积——主治绦虫、钩虫及蛔虫病。

【用量用法】粉剂一次10～20g，日服2～3次，连服三天，宜入丸、散剂。

【使用注意】 本品有效成分为蛋白酶，受热（60℃左右）和酸作用易于破坏失效，而在碱性溶液中作用最强。

鹤草芽

《中华医学杂志》

为蔷薇科多年生草本植物龙芽草（仙鹤草）*Agrimonia pilosa* Ledeb. 的冬芽。全国南北各地均有分布。深冬或早春采收，除去棕褐色绒毛，晒干。研粉生用。

【处方用名】 鹤草芽、仙鹤草根芽。

【药性特点】 味苦、涩，性凉。归肝、大小肠经。为驱杀绦虫要药。对阴道滴虫也有一定疗效。

【功效主治特点】

杀虫——主治绦虫病。

【用量用法】 研粉吞服，每次45g。小儿以每公斤体重用1g计算。

【使用注意】 有部分患者服药后有较轻的恶心、呕吐反应。

第十八章 止血药

凡以制止人体内外出血为主要作用的药物，统称止血药。

本类药物虽然分别具有收涩止血、化瘀止血、凉血止血、温经止血等不同作用，然而均可加速血凝，或消除导致血不循经的原因，从而达到迅速止血，以免血液耗损，以及失血过多引起机体衰竭的共同目的。本类药物主要用于血热妄行、阴虚阳亢、瘀血阻滞、血不归经及气不摄血等引起的咯血、吐血、衄血、便血、尿血、崩漏下血以及创伤出血等多种出血症。

前人经验认为，止血药经炮制成炭剂后，能增强止血效果。因此有“烧灰诸黑药，皆能止血”及“红见黑则止”的说法。实际上这里强调了经煅炭后可以增强吸附、收敛止血的作用。然而实践证明有些药物如侧柏叶、小蓟、地榆、蒲黄等制成炭剂后，反而降低了止血效果。前人也有强调止血药要生用的说法，如《妇人良方》治疗血热吐衄的四生丸，就认为鲜用为好。因此止血药是否需要煅炭，不拘泥于一说，应根据药性不同来选择，以提高疗效为标准。在应用止血药时，应根据出血的不同原因和不同症状，准确选药，适当配伍，才能收到较好的效果。如血热妄行，当选用凉血止血药，或配合清热凉血药同用；如阴虚阳亢，虚火上炎者，还应当配合滋阴潜阳降火药同用；如因瘀血阻滞者，当首选化瘀止血药，并可配合行气活血药同用；如因气不摄血或脾不统血引起的出血证，又当配合益气健脾药同用；若属虚寒性出血证，还应配伍温经止血药同用。

在使用止血药时，除一时大量出血应急救止血外，一般还须注意有无瘀血的症候。若有瘀血未尽，应当加活血去瘀药，不能单纯止血，以免有留瘀之弊；又出血证初期，不应过早投入收敛性较强的止血药，也要防止瘀血阻滞；寒凉性止血药也易致血瘀气滞，故热证出血而有明显瘀滞者，不宜单用大剂量寒凉止血药，也可酌配活血行气药。总之，止血而不留瘀，是我们使用止血药始终要注意的。再如出血过多，或暴溢而出，虚极欲脱时，单用止血药往往缓不济急，须用补益药以补气固脱，所谓“有形之血，不能速生，无形之气，所当急固”。

第一节　凉血止血药

本类药物性属寒凉，味多甘苦，善入血分而清泄血分之热，具有凉血止血之功，主要用于血热妄行引起的各种出血病证。

大　蓟

《名医别录》

为菊科植物蓟 *Cirsium japonicum* Fisch. ex DC. 的干燥地上部分。我国各地均产。夏季花期采集全草，晒干，切段。生用或炒用。

【处方用名】 大蓟、大蓟草、大蓟炭。

【药性特点】 味甘、苦，性凉。归心、肝经。

【功效主治特点】

1. 凉血止血——主治血热妄行的多种出血证，尤宜于血热兼有瘀滞的出血证。特点：凉血止血又兼散瘀。

2. 散瘀解毒消痈——主治热毒痈肿。

【配伍应用】

1. 用于血热有瘀的吐血、咯血、衄血、尿血、崩漏下血等症，可单用本品浓煎服或鲜品捣汁服均效；也可与其他药同用，如大蓟饮，配入生地黄汁及少许姜汁、白蜜，治吐血、呕血。临床也常与小蓟、侧柏叶、白茅根、牡丹皮等凉血止血药配伍，如十灰散，治血热妄行的各种出血证。

2. 用于痈疽疮毒，可用鲜大蓟捣汁内服或捣烂外敷均可。

近代常大小蓟同用治肝炎及高血压病，有利胆退黄及降压作用。成药有大蓟片。

【用量用法】 内服：10～15g，鲜品可至60g。外用：适量。

小　蓟

《名医别录》

本品为菊科植物刺儿菜 *Cirsium setosum*（Willd.）MB. 的干燥地上部分。夏、秋二季花开时采割，除去杂质，晒干。

【处方用名】 小蓟、小蓟草、小蓟炭。

【药性特点】 味甘、性凉。归心、肝经。

【功效主治特点】

1. 凉血止血——主治血热妄行的多种出血证，尤善治尿血。特点：凉血止血又兼利尿。

2. 散瘀解毒消痈——主治热毒疮痈。

【配伍应用】

1. 用于血热夹瘀的吐血、咯血、衄血、尿血、崩漏下血等症，可单用捣汁加白糖调服，或配大蓟等组成复方使用，如十灰散。本品长于用治尿血、血淋，多与蒲黄、滑石、木香等同用，如小蓟饮子。

2 用于痈肿疮毒，单用内服外敷均可。治疔疮恶肿，用本品同乳香、明矾为末，酒冲服。现代临床用小蓟药膏，治疮疖和外伤感染确有良效。

近年来本品常与大蓟同用，治黄疸型肝炎、肾炎及高血压病，均有较好疗效。而利胆退黄、降转氨酶、利尿消肿、降压降脂等作用小蓟较大蓟为优。

【用量用法】 内服：10～15g，鲜品可用至60g。不宜久煎。外用：适量。

地　榆

《神农本草经》

本品为蔷薇科植物地榆 *Sanguisorba officinalis* L. 或长叶地榆 *Sanguisorba officinalis* L. var. *longifolia*（Bert.）Yü et Li 的干燥根。后者习称“绵地榆”。春季将发芽时或秋季植株枯萎后采挖，除去须根，洗净，干燥，或趁鲜切片，干燥。

【处方用名】 地榆、生地榆、地榆炭。

【药性特点】 味苦、酸，性微寒。归肝、大肠经。

【功效主治特点】

1. 凉血止血——主治下焦热盛所致的便血、痔血及崩漏。特点：善治下部出血。

2. 解毒敛疮——主治烫伤，湿疹及疮疡痈肿、皮肤溃烂，为治疗烫伤的要药。

【配伍应用】

1. 用于下焦热盛所致便血、痔血、血痢、尿血、崩漏下血等症，常单用或与醋煎服即可；亦可配伍其他药物同用，如治便血、痔血，又常配槐角、生地黄、防风等同用，如地榆槐角丸；用治湿热血痢，又当配当归、黄连、木香等同用，如地榆丸；用治血热崩漏，又可配生地黄、黄芩、牡丹皮等同用，凉血止崩汤。

2. 用于痈肿疮毒，单用研末涂敷患处或煎汤频洗，也可配金银花、公英、连翘等清热解毒药同用，有消肿止痛之功。用于水火烫伤，常与生地黄研极细末，麻油调敷；也可用地榆炭配黄柏、大黄、寒水石、生石膏（8:4:2:2:4）同用，共研极细末，植物油调敷患处，即烫火散。本品可使疮面分泌物减少，疼痛减轻，愈合加速，为治烫伤要药。

【用量用法】 内服：10～15g。外用：适量。

槐　花（附：槐角）

《日华子本草》

为豆科落叶乔木槐树 *Sophora japonica* L. 的花及花蕾。大部分地区均有栽培。夏、秋季采收花蕾，晒干。生用或炒用。

【处方用名】 槐花、生槐花、槐花炭。

【药性特点】 味苦，性微寒。归肝、大肠经。

【功效主治特点】

1. 凉血止血——主治血热出血证，便血，痔血等。

2. 清肝泻火——主治肝热目赤头痛，头晕。

【配伍应用】

1. 用于大肠火盛或湿热郁结引起的便血、痔血。偏于火盛者，以之与栀子同用，如槐花散，或配黄连同用；偏于湿热者，以之与侧柏叶、荆芥穗、枳壳配伍，如槐花散；偏于风盛者，《经验方》以之配荆芥同用；偏于气滞者，《袖珍方》与枳壳合用。本品除用治便血、痔血外，还广泛用于多种血热出血症，以槐花炒炭存性研细，入少许麝香米汤送服，治吐血不止。

2. 用于肝热目赤、烦热胸闷、头痛眩晕，可单用水煎代茶或配伍黄芩、菊花、夏枯草等同用。

【用量用法】内服：10～15g；研末吞服酌减。

附：槐角为乔木槐的果实。冬季后，果实成熟时采摘，晒干。味苦性寒，归肝、胆、大肠经。本品功似槐花，虽止血作用较槐花为逊，但清热降火之力较强，且药性阴寒沉降，善止痔血、便血。一般用量5～10g。

侧柏叶

《名医别录》

本品为柏科植物侧柏 *PLatycladus orientalis*（L.）Franco 的干燥枝梢和叶。多在夏、秋二季采收，阴干。

【处方用名】侧柏叶、侧柏炭。

【药性特点】味苦、涩，性微寒。归肺、肝、脾经。

【功效主治特点】

1. 凉血止血——主治各种内外出血证，善治咳血，长于治肺出血。

2. 化痰止咳——主治肺热咳嗽，痰稠难咯。

3. 生发乌发——主治血热脱发及须发早白。

【配伍应用】

1. 用于血热妄行的各种出血证。如以之同槐花研末吹鼻，治衄血不止；若为蜜丸服，可治酒毒便血。以之同黄连等分为末服，治尿血。本品研末，煮沸菜油调膏，涂敷小面积轻度烧伤，有凉血收敛、消炎止痛之效。

2. 用于血热脱发，单用本品酊剂涂擦患处，对青年、中年血热脱发（斑秃）有效。若病后体虚，肝肾不足，须发早白，又常与何首乌、女贞子、生地黄同用。

3. 用于妇女湿热带下，常与樗根皮、白芷、黄柏等同用。

【用量用法】内服：10～15g。外用：适量。

白茅根

《神农本草经》

为禾本科多年生草本植物白茅 *Imperata cylindrica* Beauv. var. *major*（Nees）C. E. Hubb. 的

根茎。各地均有分布。春季苗刚出土或秋季苗枯时采挖，洗净、晒干，切成短节。生用或鲜用。

【处方用名】 白茅根、鲜茅根。

【药性特点】 味甘、性寒。归心、肺、胃、膀胱经。

【功效主治特点】

1. 凉血止血——主治血热妄行的尿血及吐血、衄血等，善治尿血。特点：凉血止血又能清热利尿。

2. 清热利尿——主治热淋涩痛，水肿及湿热黄疸。

3. 清肺胃热——主治热病烦渴，胃热呕哕及肺热咳嗽等。

【配伍应用】

1. 用于血热妄行的吐血、衄血、尿血等症，如《千金方》治吐血；《圣惠方》治鼻衄；《谈野翁方》治尿血，均单以本品取效。临床常用本品配蒲黄、小蓟、旱莲草治尿血；用鲜茅根配鲜小蓟、鲜藕节治咳血；也常配侧柏叶、栀子、牡丹皮等同用，如十灰散，用治多种血热出血证。

2. 用于热病烦热口渴，常与芦根、天花粉等同用。本品寒不伤胃，甘不腻膈，为清热生津止渴的佳品。

3. 用于湿热壅滞所形成的黄疸、水肿、热淋涩痛。如本品配西瓜皮、玉米须、赤小豆同用，浓煎服，对黄疸、水肿均有效。

【用量用法】 内服：10~16g，鲜品30~60g。

苎麻根

《名医别录》

为荨麻科多年生草本植物苎麻 *Boehmeria nivea*（L.）Gaud. 的根。茎、叶也入药。各地均产，野生于山坡、山沟、路旁等处。我国中部、南部、西南及山东、江苏、安徽、浙江、陕西、河南等地均有栽培。夏、秋季采收根或茎、叶，晒干。切片入药。

【处方用名】 苎麻根

【药性特点】 味甘，性凉。归心、肝、肾、膀胱经。

【功效主治特点】

1. 凉血止血——主治血热出血证，长于治妇科出血。

2. 清热安胎——主治胎动不安、胎漏下血。

3. 利尿，解毒——主治热毒痈肿。

【用量用法】 内服：10~30g。外用：适量。

第二节　化瘀止血药

本类药物既能化瘀，又能止血，具有止血而不留瘀的特点，以化瘀止血为主，有的兼能消肿、止痛，主要用于瘀血内阻，血不循经之出血病证，以及跌打损伤、经闭、瘀滞心腹疼痛等。

三　七

《本草纲目》

为五加科多年生草本植物三七 *Panax notoginseng*（Burk.）F. H. Chen 的根和根茎。主产于云南、广西等地。选栽培 3 年以上的植株，于秋季结籽前采挖的为“春三七”；在冬季，种子成熟后采挖的为“冬三七”。以“春三七”质量为佳。洗净泥土，剪下支根、须根及茎基，大小个分开，先曝晒至半干，边晒边搓，使其表面光滑，体形圆整坚实，晒干。切片或研末入药。生用。

【处方用名】 三七、参三七、田七、山漆、三七粉。

【药性特点】 味甘、微苦，性温。归肝、胃经。

【功效主治特点】

1. 化瘀止血——主治各种内外出血证。特点：止血而不留瘀。

2. 活血定痛——主治跌打损伤，瘀肿疼痛。

【配伍应用】

1. 用于吐血、咯血、衄血、尿血、便血、崩漏及产后出血过多，古方如《濒湖集简方》常单用本品研末，米汤送服。目前临床也单用本品粉剂，每次 3g，日 2～3 服，用治多种出血证。若血热吐血，又可配生地黄、丹参、牡丹皮、栀子等清热凉血止血药同用，如生地黄汤；配阿胶、白及同用，还可治痨嗽咯血。用于外伤出血，本品研末外敷，亦可配地鳖虫、象皮、血竭及乳香、没药、降香同用。近年用本品配白茅根、生地黄、藕节同用，对血小板减少性紫癜有效。

2. 用于跌打损伤，瘀血肿痛，单用即效，也可配地鳖虫、海风藤、砂糖同用为散，黄酒送服。疗伤止血著名的“云南白药”，三七也为其中主要成分。

近年来单用本品，或与琥珀、人参同用等分为散服，用治冠心病心绞痛获效，也是本品化瘀止痛临床应用的发展。

【用量用法】 内服：3～10g；或研末冲服每次 1～3g。

【使用注意】 血虚无瘀者忌服。

景天三七

《植物名实图考》

为景天科多年生肉质草本植物景天三七 *Sedum aizoon* L. 的带根全草。西北、东北至长江流域都有分布，并有栽培。全草四季可采，春、秋采挖根部，鲜用或晒干入药。

【处方用名】 景天三七、费菜、养心菜。

【药性特点】 味甘、微酸，性平。归心、肝经。

【功效主治特点】

1. 散瘀止血——主治咳血、吐血、衄血、外伤出血。
2. 消肿止痛——主治跌打损伤、瘀血肿痛。
3. 养心安神——主治心神不安、惊悸烦躁、失眠。

【用量用法】 内服：15 ~ 30g，鲜品可用 30 ~ 60g 绞汁服。外用：适量。

蒲　黄

《神农本草经》

本品为香蒲科植物水烛香蒲 *Typha angustifolia* L. 、东方香蒲 *Typha orientalis* Presl 或同属植物的干燥花粉。夏季采收蒲棒上部的黄色雄花序，晒干后碾轧，筛取花粉。

【处方用名】 蒲黄、生蒲黄、蒲黄炭、炒蒲黄。

【药性特点】 味甘，性平。归肝、心包经。

【功效主治特点】

1. 止血——主治各种内外出血证。
2. 化瘀——主治瘀血所致心腹疼痛，产后腹痛及痛经。
3. 利尿——主治血淋涩痛。

【配伍应用】

1. 用于肺热衄血，《简便单方》用本品配青黛为散服或血余炭为散、地黄汁送服。一般血热吐衄，又常配生地黄、白茅根、栀子、黄芩同用。用于妇女崩漏下血，以之配山栀、血竭、京墨等分为末，合莲蓬炭、血余炭、黄绢炭、棕榈炭，共为散剂，如五灰散；又本品配莲房炭为散服，体虚的加党参、黄芪同用，治崩漏下血，效果亦佳。

2. 用于瘀血经闭痛经、产后瘀阻腹痛，常用生蒲黄配五灵脂同用，如失笑散。又本品生用配干荷叶、牡丹皮、延胡索、生地黄同用，加蜜煎服，还可用治产后血晕，如蒲黄散。用于跌打损伤，瘀血肿痛，可用蒲黄末空心温酒服；也可配桃仁、当归、川芎、红花同用，水煎服。

本品既能散瘀止血，又可利尿通淋，还可用治血淋涩痛，常用生蒲黄配冬葵子、生地黄同用，如《证治准绳》蒲黄散。

【用量用法】 内服：5～10g，包煎；研末冲服每次3g。外用：适量。

【使用注意】 本品能收缩子宫，孕妇忌服。

茜　　草

《神农本草经》

为茜草科植物茜草 *Rubia cordifolia* L. 的根和根茎。南北各地均产。春、秋两季采挖，去掉茎苗，洗净，晒干。生用或炒用。

【处方用名】 茜草炭、生茜草、茜草根、茜草。

【药性特点】 味苦、性寒。归肝、心包经。

【功效主治特点】

1. 凉血止血——主治血热夹瘀的吐血、衄血及崩漏等出血证。
2. 活血通经——血滞经闭、跌打损伤及风湿痹痛等。
3. 利尿——主治血淋尿血。

【用量用法】 内服：10～15g。外用：适量。止血则炒炭，行血则生用。

花蕊石

《嘉祐本草》

本品为变质岩类岩石蛇纹大理岩。采挖后，除去杂石和泥沙。

【处方用名】 花蕊石、花乳石、煅花蕊石。

【药性特点】 味酸、辛，性平。归肝经。

【功效主治特点】

化瘀止血——主治出血、咯血等出血兼有瘀滞者，外伤出血。

【用量用法】 内服：10～15g；研末吞服每次1～3g。外用：适量。

降　　香

《海药本草》

为豆科常绿小乔木降香檀 *Dalbergia odorifera* T. Chen 的茎干心材。主产于广东、广西、云南等地。全年可采，削去外皮，锯成短段，劈成小块，阴干。

【处方用名】 降香、降真香、紫降香、降香片、降香屑。

【药性特点】 味辛，性温。归肝、脾经。

【功效主治特点】

1. 活血散瘀——主治血瘀气滞之胸胁心腹疼痛。
2. 止血定痛——创伤出血，跌打瘀肿疼痛。

【用量用法】 内服：3～6g；或入丸、散。外用：适量，研末敷。

五灵脂

《开宝本草》

为鼯鼠科动物复齿鼯鼠 *Trogopterus xanthipes* Milne – Edwards 或其近缘动物的干燥粪便。主产于河北、山西、陕西、甘肃等省。全年均可采收。采得后除去杂质，晒干。根据外形的不同，常分为“灵脂块”及“灵脂米”。用时捣碎。生用、酒炒或醋炒用。

【处方用名】五灵脂。

【药性特点】味甘，性温。归肝经。

【功效主治特点】

1. 活血止痛——主治瘀血阻滞之痛证。

2. 化瘀止血——主治崩漏、月经过多及瘀滞出血证。

【用法用量】内服：5～10g。行血宜生，止血宜炒。

【使用注意】血虚无瘀及孕妇忌用。《十九畏歌诀》云：“人参最怕五灵脂。”《纲目》云“恶人参，损人”。故不宜与人参同用。

第三节　收敛止血药

本类药物大多味涩，或为炭类，或质黏。因性善收涩，故有留瘀恋邪之弊，具有收敛止血作用，广泛用于各种出血病证。

白　　及

《神农本草经》

为兰科多年生草本植物白及 *Bletilla striata*（Thunb.）Reichb. f. 的干燥块茎。主产于贵州、四川、湖南、浙江等省。夏、秋季苗枯前采挖，除去残茎及须根，洗净入沸水煮至内无白心，除去粗皮晒干。生用。

【处方用名】白及、白及粉。

【药性特点】味苦、甘、涩，性微寒。归肺、胃、肝经。

【功效主治特点】

1. 收敛止血——主治咯血、吐血及外伤出血。

2. 消肿生肌——主治疮痈肿毒，手足皲裂及肛裂、烫伤。

【配伍应用】

1. 用于肺胃损伤引起的咯血、呕血、衄血等，常单用本品研末，糯米汤调服即可，如独圣散。本品配枇杷叶、藕节、蛤粉、阿胶等同用，治劳嗽咯血。还常与乌贼骨同用，即乌及散，对胃痛泛酸呕血有效。现代临床常用本品治疗肺结核空洞咳血、支气管扩张咯血，以及胃、十二指肠溃疡出血有效。与煅石膏同用，为末外敷，还可用于外伤出血；加油调成软膏，又能用于肛裂，对手足皲裂也有效。

2. 用于痈肿疮毒初起未溃时，常与金银花、皂角刺、天花粉等同用。若痈疮已溃，久不收口，可单用本品研粉外敷，有吸湿生肌敛疮，加速疮口愈合的作用。

【用量用法】 内服：10～15g；或研末服每次2～5g。外用：适量，研末外敷或调涂。

【使用注意】 反乌头，忌同用。

仙鹤草

《滇南本草》

为蔷薇科多年生草本植物龙芽草 *Agrimonia pilosa* Ledeb. 的全草。我国南北各地均产。夏、秋采收，洗净晒干，切段。生用或炒炭用。

【处方用名】 仙鹤草、龙牙草、脱力草。

【药性特点】 味苦、涩，性平。归心、肝经。江南民间称本品为“脱力草”。

【功效主治特点】

1. 收敛止血——主治各种出血证。
2. 截疟止痢——主治腹泻痢疾；疟疾。
3. 补虚——主治脱力劳伤，神疲乏力，面色萎黄。
4. 解毒杀虫——主治痈肿，阴部湿痒等。

【配伍应用】

1. 广泛用于周身各部多种出血证，单用浓煎服有效，也可配合其它止血药同用，如血热吐衄，常配生地黄、牡丹皮、侧柏叶、藕节等同用；崩漏下血又多与莲蓬炭、血余炭、棕榈炭等同用；便血属热的常配槐花、地榆、黄芩炭等同用；属虚寒的，又多与黄芪、党参、当归及附子、炮姜、阿胶等益气养血、温经止血药同用。

2. 用于脱力劳伤，神疲乏力，常用本品30g，红枣10个，浓煎一日分服，有效。

此外，用治疟疾，大剂量水煎服即效；用治血痢不止，单用或与铁苋、凤尾草等同用；用治痈肿疮毒、痔疮、乳痈肿痛，可用本品浸膏蜜调外涂有效；又用本品嫩茎叶浓煎汁冲洗阴道，可治湿热阴痒（滴虫性阴道炎），也取杀虫解毒之效。

【用量用法】 内服：10～15g，大剂量30～60g。外用：适量。

棕榈炭

《嘉祐本草》

为棕榈科常绿植物棕榈 *Trachycarpus fortune*（Hook. f.）H. Wendl. 的干燥叶柄。主产于广东、福建、浙江等省。冬至前后采收棕皮，切成小片。煅炭用。

【处方用名】 棕榈炭、棕榈、陈棕榈。

【药性特点】 味苦、涩，性平。归肝、脾经。

【功效主治特点】

1. 收敛止血——主治崩漏等无瘀滞的出血证

2. 止泻止带——主治久泻久痢，妇女带下。

【用量用法】内服：4.5～15g；或研末服每次1～2g。外用：适量。

血余炭

《名医别录》

本品为人发制成的炭化物。取头发，除去杂质，碱水洗去油垢，清水漂净，晒干，焖煅成炭，放凉。

【处方用名】血余炭。

【药性特点】味苦，性平。归肝、肾经。

【功效主治特点】

1. 收敛止血——主治出血证。

2. 化瘀利尿——主治小便不利。

【用量用法】内服：6～10g；或研末冲服1.5～3g。

藕节

《药性论》

为睡莲科植物莲 *Nelumbo nucifera* Gaertn 干燥根茎节部。秋、冬季采挖藕时，切下节部，洗净晒干。

【处方用名】藕节、生藕节、藕节炭。

【药性特点】味甘、涩，性平。归肝、肺、胃经。

【功效主治特点】

收敛止血——可用于各种出血之证，收敛止血，又有散瘀作用，止血而不留瘀。

【用量用法】内服：10～30g，鲜用捣汁可用60g左右取汁冲服。

第四节　温经止血药

本类药物性属温热，主入脾经，能温内脏，益脾阳，固冲脉而统摄血液，具有温经止血作用，主要用于脾不统血，冲脉失固之虚寒性出血病证。

灶心土

《名医别录》

为久经柴草熏烧的灶底中心的焦黄土。

【处方用名】伏龙肝、灶心土。

【药性特点】味辛、性温。归脾、胃经。

【功效主治特点】

1. 温中止血——主治吐血、衄血、便血、崩漏，脾气虚寒出血证。

2. 和胃止呕、止泻——主治中焦虚寒之呕吐、妊娠恶阻、脾虚久泻。

【用量用法】内服：15～30g，布袋包，先煎；或用60～120g，煎汤代水。

艾　叶

《名医别录》

为菊科植物艾 *Artemisia argyi* Levl. et Vant. 的干燥叶。分布于我国中部各省。春、夏间花未开时采摘，晒干或阴干。生用或炒炭用。

【处方用名】艾叶、陈艾叶、蕲艾叶、艾绒、艾炭。

【药性特点】味辛、苦，性温。归肝、脾、肾经。

【功效主治特点】

1. 温经止血——主治崩漏等虚寒性出血证。特点：善暖下焦胞宫，尤宜于妇女崩漏下血。

2. 散寒调经——主治下焦虚寒，腹中冷痛，月经不调，痛经，带下及宫冷不孕。

3. 安胎——主治胎漏下血，胎动不安。

【配伍应用】

1. 用于妇女经寒不调、少腹冷痛、宫寒不孕等症，常与香附、当归、肉桂等配伍，如艾附暖宫丸。

2. 用于月经过多、妊娠下血、崩漏等症，常与阿胶、当归、地黄等配伍。若属血热妄行之吐衄、下血，则须与生地黄、侧柏叶等凉血止血药配伍，以制艾叶辛温之性，而取其止血之效，如四生丸。

此外，本品煎汤外洗，可治皮肤湿疹瘙痒。以艾绒制成艾条，用为穴位烧灸，有温通气血，透达经络作用。

【用量用法】内服：3～6g。外用：适量。捣绒可作艾灸。理气血宜生用；温经止血宜炒炭用。

炮　　姜

《珍珠囊》

【来源】为姜科植物姜 *Zingiber officinale* Rosc. 干燥根茎的炮制品。

【处方用名】炮姜。

【药性特点】味苦，涩，性温、辛、热。归脾、胃、肾、心、肺经。

【功效主治特点】

1. 温经止血——主治脾胃虚寒，脾不统血之出血病证。
2. 温中止痛——主治腹痛、腹泻。

【用量用法】内服：煎汤，3～6g；或入丸、散。外用：适量，研末调敷。

第十九章　活血化瘀药

凡以疏通血脉，促进血行，消散瘀血为主要作用的药物均称为活血化瘀药。

本类药物性味多辛温，辛能散瘀化滞，温可通行血脉，促进血行。除了具有通行血脉、消散淤血的作用外，还有通经止痛、散瘀消肿的作用。活血化瘀药主要适用于血行障碍、瘀血阻滞所引起的多种疾病。如血瘀经闭、产后瘀阻、癥瘕痞块、跌打损伤、瘀血肿痛，以及关节痹痛、疮疡肿痛、瘀血阻滞所引起的出血等症。

使用本类药物，要根据气行则血性，气滞则血凝的道理，多配伍行气药同用，以增强活血化瘀药的作用。并须根据不同病因，适当配伍其他药应用：如寒凝气滞血瘀者，当配合温里药同用；如关节痹痛，当配合祛风湿药同用；痈疽肿痛者，又当配合清热解毒药同用；癥瘕积聚者，又当配合软坚散结药同用。本类药物大多能活血通经，有的还可以坠胎催产，故妇女月经过多，或血虚无滞的经闭及孕妇，均当慎用或忌用。

第一节　活血止痛药

本类药多具辛味，辛散善行，既入血分，又入气分，活血每兼行气，具有良好的活血止痛作用，主要适用于气血瘀滞所致的各种痛证，如头痛、胸胁痛、心腹痛、痛经、产后腹痛、肢体疼痛、跌打损伤之瘀痛等。

川　芎

《神农本草经》

为伞形科多年生草本植物川芎 *Ligusticum chuanxiong* Hort. 的干燥根茎。主产于四川的灌县、崇庆，此外云南、湖北、贵州、甘肃、陕西等省亦有栽培。夏季当茎下的节盘显著突出，并略带紫色时采挖，除去泥沙，晒后炕干，再去须根。生用、酒炒或麸炒用。

【处方用名】川芎、芎藭、大川芎。

【药性特点】味辛，性温。归肝、胆、心包经。

【功效主治特点】

1. 活血行气——主治血瘀气滞的胸痛、胁痛、痛经、半身不遂、外伤瘀痛等。通达气血，为“血中气药”。

2. 祛风止痛——主治头痛，风湿痹痛。善上行头目，为治头痛要药。

【配伍应用】

1. 用于寒凝气滞，血行不畅的月经不调、经闭、癥瘕，常与当归、地黄、芍药同用，如四物汤，有活血行气、调经止痛的作用。用于肝郁气滞血瘀，胁肋疼痛，常与柴胡、白芍等同用，如柴胡疏肝散。用于瘀血痹阻心脉所致的胸痹绞痛，又常配红花、丹参、赤芍同用，如冠心Ⅱ号。用于火毒壅盛气滞血瘀的痈疽肿痛，本品又常配当归、穿山甲、皂角刺同用，有活血排脓之效，如透脓散。用于跌打损伤，淤血肿痛，本品又常配归尾、桃仁、没药等同用，以活血消肿止痛。

2. 用于外感风寒头痛，常配白芷、细辛、防风等同用，如川芎茶调散。用于风温头痛，可与羌活、防风、独活等同用，如羌活胜湿汤。

【用量用法】内服：3～9g。

【使用注意】本品辛温升散，用之太过有走泄真气之弊，故阴虚气弱，劳热多汗之人，以及气逆呕吐、肝阳头痛、妇女月经过多等症，均当慎用。

延胡索

《开宝本草》

为罂粟科多年生草本植物延胡索 *Corydalis yanhusuo* W. T. Wang 的块茎。主产于浙江。立夏后采挖，除去苗叶和须根，洗净，分开大小，入沸水中烫煮约3分钟，见内外变黄时捞起晒干。用时捣碎。生用，或经醋炒或酒炒。

【处方用名】延胡索、玄胡索、元胡索、炒延胡。

【药性特点】味辛、苦，性温。归心包、肝、脾、肺经。

【功效主治特点】

活血、行气、止痛——主治血瘀气滞的多种疼痛。特点：善行血中气滞，气中血滞，为止痛良药。

【应用配伍】用于气滞血瘀诸痛，常单用本品既有良好的止痛作用，也可配伍它药使用。如本品与川楝子同用，即金铃子散，主要用治肝郁气滞血瘀所致胸胁胃脘疼痛；配高良姜、檀香、荜茇同用，组成宽胸丸，可用治寒凝气滞血瘀，胸痹疼痛，目前临床用治冠心病、心绞痛有效；用治瘀血胃脘刺痛泛酸，常配乌贼骨、枯矾同用，临床用治消化道溃疡有效；用治寒滞肝脉，疝气疼痛，又常与吴茱萸、小茴香、乌药等同用。

【用量用法】内服：3～10g；研末吞服每次1.5～3g，用温水或淡酒送下。

【使用注意】血虚无瘀滞及孕妇忌用。

郁　金

《新修本草》

本品为姜科植物温郁金 *Curcuma wenyujin* Y，H. Chenet C. Ling、姜黄 *Curcuma longa* L.、广西莪术 *Curcuma kwangsiensis* S. G. Lee et C. F. Liang 或蓬莪术 *Curcuma phaeocaulis* Val. 的干

燥块根。前两者分别习称"温郁金"和"黄丝郁金"，其余按性状不同习称"桂郁金"或"绿丝郁金"。冬季茎叶枯萎后采挖，除去泥沙和细根，蒸或煮至透心，干燥。

【处方用名】 郁金、川郁金、川玉金、广郁金、广玉金。

【药性特点】 味辛、苦，性寒。归肝、心、肺经。

【功效主治特点】

1. 活血止痛——主治血瘀气滞的胸胁脘腹胀痛，月经不调，痛经及癥瘕。

2. 行气解郁——主治肝气郁结之胁痛等。

3. 清心凉血——主治湿温病湿浊蔽窍，神志不清及痰热闭阻心窍的癫狂证，血热妄行的吐血、衄血。

4. 利胆退黄——主治湿热黄疸及肝胆结石。

本品分川、广两种。广郁金行气之力胜于行血，长于行气解郁；川郁金行血之力胜于行气，长于活血化瘀，可以随症选用。

【配伍应用】

1. 用于气血瘀滞，胸胁疼痛，常与桂心、枳壳、陈皮等同用。用于肝郁不解，气血郁滞所致的经行腹痛、乳房胀痛，常与柴胡、白芍、当归、牡丹皮等同用，如宣郁通经汤。

2. 用于湿温病，浊邪蒙蔽清窍，胸脘痞闷，神志不清，常用本品配开窍豁痰的菖蒲、竹沥、姜汁等同用，如菖蒲郁金汤。若温热病，高热神昏谵语，又常配牛黄、黄连、栀子等同用，如牛黄清心丸。

3. 用于肝郁化火，血热有瘀的吐血、衄血、尿血及妇女倒经（代偿性月经），常用本品配生地黄、牛膝、牡丹皮等同用。

4. 用于肝胆湿热蕴蒸，黄疸尿赤，常用本品配茵陈、栀子、黄柏、金钱草等同用。目前用治肝炎、胆结石均有一定效果。

【用量用法】 内服：3～10g。

【使用注意】《十九畏歌诀》云："丁香莫与郁金见。"用当注意。

姜　黄

《新修本草》

为姜科多年生草本植物姜黄 *Curcuma longa* L. 的根茎。主产于四川、福建，台湾、江西、云南等地亦产。秋、冬两季采挖，洗净泥土，用水煮或蒸熟至透心为度，晒干，除去须根及外皮。润透切片。生用。

【处方用名】 姜黄、片姜黄。

【药性特点】 味苦、辛，性温。归脾、肝经。

【功效主治特点】

1. 破血行气——主治气滞血瘀所致的心、胸、胁、腹诸痛。经闭腹痛及跌打损伤。

2. 通经止痛——主治风湿痹痛，牙痛，牙龈肿胀疼痛，疮疡痈肿，皮癣痛痒。

【配伍应用】

1. 用于血瘀气滞所致的胸胁刺痛，常与柴胡、白芍、香附、延胡、郁金、川楝子等同用。用于寒凝气滞血瘀，心腹疼痛难忍者，常配当归、乌药、木香、吴茱萸同用。用于血滞经闭，月经不调，脐腹疼痛，常与莪术、川芎、当归等同用。用于跌打损伤，常配桃仁、苏木、乳香等同用，水、酒、童便煎服。

2. 用于风湿肩臂疼痛，以寒凝血滞，经络不通为宜，常与羌活、防风、当归等同用。又本品配僵蚕、蝉衣、大黄同用，用治风疹瘙痒，也取本品有活血散风之效。

【用量用法】内服：3～9g。

【使用注意】孕妇慎用。

乳　香

《名医别录》

本品为橄榄科植物乳香树 *Boswellia carterii* Birdw. 及同属植物 *Boswellia bhaurdajiana* Birdw. 树皮渗出的树脂。分为索马里乳香和埃塞俄比亚乳香，每种乳香又分为乳香珠和原乳香。

【处方用名】乳香、制乳香、熏乳香。

【药性特点】味苦、辛，性温。归心、肝、脾经。

【功效主治特点】

1. 活血行气止痛——主治血瘀诸痛证，跌打损伤、心腹疼痛、痛经及湿痹痛。特点：为伤科要药。

2. 消肿生肌——主治痈疽肿痛或疮疡溃破久不收口。

【配伍应用】

1. 用于瘀血阻滞，心腹诸痛，以本品配没药、五灵脂、草乌同用，用治瘀血胃痛。用于经闭、痛经、癥瘕腹痛，常配没药、当归、丹参等同用。用于痹痛拘挛，又常与没药、血竭、儿茶等同用。

2. 用于痈疽肿疼，若初起者多与没药、金银花、天花粉、皂角刺等同用；若痈疽、瘰疬、痰核坚硬不消，也可配没药、麝香、雄黄等同用；若疮疡溃破，久不收口，乳香与没药研末，外敷溃疡疮面，有止痛、消肿、去腐生肌的功效，也可配合其他收敛生肌药同用。

【用量用法】内服：3～10g。外用：适量，研末敷患处。

【使用注意】无瘀滞者、痈疽已溃及孕妇忌用。

没　药

《海药本草》

为橄榄科小乔木没药树 *Commiphora myrrha* Engl. 或哈地丁树 *Commiphora molmol* Engl. 的干燥树脂。分为天然没药和胶质没药。

【处方用名】没药、制没药。

【药性特点】味苦、辛，性平。归肝经。

【功效主治特点】

1. 活血止痛——主治跌打损伤等瘀血阻滞之证。

2. 消肿生肌——主治痈疽肿痛及瘰疬等证。

【用量用法】内服：3～9g。外用：适量，研敷患处。

【使用注意】无瘀滞及孕妇忌服。

第二节　活血调经药

本类药大多辛散苦泄，主归肝经血分，尤善通畅血脉而调经水，以活血调经为主，有的兼能利水消肿、舒筋活络，主要适用于血行不畅所致月经不调、痛经、经闭及产后瘀滞腹痛，以及瘀血痛证、跌打损伤、痈肿疮毒等证。

丹　　参

《神农本草经》

为唇形科多年生草本植物丹参 *Salvia miltiorrhiza* Bge. 的根。主产于河北、安徽、江苏、四川等地。秋季采挖，除去茎叶，洗净泥土，切片晒干。生用或酒炒用。

【处方用名】丹参、紫丹参。

【药性特点】味苦，性微寒。归心、肝经。

【功效主治特点】

1. 活血调经——主治月经不调，经闭痛经，产后瘀滞腹痛等血热血瘀证。

2. 祛瘀止痛——主治瘀血所致心胸刺痛、脘腹疼痛、癥瘕积聚及风湿痹痛等。

3. 凉血消痈——主治疮痈肿毒。

4. 除烦安神——主治热入营血，斑疹神昏或心悸失眠。

【配伍应用】

1. 用于血热瘀滞，月经不调、痛经、经闭、癥瘕积聚、产后瘀血、恶露不尽等症，可单用本品研末白酒调服，如丹参散，也可配当归、益母草、泽兰、赤芍、香附等同用。本品配降香所制成的复方丹参注射液，用治冠心病，也取得良好效果。用于肝瘀气滞血瘀胁痛，常与当归、郁金、香附等同用。

2. 用于痈肿疮毒，如消乳汤，用本品配伍金银花、连翘、蒲公英、瓜蒌、乳香、穿山甲等，用治乳痈肿痛。

此外，用于热病伤营，心烦不寐，多与水牛角、生地黄、玄参等同用。

【用量用法】内服：3～15g。

【使用注意】反藜芦。

红　　花（附：番红花）

《本草图经》

【来源】 为菊科一年生草本植物红花 *Carthamus tinctorius* L. 的干燥花。主产于河南、河北、四川、浙江等省。夏季开花，当花色由黄转鲜红时，采收，阴干。生用或微炒用。

【处方用名】 红花、杜红花、红蓝花、草红花。

【药性特点】 味辛，性温。归心、肝经。

【功效主治特点】

1. 活血通经——主治血滞经闭、痛经、产后瘀滞腹痛。

2. 祛瘀止痛——主治癥瘕积聚，跌打损伤，血热瘀滞，斑疹色暗。

【配伍应用】

1. 用于妇人腹中血气刺痛，可单用本品加酒煎服，如红兰花酒。用于血滞经闭腹痛，常与当归、苏木、莪术、肉桂等同用。用于产后瘀阻上逆之血晕，常与当归、牡丹皮、蒲黄、荷叶同用。

2. 用于跌打损伤，瘀血肿痛，常与苏木、血竭、麝香等同用。也可用于痈疽肿痛，可与蒲公英、连翘、赤芍等清热解毒、消肿止痛之品同用。

若麻疹夹斑，透发不畅，色不红活，也可配紫草、牛蒡子、葛根及大青叶、连翘、黄连等透疹凉血解毒之品同用。近代还用本品治冠心病、心绞痛，如冠心Ⅱ号。

【用量用法】 内服：3～10g。

【使用注意】 孕妇及月经过多忌用。

附： 番红花，又名藏红花、西红花，为鸢尾科多年生草本植物番红花（藏红花）*Crocus sativus* L. 的干燥柱头。原产于欧洲及中亚地区，现我国有少量栽培。于冬季花期的晴天早晨采收花朵，摘下花柱头，微火烘干为干红花。如再加工，始成油润光亮，为湿红花。性味甘寒，活血化瘀通经，与红花相似，而力量雄峻过之，且兼能凉血解毒、解郁安神，还可用治热入营血、温毒发斑及忧郁气闷、惊悸发狂等症。

桃　　仁

《神农本草经》

为蔷薇科落叶乔木桃 *Prunus persica*（L.）Batsch. 或山桃 *P. davidiana*（Carr.）Franch. 的成熟种子。全国大部分地区均产。秋季果实成熟后采摘，除去果肉，击破果核，取出种子，晒干，除去中皮。生用或捣碎用。

【处方用名】 桃仁、光桃仁。

【药性特点】 味苦、甘，性平。归心、肝、大肠经。

【**功效主治特点**】

1. 活血祛瘀——主治经闭、痛经，产后瘀滞腹痛，癥瘕及跌打损伤，肺痈、肠痈。

2. 润肠通便——主治肠燥便秘。

3. 止咳平喘——主治咳嗽气喘。

【**用法用量**】内服：6～10g。

【**使用注意**】本品走而不守，泻多补少，过用及用之不当，能使血流不止，损伤真阴，故无瘀血之证及便溏者不宜用。咯血及孕妇忌服。

益　母　草（附：茺蔚子）

《神农本草经》

本品为唇形科植物益母草 *Leonurus japonicus* Houtt. 的新鲜或干燥地上部分。鲜品春季幼苗期至初夏花前期采割；干品夏季茎叶茂盛、花未开或初开时采割，晒干，或切段晒干。

【**处方用名**】益母草、茺蔚草、坤草。

【**药性特点**】味辛、苦，性微寒。归肝、心包经。

【**功效主治特点**】

1. 活血调经——主治血滞经闭，痛经及产后恶露不尽，瘀滞腹痛。

2. 利尿消肿——主治水肿，小便不利。

3. 清热解毒——主治疮痈肿毒、皮肤瘾疹。

【**配伍应用**】

1. 用于妇女血热有瘀，经行不畅、痛经、经闭、产后瘀阻等症，可单用益母草加赤砂糖（10∶4）熬膏冲服，即益母膏；或用本品配当归、赤芍、木香同用，如益母丸。若难产胞衣不下，可配麝香、当归、川芎、乳香、没药、黑荆芥同用。

2. 用于浮肿小便不利，常配白茅根、车前子、桑白皮以及白术、茯苓等同用。目前使用本品治疗肾炎水肿，取得一定疗效。

3. 用于痈肿疮毒，常单用鲜品捣汁内服，渣敷患处。

【**用法用量**】内服：10～30g。外用：适量。

【**使用注意**】凡血虚无瘀者不宜服。

附：茺蔚子，即益母草的果实，又名小胡麻、三角胡麻。本品性味、功效与益母草相似，惟兼有凉肝明目、益精养血之功，所以朱丹溪说它“行中有补”。可用于肝热头痛、目赤肿痛或生翳膜，常配清肝明目的青葙子、决明子、龙胆草等同用。用量6～15g。瞳仁散大者慎用。

泽　　兰

《神农本草经》

为唇形科植物地瓜儿苗 *Lycopus lucidus* Turcz. var. *hirtas* Regel 的干燥地上部分。我国各地

多有分布。夏季枝叶茂盛时割取地上部分，晒干，切碎。生用。

【处方用名】泽兰、泽兰叶。

【药性特点】味苦、辛，性微温。归肝、脾经。

【功效主治特点】

1. 活血调经——主治血瘀经闭、痛经、产后瘀滞腹痛。

2. 祛瘀消痈——主治跌打损伤，瘀肿疼痛及疮痈肿毒。

3. 利水消肿——主治水肿、腹水，对水瘀互结之水肿尤为适宜。

【用法用量】内服：6～10g。外用：适量。

【使用注意】本品虽“行而不峻”，但只能活血而无补益之功，故无瘀血者不宜服。

牛　膝

《神农本草经》

为苋科草本植物牛膝 *Achyranthes bidentata* Blume 或川牛膝 *Cyathula officinalis* Kuan 的根。牛膝主要栽培于河南，川牛膝主产于四川、云南、贵州等省。冬季地上部分枯萎后采挖，除去泥土、茎干、须根，晒干，或经硫黄烟熏过。切片。生用，或酒炒、盐水炒用。

【处方用名】牛膝、怀牛膝、淮牛膝、川牛膝。

【药性特点】味苦、酸，性平。归肝、肾经。

【功效主治特点】

1. 活血通经——主治血瘀经闭、痛经，产后瘀滞腹痛及跌打伤痛。

2. 补肝肾、强筋骨——主治肝肾不足，腰膝痿软及风湿久痹，腰膝酸痛。

3. 利尿通淋——主治血淋，小便不利，淋沥涩痛。

4. 引血、引火下行——主治血热妄行的吐衄出血，阴虚火旺的牙痛、口舌生疮、头痛眩晕。

本品有川、怀之分，逐瘀通经、通利关节、消肿止痛，宜用川牛膝；补益肝肾、强壮筋骨，宜用怀牛膝。

【配伍应用】

1. 用于妇女瘀血不行，经闭、癥瘕，常用本品配干漆、生地黄同用。用于难产、包衣不下，本品与川芎、当归、红花、车前子等同用。用于风湿痹痛、关节拘挛，偏于湿热下注者，常与苍术、黄柏同用。

2. 用于肝肾不足，腰膝酸痛、筋骨无力，常与熟地黄、龟甲等同用。

【用量用法】内服：6～15g。逐瘀血及引火下行宜生用，补肝肾宜制用。

【使用注意】本品以宣导下行为主，又能堕胎，故脾虚泄泻、梦遗滑精、妇女月经过多及孕妇均当忌用。

鸡 血 藤

《本草拾遗》

为豆科木质藤本植物密花豆 *Spatholobus suberectus* Dunn 干燥藤茎。三叶鸡血藤主产于华南及西南地区；山鸡血藤分布于华中、西南、华南等地；昆明鸡血藤产于广东、广西、甘肃等地。全年可采。干燥的藤茎以水润透切片，或蒸软后趁热切片，晒干。

【处方用名】鸡血藤、鸡血藤膏。

【药性特点】味苦、微甘，性温。归肝、肾经。

【功效主治特点】

1. 行血补血调经——主治月经不调，痛经，经闭等血瘀血虚证。

2. 舒筋活络——主治风湿痹痛及中风，肢体麻木或瘫痪等。

【用量用法】内服：10～30g。

王不留行

《神农本草经》

为石竹科植物麦蓝菜 *Vaccaria segetalis*（Neck.）Garcke 的成熟种子。我国各地多有分布。夏、秋季种子成熟时割取全草，晒干，收集种子。生用或炒用。

【处方用名】王不留行、留行子。

【药性特点】味苦，性平。归肝、胃经。

【功效主治特点】

1. 活血通经——主治血瘀经闭，痛经，难产。

2. 下乳消痈——主治产后乳汁不下，乳痈肿痛。

3. 利尿通淋——主治热淋，血淋，石淋。

【用量用法】内服：3～10g。

【使用注意】孕妇忌用。

月 季 花

《本草纲目》

为蔷薇科常绿灌木月季 *Rosa chinensis* Jacq. 的干燥花。我国各地普遍栽培。6～7 月择晴天采收花朵，晾干，或用微火烘干。

【处方用名】月季花、月月红。

【药性特点】味甘，性温。归肝经。

【功效主治特点】

1. 活血调经——主治肝郁不舒、经脉阻滞、月经不调及胸腹胀痛。

2. 消肿解毒——主治痈肿疮毒、瘰疬肿痛、跌打损伤。

【用量用法】内服：3～6g。外用：适量，捣敷。

【使用注意】脾胃虚弱者及孕妇慎用。

第三节　活血疗伤药

本类药味多辛苦咸，主归肝、肾经，具有活血化瘀、消肿止痛、续筋接骨、止血生肌敛疮等作用，主要适用于跌打损伤、瘀肿疼痛、骨折筋损、金疮出血等证。

土鳖虫

《神农本草经》

本品为鳖蠊科昆虫地鳖 *Eupolyphaga sinensis* Walker 或冀地鳖 *Steleophaga plancyi* (Boleny) 的雌虫干燥体。捕捉后，置沸水中烫死，晒干或烘干。

【处方用名】䗪虫、地鳖虫、土元、土鳖虫。

【药性特点】味咸，性寒，有毒。归肝经。

【功效主治特点】

1. 破血逐瘀——主治血瘀经闭、产后瘀滞腹痛及癥瘕积聚。

2. 续筋接骨——主治跌打损伤，瘀血肿痛，筋伤骨折。特点：为骨伤科要药。

【用量用法】内服：6～10g；入散剂每次1～1.5g。

【使用注意】孕妇忌服。

自然铜

《开宝本草》

本品为硫化物类矿物黄铁矿族黄铁矿，主含二硫化铁（FeS_2）。采挖后，除去杂石。

【处方用名】自然铜、煅自然铜。

【药性特点】味辛，性平。归肝经。

【功效主治特点】

散瘀止痛，接骨疗伤——主治跌打骨折，瘀肿疼痛。特点：能促进骨折的愈合，为伤科接骨续伤之要药。

【用量用法】内服：3～10g；或煅研细末入丸散吞服0.3～0.5g。

【使用注意】阴虚火旺、血虚无瘀者忌服。

苏　木

《新修本草》

为豆科灌木或小乔木苏木 *Caesalpinia sappan* L. 的心材。主产于广东、广西、云南、台湾等地。四季可采，伐下树干，除去树皮及边材，留取中心部分。干燥后保存。用时砍为小块，或经蒸软后切制饮片。

【处方用名】苏木、苏方木。

【药性特点】味甘、咸、辛，性凉。归心、肝、脾经。

【功效主治特点】

1. 活血疗伤——主治跌打损伤，骨折筋伤，瘀滞肿痛。

2. 祛瘀通经——主治血滞经闭，产后瘀阻腹痛，痛经，心腹疼痛，痈肿疮毒。

【用量用法】内服：3～10g。

【使用注意】孕妇忌用。

骨碎补

《药性本草》

为水龙骨科多年生蕨类植物槲蕨 *Drynaria fortunei*（Kunze）J. Sm. 的根茎。主产于浙江、广东、四川、湖北、陕西、贵州等省。全年可采。除去叶及鳞片，洗净，切片，干燥。生用或炒用。

【处方用名】骨碎补、猴姜、毛姜、申姜。

【药性特点】味苦，性温。入肾、肝经。

【功效主治特点】

1. 活血续伤——主治跌打损伤或创伤，筋骨损伤，瘀滞肿痛。

2. 补肾强骨——主治肾虚腰痛脚弱，耳鸣耳聋，牙痛，久泻。

【用量用法】内服：10～20g；或入丸、散。外用：适量，捣烂或晒干研末敷。

【使用注意】阴虚内热及无瘀血者不宜服。

血　竭

《新修本草》

为棕榈科常绿藤本植物麒麟竭 *Daemonorops draco* BI. 的果实渗出的树脂经加工而成。分布于东南亚、非洲、南美等热带地区。我国广东、台湾有栽培。

【处方用名】血竭、麒麟竭、麒麟血。

【药性特点】味甘、咸，性平。归肝、心包经。

【功效主治特点】

1. 活血定痛——主治跌打损伤、瘀滞心腹疼痛。

2. 化瘀止血——主治外伤出血。

3. 敛疮生肌——主治疮疡不敛。

【配伍应用】

1. 用于跌打损伤、瘀血肿痛，常与乳香、没药、儿茶等同用，如《良方集腋》七厘散，内服外敷，均可使用。也可与没药、当归、白芷、赤芍、桂心等同用，对伤损筋骨，痛不可忍，也有良好止痛效果。本品还可用于妇女瘀血经闭、痛经、产后瘀阻腹痛及一切瘀血阻滞、心腹刺痛，常配当归、三棱、莪术等同用。

2. 用于恶疮痈疽久不收口、金疮出血创口不合，常用本品配乳香、没药、儿茶等同用，等分为末，外敷即可。

【用量用法】内服：1～1.5g；或入丸、散。外用：研末撒敷，或制成膏药贴敷。

【使用注意】凡无瘀血者不宜服。

刘寄奴

《名医别录》

为菊科多年生草本植物奇蒿 *Artemisia anomala* S. Moore 的全草。分布于长江以南各省。于8月开花时连根拔起，除去根和泥土，晒干，切段入药。尚有玄参科一年生草本植物阴行草 *Siphonostegia chinensis* Benth. 的地上部分，习称北刘寄奴。分布于华北、东北及中南地区。7～9月采割地上部分，晒干入药。

【处方用名】刘寄奴。

【药性特点】味苦，性温。归心、脾经。

【功效主治特点】

1. 散瘀止痛、疗伤止血——主治跌打损伤，肿痛出血。

2. 破血通经——主治血瘀经闭，产后瘀滞腹痛。

3. 消食化积——主治食积腹痛。

【用量用法】内服：3～10g。外用：适量。

【使用注意】为破血之品，多服令人吐利，故血气虚弱，无瘀滞者忌用。

儿　茶

《饮膳正要》

为豆科落叶乔木儿茶 *Acacia catechu*（L.）Willd. 的去皮枝、干的干燥煎膏。产于云南西双版纳傣族自治州，广西等地有栽培。

【处方用名】孩儿茶、儿茶、铁儿茶、珠儿茶。

【药性特点】味苦、涩，性平。归肺经。

【功效主治特点】

活血疗伤，止血，收湿敛疮——主治外伤瘀肿、出血；湿疮流水、溃疡不敛；牙疳、口疳。

【用量用法】外用：适量。

第四节　破血消癥药

本类药味多辛苦，虫类药居多，兼有咸味，入归肝经血分。药性峻猛，走而不守，具有破血逐瘀、消癥散积作用，主要适用于瘀血时间长、程度重的癥瘕积聚，以及血瘀经闭、瘀肿疼痛、偏瘫等证。

莪　术

《药性本草》

本品为姜科植物蓬莪术 *Curcuma phaeocaulis* Val.、广西莪术 *Curcuma kwangsiensis* S. G. Lee et C. F. Liang 或温郁金 *Curcuma wenyujin* Y. H. Chen et C. Ling 的干燥根茎。后者习称“温莪术”。冬季茎叶枯萎后采挖，洗净，蒸或煮至透心，晒干或低温干燥后除去须根和杂质。

【处方用名】蓬莪术、莪术、蒁药。

【药性特点】味苦、辛，性温。归肝经。

【功效主治特点】

1. 破血行气——主治血瘀气滞的癥瘕积聚，经闭腹痛。

2. 消积止痛——主治食积气滞，脘腹胀痛。

【用量用法】内服：3～9g。外用：适量。

【使用注意】孕妇忌用。

三　棱

《本草纲目拾遗》

为黑三棱科多年生草本植物黑三棱 *Sparganium stoloniferum* Buch. －Ham. 的块状根茎。主产于江苏、河南、山东、安徽、江西等省。冬、春两季采挖，除去茎苗及须根，洗净泥土，削去外皮，晒干。润透切片，醋炒或麸炒用。

【处方用名】三棱、京三棱、荆三棱、山棱。

【药性特点】味苦，性平。归肝、脾经。

【功效主治特点】

1. 破血行气——主治气滞血瘀所致癥瘕积聚、经闭及心腹瘀痛。

2. 消积止痛——主治食积脘腹胀痛。

【用量用法】内服：3～10g。

【使用注意】月经过多及孕妇忌服。

穿山甲

《名医别录》

本品为鲮鲤科动物穿山甲 *Manis pentaductyla* Linnaeus 的鳞甲。收集鳞甲，洗净，晒干。

【处方用名】穿山甲、炙甲片、炮甲珠。

【药性特点】味咸，性微寒。归肝、胃经。

【功效主治特点】

1. 活血消癥——主治癥瘕积聚，瘀血经闭及风湿痹痛。
2. 通经——主治风湿痹痛，中风瘫痪。
3. 下乳——主治产后乳汁不下。
4. 消肿排脓——主治痈肿疮毒，瘰疬痰核。

【用量用法】内服：3～9g；研末吞服每次1～1.5g。

【使用注意】痈疽已溃及孕妇忌用。

干漆

《神农本草经》

为漆树科落叶乔木漆树 *Toxicodendron vernicifluum*（Stokes）F. A. Barkl 的树脂，经加工后的干燥品（漆渣）。主产于湖北、四川、云南、广东、安徽等省，日本、缅甸等国亦产。商品一般取自漆桶内用剩的漆脚，晒干。用时捣碎，炒至烟尽或烧至烟尽存性用。

【处方用名】干漆。

【药性特点】味辛、苦，性温。有毒。归肝、胃经。

【功效主治特点】

1. 活血通经、祛瘀破癥——主治经闭、癥瘕。
2. 消积杀虫——主治虫积腹痛。

【用量用法】内服：2.5～4.5g，入丸、散。

【使用注意】孕妇及体虚无瘀者慎服。

水蛭

《神农本草经》

为环节动物水蛭科宽体金线蛭 *Whitmania pigra*（Whitman）、柳叶蚂蟥 *Whitmania acranulata* Whitman 或水蛭 *Hirudo nipponica* Whitman 的干燥全体。我国大部分地区有产。夏、秋两

季捕捉后，加入石灰或酒闷死，拌以草木灰晒干或微火烘干。

【处方用名】水蛭。

【药性特点】味咸、苦，性平。归肝经。

【功效主治特点】

破血通经，逐瘀消癥——主治血瘀经闭，癥瘕积聚及跌打损伤等瘀血重症。

【用量用法】内服：3～6g；或焙干研粉吞服，每次用0.3～0.6g。

【使用注意】血虚无瘀滞及孕妇忌用。

虻　　虫

《神农本草经》

为昆虫类虻科复带虻 *Tabanus bivittatus* Mats. 的雌虫体。各地均有，而以畜牧区最多。5～6月捕捉，沸水烫或稍蒸，晒干。生用或炒用。

【处方用名】虻虫、蜚虻。

【药性特点】味苦，性微寒，有毒。归肝经。

【功效主治特点】

破血逐瘀，散结消癥——主治癥瘕积聚、闭经、跌打损伤等瘀血重症。

【用量用法】内服：1.5～4.5g。去翅足，生用或炒熟用。

【使用注意】体虚无瘀及孕妇均禁用。

斑　　蝥

《神农本草经》

为芫青科昆虫南方大斑蝥 *Mylabris phalerata* Pallas. 或黄黑小斑蝥 *M. cichorii* L. 的干燥虫体。主产于辽宁、河南、山东、江苏、湖南、贵州等地。夏、秋季在晨露未干时捕捉，置器中闷死，晒干防蛀。用时去头、足、翅，生用或与糯米同炒至米呈黄黑色，去米，将斑蝥研末用。

【处方用名】斑蝥、斑猫。

【药性特点】味辛，性寒，有毒。

【功效主治特点】

1. 破血逐瘀、散结消癥——主治血瘀闭经，癥瘕积聚。

2. 攻毒蚀疮——主治痈疽恶疮，顽癣，瘰疬等。

【用量用法】内服：0.03～0.06g，入丸、散。外用：适量。

【使用注意】本品毒性剧烈，内服剂量稍大即可出现泌尿系统、胃肠系统刺激症状，个别有出现阵发性心动过速者，对皮肤黏膜有强烈刺激性，能引起发赤起泡。孕妇忌服。

第二十章 化痰止咳平喘药

凡能够消除痰涎的药物，称化痰药；能够减轻或制止咳嗽、气喘的药物，称止咳平喘药。

咳嗽、气喘与痰涎在病机上常有密切的关系。一般咳喘常多夹痰，而痰多每致咳喘。所以在治疗上，化痰药与止咳平喘药常相互配用。化痰药主要用于痰多咳嗽、咯痰困难、痰饮喘息，以及由痰所致的癫痫、惊厥、瘿瘤、瘰疬、阴疽、流注等病证。止咳平喘药主要用治症见咳嗽、气喘的多种疾患。

凡内伤、外感均能引起痰多与咳喘。因而治疗时，除应针对病情选择合宜的化痰止咳平喘药外，还应根据各种致病原因，综合观察其表里、虚实、寒热而进行必要的配伍。如外感咳喘，当配伍解表药；虚劳咳喘，需合补益药；热痰、燥痰，宜清、宜润；寒痰、湿痰，可温、可燥；癫痫、惊厥，当配安神药和息风药；瘿瘤、瘰疬，宜用软坚散结药；阴疽、流注，需配温阳、通滞药。此外，许多医家认为，痰是津液停聚而成，指出治痰之要在于调气。如刘河间称："治咳嗽者，治痰为先；治痰者，下气为上。"庞安时亦谓："善治痰者，不治痰而治气，气顺则一身之津亦随气而顺矣。"所以调气又为治痰的一个重要方法。咳嗽兼咯血者，不宜用强烈而有刺激的化痰药，否则有促进出血的弊病。麻疹初期的咳嗽，忌用温性而带收涩作用的化痰药，以免影响麻疹的透发。根据化痰止咳平喘药的主要性能，又把它分为温化寒痰药、清化热痰药、止咳平喘药三类。

第一节　温化寒痰药

本类药物多属温燥之性，具有温化寒痰的作用，适用于痰多清稀色白，易于咯出的寒痰、湿痰，及由此而引起的咳嗽、哮喘、肢节酸痛、阴疽流注等证。为了加强疗效，在临床上常与温散寒邪、燥湿健脾的药物配伍应用。

其温燥之性易伤津、助火、动血，故热痰、阴虚燥咳及吐血、咯血倾向者均应慎用。

半　夏

《神农本草经》

为天南星科植物半夏 *Pinellia ternata*（Thunb.）Breit. 的地下块茎。全国各地均有分布，主产于四川、湖北、安徽、江苏、河南、浙江，四川产量最大，质量好。7~9 月间采挖，洗净泥土，除去外皮，晒干或烘干。生用较少。炮制方法不同，可有法半夏、姜半夏、清半夏等炮制品。

【处方用名】 半夏、制半夏、清半夏、姜半夏、法半夏、半夏曲、生半夏、竹沥半夏。

【药性特点】 味辛，性温，有毒。归脾、胃经。

【功效主治特点】

1. 燥湿化痰——主治湿痰咳嗽。特点：性温燥，为治湿痰之要药。

2. 降逆止呕——主治多种呕吐，寒饮呕吐，痰饮所致的呕吐。特点：味苦，降逆和胃，为止呕要药。

3. 消痞散结——主治心下痞，结胸证，梅核气，瘿瘤痰核，痈疽发背等。特点：辛散消痞，化痰散结。

4. 外用消肿止痛——主治瘿瘤、痰核毒蛇咬伤。

【配伍应用】

1. 用于湿痰证，痰多清稀，食欲不振，或因痰多引起的眩晕、心悸、失眠、咳喘等症，常与陈皮配伍，如二陈汤；眩晕者，当配伍白术、天麻，如半夏白术天麻汤；痰多心悸失眠者，当与酸枣仁、远志、茯神等安神药同用；痰多喘咳者，可与苏子、杏仁、紫菀等止咳平喘药配伍。痰多而有寒象者，称为寒痰，可与细辛、干姜等温散药同用。痰多而有热象者，谓之热痰，当与黄芩、瓜蒌等清热化痰药配伍，如清气化痰丸。

2. 用于寒饮呕吐，多与生姜配伍，如小半夏汤；痰水多者，当加茯苓；用于胃热呕吐，可与黄连、竹茹等清热止呕药同用；用于胃寒呕吐，可配伍干姜同用。此外，也可用于妊娠呕吐，治妊娠呕吐不止。

3. 用于胸脘痞满胀闷，或痞坚作痛等症，如半夏泻心汤，以之配伍黄芩、干姜等，治湿热互结之心下痞；小陷胸汤，以之配伍黄连、瓜蒌，治小结胸证，心下按之痛者；用于气滞痰结，咽中如有物阻，称为梅核气证，常与紫苏、厚朴、茯苓配伍，如半夏厚朴汤。

【用量用法】 内服：5～10g。外用：适量，研末敷。半夏因加工炮制的不同，其功能亦有所差异。法半夏偏于燥湿健脾，清半夏长于化痰，姜半夏善于止呕，半夏曲化痰消食，竹沥半夏化痰清热，临证时可分别选用。

【使用注意】 反乌头。本品辛温性燥，故阴虚燥咳、津伤口渴及血证者忌用。此外，古籍记载半夏为妊娠所禁用，但从古今临床证明，半夏用于妊娠呕吐，不但未见明显毒副反应，而且止呕疗效肯定。生半夏有毒，内服须经炮制，炮制后，特别经明矾处理后，已无明显毒性。

天南星

《神农本草经》

本品为天南星科植物天南星 *Arisaem aerubescens*（Wall.）Schott、异叶天南星 *Arisaema heterophyllum* Bl. 或东北天南星 *Arisaem amurense* Maxlm. 的干燥块茎。秋、冬二季茎叶枯萎时采挖，除去须根及外皮，干燥。

【处方用名】 制南星、生南星。

【药性特点】 味苦、辛，性温，有毒。归肺、肝、脾经。

【功效主治特点】

1. 燥湿化痰——主治湿痰咳嗽，胸膈胀闷。特点：性温而燥，有较强的燥湿化痰之力。

2. 祛风解痉——主治痰饮眩晕、半身不遂、破伤风等。特点：善走经络、祛风痰而止痉厥。

3. 消肿止痛——主治痈疽痰核。

【用量用法】内服：3～10g；生南星内服多入丸、散剂，一次量0.3～1.2g。外用：适量。

【使用注意】本品性质燥散，易伤阴液，故阴虚燥咳及孕妇均忌用。

白附子

《名医别录》

为天南星科草本植物独角莲 *Typhonium giganteum* Engl. 的块茎或毛茛科多年生草本植物黄花乌头 *Aconitum coreanum*（Levl.）Raipaics 的子根及母根。前者称“禹白附”（鸡心白附子），主产于河南、甘肃、湖北等地；后者称“关白附”（竹节白附子），主产于辽宁、吉林等地。秋季采挖，除去须根及外皮，晒干。

【处方用名】白附子、制白附、关白附、禹白附。

【药性特点】味辛、甘，性大温，有毒。归胃经。

【功效主治特点】

1. 燥湿化痰——主治风痰，口眼㖞斜，惊风，癫痫，抽搐。

2. 息风止痉止痛——主治风痰阻于经络之口眼歪斜，风湿痹痛，破伤风等。特点：其性上行，尤善治头面部诸疾。

3. 解毒散结——主治瘰疬痰核，毒蛇咬伤。特点：鲜品捣烂外敷可消肿解毒。

【用量用法】内服：3～5g。外用：适量，捣烂外敷。

【使用注意】本品燥烈伤阴，故阴虚有热动风及孕妇忌用。

白芥子

《名医别录》

为十字花科草本植物白芥 *Sinapis alba*（L.）或芥（黄芥）*B. juncea*（L.）Czern. et Coss. 的种子。前者习称“白芥子”，后者习称“黄芥子”。夏末秋初果实成熟时采割植株，晒干，打下种子，除去杂质。

【处方用名】白芥子、炒芥子。

【药性特点】味辛，性温。归肺经。

【功效主治特点】

1. 温肺化痰利气——主治寒痰喘咳、痰滞经络、肩背肢体疼痛麻痹之痹证。特点：辛散利气豁痰，性温而化寒痰搜剔内外痰结，除关节、经络之痰。

2. 散结消肿——主治痰湿流注，阴疽肿毒。

【用法用量】 内服：3～10g。外用：适量。

【使用注意】 本品燥烈辛散，易耗气伤阴动火，故久嗽肺虚、阴虚火旺者忌服。

皂　荚（附：皂角刺）

《神农本草经》

为豆科多年生落叶乔木皂荚 *Gleditsia sinensis* Lam. 的干燥成熟果实。主产于河北、山西、河南、山东，东北各省及江苏、浙江等地。秋季果实成熟时采摘，晒干。用时捣碎或炒焦用。

【处方用名】 皂荚、皂角、焦皂角、猪牙皂。

【药性特点】 味辛、咸，性温，有小毒。归肺、大肠经。

【功效主治特点】

1. 祛痰——主治顽痰阻肺之咳喘。特点：辛能通利气道，咸能软化胶结之痰，善除顽痰。

2. 开窍——主治中风、痰厥、癫痫等所致的神昏不语。特点：入鼻则嚏，入喉则吐，味辛而性窜。

3. 消肿散结——主治疮肿未溃者，可外用。

【用量用法】 内服：1.5～5g；宜入丸、散剂用。外用：适量。

【使用注意】 本品辛散走窜，易伤正气，非实邪痰痞者，及虚弱者、孕妇和有咯血倾向者均忌用。

附： 皂角刺为皂荚树的棘刺。味辛，性温。内服：5～10g。皂角刺因其性锐利，故痈疽已溃及孕妇均当忌用。

旋覆花

《神农本草经》

本品为菊科植物旋覆花 *Inula japonica* Thunb. 或欧亚旋覆花 *Inula britannica* L. 的干燥头状花序。夏、秋二季花开放时采收，除去杂质，阴干或晒干。

【处方用名】 旋覆花、复花。

【药性特点】 味苦、辛、咸，性微温。归肺、胃、大肠经。

【功效主治特点】

1. 降气化痰行水——主治寒痰咳喘，胸膈痞闷。特点：苦降辛开，既降气化痰平喘，又消痰行水而除痞满。

2. 降逆止呕——主治胃气上逆之呕吐、呃逆嗳气等。特点：降胃气而止呕噫。

【配伍应用】

1. 用于痰壅气逆及痰饮蓄结所致的咳喘多痰证。如旋覆花汤，以之配伍桔梗、桑皮、大黄、槟榔等药，治疗痰饮蓄结，胸膈痞实、大便秘涩、喘逆气促之症。

2. 用于脾胃虚寒，痰湿内阻所致的呕吐、噫气等。如旋覆代赭石汤，以之配伍代赭石、半夏、生姜、人参、甘草、大枣等药，用于吐下后心下痞，噫气不除者。

【用量用法】 内服：5～10g，包煎。

【使用注意】 本品温散降逆，故阴虚劳嗽、风热燥咳及脾虚大便溏泄者，均不宜用。

白　前

《名医别录》

为萝藦科多年生草本植物柳叶白前 *Cynanchum stauntonii*（Decne.）Schler. ex Lévl. 和芫花叶白前 *C. glaucescens*（Decne.）Hand. – Mazz. 的根茎及根。主产于浙江、安徽、河南、山东、福建及广东等地。秋季采挖，除去茎及泥土，洗净晒干。切段生用或蜜炙用。

【处方用名】 白前、炙白前、嫩白前。

【药性特点】 味苦、辛，性微温。归肺经。

【功效主治特点】

降气化痰——主治肺气壅塞，咳嗽痰多、气喘。特点：性微温而不燥热，长于祛痰降气。

【用法用量】 内服：5～10g。

【使用注意】 凡咳嗽气逆属气虚，气不归元者，不宜应用。

第二节 清化热痰药

本类药物味多甘、苦、咸，性多寒凉，具有清热化痰、润肺止咳、软坚散结的作用，适用于肺中有热所致的痰液浓稠，咯痰不爽的证候，以及与痰热有关的癫痫、惊厥、中风、瘰疬、瘿瘤等证。应用时须根据不同的病证而作适当的配伍。

因属寒凉之性，故脾胃虚寒者，及寒痰、湿痰等证不宜应用。

川贝母

《神农本草经》

本品为百合科植物川贝母 *Fritillaria cirrhosa* D. Don、暗紫贝母 *Fritillaria unibracteata* Hsiao et K. C. Hsia、甘肃贝母 *Fritillaria przewalskii* Maxim.、梭砂贝母 *Fritillariadelavayi* Franch.、太白贝母 *Fritillaria taipaiensis* P. Y. Li 或瓦布贝母 *Fritillaria unibracteata* Hsiao et K. C. Hsia var. *wabuensis*（SY. TangetSC. Yue）Z. D. Liu，S. Wanget S. C. Chen 的干燥鳞茎。按性状不同分别习称“松贝”“青贝”“炉贝”和“栽培品”。夏、秋二季或积雪融化后采挖，除去须根、粗皮及泥沙，晒干或低温干燥。

【处方用名】川贝母、川贝。

【药性特点】味苦、甘，性微寒；归肺、心二经。

【功效主治特点】

1. 清热化痰，润肺止咳——主治痰热咳嗽，肺燥久咳，痰少咽燥。特点：清肺泄热化痰，兼能润肺。

2. 散结消肿——主治痰火郁结之瘰疬，乳痈，肺痈。特点：化郁热，散痰结。

【配伍应用】

1. 治肺热咳嗽多痰、咽喉干痛，配伍杏仁、甘草；贝母与知母同用，即二母丸，治肺热咳逆。

2. 用于肺热燥咳及虚劳咳嗽，宜以川贝母配伍紫菀、款冬、麦冬、沙参等。如贝母散，配伍杏仁、紫菀、款冬花、麦冬等止咳养阴药，用于肺燥咳嗽及久咳。

此外，配伍乌贼骨，如乌贝散，治疗胃溃疡胃痛。

【用量用法】内服：5～10g；研末冲服1～2g。

【使用注意】属寒湿痰嗽者，不宜用。反乌头。

浙贝母

为百合科多年生草本植物浙贝母 *Fritillaria thunbergii* Miq. 的地下鳞茎。

【处方用名】浙贝母、浙贝、大贝母、象贝母、大贝。

【药性特点】味苦，性寒。归肺、心二经。

【功效主治特点】

1. 清热化痰——主治痰热咳嗽，风热咳嗽。特点：味苦泄降，长于清化痰热，降泄肺气。

2. 散结消痈——主治痰火郁结之瘰疬、痰核、瘿瘤、乳痈、肺痈。特点：苦泄清热解毒。

【配伍应用】

1. 用于外感风邪，痰热郁肺所致的咳嗽痰黄而稠之症，宜以浙贝母配伍知母、黄芩、杏仁、甘草等。

2. 用于瘰疬痰核，浙贝母常与玄参、牡蛎同用，如消瘰丸。用于痈疡初起，可与连翘、蒲公英、天花粉等同用，如消痈散毒汤。

此外，配伍乌贼骨，如乌贝散，治疗胃溃疡胃痛。

瓜　蒌

《名医别录》

为葫芦科多年生草质藤本植物栝楼 *Trichosanthes kirilowii* Maxim. 和双边栝楼 *T. rosthornii* Harms 的成熟果实。全国南北各地均产。秋季果实成熟时连柄剪下，悬挂晾干。去柄，洗净，置蒸笼内蒸至稍软，压扁切成块入药，称全瓜蒌；将晾干的全瓜蒌剖开去瓤，将壳与种子分别生用或炒用。蒌仁压榨去油后称瓜蒌霜，亦入药。

【处方用名】全瓜蒌、瓜蒌。

【药性特点】味甘，性寒。归肺、胃、大肠经。

【功效主治特点】

1. 清热化痰——主治痰热咳喘，痰热阻肺，干咳无痰或痰少质黏，咳吐不利。特点：味甘性寒质润，清肺燥化痰。

2. 利气散结——主治胸阳不通之胸痹，痰热结胸。特点：功能利气开郁，导痰浊下行。

3. 润肠通便——主治肠燥便秘。特点：润燥滑肠。

4. 消痈肿——主治肺痈、肠痈、乳痈。特点：清热散结消肿。

【配伍应用】

1. 用于痰热咳嗽，痰稠难咯之症。如清气化痰丸，配伍黄芩、枳实、胆星等，治疗痰热咳嗽、胸膈痞满。

2. 用于胸痹胸痛，常与薤白等药同用，如瓜蒌薤白半夏汤。用于痰热互结胸膈，满闷作痛之结胸证，常与黄连、半夏配伍，如小陷胸汤。

3. 用于乳痈、肺痈、肠痈等。以瓜蒌配伍生甘草、当归、乳香、没药，治疗乳痈及一切痈疽初起。治疗乳痈又常与蒲公英等同用。

【用量用法】内服：全瓜蒌 12～30g；瓜蒌皮 6～12g；瓜蒌仁 10～15g。

【使用注意】寒饮及脾虚便溏者忌用。反乌头。

竹　沥

《名医别录》

为禾本科多年生常绿木本植物淡竹 *Phyllostachys nigra*（Lodd.）Munro var. *henonis*（Mitf.）Stapf ex Rendle、青秆竹 *Bambusa tuldoides* Munro 等的茎秆，用火烤灼时流出的液汁。分布于长江流域以南各省。取鲜竹茎秆，截成 30～50cm 长，两端去节，劈开架起，中部用火烤，两端有液汁流出，以容器收集之。以色泽透明者为佳。

【处方用命】竹沥、竹油、竹沥膏、竹沥水。

【药性特点】味甘，性寒。归心、肺、胃三经。

【功效主治特点】

1. 清热豁痰——主治痰热咳喘，顽痰胶结者。特点：性寒滑利，祛痰力强。

2. 定惊利窍——主治中风痰迷，惊痫癫狂。特点：入心肝经，善涤痰泄热而开窍定惊。

【用量用法】内服：30～60g，宜冲服。

【使用注意】本品寒滑，对寒嗽及脾虚便溏者忌用。

竹　茹

《名医别录》

本品为禾本科植物青秆竹 *Bambusa tuldoides* Munro、大头典竹 *Sinocalamus beechey anus* (Munro) McClure var. *pubescens* P. F. Li 或淡竹 *PhyIlostachys nigra* (Lodd.) Munrovar. *henonis* (Mitf.) Stapf ex Rendle 的茎秆的干燥中间层。全年均可采制，取新鲜茎，除去外皮，将稍带绿色的中间层刮成丝条，或削成薄片，捆扎成束，阴干。前者称“散竹茹”，后者称“齐竹茹”。

【处方用名】竹茹、淡竹茹、鲜竹茹、姜竹茹、竹二青。

【药性特点】味甘，性微寒。归肺、胃、胆三经。

【功效主治特点】

1. 清热化痰——主治热痰咳嗽。特点：甘寒性润，善清痰热。

2. 除烦止呕——主治胃热呕吐、痰热失眠、心烦不宁、妊娠恶阻。特点：清热止呕，为治胃热呕吐之要药。

3. 凉血止血——主治吐血、衄血、崩漏。

【配伍应用】

1. 用于胆虚痰热郁结，虚烦不眠，以本品配伍半夏、茯苓、枳实等，如温胆汤。用于中风痰迷，舌强失语，常配合胆星、菖蒲、茯苓、半夏等同用，如涤痰汤。

2. 用于热证呕哕，如黄连橘皮竹茹半夏汤，治胃中痰热呕吐；竹叶石膏加竹茹芦根汤，用于胃虚呃逆而属于热证者。用于虚证呕哕，须与益气降逆药并用，如橘皮竹茹汤，以本品配伍橘皮、生姜、人参等，治胃虚呕吐、呃逆等症。对妊娠呕吐，经适当配伍也可应用。

3. 用于血热引起的吐衄、崩漏，多与生地黄、牡丹皮、阿胶等凉血止血药同用。用于胎动不安，可与黄芩、白术等清热安胎药配伍。

【用量用法】内服：5～10g。一般除痰热多生用，止呕多姜汁炒用。

桑白皮

《神农本草经》

为桑科小乔木植物桑树 *Morus alba* L. 的根皮。冬季采挖，刮去黄色栓皮，剥离皮部洗净，切段，晒干。生用或蜜炙用。

【处方用名】桑白皮、桑根白皮、炙桑皮。

【药性特点】味甘，性寒。归肺经。

【功效主治特点】

1. 泻肺平喘——主治肺热咳喘，水饮停肺，咳喘，肺虚有咳喘。特点：性寒而降，主入肺经，能清泻肺火兼肺中水气而平喘。

2. 利水消肿——主治阳水实证；风水，皮水，实火所致之衄血、咯血，肝阳上亢之眩晕。特点：降肺气，利水道兼能清肝凉血。

3. 清肝止血——主治衄血、咳血及肝阳偏亢之高血压

【用量用法】 内服：5～10g。行水宜生用，平喘止咳宜蜜炙。

【使用注意】 肺虚无火、小便利及肺寒咳嗽不宜用。

葶苈子

《神农本草经》

为十字花科草本植物播娘蒿（南葶苈子）*Descurainia Sophia*（L.）Webb ex Prantl. 和独行菜（北葶苈子）*Lepidium apetalum* Willd. 的成熟种子。主产于华北、西北、华东等地。立夏前后果实成熟时，割取全株，干燥，打下或搓下种子。微炒捣碎入药。

【处方用名】 葶苈子、甜葶苈、苦葶苈、炒葶苈、炙葶苈。

【药性特点】 味辛、苦，性大寒。归肺、膀胱、大肠经。

【功效主治特点】

1. 泻肺平喘——主治痰涎壅盛，喘息不得平卧。特点：专泻肺中水饮及痰火而平喘。

2. 利水消肿——主治水肿、悬饮、胸腹积水、小便不利。特点：泄肺气之壅闭而通调水道。

【配伍应用】 用于肺气壅实、痰饮壅塞所致咳嗽喘满及面目浮肿、胸腹积水等。用大枣辅佐，治痰饮咳喘不得卧，一身面目浮肿之证或肺痈初起；配伍大黄、芒硝、杏仁，治结胸证，胸胁积水，大便不利等。

【用量用法】 内服：3～10g。

【使用注意】 本品专泻肺气之实而行痰水，故凡肺虚喘促、脾虚肿满之证，均当忌用。

海浮石

《日华子本草》

为胞孔科动物脊突苔虫 *Costazia aculeata* Canu et Bassler 的干燥骨骼，又名石花。分布于南方沿海各地。夏、秋季自海中捞出，用清水洗去盐质及泥沙，晒干。捣碎生用，或煅捣为粉水飞用。

【处方用名】 海浮石、浮海石。

【药性特点】 味咸，性寒。归肺经。

【功效主治特点】

1. 清肺化痰——主治痰热咳喘。

2. 软坚散结——主治瘰疬，瘿瘤。

3. 利尿通淋——主治热淋、血淋、石淋。

【用量用法】 内服：5～10g，打碎先煎。

【使用注意】 古籍称“多服能损人气血”，故一般虚寒咳嗽及脾胃虚寒者，不宜应用。

海 蛤 壳

《神农本草经》

为动物帘蛤科文蛤 *Meretrix meretrix* Linnaeus 和青蛤 *Cyclina sinensis* Gmelin 的贝壳。沿海地区均产。春、秋两季自海滩泥沙中淘取，去肉，洗净。生用、煅用或捣为粉水飞用。

【处方用名】海蛤壳、蛤壳、煅蛤壳、海蛤粉。

【药性特点】味咸，性寒。归肺、肾二经。

【功效主治特点】

1. 清肺化痰——主治肺热，痰热咳喘，木火刑金，痰火内郁之胸胁疼痛，咯吐痰血。特点：化痰清火，平肝保金。

2. 软坚散结——主治瘿瘤，痰核。

3. 制酸止痛——主治胃痛吐酸、烫伤湿疹。具有收敛作用。

4. 利水消肿——主治水湿停滞、水肿，小便不利、咳喘气急。

【用量用法】内服：10～15g，打碎先煎。外用：适量。一般内服宜生用，制酸、外敷宜煅用。

瓦 楞 子

《名医别录》

为软体动物蚶科泥蚶 *Arca granosa* Linnaeus、毛蚶 *A. subcrenata* Lischke 或魁蚶 *A. inflata* Reeve 的贝壳。主产于浙江、江苏、山东、广东及辽宁等地的海滨地带。当涨潮时被冲到海滩上，退潮时拾取洗净，入沸水中略煮，去肉留壳，干燥。煅碎入药。

【处方用名】瓦楞子、煅瓦楞、瓦垄子。

【药性特点】本品味咸，性平。归肺、胃、肝三经。

【功效主治特点】

1. 消痰软坚——主治瘰疬，瘿瘤。特点：咸能软坚，消痰散结。

2. 化瘀散结——主治癥瘕痞块。特点：既能消痰，又能化瘀。

3. 制酸止痛——主治肝胃不和，胃痛吐酸

【用量用法】内服：10～15g，宜久煎。消痰散结宜生用，制酸止痛宜煅用。

海　　藻

《神农本草经》

为马尾藻科植物海蒿子 *Sargassum pallidum*（Turn.）C. Ag. 或羊栖菜 *Sargassum fusiforme*（Harv.）Setch. 的干燥藻体。主产于山东、浙江、福建、广东等沿海地区。夏、秋季采收，去净杂质，用淡水洗净，晒干。

【处方用名】海藻、淡海藻。

【药性特点】味苦、咸，性寒。归肝、胃、肾经。

【功效主治特点】

1. 消痰软坚——主治瘿瘤、瘰疬、睾丸肿痛。特点：咸能软坚。

2. 利水消肿——主治痰饮水肿。

【用量用法】内服：10~15g。

【使用注意】反甘草。

昆　　布

《名医别录》

为昆布科植物海带 *Laminaria japonica* Aresch. 和翅藻科植物昆布 *Ecklonia kurome* Okam. 的叶状体。主产于辽宁、山东及福建等地。夏、秋两季采收，由海中捞出后，晒干，拣去杂质，用水漂净稍晾，切成宽丝，阴干。生用。

【处方用名】昆布、淡昆布。

【药性特点】味咸，性寒。归肝、胃、肾经。

【功效主治特点】

1. 消痰软坚——主治瘿瘤、瘰疬、睾丸肿痛。特点：咸能软坚，消痰散结。

2. 利水消肿——主治痰饮水肿。

【用量用法】内服：10~15g。

【使用注意】本品性寒而滑，脾胃虚寒便溏者不宜服。

礞　　石

《嘉祐本草》

本品为变质岩类绿泥石片岩或水黑云母片岩。采挖后，除去杂石和泥沙。

【处方用名】礞石、金礞石、青礞石。

【药性特点】味甘、咸，性平。归肺、肝二经。

【功效主治特点】

1. 坠痰下气——主治顽痰、老痰胶固之气逆咳喘。特点：味咸软坚，善攻消痰积。

2. 平肝镇惊——主治癫狂，惊痫。特点：质重坠降，为治惊痫之良药。

【配伍应用】用于顽痰内结，喘逆不得平卧、大便秘结，或痰积癫痫、狂躁烦闷等症，常与大黄、黄芩、沉香等同用。用于小儿急惊，痰热塞于咽喉，以本品为末，以薄荷自然汁入蜜调服少许。

【用量用法】内服：10~15g，打碎先煎，宜包煎；入丸散1.5~3g。

【使用注意】本品重坠，泄下之力甚强，凡非痰热实证均不宜用。孕妇忌服。

胖大海

《本草纲目拾遗》

本品为梧桐科植物胖大海 *Sterculia lychnophora* Hance 的干燥成熟种子。分布于越南、印度、马来西亚、泰国、印度尼西亚的苏门答腊等地。我国广东、海南、云南已有引种。4~6月由开裂的果实上采取成熟的种子，晒干。生用。

【处方用名】 胖大海。

【药性特点】 味甘、淡，性微寒。归肺、大肠二经。

【功效主治特点】

1. 清肺化痰——主治肺热咳嗽痰多。
2. 利咽开音——主治声哑，咽喉疼痛。
3. 清热通便——主治燥热便秘，头痛目赤。

【用量用法】 内服：每次2~3枚，沸水泡服；散剂减半。

第三节 止咳平喘药

本类药物，其味或苦，或辛，或甘，或兼而有之，分别具有宣肺祛痰、润肺止咳、下气平喘等作用，适用于咳嗽和喘息的证候。

咳嗽的表现及原因较为复杂，有干咳者，有咳吐稀痰或稠痰者，有外感咳嗽者，有虚劳咳喘者等等，寒热虚实各不相同，应用时必须辨证选药，适当配伍。

杏 仁

《神农本草经》

为蔷薇科落叶乔木山杏 *Prunus armeniaca* L. var. *ansu* Maxim、东北杏 *P. mandshurica* (Maxim) Koehne 或西伯利亚杏 *P. sibirica* L. 或杏 *P. armeniaca* L. 的成熟种子，均称苦杏仁。主产于我国北方各省。夏季果实成熟时采收种子，晒干。捣碎或压去油后以霜入药。

【处方用名】 杏仁、苦杏仁。

【药性特点】 味苦，性温，有毒。归肺、大肠经。

【功效主治特点】

1. 止咳平喘——主治外感咳喘，风寒咳嗽，风热咳嗽，燥热咳嗽，肺热咳喘。特点：为止咳平喘之要药。

2. 润肠通便——主治肠燥便秘。特点：质润多脂，味苦下气。

【配伍应用】

1. 用于风寒感冒，咳嗽痰多者，可与苏叶、半夏、茯苓等同用，如杏苏散；喘促明显者，可与麻黄、甘草等配伍，如三拗汤。用于风热咳嗽，当与桑叶、菊花等疏散风热药配伍，如桑菊饮。用于肺热咳喘，应配伍清热药生石膏等，如麻杏石甘汤。

2. 用于肠燥便秘，配伍火麻仁、桃仁、当归、生地黄等，治疗老年人或产后肠燥便秘之证。

【用量用法】内服：5～10g。

【使用注意】苦杏仁有毒，用量当控制。阴虚咳嗽及大便溏泄者不宜用。

桔　梗

《神农本草经》

为桔梗科多年生草本植物桔梗 *Platycodon grandiflorum*（Jacq.）A. DC. 的根。分布于安徽、江苏、山东等地。春、秋季采挖，以秋季采者体重质实，品质优良。除去苗茎，洗净，刮去栓皮，晒干。切片生用。

【处方用名】桔梗、白桔梗、苦桔梗。

【药性特点】味辛、苦，性平。归肺经。

【功效主治特点】

1. 宣肺祛痰——主治咳嗽痰多，寒热皆宜。

2. 利咽排脓——主治咽痛喑哑、肺痈等。

【配伍应用】

1. 用于风寒咳嗽痰多，以本品配伍杏仁、苏叶、半夏、生姜等，如杏苏散。用于风热咳嗽，痰稠难咯，可与桑叶、菊花、杏仁等配伍，如桑菊饮。用于咽痛音哑，可与甘草、薄荷、牛蒡子等配伍，如加味甘桔汤。对于气滞痰阻，胸闷不畅之症，又常与枳壳配伍应用。

2. 用于肺痈及痈疽肿毒，如桔梗汤，即以本品配伍甘草，治疗肺痈胸痛，咳吐脓血之症。

【用量用法】内服：5～10g。

【使用注意】阴虚久咳及咳血者不宜服用。

前　胡

《名医别录》

为伞形科多年生草本植物白花前胡 *Peucedanum praeruptorum* Dunn. 的根。除去茎叶，洗净晒干，刮去栓皮，温水浸润。切片生用。

【处方用名】前胡、嫩前胡、粉前胡。

【药性特点】味苦、辛，性微寒。归肺经。

【功效主治特点】

1. 降气化痰——主治痰热咳喘，痰黄稠，尤长于治湿痰咳嗽。

2. 疏散风热——主治风热咳嗽，风寒咳嗽。特点：疏散风热，宣肺止咳。

【用量用法】 内服：3～10g。

【使用注意】 阴虚火炽及寒痰咳嗽均不宜应用。

苏　　子

《名医别录》

为唇形科生草本植物紫苏 *Perilla frutescens*（L.）Britt. 的种子。秋季种子成熟时采收，晒干。微炒捣碎用。

【处方用名】 苏子、炒苏子、杜苏子、黑苏子。

【药性特点】 味辛，性温。归肺经。

【功效主治特点】

1. 降气化痰、止咳平喘——主治咳喘痰多，长于降肺气，化痰涎。

2. 润肠通便——主治肠燥便秘。特点：降泄肺气以助大肠传导。

【配伍应用】

1. 用于痰壅气逆，咳嗽气喘。如三子养亲汤，以本品配伍莱菔子、白芥子，治疗老年食少痰多以致咳嗽、喘逆之症；苏子降气汤，即以本品为主，配伍前胡、厚朴、半夏、陈皮等药，治疗痰涎壅盛，肺气上逆作喘之症。

2. 用于肠燥便秘，如紫苏麻仁粥，即以苏子、麻仁共捣烂，水滤取汁，煮粥食之，治大便燥结难解之症。

【用量用法】 内服：5～10g。

【使用注意】 本品下气消痰，易耗气滑肠，故气虚久嗽、阴虚喘逆、脾虚便滑者，均不宜应用。

紫　　菀

《神农本草经》

为菊科多年生草本植物紫菀 *Aster tataricus* L. f. 的根及根茎。主产于河北、安徽等地。春、秋两季采挖，除去茎叶及泥沙，晒干。生用或蜜炙用。

【处方用名】 紫菀、紫菀茸、炙紫菀。

【药性特点】 味辛、苦，性温。归肺经。

【功效主治特点】

润肺化痰止咳——主治咳嗽有痰，外感咳嗽，内伤咳嗽。特点：温而不燥，可用于各种咳喘。

【用量用法】 内服：3～10g。

【使用注意】 凡阴虚火旺的燥咳、咳血及实热咳嗽，均不宜单独应用。

款冬花

《神农本草经》

为菊科多年生草本植物款冬 *Tussilago farfara* L. 的花蕾。产于河南、甘肃、山西及四川等地。于冬季当花蕾初出土时采摘，阴干，除去泥土、花梗，防蛀及变色。生用或蜜炙用。

【处方用名】款冬花、冬花、炙冬花。

【药性特点】味辛，性温。归肺经。

【功效主治特点】

润肺下气，止咳化痰——主治咳喘，肺痈。特点：辛温而润，随证配伍可治各种咳嗽。

【用量用法】内服：5～10g。一般煎服，也可烧烟吸之。外感咳嗽宜生用；内伤咳嗽宜炙用。

【使用注意】肺痈吐脓者慎用。

百　部

《名医别录》

为百部科多年生草本植物蔓生百部 *Stemona japonia*（Bl.）Miq.、对叶百部 *S. tuberosa* Lour. 或直立百部 *S. sessilifolia*（Miq.）Miq. 的块根。蔓生百部产于山东、安徽、江苏、浙江、福建、江西、湖北、湖南、四川、陕西等省；对叶百部产于长江流域至海南岛；直立百部产于山东、河南至长江流域中、下游各省及福建。秋季采挖，洗净，除去须根，入沸水浸烫至软，晒干，切段。生用或蜜炙。

【处方用名】百部、炙百部。

【药性特点】味甘、苦，性微温。归肺经。

【功效主治特点】

1. 润肺止咳——主治肺燥咳嗽、肺痨咳嗽，新久咳嗽。特点：甘润苦降，微温不燥，用于各种咳嗽。

2. 灭虱杀虫——主治头虱，疥癣，阴道滴虫，蛲虫，外用于荨麻疹，皮炎，体癣，蚊虫叮咬。特点：治疗多种原虫类疾病。

【配伍应用】

1. 对新、久、寒、热咳嗽都有疗效。如百部丸，以本品配伍麻黄、杏仁，蜜丸服，治小儿寒嗽；止嗽散，配合桔梗、荆芥、紫菀等药，治疗外感咳嗽，咯痰不爽；百部汤，配伍百合、麦冬、薏苡仁、桑皮、白茯苓、沙参、黄芪、地骨皮等药，治久嗽不已，咳吐痰涎，渐成肺痿，午后低热等；百部散，同紫菀、贝母、葛根、石膏、竹叶，治小儿肺热，咳嗽烦热。

2. 单用酒浸液或水煎液外用，可治头虱、体虱、阴虱及皮癣、疥疮、阴道滴虫。煎剂内服可驱杀蛲虫、蛔虫；对蛲虫亦可作保留灌肠。

【用量用法】 内服：5～10g。外用：适量。

【使用注意】 本品易伤胃滑肠，故脾虚便溏者不宜用。

枇杷叶

《名医别录》

为蔷薇科常绿小乔木植物枇杷 *Eriobotrya japonica*（Thunb.）Lindl. 的叶。产于长江流域及南部各省。春末、夏初采收壮实的叶片，晒干，刷去毛，洗净切碎。生用或蜜炙用。

【处方用名】 枇杷叶、蜜杷叶。

【药性特点】 味苦，性凉。归肺、胃二经。

【功效主治特点】

1. 清肺止咳——主治肺热咳嗽，气逆喘急。特点：味苦能降，性寒能清，清降肺气。
2. 降逆止呕——主治胃热呕吐，呃逆。特点：清胃热，降胃气而止呕。

【用量用法】 内服：6～12g。止咳宜炙用；止呕宜生用。

【使用注意】 本品清降苦泄，胃寒呕哕及寒嗽者不宜用。

马兜铃

《药性本草》

为马兜铃科多年生落叶藤本植物北马兜铃 *Aristolochia contorta* Bge. 和马兜铃 *A. debilis* Seib. et Zucc. 的果实。北马兜铃主产于黑龙江、吉林及河北等地；马兜铃主产于江苏、安徽、浙江等地。秋季果实由绿变黄时采摘，晒干。生用或蜜炙用。

【处方用名】 马兜铃、炙兜铃、青木香。

【药性特点】 味苦、微辛，性寒。归肺、大肠经。

【功效主治特点】

1. 清肺化痰，止咳平喘——主治肺热咳嗽。
2. 清肠消痔——主治痔疮肿痛或痔疮出血。
3. 清热平肝降压——主治高血压属肝阳上亢者。

【用法用量】 内服3～10g。外用：适量。止咳、清热一般炙用；外用熏洗宜生用。

【使用注意】 马兜铃苦寒清泄热邪，故虚寒咳喘及脾虚便泄者不宜用。

洋金花

《本草纲目》

为茄科植物白花曼陀罗 *Datura metel* L. 的花。主产于江苏、浙江、广东、福建等地。4～9月期间，于每日清晨露水干后采集初开放的花朵。晒干或阴干入药。

【处方用名】洋金花、风茄花。

【药性特点】味辛，性温，有毒。归肺、肝经。

【功效主治特点】

1. 止咳平喘——主治无痰少痰咳喘、肺寒咳喘等。特点：麻醉镇咳平喘药。

2. 麻醉止痛——主治心腹痛、痹痛等。

3. 止痉——主治癫痫，小儿慢惊风。

【用量用法】内服：散剂0.3~0.6g，吞服。如作卷烟吸，每日量不超过1.5g，分次用。外用：适量。

【使用注意】应严格控制剂量，以免中毒。服本品后妨碍出汗，故表证未解忌用；热咳痰稠，咳痰不利之证慎用；青光眼亦不能服用。

白　果

《本草品汇精要》

为银杏科植物银杏 *Ginkgo biloba* L. 的成熟种子。全国各地皆有栽培。秋季种子成熟时采收，除去肉质外果皮，洗净，晒干。用时去内果壳，取种子捣碎入药。

【处方用名】白果仁、白果肉、炒白果、白果。

【药性特点】味甘、苦、涩，性平，有小毒。归肺经。

【功效主治特点】

1. 敛肺化痰定喘——主治哮喘痰嗽。特点：性收涩，能敛肺定喘，且兼有化痰之功。

2. 止带缩尿——主治带下，白浊，尿频，遗尿。特点：性收涩而能固下焦。

【用量用法】内服：3~10g，或5~10枚。入煎剂可生用；入散剂或嚼食者宜煨熟用。

【使用注意】本品有毒，注意用量。咳嗽痰稠不利者不宜用。

银杏叶

《日用本草》

为银杏科植物银杏 *Ginkgo biloba* L. 的干燥叶。

【处方用名】白果叶、银杏叶。

【药性特点】味甘、苦、涩，性平。归心、肺经。

【功效主治特点】

1. 敛肺、平喘——主治肺虚咳喘。

2. 活血化瘀、止痛——主治冠心病、心绞痛、高脂血症。

【用量用法】入煎剂，9~12g。

罗 汉 果

《岭南采药录》

为葫芦科植物罗汉果 *Siraitia grosvenorii*（Swingle）C. Jeffrey ex A. M. Lu et Z. Y. Zhang 的干燥果实。

【处方用名】假苦瓜、光果木鳖、金不换、罗汉果。

【药性特点】味甘，性凉。归肺、脾经。

【功效主治特点】

1. 清肺利咽，化痰止咳——主治肺热咳嗽，热邪伤津之咽痛失音、咽喉炎、扁桃体炎、急性胃炎。

2. 润肠通便——主治肠燥便秘。

【用量用法】内服：煎汤，15～30g，或炖肉；或开水泡。

黄 药 子

《滇南本草》

为薯蓣科植物黄独 *Dioscorea bulbifera* L. 的块茎。

【处方用名】黄药、黄药根、苦药子。

【药性特点】味苦，性寒，有小毒。归肺、肝经。

【功效主治特点】

1. 化痰散结消瘿——主治瘿瘤。

2. 清热解毒——主治疮疡肿毒、咽喉肿痛、毒蛇咬伤、吐血、衄血、百日咳等热毒所致诸证。

3. 凉血止血——主治血热出血。

【用量用法】内服：煎汤，3～9g；或浸酒；研末1～2g。外用：适量，鲜品捣敷；或研末调敷；或磨汁涂。

矮 地 茶

《李氏草秘》

商品为紫金牛科植物紫金牛 *Ardisia japonica*（Thunb.）Blume 的干燥全株。产于湖南省各地，尤以益阳、安北、桃江、平江等县较多。

【处方用名】平地木、千年不大、地茶、紫金牛。

【药性特点】味辛、微苦，性平。归肺、肝经。

【功效主治特点】

1. 化痰止咳——主治咳嗽、痰中带血、慢性支气管炎。

2. 利湿，活血——主治湿热黄疸、跌打损伤。

【用量用法】 内服：煎汤，10~15g（大剂量30~60g）；或捣汁。外用：适量，捣敷。

第二十一章　安神药

凡以安神定志为主要功效的药物，称为安神药。

安神药分为两类：一类属于质重的金石药及介类药，取其重则能镇，重可去怯的作用，为重镇安神药；一类属于植物药，取其养心滋肝的作用，为养心安神药。重镇安神药，多用于阳气躁动，心神不安的实证，有镇定安神之功。养心安神药，多用于心肝血虚，神志不宁的虚证，有补益安神之效。虽然重镇安神药大多用于实证，养心安神药大多用于虚证，但若虚实相兼，亦常配合应用，以提高疗效。

第一节　重镇安神药

本类药物具有重镇安神作用，适用于阳气躁动，心悸失眠、惊痫狂乱、烦躁易怒等症。如因邪热内炽者，须配合清热降火药；倘兼痰蒙清窍，神志不清者，当配合豁痰开窍药等。

朱　砂

《神农本草经》

为硫化物类矿物辰砂族辰砂，主含硫化汞（HgS）。产于湖南、四川、贵州、云南的部分地区。随时可采。将辰砂矿石击碎后，除去石块杂质，研细水飞，晒干装瓶。忌火煅，见火则析出水银，有大毒。

【处方用名】朱砂、丹砂、辰砂。

【药性特点】味甘，性微寒，有毒。归心经。

【功效主治特点】

1. 清心镇惊——主治心火亢盛，心神不宁，心悸，失眠，惊风，癫痫。特点：甘寒质重，寒能降火，重可镇怯。

2. 安神解毒——主治疮疡肿毒，咽喉肿痛，口舌生疮。特点：性寒，内服外用皆有清热解毒作用。

【配伍应用】

1. 用于心神不安之症。如朱砂安神丸，以本品配伍黄连、生地黄、当归、甘草同用，治心烦、惊悸失眠；配伍灯心、麦冬等药，治癫痫、狂乱；配伍牛黄、水牛角，治小儿惊热夜啼。

2. 用于热毒疮疡、目暗不明。以本品配伍山慈菇、千金子、雄黄、麝香等药，研末外涂，消疮毒肿痛；配伍冰片、西瓜霜等研末吹口，治咽喉肿痛、口舌生疮；配伍磁石、神曲为丸服，治视物眼花。

【用量用法】内服：0.3～1.0g，研末入散服；入汤剂可研末冲服。可作丸药挂衣。外用：随方配制。忌用火煅。

【使用注意】本品不能过量服用或持续服用，以防中毒。

磁　石

《神农本草经》

为氧化物类矿物尖晶石族磁铁矿，主含四氧化三铁（Fe_3O_4）。产于河北、山东、辽宁、江苏等省。随时可采。采得后，除去泥沙杂质，置干燥处。击碎生用，或火煅醋淬，研细用。

【处方用名】磁石、灵磁石、活磁石、煅磁石。

【药性特点】味辛、咸，性寒。归肝、肾经。

【功效主治特点】

1. 镇惊安神——主治肝火亢盛之惊狂、失眠，以及癫痫等。特点：质重沉降，清心肝之火，味咸入肾，又可益肾中真阴，功能镇摄阴阳。

2. 平肝潜阳——主治肝阳上亢，头晕目眩，急躁易怒。特点：益肾阴，潜肝阳。

3. 聪耳明目——主治肝肾亏虚之耳目失聪（煅用）。特点：补益肝肾而聪耳明目。

4. 纳气定喘——主治肾不纳气证（煅用），肾虚气喘。

【用量用法】内服：10～30g。入汤剂宜打碎先煎；入丸、散内服，必须煅透，否则令人腹痛。

琥　珀

《名医别录》

为古代松科植物枫树、松树的树脂埋藏地层中，经过多年而成的化石样物质。主产于云南、广西、河南、辽宁等省。采得除去杂质。研末用。

【处方用名】琥珀、血珀、琥珀屑。

【药性特点】味甘，性平。归心、肝、肺、膀胱经。

【功效主治特点】

1. 镇惊安神——主治心神不宁、心悸、失眠、健忘、惊风、癫痫等。特点：入心、肝二经，质重而镇惊安神。

2. 活血散瘀——主治癥瘕、外阴血肿、痛经闭经，疮痈肿毒。特点：入血分，善活血散瘀消癥。

3. 利尿通淋——主治血淋、癃闭、淋证、小便不利。

【用量用法】内服：1.0～3.0g，多入丸、散；入汤剂可研末冲服。

【使用注意】阴虚内热的小便不利及无瘀滞者忌服。

珍 珠

《开宝本草》

为珍珠贝科动物马氏珠母贝 *Pteria martensii*（Dunker）与蚌科动物三角帆蚌 *Hyriopsis cumingii*（Lea）、褶纹冠蚌 *Cristaria plicata*（Leach）等双壳类动物受刺激所形成的珍珠。海产的珍珠贝以广东、广西、海南岛、台湾等地为主；淡水产的河蚌在各地均有生产。捞取后，自体内取出珍珠，洗净，干燥。用时研末水飞，或以豆腐同煮，取出研磨。

【处方用名】珍珠、真珠、濂珠。

【药性特点】味甘、咸，性寒。归心、肝经。

【功效主治特点】

1. 安神定惊——主治心神不宁，心悸失眠，惊风，癫痫。
2. 明目消翳——主治目赤翳障，视物不清。
3. 解毒生肌——主治口内诸疮，咽喉溃烂，疮疡肿毒，溃久不敛。
4. 润肤养颜——主治皮肤色斑。

【用量用法】内服：0.3～1.5g，研细末入丸、散。外用：适量。

【使用注意】《本草纲目》云“主难产，下死胎胞衣”，故孕妇不宜服。

龙 骨（附：龙齿）

《神农本草经》

为古代大型哺乳动物如东方剑齿象 *Stegodon orientalis* Owen.、犀牛类 *Rhinoceros* indet.、三趾马 *Hipparion* Sp. 或高氏羚羊 *Cazella gaudryi* Schl. 等的骨骼化石。主产于山西、内蒙古、陕西、甘肃、湖北等地。全年可采挖。除去泥沙杂物，贮于干燥处。用时打碎，或火煅用。

【处方用名】龙骨、花龙骨、煅龙骨。

【药性特点】味甘，涩，性平。归心、肝、肾经。

【功效主治特点】

1. 镇惊安神——主治神不守舍之心悸失眠、惊、痫、狂等。
2. 平肝潜阳——主治肝阴不足，肝阳上亢所致的头晕目眩。
3. 收敛固涩——主治遗精、滑精、遗尿、崩漏、带下、自汗、盗汗等正虚滑脱证。
4. 收湿敛疮——主治湿疮痒疹，久溃不敛。

【配伍应用】

1. 用于惊狂烦躁，如《伤寒论》桂枝去芍药加蜀漆、龙骨、牡蛎救逆汤，即由桂枝、炙甘草、生姜、大枣、蜀漆、龙骨、牡蛎所组成，治伤寒证因亡阳而惊狂、卧起不安者。用于心悸怔忡、失眠多梦，多与牡蛎、酸枣仁、远志、茯神、朱砂等药同用。

2. 用于肝阳上升，头晕目眩，可以本品配伍牡蛎、龟甲、白芍、代赭石、牛膝等同用。

3. 用于自汗、盗汗，多与牡蛎、五味子同用，属阳虚自汗，可加黄芪、白术、附子；属阴虚盗汗，可加生地黄、白芍、麦冬等；用于遗精、遗尿，龙骨配韭菜子；龙骨配桑螵蛸治遗尿不止。用于泻痢不止，以本品配伍诃子、没食子、罂粟壳、赤石脂等同用；用于崩漏带下，以本品配伍牡蛎、山药、黄芪、生地黄、白芍、海螵蛸、茜草等治赤白带下、月经过多或过期不止。

此外，用本品配枯矾等分研末，掺于患处，治溃疡不敛、湿疮流水以及金疮出血等症。

【用量用法】 内服：10～30g。入汤剂宜先煎。镇惊安神潜阳宜生用，收敛固脱当煅用。外用：适量，研末掺或调敷。

【使用注意】 有湿热、实邪者忌服。

附： 龙齿，为古代多种大型哺乳动物的牙齿骨骼化石。采掘龙骨时即可收集龙齿。其中色呈青灰者为佳，称青龙齿；经火煅者称煅龙齿。性凉质重，归心、肝经。本品为重镇安神药，但不如龙骨兼有收涩作用，故只适用于癫狂惊痫、烦躁不安、失眠多梦等症。一般用量10～20g。入汤剂宜先煎。

第二节　养心安神药

本类药物具有养心滋肝、安定神志的作用。适用于心肝血虚，心神失养所致的心悸怔忡、失眠多梦等症。在复方中，常与养血补阴药同用。

酸枣仁

《神农本草经》

为鼠李科植物酸枣 *Ziziphus jujube* Mill. var. *spinosa*（Bge.）Hu ex H. F. Chou. 的成熟种子。主产于河北、陕西、辽宁、河南等地。秋季果实成熟时采收，除去枣肉，碾破核，取种子干燥。生用或炒用。

【处方用名】 酸枣仁、生枣仁、炒枣仁。

【药性特点】 味甘、酸，性平。归肝、胆、心经。

【功效主治特点】

1. 养心益肝安神——主治心肝血虚之心悸怔忡、虚烦不眠、健忘、多梦等。特点：味甘，入心、肝经，能养心阴，益肝血而安神。

2. 敛汗——主治自汗、盗汗、消渴、津伤、口渴、咽干。特点：味酸能敛，有收敛止汗、敛阴生津止渴之效。

【配伍应用】

1. 用于虚烦不眠、惊悸多梦，如酸枣仁汤，以本品为主药，配伍川芎、知母、甘草、茯苓，治血不养肝，虚火扰心引起的上述各症。

2. 用于体虚多梦、津亏口渴，可以本品配伍人参、麦冬、五味子等药同用。

【用量用法】内服：10～20g，入汤剂应捣碎；研末服每次1.8g。治失眠睡前服。

【使用注意】有实邪郁火者不宜服。

柏子仁

《神农本草经》

为柏科常绿植物侧柏 *Platycladus orientalis*（L.）Franco 的干燥成熟种仁。秋后成熟时采收，晒干，除去外壳，阴干。

【处方用名】柏子仁、侧柏仁。

【药性特点】味甘，性平。归心、脾、肝、肾经。

【功效主治特点】

1. 养心安神——主治心阴不足，心血亏虚，心神失养之心悸怔忡，虚惊不眠、头晕健忘等。特点：味甘质润入心。

2. 润肠通便——主治肠燥便秘。

3. 补阴——主治阴虚盗汗、小儿惊痫。

【用量用法】内服：10～20g，入汤剂应捣碎。

【使用注意】便溏及痰多者忌服。

远　志

《神农本草经》

为远志科多年生草本植物远志 *Polygala tenuifolia* Willd. 或卵叶远志 *P. sibirica* L. 的根。主产于山西、陕西、河南等地。春、秋两季采挖，除去须根及泥沙，抽去木心，晒干。生用或炙用。全草也入药，称小草。

【处方用名】远志、远志肉、炙远志。

【药性特点】味辛、苦，性温。归心、肾、肺经。

【功效主治特点】

1. 宁心安神——主治痰浊扰心之心悸失眠，心肾不交之失眠、健忘。特点：味苦性温，既开心气而宁心安神，又通肾气而强志不忘，为交通心肾、安神志、益志强心之佳品。

2. 祛痰开窍——主治痰阻心窍之癫痫抽搐，惊风、发狂、健忘、痰多咳嗽等。特点：味辛通利，能利心窍，逐痰涎；苦温性燥，入肺经，能祛痰止咳。

3. 消散痈肿——主治痈肿疮毒，乳房肿痛。特点：辛行苦泄，功擅疏通气血之壅滞而消散痈肿。

【配伍应用】

1. 用于惊悸失眠、迷惑善忘，如安神定志丸，以本品配伍菖蒲、龙齿、茯苓、茯神、人参、朱砂等，制丸剂服，治惊悸失眠；以本品与菖蒲、茯苓、茯神、人参同用，治迷惑善忘。

2. 用于寒痰咳嗽，多配伍半夏、陈皮、杏仁、桔梗、紫菀等同用。

3. 用于痈疽肿毒，以本品为末，浸酒服，渣敷患处，有效。

【用量用法】内服：3～10g。

【使用注意】阴虚火旺及有实热之症忌服。

合欢皮

《神农本草经》

为豆科植物合欢 *Albizia julibrissin* Durazz. 的树皮。主产于长江流域各省。春、秋两季剥取树皮，晒干，切段。生用。

【处方用名】合欢皮。

【药性特点】味甘，性平。归心、脾、肺经。

【功效主治特点】

1. 解郁安神——主治情志不遂之失眠、烦躁等。特点：性甘平，入心肝经，善解肝郁而悦心安神。

2. 活血消肿——主治痈肿，外伤肿痛等。

【用量用法】内服：10～15g。

夜交藤

《开宝本草》

为蓼科植物何首乌 *Polygonum multiflorum* Thunb. 的藤茎，又名首乌藤。主产于浙江、江苏、安徽、广西、湖南、四川、贵州等地。秋、冬割取地上部分，晒干。切断生用。

【处方用名】夜交藤、首乌藤。

【药性特点】味甘，性平。归心、肝经。

【功效主治特点】

1. 养心安神——主治阴血虚少之失眠多梦、多汗、心神不宁、头目眩晕。特点：味甘，入心肝经，能补养阴血而安神。

2. 通络祛风——主治血虚肢体酸痛、疮疹作痒、风湿痹痛。特点：养血祛风，通经活络止痛，又能祛风止痒。

【用量用法】内服：30g。外用：适量，煎汤洗。

灵　芝

《神农本草经》

为多孔菌科真菌赤芝 *Ganoderma luncidum*（Leyss. ex Fr.）Karst. 或紫芝 *Ganoderma sinense* Zhao. Xu et Zhang 的干燥子实体。

【处方用名】赤芝、红芝、木灵芝、菌灵芝。

【药性特点】味甘，性平。归心、肝、脾、肺、肾五经。

【功效主治特点】

1. 补气安神——主治气血不足、心神失养所致的心神不宁、失眠、惊悸。
2. 止咳平喘——主治痰饮证、形寒咳嗽、痰多气喘。

【用量用法】内服：煎汤，10~15g；研末，2~6g；或浸酒。

第二十二章 平肝息风药

凡以平肝阳、息肝风为主要作用的药物，称为平肝息风药。

平肝息风药，适用于肝阳上亢，头目眩晕，及肝风内动，惊痫抽搐等病症。在使用平肝息风药时，当根据病因选择配伍。如因热引起的，当配伍清热药；因风痰引起的，当配伍化痰药；因阴虚引起的，当配伍补阴药；因血虚引起的，当配伍养血药。肝阳上亢，或肝风内动，又往往兼有心悸、失眠等症，所以平肝息风药也常与安神药同用。本类药物性能各有不同，应区别使用。如药性寒凉者，不宜用于脾虚慢惊风等无热之证；药性温燥者，对阴亏血虚之证又当慎用。

第一节　平抑肝阳药

本类药物多为质重之介类或矿石类药物，有平抑肝阳或平肝潜阳之功效，主要用于肝阳上亢之头晕目眩、头痛、耳鸣和肝火上攻之面红、口苦、目赤肿痛、烦躁易怒、头痛头昏等症。亦用治肝阳化风，痉挛抽搐及肝阳上扰，烦躁不眠者。

石决明

《名医别录》

本品为鲍科动物杂色鲍 *Haliotis dioersicoLor* Reeve、皱纹盘鲍 *Haliotis discus hannai* Ino、羊鲍 *Haliotis ovina* Gmelin、澳洲鲍 *Haliotis ruber*（Leach）、耳鲍 *Haliotis asinina* Linnaeus 或白鲍 *Haliotis laevigata*（Donovan）的贝壳。夏、秋二季捕捞，去肉，洗净，干燥。

【处方用名】石决明、生石决、九孔决明。

【药性特点】味咸，性寒。归肝、肺经。

【功效主治特点】

1. 平肝潜阳——肝阳上亢之头晕头痛、急躁易怒等。特点：咸寒清热，质重潜阳，专入肝经而有清泄肝热，镇潜肝阳，利头目之效，为潜肝镇肝之要药。
2. 清肝明目——长于治肝火目赤疼痛，视物昏花，风热目赤，肝虚血少之目涩昏暗。
3. 制酸止痛，收敛止血。

【配伍应用】

1. 用于肝阳眩晕，常与菊花、枸杞子、白芍、生地黄、牡蛎等药同用。用于惊风抽搐，可以大量本品配伍龙胆草、钩藤、鲜生地、白芍等药同用。

2. 用于目赤翳障、青盲雀目。以本品配菊花、甘草等药，治目赤羞明；以本品配伍菊花、桑叶、枸杞子、谷精草、蛇退等药物同用，治目生翳障。

3. 用于骨蒸劳热，可配伍桑白皮、地骨皮、青蒿、知母、生地黄等药同用。

【用量用法】 内服：10～30g。入汤剂应先煎。生用作用较强，煅用药力则缓。外用：研末水飞点眼。

【使用注意】 脾胃虚寒者不宜服。

代赭石

《神农本草经》

为氧化物类矿物刚玉族赤铁矿，主含三氧化二铁（Fe_2O_3）。产于山西、河北、河南、山东等地的多种矿床和岩石中。掘出后，去土洗净。生用或火煅醋淬研粗末用。

【处方用名】 代赭石、丁头赭石、煅赭石。

【药性特点】 味苦，性寒。归肝、心包经。

【功效主治特点】

1. 平肝潜阳——主治肝阳上亢证的眩晕，耳鸣，目胀。特点：平肝兼清肝。既能潜肝阳，又能清肝火。

2. 重镇降逆——主治胃气上逆之呕吐、呃逆、噫气；肝气上逆之哮喘，咳嗽。特点：质重沉降，为重镇降逆之要药。

3. 煅用凉血止血——主治血热气逆之吐血、衄血、崩漏。特点：入心肝血分，降气，降火，凉血。

【配伍应用】

1. 用于噫气、呃逆、呕吐、喘息等症。如旋覆代赭石汤，即以本品配伍旋覆花、半夏、生姜、人参、甘草、大枣同用，治气虚上逆，痰浊内阻引起的上述各症。

2. 用于肝火上升，头目眩晕，可配伍龙骨、牡蛎、龟甲、牛膝、白芍等药同用。

3. 用于吐衄下血，单用本品研末，生地黄汁调服。

【用量用法】 内服：10～30g，入汤剂应先煎。降逆、平肝宜生用，止血宜煅用。

【使用注意】 本品苦寒重坠，故寒证及孕妇慎用。

牡　蛎

《神农本草经》

为牡蛎科动物大牡蛎 *Ostrea gigas* Thunberg、大连湾牡蛎 *O. talienwhanensis* Crosse 或近江牡蛎 *O. rivularis* Gould 等的贝壳。我国沿海一带均有分布。冬、春采集，去肉留壳，淘净，晒干。捣碎生用，或火煅粉碎用。

【处方用名】 生牡蛎、煅牡蛎。

【药性特点】味咸、涩，性微寒。归肾、肝、胆经。

【功效主治特点】

1. 重镇安神——主治心神不安，惊悸失眠。特点：质重性寒沉降。

2. 潜阳补阴——主治肝阳上亢，头晕目眩，阴虚风动。特点：既可平肝阳，又可益肝阴。

3. 软坚散结——主治痰核，瘰疬，癥瘕积聚。特点：咸以软坚化痰。

4. 煅用收敛制酸——主治胃痛泛酸，滑脱诸证，遗精，遗尿，自汗。盗汗。特点：煅后有收敛作用。

【配伍应用】

1. 用于热病伤阴，虚风内动，以本品配伍鳖甲、炙甘草、生地黄、麦冬、阿胶、白芍同用。用于肝阴不足，肝阳上亢，以本品配伍龙骨、龟甲、玄参、麦冬、代赭石、牛膝等药。

2. 用于惊狂烦躁、心悸失眠，多配伍龙骨或龙齿同用。

3. 用于自汗、盗汗，如牡蛎散，以本品与黄芪、麻黄根、浮小麦同用，治自汗；柏子仁丸，以本品配伍柏子仁、人参、五味子、麻黄根等药，治盗汗；用于遗精、崩漏、带下，用煅龙骨、煅牡蛎、沙苑子、芡实、莲须、莲肉等，制丸剂服。

4. 用于瘰疬、痰核，以牡蛎、玄参、贝母等分研末蜜丸服。

【用量用法】内服：10～30g。入汤剂先煎。益阴潜阳、镇惊安神、软坚散结宜生用，收敛固涩宜煅用。外用：适量，研末，可作扑粉。

【使用注意】虚寒证不宜服。

刺蒺藜

《神农本草经》

为蒺藜科一年或多年生草本植物蒺藜（刺蒺藜）*Tribulus terrestris* L. 的干燥成熟果实。主产于东北、华北、新疆、青海、西藏和长江流域等地。秋季果实成熟时割取全株，晒干，打下果实，除去杂质。炒黄去刺入药。

【处方用名】白蒺藜、刺蒺藜。

【药性特点】味辛、苦，性微温。归肝经。

【功效主治特点】

1. 平肝潜阳——主治肝阳眩晕证。特点：主入肝经，味苦降泄。

2. 疏肝解郁——主治胁痛、乳汁不下等。特点：苦泄辛散，散郁消结。

3. 祛风明目——主治风热上攻之目赤肿痛等。特点：疏散肝经风热而明目退翳。

4. 祛风止痒——主治风疹瘙痒，白癜风。

【用量用法】内服：5～10g。

【使用注意】气血虚弱及孕妇慎用。

罗布麻

《救荒本草》

为夹竹桃科植物罗布麻 *Apocynum venetum* L. 的叶。

【处方用名】 野麻、野茶、茶叶花、红花草、红柳子、泽漆麻。

【药性特点】 味甘、苦，性微寒。

【功效主治特点】

1. 平抑肝阳——主治肝阳上亢之头晕目眩，肝火上攻之头痛，眩晕；降血压。特点：平肝阳，清肝火。

2. 清热利尿——主治水肿，小便不利。特点：清热利尿，以罗布麻根效果更佳。

【用量用法】 内服：煎汤，5～10g；或泡茶。

紫贝齿

《唐本草》

为宝贝科动物蛇首眼球贝 *Erosaria caputserpentis*（L.）、山猫宝贝 *Cypraea lynx*（L.）或绶贝 *Mauritia Arabica*（L.）等的贝壳。产于海南岛、台湾、福建等地。洗净，晒干。生用或煅用。用时捣碎或研成细粉。

【处方用名】 紫贝齿。

【药性特点】 味咸，性平。归肝经。

【功效主治特点】

1. 平肝潜阳——主治肝阳上亢，头晕目眩。

2. 镇惊安神——主治惊悸失眠。

3. 清肝明目——主治目赤翳障。

【用量用法】 内服：10～15g，入汤剂应先煎。

第二节 息风止痉药

本类药物主入肝经，以息肝风、止痉抽为主要功效，部分兼有平肝潜阳、清泻肝火、祛外风作用，主要用于温热病热极动风、肝阳化风、血虚生风等所致之眩晕欲仆、项强肢颤、痉挛抽搐等症，以及风阳夹痰、痰热上扰之癫痫、惊风抽搐，或风毒侵袭引动内风之破伤风痉挛抽搐、角弓反张等症。部分息风止痉药，亦可用治肝阳眩晕和肝火上攻之目赤、头痛或风邪中经络之口眼㖞斜、肢麻痉挛、头痛、痹证等。

羚 羊 角

《神农本草经》

为牛科动物赛加羚羊 *Saiga tatarica* L. 的角。产于新疆、甘肃、青海等地。全年均可捕捉，秋季捕者为佳。猎后切取其角。镑为薄片或磨末入药。

【处方用名】 羚羊角、羚羊片、羚羊粉。

【药性特点】 味咸，性寒。归肝、心、肺经。

【功效主治特点】

1. 平肝息风——主治热极生风证（高热抽搐、谵语），肝阳上亢证，惊狂证。特点：质重咸寒，主入肝经，善能清泄肝热，息风解痉，平肝潜阳，为治热极生风，惊痫抽搐要药。

2. 清肝明目——主治肝火目赤肿痛，羞明流泪。特点：清泻肝火而明目。

3. 清热解毒——主治温病壮热发斑，皮肤瘙痒等。特点：性寒，入心肝经，故清解血分热毒。

【配伍应用】

1. 用于肝火上升，目赤翳障、头痛眩晕，如羚羊角散，以本品配伍龙胆草、栀子、黄芩、决明子、车前子等药同用。

2. 用于热甚风动，神昏痉厥或惊痫抽搐。如羚羊钩藤汤，与钩藤、鲜生地、生白芍、桑叶、菊花、茯神、川贝、竹茹、甘草同用，治肝风内动，手足瘈疭。

3. 用于斑疹、痈肿、疮毒。如王孟英方，以本品配伍犀角（用代用品）加入白虎汤中治温热病，壮热神昏谵语、斑疹不透；本品配伍高热解毒药同用，又可治痈肿、疮毒血热毒盛者。

【用量用法】 内服：3~6g；锉末或磨汁冲服0.6~1.5g。

【使用注意】 为泻火散邪之品，无火热之证忌服。

牛　　黄

《神农本草经》

为牛科动物牛 *Bostaurus domesticus* Gmehn 的胆囊结石（少数为胆管中的结石），称天然牛黄。我国西北、东北、河南、河北、江苏等地均产。现以牛胆汁或猪胆汁为原料，经化学合成而得到的牛黄代用品称人工牛黄。研末冲服或入丸散用。

【处方用名】 牛黄、西黄。

【药性特点】 味苦，性凉。归心、肝经。

【功效主治特点】

1. 化痰开窍——主治温热病热入心包及中风、惊风、癫痫等痰热阻闭心窍，高热昏迷诸证。特点：性凉气香，入心经，清心化痰，开窍醒神。

2. 凉肝息风——主治火热郁结小儿急惊风之壮热神昏、惊厥抽搐等证。特点：入心肝经，清心凉肝。

3. 清热解毒——主治火毒郁结的口舌生疮，咽喉肿痛，牙痛，痈疽疔毒。特点：清热解毒力强。

【用量用法】 内服：0.15～0.3g，入丸、散。外用：适量。

【使用注意】 非实热证及孕妇慎用。

珍 珠 母

《开宝本草》

为珍珠贝科动物马氏珠母贝 *Pteria martensii*（Dunker）与蚌科动物三角帆蚌 *Hyriopsis cumingii*（Lea）、褶纹冠蚌 *Cristaria plicata*（Leach）等双壳类动物贝壳的珍珠层。全国各地的江河湖沼均产。通常在冬季潜到水底，自水草或石头上采收后，去肉，洗净，放在碱水中煮过，再刮去黑皮，煅烧而成。

【处方用名】 珍珠、珍珠母。

【药性特点】 味咸，性凉，归心、肝经。

【功效主治特点】

1. 平肝潜阳——主治肝阳不足，肝阳上亢之头痛眩晕、癫狂惊痫，肝热烦躁易怒。特点：咸寒入肝，潜肝阳，清肝火。

2. 安神定惊——主治心悸、失眠、惊风、抽搐。特点：质重，镇惊安神，平息肝火。

3. 清肝明目——主治肝热目赤、翳膜遮睛。特点：性寒清热，清肝明目。

4. 燥湿敛疮——主治湿疮瘙痒，溃疡久不收口，口疮（研末外用）。

【用量用法】 口服 15～30g，先煎。

【使用注意】《本草纲目》云“主难产，下死胎胞衣”，故孕妇不宜服。

钩　　藤

《名医别录》

本品为茜草科植物钩藤 *Uncaria rhynchophylla*（Miq.）Miq. ex Havil、大叶钩藤 *Uncaria macrophylla* Wall.、毛钩藤 *Uncaria hirsuta* Havil.、华钩藤 *Uncaria sinensis*（Oliv）Havil. 或无柄果钩藤 *Uncaria sessilifructus* Roxb. 的干燥带钩茎枝。秋、冬二季采收，去叶，切段，晒干。

【处方用名】 钩藤、双钩藤、嫩钩藤。

【药性特点】 味甘，性微寒。归肝、心包经。

【功效主治特点】

1. 清热平肝——主治肝火上攻，肝阳上亢之头痛，眩晕，既能清肝热，又能平肝阳。

2. 息风定惊——主治肝风内动，惊痫抽搐，小儿高热惊风。特点：入肝、心包二经，息风止痉作用和缓，兼清肝热。

3. 清透热邪——主治风热外感，头痛，目赤及斑疹透发不畅。特点：轻清疏泄。

【配伍应用】用于肝热风动，惊痫抽搐，以本品与羚羊角、鲜生地、白芍、桑叶、菊花等配伍，治热动肝风，手足抽搐；以本品配伍犀角、天麻、全蝎等药，治小儿惊风；用于肝火上升，头目眩晕，多配伍天麻、夏枯草、黄芩、菊花、白芍、生石决明等药同用。

【用量用法】内服：10～15g，入汤剂宜后下。

天　麻

《神农本草经》

为兰科植物天麻 *Gastrodia elata* Bl. 的块茎。主产于云南、四川、贵州等地。冬、春两季采挖。冬挖者名“冬麻”，质量优良；春挖者名“春麻”，质量较差。采后除去地上茎及须根，洗净泥土，用清水泡，及时擦去粗皮，随即放入清水或白矾水浸泡，再以水煮或蒸透，至中心无白点时为度，取出晾干、晒干或烘干。生用或炒、煨用。

【处方用名】天麻、明天麻、煨天麻。

【药性特点】味甘，性平。归肝经。

【功效主治特点】

1. 息风止痉——主治肝风内动，惊痫抽搐，小儿急慢惊风，破伤风。特点：味甘质润药性平和，寒热虚实皆可用。

2. 平抑肝阳——主治肝阳上亢之眩晕，头痛，风痰上扰之眩晕头痛；头风攻冲，偏正头痛。特点：既息肝风，又平肝阳，为治眩晕、头痛之要药。

3. 祛风通络——主治肢体麻木，手足不遂，风湿痹痛。特点：祛外风，通经络止痛。

【配伍应用】

用于肝阳上升，眩晕头痛，常以本品配伍钩藤、生石决明、黄芩、山栀等药同用；痰多者当配伍半夏、白术、茯苓等药同用；用于惊痫抽搐，可配伍僵蚕、全蝎等药同用。

【用量用法】内服：3～10g。

地　龙

《神农本草经》

为钜蚓科环节动物参环毛蚓 *Pheretima aspergillum*（E. Perrier）及通俗环毛蚓 *Pheretima vulgaris* Chen、威廉环毛蚓 *Pheretima guillelmi*（Michaelsen）或栉盲环毛蚓 *Pheretima pectinifera* Michaelsen 的干燥体。前一种习称“广地龙”，后三种习称“沪地龙”。广地龙春季至秋季捕捉，沪地龙夏季捕捉，及时剖开腹部，除去内脏和泥沙，洗净，晒干或低温干燥。

【处方用名】地龙、广地龙。

【药性特点】味咸，性寒。归肝、肾、肺经。

【功效主治特点】

1. 清热定惊——主治热极生风证，癫痫，热毒痉痫，小儿惊风。特点：性寒清热，息风定惊。

2. 通络止痛——主治半身不遂，风湿热痹证。特点：性走窜，善于通行经络。

3. 清肺平喘——主治肺热咳喘，邪热壅肺。特点：性寒降泄。

4. 清热利尿——主治热淋，小便不利等。特点：咸寒走下入肾，清热结而利水道。

【配伍应用】

1. 用于高热狂躁、惊风抽搐，单用本品煎服或绞汁服；一般可配成复方应用，如地龙解痉汤（新方），即以本品与钩藤、全蝎、生石膏、金银花、连翘等配伍。

2. 用于肺热喘咳，可以单用本品研末服，也可与麻黄、杏仁、白果等药同用。

3. 用于风湿痹痛或半身不遂。如小活络丹，即以本品配伍川乌、草乌、乳香、没药、制南星等药，治风湿疼痛；补阳还五汤，以本品配伍黄芪、当归、赤芍、桃仁、红花、川芎等药，治半身不遂。

【用量用法】内服：5～10g；研末吞服每次3～4g。

【使用注意】本品咸寒能伤脾胃，故无实热及脾胃虚弱者忌服。

全　蝎

《开宝本草》

为钳蝎科动物东亚钳蝎 *Buthus martensi* Karsch 的全虫。产于河南、山东、湖北、安徽等地。野生蝎由仲春至初秋捕捉。清明至谷雨前后捕捉者称为“春蝎”，此时未食泥土，品质较佳；夏季产量较多称为“伏蝎”，品质较次。饲养蝎，隔年收捕1次。捕得后，先浸入清水中，待其吐出泥土，然后捞出置沸水锅中，加少量食盐，煮沸后，清水漂过，晾干，或微火焙干入药。

【处方用名】全蝎、全虫、蝎尾。

【药性特点】味甘、辛，性平，有毒。归肝经。

【功效主治特点】

1. 息风镇痉——主治各种原因之惊风痉挛抽搐，为治痉挛抽搐之要药。特点：主入肝经，性善走窜，既平肝息风，又能搜风通经。

2. 攻毒散结——主治疮疡肿毒，瘰疬结核（内服、外敷）。特点：味辛，有毒，外用有拔毒之功。

3. 通络止痛——主治风湿顽痹，偏正头痛。特点：搜风通络力强，镇痛效果好。

【配伍应用】

1. 用于中风口喎、惊痫抽搐、破伤风、风湿痹痛。以本品配伍僵蚕、白附子同用，治中风口眼喎斜；与蜈蚣、僵蚕、钩藤、朱砂、麝香同用，治惊痫抽搐、破伤风；配伍乌梢蛇、地龙、川乌、草乌等药，可治风寒湿痹疼痛较重者。

2. 用于瘰疬、疮毒。单用本品7枚，焙焦分2次黄酒下，连服3日消颌下肿硬。

【用量用法】内服：全蝎3～5g；蝎尾1～2g；入丸、散酌减。蝎尾功效较全蝎为胜。

【使用注意】本品有毒，虚证及孕妇慎用。

蜈　蚣

《神农本草经》

为蜈蚣科动物少棘蜈蚣 *Scolopendra subspinipes mutilans* L. Koch 干燥全虫。全国各地多有分布。4~6月间捕捉，捕得后，用两端削尖的竹片，插入头尾两部，绷直晒干；或先用沸水烫过，然后晒干或烘干。生用，或烘炙研末用。

【处方用名】蜈蚣。

【药性特点】味辛，性温，有毒。归肝经。

【功效主治特点】

1. 息风镇痉——主治痉挛抽搐，破伤风，癫痫，风中经络，口眼㖞斜。特点：性温，性善走窜，通达内外，搜风定搐力强。

2. 攻毒散结——主治疮疡肿毒，瘰疬结核。特点：以毒攻毒，味辛散结。

3. 通络止痛——主治风湿顽痹，顽固性头痛，或偏头痛。特点：善搜风通络，止痛效力强。

【用量用法】内服：1~5g；入丸、散减半。外用：适量，研末敷或油浸涂。

【使用注意】虚证及孕妇忌用。

白僵蚕

《神农本草经》

本品为蚕蛾科昆虫家蚕 *Bombyx mori* Linnaeus 4~5龄的幼虫感染（或人工接种）白僵菌 *Beauveria bassiana*（Bals.）Vuillant 而致死的干燥体。多于春、秋季生产，将感染白僵菌病死的蚕干燥。

【处方用名】制僵蚕、炙僵蚕、白僵蚕、制天虫。

【药性特点】味咸、辛，性平。归肺、肝经。

【功效主治特点】

1. 祛风定惊——主治惊痫抽搐。特点：既能息风止痉，又能化痰定惊，治小儿慢惊风，破伤风，角弓反张。

2. 化痰散结——主治痰核，瘰疬，乳痈，痄腮、疔疮痈肿。特点：味咸，能软坚散结，化痰。

3. 通络——主治风中经络，口眼㖞斜，肝经风热上攻之头痛目赤，迎风流泪、风热上攻，咽喉肿痛，音哑，风疹瘙痒。特点：味辛行散，祛风通络。

【用量用法】内服：3~10g；研末吞服每次1~2g。一般多制用，散风热宜生用。

第二十三章　开窍药

凡气味芳香，而以通关开窍，苏醒神识为其主要作用的药物，称为芳香开窍药。

心主神志，如邪气内扰，则神志昏迷。芳香开窍药均能入心以开窍，辟邪以开闭，可使神志昏迷恢复常态。故凡热病神昏、中风、昏厥、惊风癫痫等证，均可施用芳香开窍药以急救，待神识苏醒之后，再随证用药。神志昏迷证有虚实之分。实证即闭证，其症状为两手握固、牙关紧闭、脉象有力等，可用芳香开窍药。如闭证见面青身冷、苔白脉迟者，称为寒闭，宜温开宣窍，须配祛寒药同用。如闭证见身热面赤、苔黄脉数者，宜凉开宣窍，须配清热药同用。虚证即脱证，多由大汗、大吐、大下，或久病，或年高体弱，气血不足所引起的，症状为神识不清、冷汗淋漓、肢冷脉微等，当用人参、附子等回阳固脱，禁用芳香开窍药，以免耗散元气。

麝　香

《神农本草经》

本品为鹿科动物林麝 *Moschus berezovskii* Flerov、马麝 *Moschus sifanicus* Przewalski 或原麝 *Moschus mlschiferus* Linnaeus 成熟雄体香囊中的干燥分泌物。野麝多在冬季至次春猎取，猎获后，割取香囊，阴干，习称“毛壳麝香”；剖开香囊，除去囊壳，习称“麝香仁”。家麝直接从其香囊中取出麝香仁，阴干或用干燥容器密闭。

【处方用名】 麝香、当门子、元寸香。

【药性特点】 味辛，性温。通行十二经。

【功效主治特点】

1. 开窍醒神——主治寒闭，热闭，闭证神昏，为醒神回苏之要药。

2. 活血通经——主治血瘀经闭，癥瘕，头痛，跌打损伤，风寒湿痹，难产，死胎，胞衣不下等证。特点：辛香开通走窜，可行血中瘀滞，开经络之壅遏，止痛效果好。

3. 消肿止痛——主治疮疡肿毒，瘰疬痰核，咽喉肿痛。特点：辛香行散，有良好的活血散结、消肿止痛作用。内服外用均有效。

4. 催产——主治难产、死胎、胞衣不下。特点：辛香走窜，力达胞宫。

【配伍应用】

1. 用于中风、痰厥、高热神昏等症，多用本品研末，制成丸、散服。如常用的安宫牛黄丸、至宝丹等，都有使神志清醒的功效。

2. 用于经闭、癥瘕，可配伍桃仁、红花、赤芍、川芎等活血化瘀药同用。

3. 用于痈疽肿毒、跌打损伤。如六神丸，即本品配伍牛黄、冰片、雄黄、珍珠、蟾酥等研末为小丸，每服10～15丸，治痈肿疮毒、咽喉肿痛有良效；七厘散，以本品配伍冰片、血竭、乳香、没药、红花、朱砂、儿茶等，制成散剂，治跌打损伤，瘀血肿痛，确有功效。

【用量用法】内服：0.1～0.2g，多用丸、散服。外用：0.3～0.6g，研末入膏药中敷贴。

【使用注意】孕妇忌用。

冰　片

《新修本草》

本品为樟科植物樟 *Cinnamomum camphora*（L.）Presl 的新鲜枝、叶经提取加工制成。

【处方用名】冰片、梅片、梅花冰片。

【药性特点】味辛、苦，性微寒。归心、脾经。

【功效主治特点】

1. 开窍醒神——主治热病神昏，痰热内闭，暑热卒厥，小儿惊风。特点：开窍醒神，功似麝香，但性寒偏惊而力较弱。

2. 清热止痛——主治目赤肿痛，喉痹口疮，疮疡肿痛，溃后不敛。

【配伍应用】

1. 用于中风、痰厥、高热神昏等证，多与麝香同用，如安宫牛黄丸、至宝丹等开窍醒神的成药中均有本品。

2. 为常用的外用药，以本品配伍珍珠、象皮、乳香、没药、血竭、白蜡等研细末，用少许掺患处，治痈疽疮疡溃后不敛；以本品配伍炉甘石、硼砂、琥珀、煅珊瑚、朱砂、熊胆、珍珠、麝香等组成，研细末点眼，治目赤肿痛、目生云翳；以本品配伍硼砂、元明粉、朱砂等研细末，外用吹口，治咽喉肿痛或口舌生疮。

【用量用法】内服：0.03～0.1g，入丸、散，不入煎剂。外用：少量，研细末。

【使用注意】孕妇慎用。

石菖蒲

《本经》

为天南星科多年生草本植物石菖蒲 *Acorus tatarinowii* Schott 的根茎。主产于四川、江苏、浙江、福建等省。春、秋两季采挖，除去须根，洗净泥土，晒干。生用或鲜用。

【处方用名】石菖蒲、鲜菖蒲、九节菖蒲。

【药性特点】味辛、苦，性温。归心、胃经。

【功效主治特点】

1. 开窍醒神——主治痰热蒙蔽心窍之高热、神昏，癫痫等。特点：辛开苦燥温通，芳香走窜，兼具化湿豁痰、辟秽之效。

2. 化湿和胃——主治湿阻中焦，脘腹痞满，胀闷疼痛。特点：辛温芳香，善化湿浊，理脾胃，行气滞，消胀满。

3. 宁神益志——主治痰浊扰心之心悸、健忘、失眠等。特点：入心经，开心窍，益心智，安心神，聪耳。

【配伍应用】

1. 用于痰浊蒙蔽清窍之证，配伍郁金、连翘、竹叶、天竺黄、栀子等，可治热病神昏；配伍远志、龙齿、茯神等，可治癫狂；配伍人参、茯苓、远志，治健忘。

2. 用于湿阻脾胃，胸脘胀闷、苔腻不饥，多与苍术、厚朴、陈皮等配伍。用于噤口痢，配黄连、石莲子、冬瓜仁、陈皮、人参、茯苓等药同用。

【用量用法】 内服：5～10g。外用：适量，研末敷患处或煎汤洗。

【使用注意】 凡阴亏血虚及精滑多汗者，均不宜服。

附： 本品古名有“九节菖蒲”。今日所用九节菖蒲的原植物为毛茛科植物阿尔泰银莲花 *Anemone altaica* Fisch.，不应混淆。另有水菖蒲（白蒲）*Acorus calamus* L. 与石菖蒲同科，亦可药用，功略同。

苏合香

《名医别录》

为金缕梅科乔木苏合香树 *Liquidambar orientalis* Mill. 的树干渗出的香树脂经加工精制而成。主产于非洲、印度及土耳其等地。初夏将树皮击伤或割破深达木部，使产生香树脂，渗入树皮内。于秋季剥下树皮，榨取香树脂，即为普通苏合香。将其溶解在酒精中，蒸去酒精，则成精制苏合香。成品置阴凉处，密闭保存。

【处方用名】 苏合香、苏合香油。

【药性特点】 味甘、辛，性温。归心、脾经。

【功效主治特点】

1. 开窍醒神——主治寒闭神昏，为治面青、身凉、苔白、脉迟之寒闭神昏之要药。特点：辛香气烈，作用与麝香相似而力稍逊，长于温通、辟秽。

2. 辟秽止痛——主治血瘀或寒凝气滞之胸脘痞满，冷痛。

3. 温通散寒——主治冻疮。

【用量用法】 内服：0.03～0.1g，入丸、散服。

【使用注意】 本品为温开之药，只适用于闭证之有寒者，如属热闭或正气虚脱者忌服。

蟾　酥

《名医别录》

为蟾蜍科动物中华大蟾蜍 *Bufo bufo gargarizans* Cantor 和黑框蟾蜍 *Bufo melanostictus* Schneider 的干燥分泌物。蟾蜍为野生动物，主产于河北、山东、江苏、浙江、四川等省。多于夏季捕捉，用角制刀具挤压采取其腺体中的白色分泌物，涂于玻璃板上或拌以适量面粉然后晒干贮存。用时将碎块置酒或牛奶中溶化，然后风干或晒干研细。入丸、散剂。

【处方用名】 蟾酥。

【药性特点】 味甘、辛，性温，有毒。归胃、心经。

【功效主治特点】

1. 解毒，止痛——主治痈疽疔疮，瘰疬，咽喉肿痛，牙痛，癌肿。特点：以毒攻毒，消肿止痛。

2. 开窍醒神——主治痧胀腹痛，神昏吐泻。特点：辛温走窜，开窍醒神，辟秽。

【用量用法】 内服：一次 0.03 ~ 0.06g，入丸、散。外用：适量，研末涂患处。

【使用注意】 孕妇禁用。外用时不可入目。

安息香

《新修本草》

为安息香科乔木青山安息香 *Styrax tonkinensis*（Pierre）Craib ex Hartw. 干燥树脂。主产于广西、广东、云南等省区。于每年 4 ~ 9 月，选择 6 ~ 10 年的树干，在距地面 40 厘米处，用刀在树干周围割数个三角形的切口，深度达木质部为止，每隔 1 个月至 1 个半月割一次。割脂后 1 个月至 1 个半月，树脂凝成乳白色固体时采收。多配制成药用。

【处方用名】 安息香。

【药性特点】 味辛、苦，性温。归心、肝、脾经。

【功效主治特点】

1. 开窍醒神，祛痰辟秽——主治闭证神昏，热闭神昏或寒闭神昏皆可。

2. 行气活血止痛——心腹疼痛，产后血晕，口噤垂死。

【用量用法】 内服：0.5 ~ 1.0g，入丸、散服。

【使用注意】 阴虚火旺及脱证忌服。

第二十四章　补虚药

凡能补充人体物质亏损或增强人体机能活动，以治疗各种虚证的药物，统称补虚药。

所谓虚证，概括起来为气虚证、阳虚证、血虚证、阴虚证四种。补虚药也可根据其作用和应用范围分为补气药、补阳药、补血药、补阴药四类。临床使用应当根据虚证的不同类型而予以不同的补虚药。如气虚证用补气药，阳虚证用补阳药，血虚证用补血药，阴虚证用养阴药等。但人体在生命活动过程中，气、血、阴、阳是互相依存的，所以在虚损不足的情况下，也常互相影响。气虚和阳虚表示机体活动能力的衰退。阳虚者多兼气虚，而气虚者也常易导致阳虚。阴虚和血虚表示机体精血津液的损耗。阴虚者多兼血虚，而血虚者也常易导致阴虚。因此，补气药和补阳药，补血药和养阴药，往往相须为用。更有气血两亏、阴阳俱虚的病症，则对补虚药的运用，又当根据病情，灵活掌握，采用气血两补或阴阳兼顾。

补虚药不适用于有实邪的病证，因能“闭门留寇”，而加重病情。但在实邪未除，正气已虚的情况下，在祛邪药中，可适当选用补虚药，以“扶正祛邪”，达到战胜疾病的目的。补虚药如使用不当，往往有害而无益。如阴虚有热而用补阳药，阳虚有寒而用养阴药，均能产生不良的后果。在服用补虚药时还应照顾脾胃，适当配伍健脾胃药同用，以免妨碍消化吸收，影响疗效。

第一节　补气药

补气药主要用于气虚证。气虚是指机体活动能力的不足。补气药能增强机体活动的能力，特别是脾、肺二脏的功能。所以补气药最适用于脾气虚和肺气虚的病证。

脾为后天之本，生化之源，脾气虚则食欲不振、大便泄泻、脘腹虚胀、神倦乏力，甚至浮肿、脱肛；肺主一身之气，肺气虚则少气懒言、动作喘乏、易出虚汗。凡呈现以上症状者，都可用补气药来治疗。

补气药还可用于血虚或津亏的病证。因气能生血，又能生津，所以在补血或生津的方剂中，常配伍补气药同用，可以加强疗效。

服用补气药，如产生气滞，出现胸闷腹胀、食欲不振等症，可适当配伍理气药同用。

人 参

《神农本草经》

为五加科多年生草本植物人参 *Panax ginseng* C. A. Mey. 的根和根茎。栽培者称园参，野生者称野山参。主产于辽宁、吉林、黑龙江等省。园参于栽种后5~6年，在9~10月采挖，洗净晒干，称生晒参；经沸水浸烫后，浸于糖汁中，再晒干，称糖参（白参）；除去侧根、须根，蒸熟，晒干或烘干，称红参；细根称参须。生晒参、糖参、红参用时一般去芦，切片入药。野生参一般不去支根，将整体晒干，用时去芦，直接粉碎或捣碎。

【处方用名】 人参、野山参、吉林参、红参、白参、别直参、人参须。

【药性特点】 味甘、微苦，性微温。归肺、脾经。

【功效主治特点】

1. 大补元气——主治元气将脱证，兼有亡阳，常和附子配伍。特点：作用峻烈、大补元气，复脉固脱，为拯危救脱要药。

2. 补脾益肺——主治肺气虚证，脾气虚证，配白术、茯苓，肺肾两虚证，配蛤蚧、胡桃肉。特点：善补肺脾之气，兼补其他脏腑之气。

3. 生津止渴——主治气津两亏证，热邪伤津证，配伍石膏、知母。特点：益气兼生津。

4. 安神益智——主治气血不足，心神不安，健忘，心悸，失眠等。特点：益气安神而益智。

本品具有大补元气的功能，为虚劳内伤第一要药，凡一切气、血、津液不足之症，皆可应用。

野山参，以年代久远者为佳，补力较大。园参补力较差，因加工方法不同，有生晒参、红参、白参、参须（须根）等规格，作用也稍有差异，以生晒参、红参质量为好，白参较差，参须更次。生晒参适用于气阴不足者。白参功同生晒参，作用较弱。红参性偏温，适用于气弱阳虚者。人参产于朝鲜者，名“别直参”，功同红参，作用较强。

【配伍应用】

1. 适用于大失血、大吐泻以及一切疾病因元气虚衰而出现的体虚欲脱、脉微欲绝之症。可单用本品大量浓煎服，即独参汤；如兼见汗出肢冷等亡阳现象者，可加附子同用，以增强回阳作用。

2. 用于脾胃气虚，生化无力，精神倦怠、食欲不振以及吐泻等症，常配伍白术、茯苓、炙甘草等药同用，如四君子汤。

3. 用于肺气不足，气短喘促、脉虚自汗，可配合蛤蚧同用。

4. 用于热病，气津两伤，身热而渴、汗多、脉大无力，多与石膏、知母、甘草、粳米同用。如热伤气阴，口渴多汗、气虚脉弱者，又可与麦冬、五味子配伍。用于消渴证，口渴多尿，常配伍生地黄、玄参、麦冬、山药等养阴生津药同用。

5. 用于气血亏虚引起的心神不安、失眠多梦、惊悸健忘之症，常配伍当归、龙眼肉、酸枣仁、茯神、远志等养血安神药同用。

【用量用法】内服：5～10g，宜文火另煎，将参汁加入其他药汁内饮服；研末吞服每次1～2g，日服2～3次。如挽救虚脱，当用大量15～30g，煎汁分数次灌服。平素体虚，服人参调补，也可5～7日服一次。

【使用注意】

1. 阴虚阳亢、骨蒸潮热、血热吐衄、肝阳上升、目赤头晕、肺有实热或痰气壅滞的咳嗽，以及一切内实火郁之证均忌服。

2. 反藜芦，畏五灵脂，恶皂荚，均忌同用。

3. 服人参，防其太热助火，可配生地黄、天冬等凉润药；防其碍气作胀，可配陈皮、砂仁等理气药。

4. 服人参不宜喝茶和吃萝卜，以免影响药力。

5. 服人参腹胀者，用莱菔子煎汤服可解。

党　参

《本草从新》

为桔梗科多年生草本植物党参 *Codonopsis pilosula*（Franch.）Nannf.、素花党参 *Codonopsis pilosula* Nannf. var. *modesta*（Nannf.）L. T. Shen 或川党参 *Codonopsis tangshen* Oliv. 的干燥根。秋季采挖，洗净，晒干。

【处方用名】党参、台党参、潞党参、炒党参。

【药性特点】味甘，性平。归脾、肺经。

【功效主治特点】

1. 补脾肺气——主治脾胃气虚证、肺气虚证，气虚感冒。特点：功善补脾肺之气，不燥不腻不寒，鼓舞清阳，振动中气。

2. 补血生津——主治气津两亏证，气血两虚证。特点：补气养血，气旺血生。

本品有补气作用，善补中气，又益肺气，性质和平，不燥不腻，故为脾、肺气虚常用之药。

【配伍应用】

1. 用于中气不足，脾胃虚弱，食少便溏，四肢倦怠等症，常与白术、茯苓、炙甘草同用，如四君子汤。

2. 用于肺气亏虚，气短喘咳，言语无力，声音低弱等症，可与黄芪、五味子、紫菀等药同用。

3. 用于气血两虚或血虚萎黄、头晕、心慌等症，当配伍熟地黄、当归、白芍等补血药同用。

4. 用于热伤气津，气短口渴，常配伍麦冬、五味子同用。

【用量用法】内服：10～15g。如代人参，可用人参量的四倍。

【使用注意】党参对虚寒证最为适用，如属实证、热证不宜单独应用。

太 子 参

《中国药用植物志》

为石竹科植物孩儿参 *Pseudostellaria heterophylla*（Miq.）Pax ex Pax et Hoffm. 的块根。主产于江苏、安徽、山东等省。夏季茎叶大部分枯萎时挖取根，洗净，去须根，直接晒干或置沸水中烫透晒干。

【处方用名】 太子参、孩儿参、童参。

【药性特点】 味甘，微苦，性微寒。归脾、肺经。

【功效主治特点】

补气健脾，生津润肺——主治脾肺气阴两虚证。特点：补气而不刚燥，补气力缓，用于气虚不受温补、不受峻补者。

【用量用法】 内服：10～30g。

西 洋 参

《本草纲目拾遗》

为五加科多年生植物西洋参 *Panax quinquefolium* L. 的根。原产于北美，我国亦有栽培。于秋季采挖生长3～6年的根，除去分枝、须尾，晒干。喷水湿润，撞去外皮，再用硫黄熏之，晒干后，其色白起粉者，称为“光西洋参”。挖起后，即连皮晒干或烘干者，称为“原皮西洋参。”

【处方用名】 西洋参。

【药性特点】 味苦、微甘，性寒。归心、肺、肾经。

【功效主治特点】

1. 补气养阴——主治气阴两伤证；肺气虚及肺阴虚证。特点：甘寒补气养阴。
2. 清热生津——主治热伤气阴之气短乏力、口渴等。特点：甘苦性寒，清热生津。

【配伍应用】 用于阴虚火旺，喘咳痰血，多与天冬、麦冬、阿胶、地骨皮、知母、贝母等药同用。用于热病气阴两伤，烦倦口渴，可与鲜生地、鲜沙参、鲜石斛、麦冬等药配伍。用于津液不足，口干舌燥，可单用本品水煎服。用于肠热便血，以本品蒸龙眼肉服用。

【用量用法】 内服：3～6g，另煎兑服。

【使用注意】 中阳衰微，胃有寒湿者忌服。忌铁器及火炒。反藜芦。

黄 芪

《神农本草经》

为豆科多年生草本植物膜荚黄芪 *Astragalus membranaceus*（Fisch.）Bge. 和蒙古黄芪 *A. membranaceus*（Fisch.）Bge. var. *mongholicus*（Bge.）Hsiao 的根。膜荚黄芪主产于山西、甘

肃、黑龙江、内蒙古等省区。蒙古黄芪主产于内蒙、吉林、河北、山西等地。一般生长四年以上才予采收，春、秋两季挖采，以秋季采者质量较好。除去地上部分及须根，晒干。润透切片，生用或蜜制用。

【处方用名】 生黄芪、绵黄芪、炙黄芪。

【药性特点】 味甘，性温。归脾、肺经。

【功效主治特点】

1. 健脾补中，升阳举陷——主治脾胃气虚证，气虚下陷证，气不摄血证，气不行血证，气不生津证，气虚发热证。特点：既补气又升阳，且力较强。

2. 益卫固表——主治肺气虚证，表虚自汗证，气虚感冒。特点：长于补肺气，固表止汗。

3. 利水消肿——主治气虚水肿。特点：补气以助水湿运化。

4. 托毒生肌——主治虚证疮疡。特点：益气扶正，托毒外出以助生肌，促进疮疡愈合。

【配伍应用】

1. 用于脾肺气虚，神倦乏力、食少便溏、气短懒言、自汗等症，如与人参同用（参芪膏），可增强补气作用；配白术（芪术膏），则补气健脾；配附子（芪附汤），则补气助阳；配当归（当归补血汤），则补气生血。用于中气下陷，久泻脱肛、子宫下垂、胃下垂等，多与党参、白术、炙甘草、柴胡、升麻等同用。

2. 用于气虚不能摄血，便血、崩漏，常配伍党参、白术、当归、龙眼肉、酸枣仁、远志等同用。

3. 用于气虚血滞，肢体麻木、关节疼痛或半身不遂。以之配伍桂枝、芍药、生姜、大枣，治肢体麻木；配伍防风、羌活、当归、赤芍、片姜黄、炙甘草。

4. 用于体弱表虚，肌表不固的自汗、盗汗。本品配伍牡蛎、麻黄根、浮小麦，治自汗；配伍当归、生地黄、熟地黄、黄连、黄芩、黄柏，治盗汗。

5. 用于痈疽疮疡。由于气血不足，内陷不起，脓成不溃或溃后脓出清稀，久不收口，配伍当归、川芎、穿山甲、皂角刺同用，可以托疮排脓；配伍熟地黄、当归、白芍、川芎、党参、白术、茯苓、甘草、肉桂同用，可以生肌敛疮。

6. 用于气虚不运引起的小便不利，肢体面目浮肿，多配伍白术、防己等同用。

【用量用法】 内服：10～20g，大量30～60g。补气升阳宜蜜炙用，其他则宜生用。

【使用注意】 本品性质温升，可以助火，又能补气固表，所以外有表邪，内有积滞，气实胸满，以及阳盛阴虚、上热下寒、肝旺多怒、痈疽初起或溃后热毒尚盛等症，均不宜用。

白　术

《神农本草经》

为菊科多年生草本植物白术 *Atractylodes macrocephala* Koidz. 的根茎。主产于浙江、湖北、湖南、江西、安徽等省。多于农历十月采收，去净泥土及地上部分，晒干或烘干。用时经水或米泔水浸软切片。生用或麸炒、土炒、炒焦用。

【处方用名】白术、生白术、炒白术、野于术、冬术。

【药性特点】味甘、苦，性温。归脾、胃经。

【功效主治特点】

1. 健脾益气——主治脾气虚兼湿盛者。特点：尤善补益脾气。

2. 燥湿利水——主治痰饮、水肿、小便不利等。特点：补气健脾以助水湿运化。

3. 止汗——主治气虚自汗，气虚感冒。特点：补气固表以止汗。

4. 安胎——主治气虚胎动不安。特点：补气健脾，促进气血化生以养胎元。

【配伍应用】

1. 用于脾虚气弱，运化失常所致的食少便溏、脘腹胀满、倦怠无力等症，常与党参、茯苓、炙甘草同用。用于脾胃虚寒，脘腹冷痛、大便泄泻，可配党参、干姜、炙甘草同用。

2. 用于脾虚不能运化，水湿停留而为痰饮、水肿等症。以之配伍桂枝、茯苓、甘草，消痰饮；配伍陈皮、大腹皮、茯苓等，可去水肿。

3. 用于脾虚气弱，肌表不固的自汗，多配伍黄芪、五味子、浮小麦等补气止汗药同用。

4. 用于妊娠脾虚气弱，胎气不安之症，多配伍黄芩同用，有清热益气安胎之效。

【用量用法】内服：5～15g。补气健脾、止汗安胎宜炒用，燥湿利水宜生用。

【使用注意】本品燥湿伤阴，故只适用于中虚有湿之症。如属阴虚内热或津液亏耗，燥渴、便秘者，均不宜服。

山　药

《神农本草经》

为薯蓣科植物薯蓣 *Dioscorea opposita* Thunb. 的根茎。主产于河南省。我国南北各省均有栽培 。11～12 月采挖，刮去外皮，用硫黄熏后，晒干或风干成为毛山药；或再经浸软，切齐两端，搓压为圆柱形，磨光，成为光山药。润透、切片、干燥，生用或炒用。

【处方用名】山药、淮山药、怀山药、炒山药。

【药性特点】味甘，性平。归脾、肺、肾经。

【功效主治特点】

1. 补脾养胃——主治脾胃气虚证、胃阴不足证（消渴）。长于补脾胃、肾气，性兼涩。

2. 生津益肺——主治肺气虚证，肺阴虚证。特点：补肺脾肾阴生津止渴。

3. 补肾涩精——主治肾虚尿频、遗精带下。特点：补气，质黏则涩，具有补肾涩精之功。

【配伍应用】

1. 用于脾虚便溏或泄泻，常与党参、白术、茯苓、炙甘草、莲子、扁豆、薏苡仁等同用。

2. 用于肺虚久咳或虚喘，可配伍党参、麦冬、五味子等同用。

3. 用于肾虚遗精，常与熟地黄、山药、山茱萸、知母、黄柏等配伍。用于肾虚尿频，配伍益智仁、乌药同用。

【用量用法】 内服：10～30g，大剂量60～250g。补阴宜生用，健脾止泻宜炒黄用。

【使用注意】 本品养阴能助湿，故湿盛中满或有积滞者不宜单独用。

黄　　精

《雷公炮炙论》

为百合科多年生草本植物黄精 *Polygonatum sibiricum* Red.、多花黄精 *P. cyrtonema* Hua non All. 或滇黄精 *P. kingianum* Coll et Hemsl. 等同属若干种植物的根茎。黄精主产于河北、内蒙古及东北地区，俗称鸡头黄精。多花黄精主产于贵州、湖南、云南、安徽、浙江等省。滇黄精主产于贵州、广西及云南等省区。春、秋季挖取根茎，除去须根，洗净，蒸至透心，晒干或烘干。润透，切片，干燥，即生黄精，或加酒、黑豆等辅料，蒸晒切片，称为制黄精。生用或制用。

【处方用名】 黄精、制黄精。

【药性特点】 味甘，性平。归脾、肺、肾经。

【功效主治特点】

1. 补气养阴，润肺——主治阴虚肺燥，干咳少痰及肺肾阴虚的劳咳久咳。
2. 健脾——主治脾虚阴伤证，消渴证。
3. 益肾——主治肾精亏虚。

【用量用法】 内服：10～20g；或熬膏或入丸、散。

【使用注意】 本品性质滋腻，易助湿邪，凡脾虚有湿、咳嗽痰多者均不宜服。

白 扁 豆

《本草经集注》

为豆科一年生缠绕草本植物扁豆 *Dolichos lablab* L. 的成熟种子。我国南北各地多有栽培。秋季豆熟时采收，晒干。生用或炒用。

【处方用名】 扁豆、白扁豆、炒扁豆、扁豆衣。

【药性特点】 味甘，性微温。归脾、胃经。

【功效主治特点】

1. 补脾和中——主治脾气虚证。特点：甘而不腻，微温不燥，长于健脾，助运化湿。
2. 化湿——主治暑湿吐泻。

【用量用法】 内服：10～20g。消暑、解毒宜生用，健脾止泻宜炒用。

大　　枣

《神农本草经》

为鼠李科落叶灌木或小乔木枣树 *Ziziphus jujuba* Mill. 的成熟果实。主产于河北、河南、山东、陕西等省。初秋果实成熟时采收，晒干。生用。

【处方用名】大枣、红枣、大红枣。

【药性特点】味甘，性温。归脾、胃经。

【功效主治特点】

1. 补中益气——主治脾虚证。特点：善于补脾益气。

2. 养血安神——主治脏躁证、失眠证。

3. 缓和药性——缓和药物毒性。

【用量用法】口服：3 ~12 枚，劈开煎汤服；或去皮核捣烂为丸服。

【使用注意】本品助湿生热，令人中满，故湿盛脘腹胀满、食积、虫积、龋齿作痛以及痰热咳嗽均忌服。

甘　　草

《神农本草经》

本品为豆科植物甘草 *Glycyrrhiza uralensis* Fisch. 、胀果甘草 *Glycyrrhiza inflata* Bat. 或光果甘草 *Glycyrrhiza gLabra* L. 的干燥根和根茎。春，秋二季采挖，除去须根，晒干。

【处方用名】甘草、生甘草、粉甘草、炙甘草、甘草梢。

【药性特点】味甘，性平。归十二经。

【功效主治特点】

1. 补脾益气——主治脾胃气虚证，心气不足，脉结代，心动悸。特点：补脾气，益心气以复脉。

2. 祛痰止咳——主治咳嗽，有痰无痰，偏寒偏热皆宜。

3. 缓急止痛——主治脘腹疼痛，四肢拘挛疼痛。

4. 清热解毒——主治咽喉肿痛等热毒内结，解食物毒，解药物毒等。

5. 调和药性——缓和药物毒性，调和诸药。

【配伍应用】

1. 用于脾胃虚弱，中气不足，气短乏力、食少便溏之症，常配合党参、白术、茯苓等同用，如四君子汤。

2. 用于心虚脉结代、心动悸，常配合人参、阿胶、麦冬、桂枝、生地黄等同用。用于妇女脏躁，心神不安，配合大枣、小麦同用。

3. 用于咳嗽、气喘，配伍麻黄、杏仁，可治风寒犯肺喘咳；上方加生石膏，用治肺有郁热喘咳。

4. 用于痈疽疮毒等症，如配桔梗（甘桔汤）治咽喉肿痛；配银花（银花甘草汤）治疮疡肿毒等。也适用于食物中毒、药物中毒以及农药中毒等，可单用本品煎汤服，或与绿豆同用，以加强疗效。

5. 用于脾胃虚寒，脘腹挛急作痛，常配桂枝、白芍、生姜、大枣、饴糖。用于营血受伤，四肢挛急作痛或脚挛急不伸，配伍白芍。

6. 用于缓和药性，调和百药。如与附子、干姜同用，能缓和附子、干姜之热，以防伤阴；与石膏、知母同用，能缓和石膏、知母之寒，以防伤胃；与大黄、芒硝同用，能缓和大黄、芒硝的泻下作用，使泻而不速；与党参、黄芪、熟地黄、当归等同用，能缓和补力，使作用缓慢而持久。

【用量用法】 内服：2～10g。清火宜生用，补中宜炙用。尿道疾病可用甘草梢。

【使用注意】 甘缓壅气，能令人中满，故湿盛而胸腹胀满及呕吐者忌服。反大戟、芫花、甘遂、海藻，均忌同用。久服较大剂量甘草，易引起浮肿，使用也当注意。

饴　糖

《名医别录》

本品为米、大麦、小麦、粟或玉蜀黍等粮食，经发酵糖化制成的糖类食品。全国各地均产。饴糖分软、硬两种，软者为黄褐色浓稠液体，黏性很大，故名胶饴；硬者系软糖经搅拌，混入空气后凝固而成，为多孔之黄白糖饼，俗名白饴糖。药用以软饴糖为佳。

【处方用名】 饴糖、胶饴。

【药性特点】 味甘，性温。归脾、胃、肺经。

【功效主治特点】

1. 补益中气，缓急止痛——主治中虚里急，脘腹疼痛。

2. 润肺止咳——主治肺燥咳嗽，干咳少痰。

【用量用法】 内服：30～60g，入汤剂分两、三次溶化服；也可熬膏或为丸服。

【使用注意】 能助湿生热，令人中满，故湿热内郁，中满吐逆、痰热咳嗽、小儿疳积等症，均不宜服。

蜂　蜜

《神农本草经》

本品为蜜蜂科昆虫意大利蜂 *Apis mellifera* L. 的干燥分泌物。多于夏季从蜂箱中收集，除去杂质。

【处方用名】 蜂蜜、白蜜、生蜜、炼蜜。

【药性特点】 味甘，性平。归肺、大肠经。

【功效主治特点】

1. 补中缓急——主治脾气虚弱，中虚脘腹疼痛。

2. 润燥——主治肺虚久咳及燥咳证、便秘证。

3. 解毒——解乌头类药毒。

【用量用法】 内服：10～30g，冲调内服；或入丸、煎剂。

【使用注意】 湿热积滞，胸痞不舒者慎用。

第二节 补阳药

补阳药主要用于阳虚证。由于肾为先天之本，肾阳为一身之元阳，对人体脏腑起着温煦生化的作用，阳虚诸症，往往与肾阳不足有十分密切的关系。所以本节着重介绍温补肾阳的药物。

肾阳虚，表现为全身功能的衰退。其主要症状：畏寒肢冷、腰膝酸软或冷痛、阳痿、早泄、白带清稀、夜尿增多、脉沉而弱、舌淡苔白等。补阳药一般具有补肾阳、益精髓、强筋骨等作用，所以适用于上述各症。

补阳药性多温燥，故阴虚火旺者不宜使用。

鹿茸（附：鹿角胶、鹿角霜）

《神农本草经》

为脊椎动物鹿科梅花鹿 *Cervus nippon* Temminck 或马鹿 *Cervus elaphus* L. 等雄鹿头上尚未骨化而带毛茸的幼角。主产于吉林、黑龙江、辽宁、内蒙古、青海等省区，多为人工饲养。春季或初夏雄鹿长出新角尚未角化时，将角锯下或用快刀砍下，称为锯茸或砍茸。将其在沸水中略为烫过，晾干。再烫再晾，至积血排尽为度。置密闭容器内，放阴凉干燥处保存。加工时，燎去毛，以瓷片或玻璃片刮净后，用黄酒润或湿布包润，稍软，切片、烘干，即鹿茸片；或劈成小块，研成细粉，即鹿茸粉。

【处方用名】鹿茸、血片、鹿茸片。

【药性特点】味甘、性温。归肝、肾经。

【功效主治特点】

①补肾阳、益精血——主治肾阳虚证，经血不足之头晕耳鸣、腰膝酸软、须发早白等。特点：为血肉有情之品，补肾壮阳之力强。

②益精血，强筋骨——主治肾虚骨软，小儿发育不良，骨折久不愈合等。

③调冲任，托疮毒——主治冲任不固之崩漏带下，以及疮疡久不收敛。特点：补阳益精，强筋骨以助正气，促进疮疡愈合。

【配伍应用】

1. 用于肾阳不足、精血亏虚所致畏寒肢冷、腰膝疼痛、小便频数、阳痿早泄、宫冷不孕、头晕耳聋、精神疲乏等症。可以单用本品，也可配成复方应用。

2. 用于精血不足，筋骨无力及小儿发育不良，骨软行迟、颅囟过期不合等，可以单用本品，也可配合熟地黄、山茱萸、山药等同用。

3. 用于冲任虚寒，带脉不固的崩漏不止、白带过多。以本品配龙骨、熟地黄、肉苁蓉、炙乌贼骨等同用，治崩漏不止，虚损羸瘦。以本品配狗脊、白蔹等同用，治白带过多。

4. 用于阴疽久溃不敛，脓出清稀者，可与黄芪、当归等补气养血药同用。

【用量用法】 用量：鹿茸1～3g，研细末，一日三次分服；或入丸、散，随方配制。

【使用注意】

1. 服用鹿茸，宜从小量开始，缓缓增加，不宜骤用大量，以免阳升风动，头晕目赤，或伤阴动血，吐衄下血。

2. 本品性偏补阳，凡阴虚火旺，血分有热，或肺有痰热及有胃火者忌服。外感热病禁用。

附： 鹿角胶，味甘，性温。归肝、肾经。本品功能温补肝肾、益精养血，并有止血作用。其补力胜于鹿角，但不及鹿茸。适用于精血不足，虚劳羸瘦、吐衄、崩漏、尿血之偏于虚寒者，以及阴疽内陷等症。用量5～10g，用开水或黄酒加温烊化服；或入丸、散、膏剂。阴虚火旺者忌服。

鹿角霜，味咸，性温。本品功能益肾助阳，补力虽小，但不滋腻，兼收敛作用。可治肾阳不足，脾胃虚寒的呕吐、食少、便溏，以及妇女阳虚，白带多而清稀等症。用量10～15g；或入丸、散服。阴虚火旺者忌服。

海狗肾（附：黄狗肾）

《药性论》

为海狗科动物海狗 *Callorhinus ursinus*（L.）或海豹科动物斑点海豹 *Phoca vitulina*（L.）等的干燥阴茎和睾丸。主产于加拿大、夏威夷群岛等地，我国渤海及黄海沿岸有小量出产。

【处方用名】 海狗肾、腽肭脐。

【药性特点】 味咸，性热。归肾经。

【功效主治特点】

壮阳补精——主治肾阳亏虚阳痿精冷、腰膝痿弱、畏寒肢冷、腹中冷痛，阴冷，尿频等。特点：血肉有情之药，补肾壮阳力强。

【用量用法】 内服：3～10g，宜另炖冲服；入丸、散1～3g，阴干或酒炙脆后研末服；也可浸酒服，一副海狗肾可浸酒三斤。

【使用注意】 阴虚火旺，潮热咳嗽，忌服。如无本品可以羊肾、狗肾代用。

附： 黄狗肾为雄性黄狗的干燥阴茎和睾丸。性味、功能、用量与海狗肾同，可以代用。

蛤　蚧

《雷公炮炙论》

为守宫科动物蛤蚧 *Gekko gecko* L. 的干燥品。主产于广西、广东、云南等地亦产。蛤蚧居于山崖坡壁，石洞裂缝或树洞中，全年均可捕捉，五六月为旺产期。捕获后击毙，剖开腹部，除去内脏，将血抹干，不可水洗，用竹片交叉撑定，使全体扁平顺直，低温干燥。用时去头、足和鳞片，也可单取其尾，或炒酥研末。

【处方用名】蛤蚧、蛤蚧尾。

【药性特点】味咸，性平。归肺、肾经。

【功效主治特点】

1. 补肺益肾，纳气平喘——主治肺肾两虚之喘嗽。特点：补肺肾而定喘咳。

2. 助阳益精——主治肾阳虚阳痿等。特点：血肉有情之品，补阳力较强。

【配伍应用】

1. 用于肺虚咳嗽、肾虚作喘、虚劳喘咳，多配伍人参、杏仁、炙甘草、知母、贝母、桑白皮、茯苓等药同用。

2. 用于阳痿，可以单用浸酒服，也可与人参、鹿茸、淫羊藿、巴戟天、肉苁蓉等药同用，以加强疗效。

【用量用法】内服：3～7g；研末服每次1～2g，1日3次；浸酒服用1～2对。

【使用注意】风寒及痰饮喘咳不宜服。

紫河车

《本草纲目拾遗》

为健康人的干燥胎盘。将取得的新鲜胎盘，割取血管，用清水反复洗净，即时烘干。研制粉用。

【处方用名】紫河车、胎盘粉。

【药性特点】味甘、咸，性温。归肺、肝、肾经。

【功效主治特点】

1. 补肾益精——主治阳痿遗精，腰酸，头晕耳鸣。特点：血肉有情之品，补肾益精力强。

2. 养血益气——主治肺肾两虚之咳喘，气血不足诸证。特点：益气养血作用显著。

3. 纳气平喘——肺肾两虚之咳喘证。

【用量用法】内服：2～4g，研末装胶囊吞服，每日2～3次，重症用量加倍；也可入丸、散。如用鲜胎盘，每次半个～1个，水煮服食，一周2～3次。现已制成胎盘注射液，可供肌肉注射。

【使用注意】阴虚内热者，不宜单独应用。

冬虫夏草

《本草从新》

本品为麦角菌科真菌冬虫夏草菌 *Cordyceps sinensis*（BerK.）Sacc. 寄生在蝙蝠蛾科昆虫幼虫上的子座和幼虫尸体上的干燥复合体。夏初子座出土、孢子未发散时挖取，晒至六七成干，除去似纤维状的附着物及杂质，晒干或低温干燥。

【处方用名】冬虫夏草、冬虫草、虫草。

【药性特点】味甘，性平。归肺、肾经。

【功效主治特点】

1. 补肾益肺——主治肺肾两虚之喘嗽，肾虚不孕不育，阳痿遗精、腰膝酸痛。

2. 止血化痰——主治虚劳久嗽，痰中带血，劳嗽痰血。特点：益肺阴，化痰止血。

【用量用法】内服：5～10g；或与鸡、鸭、猪肉等炖服；研末服每次1～2g，1日3次。

【使用注意】阴虚火旺者，不宜单独应用。

韭　菜　子

《本草经集注》

为百合科多年生草本植物韭菜 *Allium tuberosum* Rottl ex Sprenp. 的成熟种子。全国各地均有栽培。秋季果实成熟时采收。将果实摘下，晒干，搓出种子。生用或炒用。

【处方用名】韭子、韭菜子。

【药性特点】味辛、甘，性温。归肝、肾经。

【功效主治特点】

1. 温补肝肾——主治肝肾不足，腰膝痿软。特点：温补肝肾，平喘。

2. 壮阳固精——主治阳痿遗精，白带量多。特点：壮阳固精力弱。

【用量用法】内服：5～10g；或为丸、散服。

【使用注意】阴虚火旺者忌服。

阳　起　石

《神农本草经》

为硅酸盐类矿物阳起石 *Actinolite* 或阳起石石棉 *Actinolite asbestos* 的矿石。主产于河北、河南、山东、湖北等省。全年可采。挖出后去净泥土及夹杂的石块。煅用。

【处方用名】阳起石。

【药性特点】味咸，性微温。归肾经。

【功效主治特点】

温肾壮阳——主治肾阳虚衰所致的阳痿、宫冷不孕、腰膝冷痹。

【用量用法】内服：3～6g，入丸、散服。

【使用注意】阴虚火旺者忌服。不宜久服。

淫　羊　藿

《神农本草经》

本品为小檗科植物淫羊藿 *Epimedium brevicornu* Maxim.、箭叶淫羊藿 *Epimedium sagittatum*（Sieb. et Zucc.）Maxim.、柔毛淫羊藿 *Epimedium pubescens* Maxim. 或朝鲜淫羊藿 *Epimedi-*

um koreanum Nakai 的干燥叶。夏、秋季茎叶茂盛时采收，晒干或阴干。

【处方用名】 淫羊藿、仙灵脾。

【药性特点】 味辛、甘，性温。归肝、肾经。

【功效主治特点】

1. 补肾壮阳——主治肾阳虚衰，阳痿尿频，腰膝无力。特点：补肾助阳力较大。

2. 祛风除湿——主治风寒湿痹，肢体麻木。特点：既能补肾壮阳，又能祛风除湿。

【配伍应用】

1. 用于阳痿、腰膝无力，可以单用浸酒服，也可与熟地、枸杞、仙茅、蛇床子、韭菜子、苁蓉等补肾壮阳药同用。

2. 用于风寒湿痹，疼痛麻木，以本品配伍威灵仙、苍耳子、桂心、川芎等药同用。

【用量用法】 内服：10～15g。

【使用注意】 本品燥烈，伤阴助火，阴虚火旺者不宜服。

仙　茅

《雷公炮炙论》

为石蒜科多年生草本植物仙茅 *Curculigo orchioides* Gaertn. 的根茎。主产于广东、四川等省。夏、秋间挖取根茎，洗净，剪去须根，晒干或烘干。生用或酒制用。

【处方用名】 仙茅。

【药性特点】 味辛、性热，有毒。归肾经。

【功效主治特点】

1. 温肾壮阳——主治肾阳不足，命门火衰之阳痿精冷、小便频数。特点：温肾壮阳力强。

2. 祛寒除湿——主治腰膝冷痛，筋骨痿软无力。特点：性热味辛，祛寒除湿力大。

3. 培补肝肾——主治肝肾亏虚，须发早白，目昏目暗。

【用量用法】 内服：3～10g。

【使用注意】 本品燥热，不宜久服；阴虚火旺者忌用。

巴戟天

《神农本草经》

为茜草科多年生藤本植物巴戟天 *Morinda officinalis* How. 的根。主产于广东、广西、福建、四川等省。春、秋及冬季均可采挖。除去须根，略晒，压扁，晒干。用时润透或蒸透，除去木质心，切片或盐水炒用。

【处方用名】 巴戟天、巴戟肉。

【药性特点】 味辛、甘，性微温。归肾经。

【功效主治特点】

1. 补肾助阳——主治阳痿不举，宫冷不孕，小便频数。特点：补肾助阳力较缓。

2. 祛风除湿——主治风湿腰膝疼痛，肾虚腰膝酸软。特点：强筋骨、祛风湿。

【用量用法】内服：10～16g。

【使用注意】本品只适用于阳虚有寒之症，如阴虚火旺或湿热之症均忌服。

肉苁蓉

《神农本草经》

本品为列当科植物肉苁蓉 *Cistanche deserticola* Y. C. Ma 或管花肉苁蓉 *Cistanche tubulosa*（Schrenk）Wight 的干燥带鳞叶的肉质茎。春季苗刚出土时或秋季冻土之前采挖，除去茎尖。切段，晒干。

【处方用名】肉苁蓉、淡苁蓉、甜苁蓉、淡大芸。

【药性特点】味甘、咸，性温。归肾、大肠经。

【功效主治特点】

1. 补肾阳，益精血——主治肾阳虚、精血不足之腰膝酸软，阳痿早泄、不孕不育等。特点：补肾助阳力缓。

2. 润肠通便——主治肠燥便秘。特点：因补阳力缓兼润肠通便，为阴阳双补之品。

【配伍应用】

1. 用于阳痿、不孕。以本品配伍熟地黄、五味子、菟丝子，治肾虚精亏、肾阳不足而致阳痿；配鹿角胶、当归、熟地黄、紫河车，可治精血亏虚不孕。

2. 用于肠燥津枯，大便秘结，可与火麻仁、沉香同用。

【用量用法】口服：10～20g。

【使用注意】本品补阳不燥，药力和缓，入药少则不效，故用量宜大。因能补阳滑肠，故阴虚火旺及大便泄泻者忌服。胃肠实热便秘者亦不宜用。

锁　阳

《本草衍义补遗》

为锁阳科肉质寄生植物锁阳 *Cynomorium songaricum* Rupr. 的肉质茎。主产于甘肃、内蒙古、新疆、青海、陕西等省区。春、秋两季均可采收，而以春季采者为佳。除去花序，置沙土中半埋半露，连晒带烫使之干燥。润透切片或趁鲜切片，晒干。

【处方用名】锁阳。

【药性特点】味甘，性温。归肝、肾经。

【功效主治特点】

1. 补肾助阳——主治肾阳亏虚，精血不足之阳痿、不孕、下肢痿软、筋骨无力等。特点：补肾阳，益筋骨力缓。

2. 润肠通便——主治血虚津亏肠燥便秘。特点：质润而滑肠力缓。

【用量用法】 口服：10 ~16g。

【使用注意】 性欲亢进、阴虚火旺、脾虚泄泻及实热便秘者均忌用。

补骨脂

《雷公炮炙论》

为豆科一年生草本植物补骨脂 *Psoralea corylifolia* L. 的成熟果实。主产于河南、四川、陕西等省。秋季果实成熟时采收，晒干。生用或盐水炒用。

【处方用名】 补骨脂、破故纸。

【药性特点】 味苦、辛，性大温。归肾、脾经。

【功效主治特点】

1. 补肾助阳——主治肾阳亏虚证。特点：温肾壮阳作用较强。

2. 固精缩尿——主治肾虚遗精滑精、遗尿尿频等。特点：助阳固精缩尿。

3. 温脾止泻——主治脾肾阳虚五更泻。

4. 纳气平喘——主治肾不纳气虚喘。

【配伍应用】

1. 用于阳痿、腰膝冷痛。以本品配伍菟丝子、胡桃、沉香，治阳痿；以本品配伍杜仲、胡桃等，治腰膝冷痛或酸软无力。

2. 用于滑精、遗尿、尿频。用补骨脂、青盐等分同炒为末，治滑精。

3. 用于脾肾阳虚的泄泻，可以本品配伍肉豆蔻、五味子、吴茱萸同用，治脾肾阳虚五更泄泻。

【用量用法】 内服：5 ~10g。

【使用注意】 本品温燥，能伤阴助火，故阴虚火旺及大便燥结者忌服。

益智仁

《本草纲目拾遗》

为姜科多年生草本植物益智 *Alpinia oxyphylla* Miq. 的成熟果实。主产于海南、广东、广西等地。于5 ~6 月果实呈褐色、果皮茸毛减少时采摘，除去果柄，晒干。取干燥果实炒至外壳焦黑，除去果壳，取仁或再以盐水炒，捣碎用。

【处方用名】 益智仁。

【药性特点】 味辛，性温。归脾、心、肾经。

【功效主治特点】

1. 暖肾固精缩尿——主治下元虚寒遗精、遗尿、小便频数等症。特点：入肾经，暖肾固精缩尿。

2. 温脾开胃摄唾——主治脾胃虚寒，腹痛吐泻及口涎自流。特点：归脾经，长于温脾开胃摄涎唾。

【用量用法】内服：3～6g。

【使用注意】本品温燥，能伤阴助火，故阴虚火旺或因热遗精、尿频等症均忌服。

杜　仲

《神农本草经》

为杜仲科落叶乔木植物杜仲 *Eucommia ulmoides* Oliv. 的树皮。主产于四川、云南、贵州、湖北等地。夏、秋采收，去外表粗皮，晒干。生用或盐水炒用。

【处方用名】杜仲、厚杜仲、绵杜仲、炒杜仲、焦杜仲。

【药性特点】味甘，性温。归肝、肾经。

【功效主治特点】

1. 补肝肾——主治腰膝酸软，崩漏，阴囊潮湿等，善于补肝肾强筋骨。
2. 强筋骨——主治下肢痿弱，骨折等。
3. 安胎——主治肾虚胎动不安。
4. 降血压——主治高血压。

【配伍应用】

1. 用于肾虚腰痛或足膝痿弱，可配伍胡桃肉、破故纸等同用。用于阴下湿痒、小便余沥，以本品配小茴香、车前子、山茱萸研末为丸服。
2. 用于胎动不安或胎漏下血，以本品与续断等分研末，煮枣肉为丸服。

【用量用法】内服：10～15g。

【使用注意】为温补之品，阴虚火旺者不宜服。

续　断

《神农本草经》

为川续断科多年生草本植物川续断 *Dipsacus asper* Wall. ex Henry 的根。前者主产于四川、湖北、湖南、云南、贵州等省；后者主产于河北、安徽、江苏、浙江、广西、山西、陕西等省区。秋季采挖，除去残茎、须根，以微火烘至半干，堆放“发汗”至内部变绿色时，再烘干。切片清炒或盐炒用。

【处方用名】续断、川续断、川断肉。

【药性特点】味苦、甘、辛，性微温。归肝、肾经。

【功效主治特点】

1. 补益肝肾，强筋健骨——主治阳痿，遗精遗尿，腰膝酸痛，寒湿痹痛。
2. 止血安胎——主治崩漏经多，胎动不安。
3. 疗伤续折——主治跌打损伤，筋断骨折。

【配伍应用】

1. 用于腰痛脚弱、遗精、崩漏。以本品配杜仲、牛膝、补骨脂、萆薢、木瓜，治腰痛脚弱；配黄芪、熟地黄、当归、五味子、龙骨、赤石脂等，治崩漏经多。

2. 用于胎动欲坠、胎漏下血，可配续断、菟丝子、桑寄生、阿胶等，也治频惯坠胎。

3. 用于跌打损伤、金疮、痈疽溃疡。如接骨散（新方），即本品配伍骨碎补、自然铜、地鳖虫、血竭等药。可内服，也可外敷。

【用量用法】内服：10～20g。崩漏下血宜炒用。外用：适量，研末敷患处。

菟丝子

《神农本草经》

本品为旋花科植物南方菟丝子 *Cuscuta australis* R. Br. 或菟丝子 *Cuscuta chinensis* Lam. 的干燥成熟种子。秋季果实成熟时采收植株，晒干，打下种子，除去杂质。

【处方用名】菟丝子、菟丝饼。

【药性特点】味辛、甘，性平。归肝、肾、脾经。

【功效主治特点】

1. 补阳益精——主治肾虚阳痿滑精、尿频等。特点：补肾阳，益肾精以固精缩尿。

2. 养肝明目——主治肝肾不足之视物昏花。特点：滋养肝肾之阴而明目。

3. 止泻——主治脾虚泄泻。特点：补肾益脾以止泻。

4. 安胎——主治肾虚胎动不安。特点：补肝肾，固冲任而安胎。

【配伍应用】

1. 用于腰膝酸痛、阳痿、滑精、白浊、小便不禁、尿有余沥、目暗不明等症。菟丝子、杜仲等分，山药糊丸服，治腰膝酸痛；以本品配伍枸杞子、覆盆子、五味子、车前子同用，治阳痿遗精。

2. 用于脾虚便溏或泄泻，以本品配黄芪、党参、白术、木香、补骨脂、小茴香等同用。

【用量用法】内服：10～16g。

【使用注意】本品虽为平补之药，但仍偏于补阳，所以阴虚火旺，大便燥结、小便短赤者，均不宜服。

沙苑子

《图经本草》

为豆科一年生草本植物扁茎黄芪 *Astragalus complanatus* R. Br. 的成熟种子。主产于内蒙古、东北及西北等地区。秋末、冬初果实成熟时割取，晒干，打下种子，除去杂质。生用、炒用或酒蒸用。

【处方用名】沙苑子、沙苑蒺藜、潼蒺藜、潼沙苑。

【药性特点】味甘，性温。归肝、肾经。

【功效主治特点】

1. 补肾固精——主治肾虚阳痿，遗精早泄，白带过多等。特点：擅长补肾、固精缩尿。

2. 养肝明目——主治肝肾不足之视物昏花等。特点：养肝肾以明目。

【用量用法】内服：10～20g。

【使用注意】为温补固涩之品，阴虚火旺及小便不利者忌服。

海　马

《本草纲目拾遗》

为海龙科动物线纹海马 *Hippocampus kelloggi* Jordan et Snyder、刺海马 *H. histrix* Kaup、大海马 *H. Kuda* Bleeker、三斑海马 *H. trimaculatus* Leach 或小海马（海蛆）*H. japonicus* Kaup 除去内脏的干燥体。养殖或野生。主产于广东、福建、台湾等沿海地区。全年皆产，通常以8～9月产量较多。捕捉后，洗净晒干，或刷去外部灰膜，除去内脏，将尾作成盘卷状，晒干。切块或打碎。生用或酒制用。

【处方用名】海马、大海马。

【药性特点】味甘，性温。入肝、肾经。

【功效主治特点】

1. 补肾壮阳纳气——主治阳痿、虚喘、遗尿。

2. 调气活血——主治难产、癥瘕积聚、疔疮肿毒（外用）。

【用量用法】内服：3～10g；入丸、散服。外用：适量，研末敷。

【使用注意】孕妇及阴虚火旺者忌服。

胡芦巴

《嘉祐本草》

为豆科一年生草本植物胡芦巴 *Trigonella foenum - graecum* L. 的成熟种子。主产于安徽、四川、河南等地。夏季种子成熟时采收，晒干，搓下或打下种子，除去杂质。生用、炒用或盐水炒用。

【处方用名】葫芦巴、芦巴子。

【药性特点】味苦，性温。归肝、肾经。

【功效主治特点】

温肾阳、逐寒湿——主治肾脏虚冷、寒湿脚气、寒疝。

【用量用法】内服：3～10g。

【使用注意】阴虚火旺或有湿热者忌服。

胡桃肉

《千金方》

为胡桃科落叶乔木胡桃 *Juglans regia* L. 的成熟种仁。我国各地均有栽培。9～10 月果实成熟时采收，除去肉质外果皮，晒干，敲破。取出种仁生用或炒用。分心木，为胡桃果核内的木质隔膜。

【处方用名】胡桃仁、胡桃肉。

【药性特点】味甘，性温。归肾、肺、大肠经。

【功效主治特点】

1. 补肾助阳——主治肾虚腰痛脚弱。特点：补肾阳，益筋骨力缓。
2. 定喘止嗽——主治虚寒喘咳，肺肾两虚的咳喘证。特点：温肺定喘。
3. 润肠通便——主治肠燥便秘。

【用量用法】内服：10～30g；或入丸、散。定喘止嗽宜连皮用；润肠通便宜去皮用。

【使用注意】阴虚火旺、痰热咳嗽及便溏者均不宜服。

第三节　补血药

补血药主要用于血虚证。血虚的基本症状是：面色萎黄、嘴唇及指甲苍白、头晕眼花、心悸、失眠、健忘，以及妇女月经后期、量少、色淡，甚至经闭等。凡呈现上述症状，都可用补血药来治疗。

在使用补血药时，如遇血虚与阴虚的症状同时出现，需配用补阴药，才能照顾全面，更好地发挥作用。如血虚用补血药效果不显，或兼气虚的，当配用补气药，可以“补气生血”，增强疗效。

补血药性多黏腻，妨碍消化，故凡湿浊中阻，脘腹胀满、食少便溏者不宜应用；脾胃虚弱者，当与健胃消食药同用，以免影响食欲。

熟地黄

《本草经集注》

本品为生地黄的炮制加工品。

【处方用名】熟地黄、大熟地、熟地、熟地炭。

【药性特点】味甘，性微温。归肝、肾经。

【功效主治特点】

1. 补血养阴——主治血虚诸证，为养血补虚之要药，特点：既补血又补阴，可用于阴血双亏诸证。

2. 填精益髓——主治肝肾阴虚诸证，头晕目眩，耳鸣耳聋，腰膝酸软，骨蒸潮热，盗汗。

3. 炒炭止血——主治崩漏等血虚出血证。

【配伍应用】用于一切阴虚、血少、精亏之症。如六味地黄丸，为补阴的主要方剂，即以熟地黄为主药，配伍山药、山茱萸、牡丹皮、茯苓、泽泻等同用，治疗肝肾阴虚、虚火上炎所致腰膝酸软、头目眩晕、耳鸣、耳聋、盗汗、遗精，或潮热，或手足心热，或虚火牙痛，以及须发早白等症。又如四物汤，为补血调经的主要方剂，也以熟地黄为主药，配伍当归、白芍、川芎同用，治疗血虚萎黄、头晕、目眩、心悸，以及妇女月经不调、痛经、崩漏等症，都可随证加减应用。

【用量用法】内服：10～30g，大剂量可用30～60g。宜与健脾胃药如砂仁、陈皮等同用。熟地炭用于止血。

【使用注意】本品滋腻，较生地更甚，能助湿滞气，妨碍消化，凡气滞痰多、脘腹胀满、食少便溏者忌服。

何首乌

《开宝本草》

为蓼科多年生草本植物何首乌 *Polygonum multiflorum* Thunb. 的块根。我国大部分地区出产。春、秋两季采挖，洗去泥沙，切片，晒干或低温烘干，称为生首乌。若以黑豆煮汁拌蒸，晒后变为黑色，称为制首乌。生用或制用。

【处方用名】生首乌、制首乌。

【药性特点】味苦、甘、涩，性微温。

【功效主治特点】

1. 制用：补益精血——主治精血亏虚、头晕眼花、须发早白、腰膝酸软、遗精、崩带。

2. 生用：解毒，截疟，润肠通便——主治久疟、痈疽、瘰疬、肠燥便秘等。

【配伍应用】

1. 用于肝肾精血亏虚之证。如七宝美髯丹，以本品配伍当归、枸杞子、菟丝子、牛膝、茯苓、补骨脂等药组成，可治精血亏虚，头晕眼花、须发早白、腰膝酸痛等症；与当归、白芍、川芎、熟地黄等同用，可治妇女月经不调及崩漏、带下等症。

2. 用于久疟，以本品配伍人参、当归、陈皮、煨姜等同用，治气血两虚，久疟不止，有扶正祛邪之效。用于痈疽、瘰疬，以本品配伍苦参、防风、薄荷等同用，治遍身疮肿痒痛。

【用量用法】内服：10～20g。

当　归

《神农本草经》

为伞形科多年生草本植物当归 *Angelica sinensis* (Oliv.) Diels. 的根。主产于甘肃岷县。其次陕西、四川、云南、湖北等省也有栽培。秋末采挖，除尽芦头、须根，堆放两天后鲜当归变软时，捆成小把，用微火熏炕至7~8成干，而后晾干。切片生用或酒炒用。

【处方用名】 当归、当归身、当归尾、当归须、酒当归。

【药性特点】 味甘、辛，性温。归心、肝、脾经。

【功效主治特点】

1. 补血调经——主治血虚诸证偏寒者。特点：补血力强。
2. 活血止痛——主治血瘀痛经、闭经、月经不调，外伤疼痛等。
3. 润肠通便——主治血虚肠燥便秘。特点：补血而润肠。
4. 调经——血虚血瘀月经不调、经闭、痛经等证。特点：调经要药。

【配伍应用】

1. 用于月经不调、经闭痛经，例如四物汤，即由当归、川芎、熟地黄、白芍四药所组成，为妇科调经的基本方剂。若经闭不通，可加桃仁、红花；经行腹痛，可加香附、延胡索等。用于痈疽、疮疡等外科疾病，配伍金银花、生甘草、赤芍、炮山甲、皂角刺等，可以消肿止痛；配伍黄芪、党参、熟地黄、白芍、肉桂等，可以排脓生肌，用于瘀血作痛或跌打损伤。

2. 用于肠燥便秘，多配伍肉苁蓉、生首乌、火麻仁等养血润肠药同用。

【用量用法】 内服：5~15g。补血用当归身，破血用当归尾，和血（补血活血）用全当归。

【使用注意】 湿盛中满、大便泄泻者忌服。

白　芍

《本草经集注》

为毛茛科植物芍药 *Paeonia lactiflora* Pall. 的根。全国各地均有栽培，主产于浙江、四川、安徽、山东等地。立秋前后采挖栽植3~4年的芍药根，除去根头、泥土，刮去外皮，入沸水中煮至无硬心，晒干。一般生用或酒炒后用。

【处方用名】 生白芍、炒白芍、大白芍、杭白芍。

【药性特点】 味苦、酸，性微寒。归肝、脾经。

【功效主治特点】

1. 养血敛阴——主治血虚证偏热者，阴虚盗汗，营卫不和之自汗等。
2. 柔肝止痛——主治肝郁胁痛，肝气犯胃之胸胁、脘腹疼痛，四肢挛急疼痛。
3. 平抑肝阳——主治阴虚阳亢证等。
4. 养血调经——血虚之月经不调、痛经等证。

【配伍应用】

1. 用于血虚肝旺，头晕目眩、胁肋疼痛，或四肢拘挛作痛。例如配合生地黄、山药、牛膝、代赭石、龙骨、牡蛎、柏子仁等同用，治肝阳上亢，头晕目眩；配合柴胡、当归、白术、茯苓、炙甘草等同用，治血虚肝郁，胁肋疼痛；配合甘草同用，治血虚引起的四肢尤其是小腿拘挛作痛。

2. 用于妇女月经不调，如四物汤，以本品与川芎、当归、熟地黄同用，组成养血调经的基本方剂。

3. 用于自汗、盗汗。如配伍桂枝、生姜、大枣、龙骨、牡蛎等同用，治阳虚自汗；配伍牡蛎、五味子、柏子仁等同用，治阴虚盗汗。

【用量用法】内服：5～10g，大量15～30g。

【使用注意】阳衰虚寒之证不宜单独应用。反藜芦。

阿　胶

《神农本草经》

为马科动物驴 *Equus asinus* L. 的干燥皮或鲜皮经煎煮、浓缩制成的固体胶。以山东、浙江、江苏等地产量较多。用时将胶块加水加热熔化，或将胶块打碎用蛤蚧、蒲黄粉炒成珠用。

【处方用名】阿胶、陈阿胶、驴皮胶、阿胶珠、蛤粉阿胶、蒲黄炒阿胶。

【药性特点】味甘，性平。归肝、肾经。本品为滋阴补血止血要药，且有清肺润燥作用。

【功效主治特点】

1. 补血滋阴——主治血虚证，阴虚火旺之心悸、失眠、心烦等。

2. 润肺止血——主治肺阴虚燥咳；多种出血证，长于治疗妇科出血及咳血。

【配伍应用】

1. 用于血虚眩晕、心悸，多与熟地黄、当归、白芍、黄芪、党参等养血补气药同用。

2. 用于阴虚心烦、失眠，以本品配伍黄连、黄芩、白芍、鸡子黄，治热病伤阴，心烦失眠。

3. 用于一切血证，单用本品即有效。临床多配成复方应用，以本品配伍蒲黄、生地黄，治吐血不止；以本品与灶心土、生地黄、黄芩、白术、甘草、熟地黄、附子等同用，治吐血、衄血、便血、血崩等。

4. 用于虚劳喘咳或阴虚燥咳。以本品配伍马兜铃、牛蒡子、炙甘草、甜杏仁、糯米同用，治肺虚火盛，喘咳咽干痰少或痰中带血；以本品配伍生石膏、桑叶、杏仁、麦冬、甘草、胡麻等同用，治燥热咳嗽、气喘、干咳无痰、心烦口渴、鼻燥咽干等症。

【用量用法】内服：5～10g。用开水或黄酒化服；入汤剂应烊化冲服。止血宜蒲黄炒，清肺宜蛤蚧炒。

【使用注意】本品性质黏腻，有碍消化。故脾胃虚弱，不思饮食，或纳食不消，以及呕吐、泄泻者均忌服。

桑　椹

《新修本草》

为桑科植物桑树 *Morus alba* L. 的干燥果穗。全国各地均产。于果实红熟时采收，晒干。生用或加蜜熬膏用。

【处方用名】 桑椹、黑桑椹。

【药性特点】 味甘，性寒。归肝、肾经。

【功效主治特点】

1. 滋阴补血——主治肝肾阴虚阴血不足，眩晕、失眠、耳鸣、须发早白。特点：滋阴补血之力平和。

2. 生津止渴——主治津伤口渴、消渴。

3. 润肠通便——主治肠燥便秘。

【用量用法】 内服：10～15g。桑椹膏15～30g，温开水冲服。

【使用注意】 脾胃虚寒作泻者忌服。

龙眼肉

《神农本草经》

本品为无患子科植物龙眼 *Dimocarpus longan* Lour. 的假种皮。夏、秋二季采收成熟果实，干燥，除去壳、核，晒至干爽不黏。

【处方用名】 龙眼肉、桂圆肉。

【药性特点】 味甘，性平。归心、脾经。

【功效主治特点】

1. 补益心脾——主治思虑过度，劳伤心脾，而致惊悸怔忡，失眠健忘，食少体倦。特点：补心益脾，作用和缓。

2. 养血安神——主治脾虚气弱，便血崩漏等。特点：益气养血，作用和缓。

【用量用法】 内服：10～15g，大剂量30～60g。

【使用注意】 湿阻中焦或有停饮、痰火者忌服。

第四节　补阴药

补阴药又叫滋阴药或养阴药，适用于阴虚证。

阴虚证多发生于热病后期及若干慢性病。最常见的阴虚证有肺阴虚、胃阴虚、肝阴虚、肾阴虚等。其基本症状是：肺阴虚多见干咳少痰、咯血、虚热、口干舌燥等症；胃阴虚多见舌绛、苔剥、咽干口渴，或不知饥饿，或胃中嘈杂、呕哕，或大便燥结等症；肝阴虚多见两目干涩、昏花、眩晕、耳鸣等症；肾阴虚多见腰膝酸痛、手足心热、心烦失眠，或潮热盗汗，或遗精等症。补阴药具有滋阴、清热、生津、润燥等作用，且各有专长，可根据阴虚的症状，选择应用。

在使用补阴药时，如热病伤阴而热邪未尽的，当与清热药同用；阴虚内热较盛的，当与清虚热药同用；阴虚阳亢的，当与潜阳药同用；阴虚兼血虚的，当与补血药同用；阴虚兼气虚的，当与补气药同用。

补阴药大多甘寒滋腻，故凡脾胃虚弱、痰湿内阻、腹胀便溏的均不宜用。

沙　参

《神农本草经》

沙参有北沙参和南沙参两类。北沙参为伞形科植物珊瑚菜 *Glehnia littoralis* Fr. Schmidt ex Miq. 的根。主产于山东、辽宁、河北等地。夏、秋两季采挖，洗净后经沸水烫后去皮，晒干。润软切片或切段。生用。

南沙参为桔梗科植物轮叶沙参 *Adenophora tetraphylla*（Thunb.）Fisch.、沙参 *A. stricta* Miq. 及杏叶沙参 *A. hunanensis* Nannf. 的根。主产于贵州、安徽、浙江、四川等省。秋季采挖，洗净除去须根，去皮，晒干。润软切片或切段。生用。

【处方用名】 沙参、北沙参、南沙参。

【药性特点】 味甘、淡，性微寒。归肺、胃经。

【功效主治特点】

1. 养阴清肺——主治阴虚燥咳、肺热咳嗽、燥邪咳嗽。

2. 益胃生津——主治热病伤津口渴、胃阴不足之饥不欲食等。

本品为清热养阴生津药，能清肺热、养肺阴，适用于肺热阴虚，燥咳痰黏，或阴虚劳嗽咯血；又能养胃阴、生津液，常用于热病伤津，舌干口渴，食欲不振。鲜沙参即南沙参之新鲜者，清热养阴生津之力较好，多用于热病伤阴之症。

【配伍应用】

1. 用于燥咳痰黏或劳嗽咯血。以本品配麦冬、花粉、玉竹、生扁豆、生甘草、冬桑叶同用，治燥热伤阴，干咳少痰、咽干口渴；以本品配伍知母、贝母、麦冬、熟地黄、鳖甲、地骨皮同用，治阴虚劳热、咳嗽咯血。

2. 用于胃热伤阴，舌干口渴、食欲不振，以本品配伍麦冬、生地黄、玉竹、冰糖同用，治上述病证。

【用量用法】 内服：10～15g，鲜者15～30g。

天　冬

《神农本草经》

为百合科植物天门冬 *Asparagus cochinchinensis*（Lour.）Merr. 的块根。主产于四川、云南、贵州等省。秋季采挖，除去须根，入沸水中煮或蒸过，再浸入清水，去皮，晒干或烘干。用时切片。

【处方用名】 天门冬、天冬、明天冬。

【药性特点】 味甘、苦，性大寒。归肺、肾经。

【功效主治特点】

1. 养阴润燥——特点：长于养阴而润燥。应用：肺阴虚证，肾阴虚证。

2. 降火生津——特点：清热降火力强，生津止渴。应用：阴虚肺热，咽痛音哑，干咳痰少，咯血，内热消渴证以及肾阴不足，阴虚火旺证。

【用量用法】 内服：7～15g。

【使用注意】 脾胃虚寒，食少便溏者忌服。

麦　冬

《神农本草经》

为百合科植物麦冬 *Ophiopogon japonicus*（L. f）Ker－Gawl 块根。主产于浙江、四川、湖北等省。夏季采挖，洗净，除去须根，晒干。生用。

【处方用名】 麦冬、麦门冬、寸麦冬。

【药性特点】 味甘、微苦，性微寒。归肺、心、胃经。

【功效主治特点】

1. 润肺养阴，益胃生津——主治肺燥咳嗽、阴虚痨嗽；胃阴不足证，热病伤津证，消渴证。

2. 清心安神——主治心阴虚虚火扰心之失眠心烦等。

【配伍应用】

1. 用于燥咳痰黏、劳热喘咳、吐血、咯血。以本品配伍桑叶、杏仁、胡麻仁、阿胶、枇杷叶、生石膏、人参、甘草等药同用，治温燥伤肺，干咳气逆、咽干鼻燥等症；用麦冬、天冬等分加蜂蜜收膏，治燥咳痰黏、劳热喘咳、吐血、咯血。

2. 用于胃阴不足，舌干口渴及津亏消渴，多配伍沙参、生地黄、玉竹等同用。

3. 用于心烦失眠。以本品配伍生地黄、玄参、丹参、竹叶心、黄连等同用，治热病，热邪入营，身热夜甚，烦躁不安；配伍丹参、茯神、五味子、酸枣仁、柏子仁、远志、生地黄、玄参等同用，治阴虚有热，心烦失眠。

4. 用于肠燥便秘，以本品与生地黄、玄参同用，治阴虚肠燥，大便秘结。

【用量用法】 内服：8～25g。清养肺胃之阴多去心用，滋阴清心火多连心用。

【使用注意】感冒风寒或有痰饮湿浊的咳嗽，以及脾胃虚寒泄泻均忌服。

石 斛

《神农本草经》

本品为兰科植物金钗石斛 *Dendrobium nobile* Lindl.、鼓槌石斛 *Dendrobium chrysotorum* Lindl. 或流苏石斛 *Dendrobium fimbriatum* Hook. 的栽培品及其同属植物近似品种的新鲜或干燥茎。全年均可采收，鲜用者除去根和泥沙；干用者采收后，除去杂质，用开水略烫或烘软，再边搓边烘晒，至叶鞘搓净，干燥。

【处方用名】川石斛、细石斛、金钗石斛、鲜石斛、鲜铁皮石斛、霍山石斛、耳环石斛。

【药性特点】味甘，性微寒。归胃、肾经。

【功效主治特点】

1. 益胃生津——主治胃阴虚及热病伤津证。特点：长于滋养胃阴、生津止渴。

2. 滋阴清热——主治肾阴虚证。特点：滋肾阴，降虚火。

【配伍应用】

1. 用于热病伤津，舌绛苔黑、口干烦渴，或津亏消渴。用鲜石斛配伍生地黄、麦冬、天花粉等养阴清热生津药同用，治热病伤津烦渴。

2. 用于阴虚津亏，虚热不退，多配伍沙参、麦冬、玉竹、白薇、生地黄等药同用。

【用量用法】内服：6～15g，鲜用15～30g。入汤剂较好。宜先煎。

【使用注意】味甘能敛邪，使邪不外达，故温热病不宜早用；甘凉又能助湿，如湿温、湿热尚未化燥者忌服。

玉 竹

《神农本草经》

为百合科多年生草本植物玉竹 *Polygonatum odoratum*（Mill.）Druce 的根茎。主产于江苏、浙江、湖南、河南等省。春、秋采挖，除去须根和泥土，蒸透心后揉至透明，晒干。切段生用或蜜制用。

【处方用名】玉竹、肥玉竹、葳蕤。

【药性特点】味甘，性平。归肺、胃经。

【功效主治特点】

1. 养阴润燥——主治阴虚肺燥有热的干咳少痰、咳血、声音嘶哑等症。

2. 生津止渴——主治热伤心阴之烦热多汗、惊悸等症。

【用量用法】内服：10～15g。

【使用注意】本品虽性质和平，作用缓慢，但毕竟为滋阴润燥的药物，故脾虚而有痰湿者忌服。

百　合

《神农本草经》

为百合科多年生草本植物百合 *Lilium brownii* F. E. Brown var. *viridulum* Baker 或细叶百合 *L. pumilum DC.* 或卷丹 *L. Lancifolium* Thunb. 的肉质鳞茎。全国各地均产。于秋季茎叶枯萎时采挖，洗净，剥去鳞片，沸水烫过或略蒸过，晒干或烘干。生用或蜜炙用。

【处方用名】百合、野百合。

【药性特点】味甘、淡，性微寒。归肺、心经。

【功效主治特点】

1. 养阴润肺——主治阴虚痨嗽、肺燥咳嗽等肺阴虚较重者。特点：质地柔润，养阴润肺力较强。

2. 清心安神——主治心肺阴虚之心烦惊悸、失眠多梦等。特点：性寒，清心热而安神。

【用量用法】内服：10～30g。

【使用注意】本品为寒润之物，故风寒咳嗽或中寒便溏者忌服。

枸杞子

《神农本草经》

为茄科落叶灌木植物宁夏枸杞子 *Lycium barbarum* L. 的成熟果实。主产于宁夏、内蒙古。河北、甘肃、青海等省亦有少量生产。7～9月间果实成熟时采收，晒干或烘干。生用。

【处方用名】甘杞子、枸杞子。

【药性特点】味甘，性平。归肝、肾、肺经。

【功效主治特点】

1. 滋补肝肾——主治肾阴虚及早衰证，腰膝酸软，遗精，虚发早白。

2. 益精明目——主治肝阴虚，为平补肾精肝血之品。

【配伍应用】

1. 用于肝肾阴虚的病证。以本品配伍菊花、熟地黄、山药、山茱萸、牡丹皮、茯苓、泽泻，治肝肾阴虚，头晕目眩、视力减退；配伍干地黄、天门冬同用，治肝肾阴虚，腰膝酸软、遗精；民间验方单用本品蒸熟嚼食，每次10g，1日2～3次，治消渴。

2. 用于阴虚劳嗽，可配伍麦冬、五味子、知母、贝母等药同用。

【用量用法】内服：5～10g。

【使用注意】因能滋阴润燥，脾虚便溏者不宜用。

女贞子

《神农本草经》

为木犀科植物女贞 *Ligustrum lucidum* Ait. 的成熟果实。主产于浙江、江苏、湖南、四川等省。冬季果实成熟时采收，蒸熟，晒干入药。生用或酒炙用。

【处方用名】 女贞子、熟女贞。

【药性特点】 味甘、苦，性凉。归肝、肾经。

【功效主治特点】

滋补肝肾，乌须明目——主治肝肾阴虚证，虚发早白，目暗不明。特点：长于滋补肝肾，乌须明目。

【用量用法】 内服：10～15g。

【使用注意】 本品虽补而不腻，但性质寒凉，如脾胃虚寒泄泻及阳虚者忌服。

旱莲草

《新修本草》

为菊科一年生草本植物鳢肠 *Eclipta prostrata* L. 的干燥地上部分。我国各省均有野生，一般生长在潮湿低洼处。初秋割取全草，鲜用或晒干，切段入药。

【处方用名】 旱莲草、墨旱莲。

【药性特点】 味甘、酸，性寒。归肝、肾经。

【功效主治特点】

1. 滋补肝肾——主治肝肾阴虚证。特点：滋补肝肾力缓。

2. 凉血止血——主治阴虚血热的失血证。特点：滋阴凉血力平。

【用量用法】 内服：15～30g。外用：适量。

龟　　甲（附：龟甲胶）

《神农本草经》

为龟科动物乌龟 *Chinemys reevesii*（Gray）的背甲及腹甲。主产于浙江、湖北、湖南、安徽、江苏等省。全年均可捕捉。捕捉后将龟杀死，剔去筋肉，取其腹甲，洗净，晒干为“血板”。如将其用沸水煮死，取其腹甲，晒干为“烫板”。生用、酒制或醋制用。

【处方用名】 龟甲、炙龟甲。

【药性特点】 味咸、甘，性寒。归肾、心经。

【功效主治特点】

1. 滋阴潜阳——主治肝肾阴虚所致的阴虚阳亢、阴虚内热、阴虚风动证。特点：血肉有情之品，滋阴力强。

2. 益肾健骨——主治肾虚筋骨痿弱，肝肾亏虚，筋骨不健，腰膝酸软、手足无力等。

3. 养血补心——主治阴血亏虚之惊悸、失眠、健忘。特点：养血补心以安神。

4. 止血——主治阴虚血热，冲任不固之崩漏、月经过多。

【配伍应用】

1. 用于阴虚发热、骨蒸劳热，以本品与熟地黄、知母、黄柏等同用，治阴虚火旺、骨蒸劳热、咳嗽咯血、盗汗遗精。

2. 用于阴虚阳亢或热病伤阴，虚风内动。如以本品配伍生地黄、枸杞子、白芍、石决明、牡蛎、菊花等药，可治肾阴不足、肝阳上亢的头晕目眩。

3. 用于腰脚痿弱、筋骨不健、小儿囟门不合，以本品配伍熟地黄、白芍、知母、黄柏、锁阳、干姜、陈皮同用，有滋阴益肾强骨作用。

4. 用于阴虚有血热的崩漏或月经过多，以本品与黄芩、黄柏、白芍、香附、椿根白皮同用，有滋阴清热、止血固经的功效。

5. 用于心虚惊悸、失眠、健忘，可以本品与龙骨、远志、菖蒲同用。

【用量用法】内服：10～30g，打碎先煎。

【使用注意】

1. 本品为咸寒之物，只适用于阴虚有热之证，故脾胃虚寒者忌服。

2. 本草书籍记载能去瘀血、治难产，故孕妇禁用。

附：龟甲胶，用龟甲煎熬而成。其功效与龟甲同，但滋阴补血、止血作用较龟甲强。用量为3～10g，烊化冲服。

鳖　甲

《神农本草经》

为脊椎动物鳖科鳖 *Trionyx sinensis* Wiegmann 的背甲。主产于河北、湖南、安徽、浙江等省。全年均可捕捉。捕捉后砍去头，置沸水中煮1～2小时，剥取背甲，洗净晒干。生用或醋制用。

【处方用名】鳖甲、生鳖甲、制鳖甲。

【药性特点】味咸，性寒。归肝经。

【功效主治特点】

1. 滋阴潜阳——主治肝肾阴虚证。特点：血肉有情之品，滋阴力大。

2. 退热除蒸——主治虚热骨蒸。

3. 软坚散结——主治癥瘕积聚。

【配伍应用】

1. 用于阴虚发热、劳热骨蒸。以本品配伍青蒿、生地黄、牡丹皮、知母同用，治热病伤阴，夜热早凉、形瘦脉数、舌红少苔；以本品配伍银柴胡、秦艽、青蒿、地骨皮、胡黄连、知母等同用，治骨蒸劳热；以本品配伍牡蛎、生地黄、阿胶、麦冬、麻仁、白芍、炙甘草，治热病后期，阴伤虚风内动，脉沉数、舌干齿黑、手指蠕动，甚则痉厥。

2. 用于久疟、疟母、经闭、癥瘕。以本品配伍柴胡、黄芩、桃仁、大黄、䗪虫、牡丹皮等药同用，可治久疟、疟母肝脾肿大、胁肋疼痛。

【用量用法】 内服：10～30g，先煎。滋阴潜阳宜生用，软坚散结宜醋炙用。

【使用注意】 本品咸寒滋阴，能伤脾胃，且可通经散结，所以脾胃虚寒，食少便溏及孕妇均忌服。

黑脂麻

《神农本草经》

为脂麻科植物脂麻 *Sesamum indicum* DC. 的成熟种子。我国各地均有栽培。8～9 月间果实黄黑色时采收。割取全草，捆成小把，晒干，打下种子，除去杂质再晒干。生用或炒用。

【处方用名】 胡麻仁、黑脂麻、黑芝麻。

【药性特点】 味甘，性平。归肝、肾经。

【功效主治特点】

1. 补肝肾，益精血——主治精血亏虚、须发早白、头晕眼花。

2. 润燥滑肠——主治肝肾阴虚之肠燥便秘。

【用量用法】 内服：10～30g。宜炒熟用。

【使用注意】 大便溏泄者忌服。

刺五加

《东北药用植物志》

五加科植物刺五加 *Acanthopanax senticosus*（Rupr. et Maxim.）Harms 的干燥根及根茎或茎。

【处方用名】 南五加皮、五谷皮、红五加皮。

【药性特点】 味辛、苦、微甘；性温。归肝经、肾经。

【功效主治特点】

1. 补肾强骨——主治肾虚腰膝酸痛。

2. 益气安神——特点：长于益气安神。主治：气虚诸证；气血不足，心神不安证。

3. 活血通络——特点：活血通络止痛。主治：气虚血滞，心胸痹痛；风寒湿痹痛，跌打肿痛。

【用量用法】 内服：煎汤，6～15g；或入丸、散；泡酒。外用：适量，研末调敷；或鲜品捣敷。

【使用注意】 阴虚火旺者慎服。

雄蚕蛾

《名医别录》

为蚕蛾科动物家蚕蛾 *Bombyx mori* L. 雄虫的全体。

【处方用名】 蚕蛾、晚蚕蛾、魏蚕蛾、天蛾。

【药性特点】 味咸，性温。归肝、肾经。

【功效主治特点】

1. 补肾助阳，固精止遗——肝肾不足，肾气不固之阳痿、遗精及不孕不育证。

2. 止血生肌——主治疮溃不收口。

【用量用法】 内服：研末，1.5～5g；或入丸剂。外用：适量，研末撒或捣敷。

【使用注意】 阴虚火旺者禁服。

第二十五章　收涩药

凡以收敛固涩为主要作用的药物，称为收涩药，又称固涩药。

“散而收之”“涩能固脱”，本类药大多具有酸、涩性味，能收敛固涩，分别具有敛汗、止泻、固精、缩尿、止带、止血、止嗽等作用。适用于久病体虚、元气不固所致的自汗、盗汗、久泻、久痢、脱肛、遗精、早泄、遗尿、尿频、带下日久、失血崩漏、久嗽不止等滑脱不禁的证候。

收敛固涩属于治病之标，为一时“敛其耗散”，防其因滑脱导致元气日衰，或变生他证。但滑脱证候的根本原因是正气虚弱，故需与补益药配合应用，以期标本兼顾。如气虚自汗、阴虚盗汗，当分别与补气药或养阴药同用；脾肾虚弱所致久泻久痢及带下日久不愈，应与补脾益肾助阳药同用；肾虚遗泄不止，应配伍益肾药；冲任不固，崩漏出血，当配补肝肾、固冲任的药物；肺肾虚损，久嗽久喘不止，当配补肺益肾纳气的药物。总之，应根据具体的证候，寻根求本，有针对性的配伍应用。凡有外感实邪未解，或泻痢、咳嗽初起时，不宜早用，以免留邪。

第一节　固表止汗药

具有收涩止汗作用，治疗虚证汗出的药物称为固表止汗药。本类药物性味多为甘平，性收敛，多入肺、心二经，具有固表止汗之功，主要用于气虚肌表不固，腠理疏松，津液外泄的自汗；阴虚不能制阳，阳热迫津外泄的盗汗。

麻黄根

《名医别录》

本品为麻黄科植物草麻黄 *Ephedra sinica* Stapf 或中麻黄 *Ephedra intermedia* Schrenk et C. A. Mey. 的干燥根和根茎。秋末采挖，除去残茎、须根和泥沙，干燥。

【处方用名】麻黄根。

【药性特点】味甘，性平。归肺经。

【功效主治特点】

固表止汗——主治气虚自汗，阴虚盗汗，产后虚汗不止。为敛肺固表止汗之要药。

【用量用法】内服：3～10g。外用：适量。

【使用注意】本品功专止汗，有表邪者忌服。

浮小麦

《本草蒙筌》

为禾本科植物小麦 *Triticum aestivum* L. 未成熟的颖果。各地均产。将小麦以水淘之，浮起者为佳。生用。

【处方用名】浮小麦。

【药性特点】味甘，性凉。归心经。

【功效主治特点】

1. 固表止汗——主治自汗，盗汗。
2. 益气，除热——主治骨蒸劳热。

【用量用法】内服：10～30g。

糯稻根须

《本草再新》

为禾本科一年生草本植物糯稻 *Oryza sativa* L. 的根及根茎。全国各地都有栽培，秋季采挖，洗净晒干。生用。

【处方用名】糯稻须根、糯稻根。

【药性特点】味甘，性平。归心、肝、胃经。

【功效主治特点】

1. 止虚汗——主治气虚自汗、阴虚盗汗。
2. 退虚热——主治阴虚发热及骨蒸劳热。

【用量用法】内服：15～30g。

第二节　敛肺涩肠药

本类药物酸涩收敛，主入肺经或大肠经，具有敛肺止咳喘、涩肠止泻痢作用，主要用于肺虚喘咳，久治不愈，或肺肾两虚，摄纳无权的虚喘证；大肠虚寒不能固摄或脾肾虚寒所致的久泻、久痢。

五味子

《神农本草经》

本品为木兰科植物五味子 *Schisandra chinensis*（Turcz.）Baill. 的干燥成熟果实。习称

“北五味子”。秋季果实成熟时采摘，晒干或蒸后晒干，除去果梗和杂质。

【处方用名】 五味子、北五味子。

【药性特点】 味酸，性温。归肺、心、肾经。

【功效主治特点】

1. 敛肺滋肾——主治肺虚久咳，肺肾两虚喘咳，寒饮咳喘。
2. 生津敛汗——主治阳虚自汗，热伤气阴之汗多口渴，阴虚内热之消渴。
3. 涩精止泻——主治脾肾虚寒久泻不止，肾虚相火妄动之遗精滑精。
4. 宁心安神——主治阴血亏损、心肾不交之虚烦心悸、失眠多梦。

【配伍应用】

1. 用于肺虚或肺肾不足的咳喘。如五味子丸，配伍罂粟壳，治肺虚久嗽；以本品配伍六味地黄丸，治肾虚咳喘即都气丸；上述都气丸再加麦冬为麦味地黄丸，治虚喘咳血，均使用本品敛肺滋肾，而平喘止咳。

2. 用于肾虚精滑不固及五更泄泻等症。单用本品，治梦遗虚脱；以之配伍桑螵蛸、龙骨等，治精滑不固；以之配伍补骨脂、肉豆蔻、吴茱萸，治脾肾虚寒，五更泄泻。

3. 用于气阴两伤所致的心悸怔忡、失眠多梦、口渴心烦及自汗、盗汗等症。配伍人参、麦冬，治热伤气阴，体倦多汗、心悸脉虚之症；配伍生地黄、酸枣仁、人参、丹参等药，治心肾阴血亏损所致的虚烦不眠、心悸梦多。

【用量用法】 内服：2～10g。

【使用注意】 本品酸涩收敛，凡表邪未解，内有实热及痧疹初发者慎用。

乌　梅

《神农本草经》

为蔷薇科植物梅树 *Prunus mume*（Sieb.）Sieb. et Zucc. 的近成熟果实。主产于四川、浙江、福建、湖南、贵州等地。五月立夏前后，果实即将熟时采收，干燥。生用或炒炭用。去核用肉者称“乌梅肉”。

【处方用名】 乌梅、乌梅肉、乌梅炭。

【药性特点】 味酸、涩，性平。归肝、脾、肺、大肠经。

【功效主治特点】

1. 敛肺止咳——主治肺虚久咳，干咳。
2. 涩肠止泻——主治久泻（结肠炎），久痢，崩漏不止，便血。
3. 生津止渴——主治虚热消渴。
4. 安蛔止痛——主治蛔虫腹痛。

【配伍应用】

1. 用于肺虚久咳。治肺虚久咳，与罂粟壳、半夏、杏仁、阿胶等配伍。

2. 用于久泻、久痢。以之配伍肉豆蔻、诃子、罂粟壳、苍术、党参、茯苓、木香等，治久痢滑泻；以之配伍黄连，治下痢不能食者。

3. 用于蛔虫引起的腹痛、呕吐，常与黄连、花椒等配用。

4. 用于便血、尿血、崩漏等。单用本品烧存性，研末用醋糊丸，治大便下血不止。

5. 用于虚热烦渴，可单味煎水服或配入复方用之。以之配伍天花粉、葛根、党参、麦冬、黄芪、甘草，治虚热烦渴。用于胃呆不饥，可与木瓜、石斛同用。

【用量用法】内服：3～10g，大剂量30～60g。外用：适量，捣烂或炒炭研末外敷。止泻、止血宜炒炭。

【使用注意】本品酸敛之性颇强，故外有表邪及内有实热积滞者均不宜服。

五倍子

《开宝本草》

本品为漆树科植物盐肤木 *Rhus chinensis* Mill.、青麸杨 *Rhus potaninii* Maxim. 或红麸杨 *Rhus punjabensis* Stew. var. *sinica*（Diels）Rehd. et Wils. 叶上的虫瘿，主要由五倍子蚜 *Melaphis chinensis*（Bell）Baker 寄生而形成。秋季采摘，置沸水中略煮或蒸至表面呈灰色，杀死蚜虫，取出，干燥。按外形不同，分为"肚倍"和"角倍"。

【处方用名】五倍子。

【药性特点】味酸、涩，性寒。归肺、大肠、肾经。

【功效主治特点】

1. 敛肺降火——主治肺虚久咳，肺热咳嗽，热灼肺络之咯血。

2. 涩肠固精——主治体虚之久泻久痢，肾虚之遗精滑精。

3. 敛汗止血——主治气虚自汗，阴虚盗汗，崩漏，便血痔血。

4. 收湿敛疮——主治湿疮流水、溃后不敛；脱肛、子宫下垂；疮疖肿毒。特点：兼解毒消肿。

【用量用法】内服：1.5～6g；或入丸、散用。外用：适量，煎汤熏洗或研末撒敷。

【使用注意】本品酸涩收敛，故外感咳嗽及湿热泻痢忌用。

罂粟壳

《开宝本草》

为罂粟科植物罂粟 *Papaver somniferum* L. 的成熟果壳。我国药材部门有栽培。夏季采收，去蒂及种子，晒干。醋炒或蜜炙。

【处方用名】罂粟壳、米壳、御米壳。

【药性特点】味酸、涩，性平。归肺、大肠、肾经。

【功效主治特点】

1. 涩肠止泻——主治脾虚久泻，脾虚中寒久痢。

2. 敛肺止咳——主治肺虚久咳。

3. 止痛——主治胃痛，腹痛，筋骨疼痛。有良好的止痛作用。

【用量用法】 内服：3～10g。止咳可蜜炙用；止泻、止痛、止遗可醋炒用。

【使用注意】 本品酸涩收敛，故咳嗽及腹泻初起者不宜用。又本品有毒且易成瘾不宜过量及持续服用。

诃　子

《药性论》

为使君子科植物诃子 *Terminalia chebula* Retz. 或绒毛诃子 *T. chebula* Retz. var. *tomentella* Kurt. 的成熟果实。产于西藏、云南、广东、广西等地。原产于印度、缅甸等国。秋、冬果实成熟时采摘，晒干。生用或煨用。去核者名“诃子肉”。

【处方用名】 诃子、诃子肉、煨诃子。

【药性特点】 味苦、酸，性平。归肺、大肠经。

【功效主治特点】

1. 涩肠止泻——主治虚寒，久泻久痢。

2. 敛肺止咳——主治肺虚喘咳。

3. 利咽开音——主治肺虚久咳，失音，痰热郁肺，久咳失音。

【用量用法】 内服：3～10g。用时去核。敛肺降火开音宜生用，涩肠止泻宜煨用。

【使用注意】 本品酸涩收敛，有留邪之弊，故痰嗽及泻痢初期者忌用。

赤石脂

《神农本草经》

本品为硅酸盐类矿物多水高岭石族多水高岭石，主含四水硅酸铝［$Al_4(Si_4O_{10})(OH)_8 \cdot 4H_2O$］。采挖后，除去杂石。

【处方用名】 赤石脂。

【药性特点】 味甘、酸、涩，性温。归大肠、肾经。

【功效主治特点】

1. 涩肠止泻，收敛止血——主治虚寒性下痢脓血，虚寒久泻久痢，脱肛，崩漏便血，外伤出血，肾虚带下。特点：善温里固脱。

2. 敛疮生肌——主治溃疡不敛，湿疮流水。特点：兼能收湿。

【用量用法】 内服：10～20g。外用：适量。

【使用注意】 有湿热积滞者忌服。《名医别录》有“难产胞衣不下”的记载，故孕妇慎用。

肉豆蔻

《开宝本草》

为肉豆蔻科植物肉豆蔻 *Myristica fragrans* Houtt. 的种仁。我国广东有栽培。国外印尼及西印度群岛、马来半岛等地亦产。4~6 月及 11~12 月各采 1 次。早晨摘取成熟果实，剖开果皮，剥去假种皮，再敲脱壳状的种皮，取出，用石炭乳浸一天后，缓火焙干。煨制后入药。

【处方用名】肉豆蔻、肉果、玉果、煨肉果。

【药性特点】味甘，性温。归脾、胃、大肠经。

【功效主治特点】

温中行气，涩肠止泻——主治脾胃虚寒久泻兼腹胀者，脾肾阳虚，五更泄泻，胃寒气滞之脘腹胀痛。

【配伍应用】

1. 用于脾胃虚寒气滞所致脘腹胀痛、食欲不振、呕吐反胃等，常与温中行气开胃药配伍，以本品配伍木香、姜半夏为丸，治胃寒少食、呕吐及气滞胸满作痛之症。

2. 用于虚寒性的久泻不止，常与益气、温阳、固涩药同用。用本品与党参、白术、肉桂、诃子、白芍等药配伍，治脾胃虚寒，久泻不止；配伍补骨脂、吴茱萸、五味子，治脾肾阳虚，五更泄泻。

【用量用法】内服：3~10g；散剂 1.5~3g。煨熟去油可增强温中止泻功能。

【使用注意】本品温中固涩，故湿热泻痢忌用。

石榴皮

《名医别录》

为石榴科植物石榴 *Punica granatum* L. 的果皮。我国大部分地区均有栽培。采收未成熟的果皮或食用后的果皮，洗净，切小块，晒干入药。

【处方用名】石榴皮。

【药性特点】味酸、涩，性温。归肝、胃、大肠经。

【功效主治特点】

1. 涩肠止泻止血——主治久泻、久痢、脱肛、崩漏、带下。

2. 杀虫——主治蛔虫、绦虫、蛲虫。

【用量用法】内服：3~10g；或入丸、散。外用：适量，研末调敷或煎水熏洗。

【使用注意】泻痢初期忌服。

第三节　固精缩尿止带药

本类药物酸涩收敛，主入肾，膀胱经，具有固精、缩尿、止带作用。某些药物甘温还兼有补肾之功，主要用于肾虚不固所致的遗精、滑精、遗尿、尿频以及带下清稀等证。

山茱萸肉

《神农本草经》

为山茱萸科植物山茱萸 *Cornus officinalis* Sieb. et Zucc. 成熟果肉。主产于浙江、安徽、河南、陕西、山西等地。10～11 月，果实颜色变红时采摘，用文火烘焙或置沸水中略烫，及时挤除果壳核，晒干或烘干。生用。

【处方用名】山萸肉、净萸肉、山茱萸、枣皮。

【药性特点】味甘、酸，性温。归肝、肾经。

【功效主治特点】

1. 补益肝肾——主治肝肾阴虚，腰膝酸软，头晕耳鸣，肾阳虚阳痿，腰膝冷痛，小便不利。特点：既能益精又可助阳。

2. 收敛固涩——主治遗精滑精，遗尿尿频，大汗不止，体虚欲脱，冲任不固之崩漏，月经过多。为固精止遗之要药。

【配伍应用】

1. 用于肝肾不足，精气失藏之症。以之配合熟地黄、山药、泽泻等，治肝肾阴亏，腰膝酸软、头目眩晕之症。

2. 用于大汗欲脱及久病虚脱之症，常与党参、龙骨、牡蛎等同用；也可配合四逆汤、参附汤同用。

【用量用法】内服：6～15g，大剂量可用 30g。

【使用注意】本品温补收敛，故命门火炽，素有湿热及小便不利者不宜用。

金樱子

《名医别录》

为蔷薇科植物金樱子 *Rosa laevigata* Michx. 的干燥成熟果实。主产于广东、四川、云南、湖北、贵州等地。9～10 月果实成熟时采收。擦去刺，剥去核，洗净，晒干。生用。

【处方用名】金樱子。

【药性特点】味酸、涩，性平。归肾、膀胱、大肠经。

【功效主治特点】

1. 固精缩尿止带——主治肾虚不固之遗精滑精，遗尿尿频，带脉不束之带下量多。特点：固精与缩尿并重，收涩力强，但无补肾之功。

2. 涩肠止泻——主治久泻，久痢，脱肛，子宫脱垂，崩漏。

【用量用法】内服：6~20g。

【使用注意】本品功专收涩，故有实火、实邪者不宜用。

桑螵蛸

《神农本草经》

为螳螂科昆虫大刀螂 *Tenodera sinensis* Saussure、小刀螂 *Statilia maculata*（Thurlberg）Tenodera 或巨斧螳螂 *Hierodula patellifera*（Serville）的卵鞘。全国大部分地区均产。深秋至第二年春季均可采收，除去树枝和泥土杂质，沸水浸或蒸，以杀死其卵，晒干。

【处方用名】桑螵蛸。

【药性特点】味甘、咸、涩，性平。归肝、肾二经。

【功效主治特点】

补肾助阳，固精缩尿——主治肾虚遗精滑精，又治遗尿尿频、肾虚阳痿等，心肾两虚之心神恍惚。

【配伍应用】用于阳痿、遗精、滑精、遗尿、尿频及带下等，可单味用，也可入复方配用。单用桑螵蛸捣为散，用米汤送服，治妊娠小便数不禁；用本品配伍龙骨为末，盐汤送服，治遗精、白浊、盗汗、虚劳；以本品为主，配伍远志、菖蒲、龙骨、人参、茯神等，治肾虚遗尿、白浊、小便频数、遗精、滑精、心神恍惚之证。

【用量用法】内服：3~10g，宜入丸、散剂。

【使用注意】本品助阳固涩，故阴虚多火、膀胱有热而小便短数者忌服。

覆盆子

《名医别录》

为蔷薇科植物华东覆盆子 *Rubus chingii* Hu. 的干燥果实。分布于华北地区。于夏、秋季果实由绿变绿黄时采摘，入沸水中略烫或略蒸，取出，晒干。

【处方用名】覆盆子。

【药性特点】味甘、酸，性微温。归肝、肾经。

【功效主治特点】

1. 固精缩尿——主治肾虚遗精滑精，遗尿尿频，阳痿。

2. 益肝肾明目——主治肝肾不足，目暗不明。

【用量用法】内服：3~10g。

莲 子（附：荷叶）

《神农本草经》

为睡莲科植物莲 *Nelumbo nucifera* Gaertn. 的成熟种子，产于湖南（湘莲）、福建（建莲）、江苏（湖莲）、浙江及南方各地池沼湖塘中。8～9 月采收成熟莲房取出果实，除去果皮，晒干。生用。

【处方用名】莲子、莲子肉、建莲肉、湘莲肉、石莲子。

【药性特点】味甘、涩，性平。归脾、肾、心经。

【功效主治特点】

1. 固精止带——主治肾虚遗精滑精，脾虚带下，脾肾两虚带下。

2. 补脾止泻——特点：止泻兼补虚。

3. 益肾养心——主治心肾不交之心悸失眠。特点：善于交通心肾。

【配伍应用】

1. 用于脾虚久泻，常与补脾益胃药白术、党参、茯苓、山药、砂仁等并用。

2. 用于心肾不交，下元虚损，不能固摄所致的遗精、白浊、崩带及虚烦不眠等症，常与其他滋养固涩药同用。以本品配伍益智仁、龙骨各等分为末，清米饮调下，治小便白浊、梦遗泄精；以本品为主，配伍茯苓、车前子、麦冬、人参等，治心火上炎，肾阴不足，小便赤涩、烦躁不眠、淋浊崩带、遗精滑泄等症。

【用量用法】6～15g。

附：荷叶，味苦涩，性平，功能清暑利湿、升阳止血。可用于夏季暑热证、脾虚泄泻及多种出血证。暑病常与金银花、西瓜翠皮、扁豆花等同用，如《温病条辨》清络饮；出血证常与生地黄、侧柏叶等同用，如《经验方》荷叶丸、四生饮。用量 3～10g。

芡 实

《神农本草经》

为睡莲科植物芡 *Euryale feror* Salisb. 的成熟种仁。主产于湖南、江苏、安徽、山东等地。8～9 月采收成熟果实，击碎果皮，取出种子，除去硬壳，晒干。捣碎生用或炒用。

【处方用名】芡实、芡实米、南芡实、北芡实、苏芡实。

【药性特点】味甘、涩，性平。归脾、肾经。

【功效主治特点】

1. 益肾固精——主治肾虚、腰膝酸软、遗精、小便不禁。

2. 健脾止泻——主治湿盛水泻，日久不止。特点：止泻兼除湿。

3. 除湿止带——主治湿热带下，脾肾两虚带下。

【用量用法】内服：10～15g。

【使用注意】本品滋补敛涩，故大小便不利者不宜用。

乌贼骨

《神农本草经》

为乌鲗科动物曼氏无针乌鲗 *Sepiella maindronide* Rochebrune 或金乌鲗 *Sepia esculenta* Hoyle 的贝壳。产于我国沿海一带，主产于辽宁、江苏、浙江、山东等省。4～8 月捕捞（肉供食用），取其内壳洗净，日晒夜露，去其腥味。研末，生用。

【处方用名】 乌贼骨、海螵蛸。

【药性特点】 味咸、涩，性微温。归肝、肾经。

【功效主治特点】

1. 固精止带——主治遗精带下。

2. 收敛止血——主治崩漏下血，肺胃出血，创伤出血。

3. 制酸止痛——主治胃痛吐酸。

4. 收湿敛疮——主治湿疮湿疹。

【配伍应用】

1. 用于肺胃出血，常与白及等分为末服，即乌及散。用于妇女崩漏下血，常与棕榈炭、茜草、黄芪等同用。单用焙黄研粉服，可用治便血、痔血。单用研粉外敷，又治外伤出血。

2. 用于男子遗精滑精，常与山茱萸、沙苑子、菟丝子等同用。用于女子赤白带下，常配白芷、血余炭同用。

3. 用于胃脘疼痛，泛吐酸水，或溃疡病出血，常用本品配大贝母、瓦楞子、甘草同用（5:2:3:2）为散剂调服；若疼痛较重，也可配延胡索、枯矾同用（8:1:4），研末蜜丸服。

4. 用于疮多脓水，可单用外敷，也可配煅石膏、煅龙骨、枯矾及白芷、红升、冰片同用，共研细末，撒敷患处。用于湿疮湿疹，可与黄连、黄柏、青黛等研末外敷。用于阴囊湿痒，可配蒲黄研粉扑之。用于下肢溃疡，用本品配制炉甘石、赤石脂、煅石膏同用(6:1:2:3)研末外用有效。

【用量用法】 内服：6～12g；入散剂酌减。外用：适量。

第二十六章　涌吐药

凡能引起或促使呕吐的药物，均称涌吐药，又叫催吐药。

《内经》说“其高者因而越之”“在上者涌之”。是指在人体上部如咽喉、胸脘有痰涎、宿食、毒物等有害物质的停留，均可使用涌吐药，因势利导，达到祛邪治病的目的。故凡误食毒物，毒物停留胃中，尚未吸收；或宿食停滞不化，脘部胀痛；或痰涎壅塞，咽喉梗阻，呼吸困难；或痰浊上涌，蒙蔽清窍，癫痫发狂者，均可使用涌吐药来治疗。

涌吐药大都药性峻烈，有毒，反应很大，每使人昏眩或呕吐不止，应当注意解救。张子和曾指出解救的方法时说：“吐至昏眩，切勿惊疑，如发头眩，可饮冰立解，如无冰时，新汲水亦可。”又说：“如用藜芦吐不止者，以葱白汤解之；石药则以甘草、贯众解之；诸草本者，可以麝香解之。”使用催吐药，多用散剂，以便直接迅速发挥药效。涌吐之后，不能马上进食，待休息之后，胃肠机能恢复正常时方可。这些都是使用涌吐药应该掌握的知识。凡用涌吐药易伤胃气，故身体虚弱或素患血证、高血压者，以及孕妇均当忌用。

常　山

《神农本草经》

为虎耳草科植物黄常山 *Dichroa febrifuga* Lour. 的根。主产于四川、贵州、湖南、湖北、广东、广西、云南等省区。秋季采挖，除去地上部分及须根，洗净晒干。用清水泡后闷润至透，切片晒干，酒或醋炙入药。蜀漆即常山的苗叶，又名甜茶。

【处方用名】常山、黄常山、生常山、炒常山、鸡骨常山。

【药性特点】味苦、辛，性寒，有毒。归肺、心、肝经。

【功效主治特点】

1. 涌吐痰涎——主治胸中痰饮证。特点：性善上行，涌吐痰饮。

2. 截疟——主治疟疾。善祛痰而截疟，为治疟之要药。

【用量用法】内服：4.5～10g，或入丸、散。治疗疟疾应在寒热发作前服用为宜。

【使用注意】正气虚弱，久病体弱者忌服。

瓜　蒂

《神农本草经》

为葫芦科植物甜瓜 *Cucumis melo* L. 的果梗。全国各地多有栽培。在甜瓜盛产期，将瓜摘下，剪取青绿色的瓜蒂阴干入药。

【处方用名】瓜蒂、甜瓜蒂、苦丁香、瓜丁。

【药性特点】味苦，性寒，有小毒。归胃经。

【功效主治特点】

1. 涌吐痰湿——主治风痰、宿食停滞、痰热癫痫发狂、喉痹喘息及食物中毒诸证。特点：涌吐宿食。

2. 祛湿退黄——主治湿热黄疸。

【用量用法】内服：2.5～4.5g；入丸、散0.3～1.0g。外用：适量，研末嗅鼻，待鼻中流出黄水即停药。

【使用注意】体虚、失血及上部无实邪者忌服。

胆　矾

《神农本草经》

为硫化铜矿氧化分解形成或人工制成的含水硫酸铜（$CuSO_4 \cdot 5H_2O$）。主产于云南。研末或煅后研末用。

【处方用名】胆矾、石胆、兰矾。

【药性特点】味酸、辛，性寒，有毒。归肝、胆经。

【功效主治特点】

1. 涌吐痰涎——主治风痰壅盛，喉痹，癫痫，误食毒物。

2. 解毒收湿——用于风眼赤烂，口疮，牙疳。

3. 祛腐蚀疮——用于肿毒不溃，胬肉疼痛。

【用量用法】内服：0.3～0.6g，研末水调服。用于催吐，每次极量为0.9g，限服一次。外用：适量，煅研末敷。若洗目，应作千倍之水溶液用之。

【使用注意】体虚者忌服。

藜　芦

《神农本草经》

为百合科多年生草本植物藜芦 *Veratrum nigrum* L. 的干燥根。主产于山西、河北、河南、山东、辽宁等省。夏季抽花茎前挖根部，除去地上部分，洗净，晒干入药。

【处方用名】藜芦、黑藜芦。

【药性特点】味辛、苦，性寒。归肺经。

【功效主治特点】

1. 涌吐风痰——主治中风痰涌，风痫癫疾等。

2. 杀虫止痒——主治疥癣，恶疮。

【用量用法】内服：0.3～0.9g，宜作丸、散。外用：适量，加生油调成软膏外涂。

【使用注意】体虚气弱及孕妇忌服。反细辛、芍药及诸参。动物实验证明，其中毒症状为心律不齐，血压下降，呼吸抑制或停止，故不宜内服，多作外用。

第二十七章 杀虫止痒药

以攻毒杀虫、燥湿止痒为主要作用的药物，为杀虫止痒药。

本类药物以外用为主，兼可内服，具有解毒杀虫、消肿定痛等功效，主要适用于疥癣、湿疹、痈疮疔毒、麻风、梅毒、毒蛇咬伤等病证。外用方法分别有研末外撒、用香油和茶水调敷、制成软膏涂抹、制成药捻或栓剂栓塞、煎汤熏洗、热敷等。本类药物做内服使用时，除无毒副作用的药物外，宜做丸剂使用，以利于缓慢溶解吸收。本类药大多具有不同程度的毒性，使用时应慎重。即使是外用，亦大都经过配制后用，且须严格控制用量，防止中毒。

硫　黄

《神农本草经》

为自然元素类矿物硫族自然硫，采挖后，加热熔化，除去杂质；或用含硫矿物经加工制得。主产于山西、山东、河南等省。供内服的硫黄须将硫黄与豆腐同煮，至豆腐呈黑绿色为度，然后除去豆腐，阴干。入丸、散剂。

【处方用名】硫黄。

【药性特点】味酸，性温，有毒。归肾、心包经。

【功效主治特点】

1. 外用解毒杀虫疗疮——外用主治疥癣，湿疹，阴疽疮疡。尤为治疗疥疮的要药。

2. 内服补火助阳通便——内服主治阳痿，虚喘冷哮，虚寒便秘。

【配伍应用】

1. 用于顽癣瘙痒，可配枯矾、冰片等药同用。用于疥疮，可单用，以硫黄为末，香油调涂；亦可配伍大风子、轻粉、黄丹之类解毒、杀虫、收湿、止痒药同用。用于阴蚀瘙痒，可与蛇床子、明矾同用。

2. 用于肾虚命火衰微，下元虚冷诸证。如治寒喘，常与附子、肉桂、黑锡丹等配伍；治火衰阳痿、小便频数、腰膝冷痛等症，可配伍鹿茸、补骨脂等药；治虚冷便秘，可配伍半夏。

【用量用法】外用：适量。内服 1 ~3g，入丸、散。本品有毒性，不可久服。

雄　黄

《神农本草经》

本品为硫化物类矿物雄黄族雄黄，主含二硫化二砷（As_2S_2）。采挖后，除去杂质。

【处方用名】雄黄、黄石、腰黄、雄精。

【药性特点】味苦、辛，性温，有毒。归肝、胃经。

【功效主治特点】

1. 解毒，杀虫——主治痈肿疔疮，湿疹疥癣，蛇虫咬伤，虫积腹痛。

2. 祛痰截疟——主治癫痫，小儿喘满咳嗽，疟疾。

【配伍应用】

1. 用于疮痈疔毒、疥癣、虫毒蛇伤等症，以之配伍白矾外用，可治上述诸证；治疔毒恶疮，亦可与蟾酥配伍使用。

2. 用于蛔虫等肠道虫积，可配伍槟榔、牵牛子、大黄同用。用于疟疾，常同山慈菇、红芽、大戟等配伍。

【用量用法】内服0.05～0.1g，入丸散用。外用：适量。以外用为主，内服忌火煅。

【使用注意】内服宜慎，不可久服；外用不宜大面积涂擦及长期持续使用；孕妇禁用；切忌火煅。

硼　砂

《日华子本草》

为矿石硼砂 Borax 提炼出的结晶体。主产于西藏、青海等地，四川、甘肃、云南亦产。须置密闭容器中，防止风化。生用或火煅用。

【处方用名】硼砂、月石、西月石。

【药性特点】味甘、咸，性凉。归肺、胃经。

【功效主治特点】

1. 外用清热解毒——主治咽喉肿痛，口舌生疮，目赤翳障。特点：可消肿防腐。

2. 内服清肺化痰——主治痰热咳嗽。

【用量用法】外用：适量。内服：1.5～3g，入丸、散。

炉甘石

《外丹本草》

为碳酸盐类矿物方解石族菱锌矿，主含碳酸锌（$ZnCO_3$）。采挖后，洗净，晒干，除去杂石。主产于广西、四川、湖南等地。

【处方用名】炉甘石、飞炉甘石。

【药性特点】味甘，性平。归胃经。

【功效主治特点】

1. 解毒明目退翳——主治目赤翳障。

2. 收湿止痒敛疮——主治溃疡不敛，湿疮，湿疹，眼睑溃烂。

【用量用法】外用：适量。

明　矾

《神农本草经》

为矿物明矾石，经加工提炼而成的结晶。产于湖北、安徽、浙江、福建等地。生用或煅用，研末。

【处方用名】明矾，枯矾。

【药性特点】味酸、涩，性寒。归肺、大肠、肝经。

【功效主治特点】

1. 解毒杀虫，收湿止痒——主治痈肿、湿疹、疥癣、耳中流脓、口舌生疮。

2. 止血止泻——主治外伤出血、便血、崩漏、久泻。

3. 祛风消痰——主治风痰壅盛、癫痫。

【配伍应用】

1. 用于痈肿，可配雄黄研末，浓茶调敷。用于湿疹、疥癣瘙痒，且常与硫黄、冰片同用。用于耳中流脓，可同铅丹研末，吹敷患处。用于口疮，流涎气臭，可同黄柏、青黛、冰片等研细粉，外搽。

2. 用于各种出血证，可与五倍子、血余炭等配伍同服，有收敛止血作用。用于久泻，宜配伍五倍子、诃子、五味子，有涩肠止泻功效。

3. 用于风痰壅盛，喉中痰声如曳锯，可与牙皂、半夏、甘草、姜汁配伍使用。用于癫痫痰盛，以明矾与牙皂同研，温水调灌。

【用量用法】外用：适量。内服：1.5～3g，多入丸、散。

蛇床子

《神农本草经》

为伞形科一年生草本植物蛇床 *Cnidium monnieri*（L.）Cuss 的干燥成熟果实。我国各地均有生产，主产于广东、广西、江苏、安徽、山东等省区。夏末、秋初果实成熟时采收，除去杂质，晒干。生用。

【处方用名】蛇床子。

【药性特点】味辛、苦，性温。归肾经。

【功效主治特点】

1. 杀虫止痒——主治阴部湿痒，湿疹，疥癣。

2. 燥湿祛风——主治寒湿带下，湿痹腰痛。特点：兼能散寒。

3. 温肾壮阳——主治肾虚阳痿，宫冷不孕

【用量用法】 内服：3～10g；或入丸、散。外用：15～30g，水煎洗或研末敷，也可研末作为坐药（栓剂）。

【使用注意】 阴虚火旺或下焦有湿热者不宜内服。

木槿皮

《本草纲目》

为锦葵科植物木槿 *Hibiscus syriacus* L. 的根皮或茎皮。全国各地均有栽培。四川产者名川槿皮。夏秋剥取根皮，切片，晒干。

【处方用名】 木槿皮。

【药性特点】 味甘，性平。归大肠、小肠经。

【功效主治特点】

清热解毒、杀虫止痒——主治疥癣湿痒，湿热之带下、痢疾、黄疸等证。

【用量用法】 外用：适量。内服：3～10g。

大　蒜

《名医别录》

为百合科植物大蒜 *Allium sativum* L. 的鳞茎。

【处方用名】 胡蒜、葫、独头蒜、独蒜。

【药性特点】 味辛，性温。归脾、胃、肺、大肠经。

【功效主治特点】

1. 消肿解毒——外用主治疮痈，内服治泻痢。

2. 杀虫——主治肺痨，钩虫病，蛲虫病，外用治疥癣。

3. 止痢——肺痨，泻痢。

【用量用法】 外用适量，捣敷或切片擦或隔蒜灸。煎服，5～10g；或生食，或捣汁，或制成糖浆服。

露蜂房

《神农本草经》

本品为胡蜂科昆虫果马蜂 *Polistes olivaceous*（DeGeer）、日本长脚胡蜂 *Polistes japonicus* Saussure 或异腹胡蜂 *Parapolybia varia* Fabricius 的巢。秋、冬二季采收，晒干，或略蒸，除去死蜂死蛹，晒干。

【处方用名】 蜂房、马蜂窝、蜂巢。

【**药性特点**】味微甘；性平；小毒。归肝、胃、肾经。

【**功效主治特点**】

1. 祛风止痛——主治风湿痹痛、风虫牙痛。

2. 攻毒消肿——主治痈疽恶疮、瘰疬、喉舌肿痛。

3. 杀虫止痒——主治风疹瘙痒、皮肤顽癣。

【**用量用法**】内服：煎汤，5～10g；研末服，2～5g。外用：适量，水煎洗、研末掺或调敷。

土 荆 皮

《本草纲目拾遗》

本品为松科植物金钱松 *Pseudolarir amabilis*（Nelson）Rehd. 的干燥根皮或近根树皮。夏季剥取，晒干。

【**处方用名**】土槿皮、土荆皮、荆树皮、金钱松皮。

【**药性特点**】味辛，性温，有毒。归肺、脾经。

【**功效主治特点**】

清热利湿，杀虫止痒——主治疥癣瘙痒。

【**用量用法**】外用适量，醋或酒浸涂擦，或研末调涂患处。

樟 脑

《本草品汇精要》

为樟科植物樟 *Cinnamomum camphora*（L.）Presl 的根、干、枝、叶经蒸馏精制而成的颗粒状物。

【**处方用名**】樟脑、韶脑、潮脑、脑子、油脑、树脑。

【**药性特点**】味辛，性热，有毒。归心、脾经。

【**功效主治特点**】

1. 除湿杀虫——主治疥癣瘙痒。

2. 温散止痛——主治跌打伤痛，牙痛。

3. 开窍辟秽——主治热病神昏，痧胀腹痛，吐泻。

【**用量用法**】内服：入丸、散，0.06～0.15g，不入煎剂。外用：适量，研末，或溶于酒中，或入软膏敷搽。

第二十八章 拔毒生肌药

以拔毒化腐，生肌敛疮为主要作用的药物，称为拔毒生肌药。

本类药物多为矿石、金属类药物，以辛味居多，性有寒热之异，大都有剧毒，以外用为主。主要适用于疮疽疮疡溃烂后脓出不畅，或溃后腐肉不去，伤口难以愈合之证。外用的方法根据用途和病情而定，有研末外撒、研末后香油调敷、制成药膏敷贴等。内服则多入丸散剂服。本类药物多有剧毒，应严格掌握剂量和用法，即使外用亦不宜过量和持续使用。有剧毒的重金属类药如升药、轻粉、砒石等，不宜在头面部使用，以防损容。制剂时应严格遵守炮制和制剂规范，以减轻其毒性，确保用药安全。

升　药

《外科大成》

为水银、白矾与火硝的加工品。加工后碗边的红色物质为“红升”，碗中央的黄色物质为“黄升”。红升、黄升主含氧化汞，另含硝酸汞〔$Hg(NO_3)_2$〕等。各地均有生产，以河北、湖北、湖南、江苏等地产量较大。研细末入药，陈久者良。

【处方用名】红升、黄升、红粉、升丹、三仙丹、红升丹、黄升丹。

【药性特点】味辛，性热，有大毒。归肺、脾经。

【功效主治特点】

1. 拔毒——主治湿疮、黄水疮、顽癣及梅毒等。

2. 去腐——主治痈疽溃后，脓出不畅，或腐肉不去，新肉难生。

【用量用法】外用适量，本品只供外用，不能内服。不用纯品，多配煅石膏外用。用时研极细粉末，干掺或调敷，或以药捻蘸药粉使用。

【使用注意】本品有大毒，外用亦不可过量或持续使用。外疡腐肉已去或脓水已尽者，不宜用。

铅　丹

《神农本草经》

为纯铅的加工品。主含 Pb_3O_4，又名黄丹。主产于广东、河南、福建等地。

【处方用名】铅丹、黄丹、广丹、东丹。

【药性特点】味辛，性微寒，有毒。归心、肝经。

【功效主治特点】

1. 拔毒生肌——外用治疮疡溃烂，湿疹瘙痒，疥癣，狐臭，酒齄鼻。

2. 杀虫止痒——内服治惊痫癫狂，疟疾。

【用量用法】内服：一次不超过1.5g，入丸、散。外用：适量。

【使用注意】本品有毒，用之不当可引起铅中毒，宜慎用；不可持续使用以防蓄积中毒。

砒　石

《开宝本草》

为氧化物类矿物砷华的矿石。主产于湖南、江西、广东、四川等地。目前多由毒砂、雄黄等含砷矿石的加工制成。商品分红砒与白砒两种。白者为较纯的氧化砷（As_2O_3），红砒尚含少量硫化砷（As_2S_3）等物，药用以红砒为主。研细或与绿豆同煮以减其毒性后入药。内服不可经火，不能做酒剂，以免增强毒性。

【处方用名】砒石、砒霜、信石。

【药性特点】味辛，性大热，有大毒。入肺经。

【功效主治特点】

1. 攻毒杀虫，蚀疮去腐——主治腐肉不脱之恶疮，瘰疬，顽癣，牙疳，痔疮。特点：兼可攻毒杀虫。

2. 劫痰平喘——主治寒痰哮喘（内服）。

3. 截疟——主治疟疾（内服）。

【用量用法】内服：一次量90～150mg，入丸、散。外用：适量。

【使用注意】不能持续服用，以防中毒。孕妇忌服。不可作酒剂服。忌火煅。

轻　粉

《本草纲目拾遗》

由水银、明矾、食盐等用升华法制成的汞化物（Hg_2Cl_2）结晶性粉末。主产于山西、陕西、湖南、四川、贵州等地。研细用。

【处方用名】轻粉、汞粉、水银粉。

【药性特点】味辛，性寒，燥烈有毒。归肺、大肠经。

【功效主治特点】

1. 外用攻毒杀虫，敛疮——外用治疮疡溃烂，疥癣瘙痒，湿疹，酒齄鼻，梅毒下疳。

2. 内服祛痰消积，逐水通便——内服治水肿胀满，二便不利。

轻粉为水银的化合物，其性味、功效与水银相类似，所不同者，轻粉内服有缓泻和利尿作用。

【用量用法】内服：90～150mg，入丸、散。外用：适量，研末敷患处。

【使用注意】本品内服毒性强烈，不能过量或持续服用，以防中毒；服后要及时漱口，以防口腔糜烂。孕妇忌服。

第四部分　方剂学

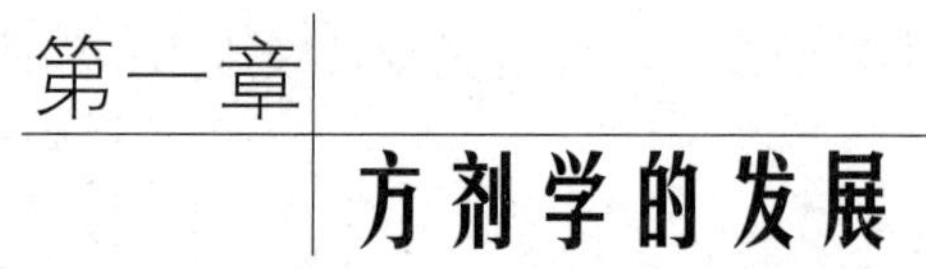

方剂是中医药学理、法、方、药体系中的一个重要组成部分，是中医在辨证审机，确定治法之后，选择适宜的药物，按照组方原则，酌定用法、用量，妥善配伍而成，是辨证论治的主要工具之一。方剂学是研究和阐明方剂配伍规律及其临床运用的一门学科。

一、先秦时期

方剂的历史相当悠久。早期的方剂，多数是单方，或仅由两三味药组成，十分简单。将两种或两种以上的药物组成复方加以利用，可以增强作用，提高疗效，并减轻不良反应和毒性，无疑是古代医药学发展过程中的巨大进步。1973 年在湖南长沙马王堆 3 号汉墓出土的《五十二病方》，该书成书于战国晚期，堪称是现存最古老的方书。全书共有医方 283 个，涉及临床各科病证 100 余种。诸方用药 242 种，有不少品种是《神农本草经》中所未收载的。药方的用法，既有内服，也有外用。说明当时方剂在临床的运用就已初具规模。

二、两汉时期

两汉时期，方剂学有了较大的发展。方剂学的基础理论，主要集中地反映在《黄帝内经》的七篇大论之中，而这七篇大论多是东汉以后的作品，故将其归属于这一时期。此书在治则和治法方面，较全面而系统地总结了“谨察阴阳，以平为期”，“治病必求于本”，“治求期属”以及整体治疗、标本缓急、三因制宜等有关治则的理论。在制方的基本结构方面，提出了“君、臣、佐、使”的组方理论，提出：“主病之谓君，佐君之谓臣，应臣之为使。”此书虽是专门阐述中医基本理论的经典之作，但亦载有生铁落饮、四乌鲗骨一藘茹丸、左角髮酒、兰草汤、半夏秫米汤等 13 首方剂。据史书记载，这一时期的方书十分可观，仅《汉书·艺文志》所载，就有“经方十一家”，共 274 卷之多，但俱已亡佚。但仅从 1972 年在甘肃武威旱滩坡出土的文物《治百病方》来看，简文中有方剂 36 首，其主治病证涉及内、外、妇、五官诸科，各方中用药共达 100 种之多，充分反映出当时的方剂已有相当高的运用水平。东汉时期，以《神农本草经》为代表的本草学也积累了重要的药学成果，方剂的质量随之提高。张仲景“勤求古训，博采众方”，著《伤寒杂病论》，创造性地融理、法、方、药于一体，“其言精而奥，其法简而详”（《伤寒论序》宋·孙奇等），后人尊为“方书之祖”，为方剂学的形成与发展奠定了基础。

三、魏晋南北朝时期

魏晋南北朝时期，出现了一大批方书，但由于政权频繁更替，战乱不息，社会动荡，大多已经失传，目前保存较好，且影响较大者，仅有《肘后备急方》《小品方》和《刘涓子鬼遗方》。《肘后备急方》（又称《肘后救卒方》），为东晋著名医家葛洪所撰。《肘后求卒方》系从《金匮药方》100卷中摘录3卷而成。该书后由陶弘景增补，题名《华阳隐居补阙肘后百一方》，再经金人杨用道将《证类本草》部分药方附于其中，名曰《附广肘后方》，成为明清以来各种版本的祖本。该书共收单方510首、复方494首，论述文字十分简要，载录之药方及用法，又为葛氏“皆已试而后录之”，如用青蒿一握取汁服，以治疟疾，为现代青蒿素的研制提供了宝贵的经验。简、便、廉、效是《肘后备急方》的显著特点。陈延之所撰《小品方》，对《伤寒杂病论》以来的经验方进行了系统整理，在隋唐时期与仲景之书齐名。《刘涓子鬼遗方》原为晋人刘涓子初辑，后经南齐龚庆宣整理而成，主要收录和论述金疮、痈疽、疹癣、汤火伤等外科方剂，反映了魏晋南北朝时期外科的用药成就，为现在最早的外科方书。

四、隋唐时期

隋唐两代，社会经济的进步，国内各民族的交往和中外各国间的广泛交流，加之唐王朝对医药学的重视，方剂学又取得了较大的发展。这一时期，方书大量涌现，唐代孙思邈的《备急千金要方》《千金翼方》和王焘的《外台秘要》，荟萃历代名方和一些海外传来的方剂，如乞力伽丸、耆婆丸、阿迦佗丸、匈奴露宿丸等，充分反映出方剂学善于吸收各民族医药学之长的优良传统。《备急千金要方》共30卷，132门，载方5300余首。《千金翼方》亦为30卷，载方2200余首。《外台秘要》共40卷，1104门，收方6800余首，本书的特点是整理并保存了一大批唐代及唐以前的医方。这三部方书使汉至唐的许多名家医方得以传世，是研究唐以前方剂的宝贵资料之一。

五、宋元时期

高度中央集权的宋代封建王朝，结束了五代以来的分裂混战局面。国家的统一，经济的振兴使科学文化达到了前所未有的高峰，方剂学也得到了相应的进步。这一时期的方书，既有官修的《太平圣惠方》《圣济总录》等集大成巨著，前者载方16834首，后者载方近两万首；又有众多各具特色的个人著述，如许叔微《普济本事方》、张锐《鸡峰普济方》、陈言《三因极一病证方论》、严用和《济生方》、王兖《博济方》、苏东坡及沈括《苏沈良方》、杨士瀛《仁斋直指方》以及《旅舍备要方》等120余种。北宋政府官办药局“太平惠民和剂局”的建立，使大量成方制剂的生产规范化，标志着我国制剂和成药销售、管理进入了新的阶段。其所藏医方经校订编纂的《太平惠民和剂局方》堪称是我国历史上第一部由政府组织编制的成药典。

金元时期的战争，给方剂学的发展造成了不良影响，这一时期方剂学的成就主要反映在临床医学著作之中。如刘完素《宣明论方》、张从正《经验方》《秘录奇方》、李东垣《东垣试效方》、杨用道《附广肘后方》、朱丹溪《局方发挥》、许国祯《御药院方》、孙允贤《医方集成》、李仲南《永类钤方》、陈子靖《医方大成》等。金人成无己之《伤寒明理论》系统阐述了20首伤寒方的组方原理及方、药间的配伍关系，开方论之先河，把方剂理论推到一个新的阶段。此外，钱乙《小儿药证直诀》，以论述小儿病证和小儿用方为主。

六、明清时期

明清时期，方剂学同样获得了巨大成功。这一时期的方书，有搜罗广博、规模宏大的官修巨著，即我国古代规模最大的方剂大全《普济方》，载方61739首。并出现了第一部方论专著——吴昆的《医方考》，选方七百余首，是历史上第一部方剂的理论专著。王肯堂的《证治准绳》，其收方之广，向为医界所称道；张介宾《景岳全书》，尤其是其中“新方八略”所创制的部分方剂，对后世影响极大。汪昂的《医方集解》和《汤头歌诀》，都是学习和研究方剂学的重要资料。清代还出现了一大批方论性专著，如罗美《古今名医方论》、王子接《绛雪园古方选注》、费伯雄《医方论》、吴谦等《删补名医方论》等。此外，吴又可《温疫论》、虞抟《医学正传》、龚廷贤《万病回春》、秦景明《症因脉治》、绮石《理虚元鉴》、薛己《外科发挥》、陈实功《外科正宗》、武之望《济阴纲目》等，均对方剂学有其特殊贡献，留下了许多传世的新方。清代《古今图书集成·医部全录》《四库全书》《医宗金鉴》《温病条辨》《医学心悟》等大量的医学全书、丛书、类书和临床著作，在保存方剂文献资料方面，功不可没。

近代以来，特别是新中国成立以后，方剂学更加迅速发展。对一大批古代的重要方书，如《肘后方》《小品方》《千金方》《外台秘要》《太平惠民和剂局方》《圣济总录》《普济方》等，进行了校刊出版、影印或辑复，为古方和方剂学史的研究提供了极大的方便。方剂工具书亦大量涌现，其中尤以南京中医药大学主编的《中医方剂大辞典》最具代表性。此书分11个分册，共1800万字，收录历代方剂96592首，汇集了古今方剂学研究的成果，内容浩瀚，考订严谨，填补了自明初《普济方》问世以来缺少大型方书的空白，达到了较高的水平。

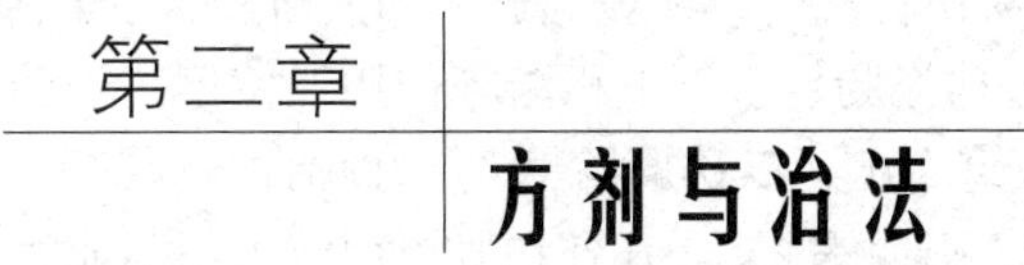

第二章　方剂与治法

第一节　方剂与治法的关系

从中医学形成和发展的过程来看，治法是在方药运用经验的基础上，后于方药形成的一种理论。但当治法已由经验上升为理论之后，就成为遣药组方和运用成方的指导原则。例如，一个感冒病人，经过四诊合参，审证求因，确定其为风寒所致的表寒证后，根据表证当用汗法，治寒当以温法的治疗大法，决定用辛温解表法治疗，选用相应的有效成方加减，或自行选药组成辛温解表剂，如法煎服，以使汗出表解，邪去人安。否则，辨证与治法不符，组方与治法脱节，必然治疗无效，甚至使病情恶化。由此可见，治法是指导遣药组方的原则，方剂是体现和完成治法的主要手段。虽然我们常说"方以药成"，却又首先强调"方从法出，法随证立"，方与法二者之间的关系，是相互为用，密不可分的。

第二节　常用治法

我们现在常引用的"八法"，是清代医家程钟龄归类总结而来的。程氏在《医学心悟·医门八法》中说："论病之源，以内伤、外感四字括之。论病之情，则以寒、热、虚、实、表、里、阴、阳八字统之。而论治病之方，则又以汗、和、下、消、吐、清、温、补八法尽之。"现将常用的八法内容，简要介绍如下：

1. 汗法　汗法是通过宣发肺气、调畅营卫、开泄腠理等作用，使在表的外感六淫之邪随汗而解的一种治法。汗法不以汗出为目的，主要是汗出标志着腠理开、营卫和、肺气畅、血脉通，从而能祛邪外出。其理论依据正如《素问·阴阳应象大论》所言"其在皮者，汗而发之"。所以，汗法除了主要治疗外感六淫之邪所致的表证外，凡是腠理闭塞，营卫郁滞的寒热无汗，或腠理疏松，虽有汗但寒热不解的病证，皆可用汗法治疗。例如：麻疹初起，疹点隐而不透；水肿腰以上肿甚；疮疡初起而有恶寒发热；疟疾、痢疾而有寒热表证等均可应用汗法治疗。然而，由于病情有寒热，邪气有兼夹，体质有强弱，故汗法又有辛温、辛凉的区别，以及汗法与补法、下法、消法等其他治疗方法的结合运用。

2. 吐法　吐法是通过涌吐的方法，使停留在咽喉、胸膈、胃脘的痰涎、宿食、毒物从口中吐出的一种治法。适用于中风痰壅，宿食壅阻胃脘，毒物尚在胃中，属于病位居上、病势急暴、内蓄实邪、体质壮实之证。其理论依据正如《素问·至真要大论》所言："其在高者，引而越之。"但吐法易伤胃气，故体虚气弱、妇人新产、孕妇等均应慎用。

3. 下法 下法是通过荡涤肠胃、泻下积滞等作用，使停留于肠胃的宿食、燥屎、冷积、瘀血、结痰、停水等从下窍而出，以祛邪除病的一种治法。其理论依据正如《素问·至真要大论》所言："其下者，引而竭之。"凡邪在肠胃而致大便不通、燥屎内结，或热结旁流，以及停痰留饮、瘀血积水等形症俱实之证，均可使用。由于病情有寒热，正气有虚实，病邪有兼夹，所以下法又有寒下、温下、润下、逐水、攻补兼施之别，并与其他治法结合运用。

4. 和法 和法是通过和解或调和的方法，使半表半里之邪，或脏腑、阴阳、表里失和之证得以解除的一类治法。《伤寒明理论》说："伤寒邪在表者，必渍形以为汗；邪在里者，必荡涤以为利；其于不内不外，半表半里，既非发汗之所宜，又非吐下之所对，是当和解则可矣。"所以和解是专治邪在半表半里的一种方法。至于调和之法，戴天章说："寒热并用之谓和，补泻合剂之谓和，表里双解之谓和，平其亢厉之谓和（《广温疫论》）。"和法是一种既能祛除病邪，又能调整脏腑功能的治法，无明显寒热补泻之偏，性质平和，全面兼顾，适用于邪犯少阳、肝脾不和、肠寒胃热、气血营卫失和等证。和法的应用范围较广，分类也多，其中主要有和解少阳、透达膜原、调和肝脾、疏肝和胃、分消上下、调和肠胃等。

5. 温法 温法是通过温里祛寒、回阳救逆等作用，以治疗里寒证的一种治法。其理论依据正如《素问·至真要大论》所言"寒者热之""治寒以热"。里寒证的成因，有外感内伤的不同，或由寒邪直中于里，或因失治误治而损伤人体阳气，或因素体阳气虚弱，以致寒从中生。寒证的部位，也有在中、在下、在脏、在腑以及在经络的不同。因此温法又有温中祛寒、回阳救逆和温经散寒的区别。

6. 清法 清法是通过清热、泻火、解毒、凉血等作用，以清除里热之邪的一种治法。适用于里热证、火证、热毒证以及虚热证等里热病证。其理论依据正如《素问·至真要大论》所言"热者寒之""治热以寒"。由于里热证有热在气分、营分、血分、热壅成毒以及热在某一脏腑之分，因而在清法之中，又有清气分热、清营凉血、清热解毒、清脏腑热等不同。火热最易伤津耗液，大热又能伤气，所以清法中常配伍生津、益气之品。若温病后期，热灼阴伤，或久病阴虚而热伏于里，又当清法与滋阴并用，更不可纯用苦寒直折之法，热必不除。

7. 消法 消法是通过消食导滞、行气活血、化痰利水以及驱虫等方法，使气、血、痰、食、水、虫等渐积形成的有形之邪渐消缓散的一种治法。适用于饮食停滞、气滞血瘀、癥瘕积聚、水湿内停、痰饮不化、疳积虫积以及疮疡痈肿等病证。其理论依据正如《素问·至真要大论》所言"坚者削之""结者散之"。消法常与补法、下法、温法、清法等其他治法配合运用，但仍然是以消为主要目的。

8. 补法 补法是通过补益人体气血阴阳，以主治各种虚弱证候的一种治法。《素问·三部九候论》说"虚则补之"；《素问·至真要大论》说"损者益之"；《素问·阴阳应象大论》说"形不足者，温之以气，精不足者，补之以味"，都是指此而言。补法的目的，在于通过药物的补益作用，使人体气血阴阳虚弱或脏腑之间的失调状态得到纠正，复归于平衡。此外，在正虚不能祛邪外出时，也可以补法扶助正气，并配合其他治法，达到助正祛邪的目的。虽然补法有时可收到间接祛邪的效果，但一般是在无外邪时使用，以避免“闭门留寇”之弊。补法的具体内容甚多，既有补益气、血、阴、阳的不同，又有分补五脏之侧重，但较常用的治法分类仍以补气、补血、补阴、补阳为主。在这些治法中，已包括了分补五脏之法。

上述八种治法，适用于表里、寒热、虚实等不同的证候。对于多数疾病而言，病情往往是复杂的，常需数种治法配合运用，才能治无遗邪，照顾全面，所以虽为八法，配合运用之后则变化多端。正如程钟龄《医学心悟》中说：“一法之中，八法备焉，八法之中，百法备焉。”因此，临证处方，必须针对具体病证，灵活运用八法，使之切合病情，方能收到满意的疗效。

第三章 方剂的分类

方剂的分类，历代医家见仁见智，先后创立了多种分类方法，其中主要有“七方”说、病证分类法、祖方分类法、功用分类法、综合分类法等。

一、“七方”说

“七方”说始于《黄帝内经》。《素问·至真要大论》说：“君一臣二，制之小也。君一臣三佐五，制之中也。君一臣三佐九，制之大也。”“君一臣二，奇之制也。君二臣四，偶之制也。君二臣三，奇之制也。君二臣六，偶之制也。”“补上治上制以缓，补下治下制以急，急则气味厚，缓则气味薄。”“近而奇偶，制小其服；远而奇偶，制大其服。大则数少，小则数多，多则九之，少则二之。奇之不去则偶之，是谓重方。”这是“七方”说的最早记载。至金·成无已在《伤寒明理论》中说“制方之用，大、小、缓、急、奇、偶、复七方是也”，才明确提出“七方”的名称，并将《内经》的“重”改为“复”，于是后人引申“七方”为最早的方剂分类法。成氏虽倡“七方”之说，但除了在分析方剂时有所引用外，其所著《伤寒明理论》中也未按“七方”分类。且迄今为止，也未见按“七方”分类的方书。由此可见，“七方”应当是古代的一种组方理论。

二、病证分类法

按病证分类的方书首推《五十二病方》，该书记载了52种疾病，医方283首，但组方简单，用量粗略，部分病名、药名已无从查考，不具有临床指导意义。汉·张仲景《伤寒杂病论》、唐·王焘《外台秘要》、宋·王怀隐等《太平圣惠方》、明·朱橚《普济方》、清·张璐《张氏医通》、清·徐大椿的《兰台轨范》等，均为病证分类的代表作。这种分类方法，便于临床以病索方。

病证分类法还包括了以脏腑病证或以病因等分类的不同方法，如《备急千金要方》《外台秘要》《三因极一病证方论》等，实质上都是以病证分类结合其他相关方法的方书。

三、祖方（主方）分类法

明·施沛认为“仲景之书，最为群方之祖”，“轩岐灵素，大圣之所作也”。著有《祖剂》，选《黄帝内经》《伤寒论》《金匮要略》《太平惠民和剂局方》以及后世医家的部分基础方剂，冠以祖方，用以归纳其他同类方剂。其后，清人张璐《张氏医通》中，除按病因、病证列方外，还认为“字有字母，方有方祖”，另编一卷《祖方》，选古方34首为主，各附衍化方若干首。这种分类方法，对归纳病机、治法具有共性的类方研究具有较好的作用，但有时不能推本溯源，始末不清。例如以宋代《局方》二陈汤为祖方，而将唐代《千金方》的温胆汤反作衍化方。

四、功用（治法）分类法

方剂的功用与其所体现的治法是一致的，故以治法分类方剂的方法是由早期功用分类的基础上逐渐发展成熟的，这种方法始于“十剂”说。唐代陈藏器于《本草拾遗·条例》中提出“药有宣、通、补、泄、轻、重、涩、滑、燥、湿十种”。陈氏所归纳的“十种”之说，原是针对药物按功用分类的一种方法。宋·赵佶《圣济经》于每种之后加一“剂”字，如《圣济经·审剂篇》云：“故郁而不散为壅，以宣剂散之。”金·成无己《伤寒明理论》中说：“制方之体，宣、通、补、泄、轻、重、滑、涩、燥、湿十剂是也。”至此方书中才有“十剂”这个名称。

明·张景岳鉴于“古方之散列于诸家者，既多且杂，或互见于各门，或彼此之重复”，因而“类为八阵，曰补、和、攻、散、寒、热、固、因”。并在《景岳全书·新方八略引》中说：“补方之制，补其虚也。”“和方之制，和其不和者也。”“攻方之制，攻其实也。”“用散者，散表证也。”“寒方之制，为清火也，为除热也。”“热方之制，为除寒也。”“固方之制，固其泄也。”“因方之制，因其可因者也。凡病有相同者，皆按证而用之，是谓因方。”张氏选集古方1516首，自制新方186首，皆按八阵分类。张氏的八阵分类方法是对原有功用分类方法的进一步完善和发展。

清·程钟龄在《医学心悟》中提出“论治病之方，则又以汗、和、下、消、吐、清、温、补八法尽之”，明确提出了“以法统方”的思想，也是对治法分类方剂的理论总结。

五、综合分类法

清·汪昂著《医方集解》，开创了新的综合分类法，既能体现以法统方，又能结合方剂功用和证治病因，并照顾到治有专科。分别为补养、发表、涌吐、攻里、表里、和解、理气、理血、祛风、祛寒、清暑、利湿、润燥、泻火、除痰、消导、收涩、杀虫、明目、痈疡、经产、救急等22类。这种分类法，概念清楚，提纲挈领，切合临床。清·吴仪洛的《成方切用》、清·张秉成的《成方便读》都是借用汪氏的分类方法。

综上所述，历代医家对于方剂的分类，各有取义，繁简不一。这不仅是因为方剂的数量极多，还由于一方可以多用，一方常兼几法，在整理历代方剂时，如何使分类细而不犯繁琐，简而不致笼统或挂漏，还需要很好地研究总结。

第四章 方剂的组成与变化

方剂是在辨证立法的基础上选择适宜的药物通过配伍而组成的。药物的功用各有所长，也各有所短，只有通过合理的组织，调其偏性，制其毒性，增强或改变原有功能，消除或缓解其对人体的不良因素，发挥其相辅相成或相反相成的综合作用，使各具特性的群药组合成一个新的有机整体，才能符合辨证论治的要求。

第一节　组成原则

每一首方剂，固然要根据病情，在辨证立法的基础上选择合适的药物，妥善配伍而成。但在组织不同作用的药物时，还要遵循严格的原则。方剂组成的原则，最早见于《黄帝内经》，如《素问·至真要大论》说："主病之为君，佐君之为臣，应臣之为使。"其后，金人张元素有"力大者为君"之说；李东垣说："主病之为君……兼见何病，则以佐使药分治之，此制方之要也。"又说："君药分量最多，臣药次之，佐使药又次之，不可令臣过于君。君臣有序，相与宣摄，则可以御邪除病矣。"明代何伯斋更进一步说："大抵药之治病，各有所主。主治者，君也。辅治者，臣也。与君药相反而相助者，佐也。引经及治病之药至病所者，使也。"综上所述，无论是《内经》，还是张元素、李东垣、何伯斋，虽对君、臣、佐、使的涵义作了一定的阐发，但还不够系统。今据各家论述及历代名方的组成规律，进一步分析归纳如下：

1. 君药　即针对主病或主证起主要治疗作用的药物。

2. 臣药　有两种意义。①辅助君药加强治疗主病或主证的药物；②针对重要的兼病或兼证起主要治疗作用的药物。

3. 佐药　有三种意义。①佐助药，即配合君、臣药以加强治疗作用，或直接治疗次要兼证的药物；②佐制药，即用以消除或减弱君、臣药的毒性，或能制约君、臣药峻烈之性的药物；③反佐药，即病重邪甚，可能拒药时，配用与君药性味相反而又能在治疗中起相成作用的药物，以防止药病格拒。

4. 使药　有两种意义。①引经药，即能引领方中诸药至特定病所的药物；②调和药，即具有调和方中诸药作用的药物。

综上所述，除君药外，臣、佐、使药都具两种以上的意义。在遣药组方时并没有固定的模式，既不是每一种意义的臣、佐、使药都必须具备，也不是每味药只任一职。每一方剂的具体药味多少，以及君、臣、佐、使是否齐备，全视具体病情以及所选药物的功能来决定。但是，任何方剂组成中，君药不可缺少。一般来说，君药的药味较少，而且不论何药在作为君药时其用量比作为臣、佐、使药应用时要大。这是一般情况下组方的原则。

第二节　组成变化

方剂的组成既有严格的原则性，又有极大的灵活性。在临证运用成方时，我们应根据病人体质状况、年龄长幼、四时气候、地土差异，以及病情变化而灵活加减，做到“师其法而不泥其方，师其方而不泥其药”。方剂的运用变化主要有以下形式：

一、药味加减的变化

“方以药成”，药物是决定方剂功用的主要因素。当方剂中的药物增加或减少时，必然要使方剂组成的配伍关系发生变化，并由此导致方剂功用的改变。这种变化主要用于临床选用成方，其目的是使之更加适合变化了的病情需要。例如桂枝汤，该方由桂枝、芍药、生姜、大枣、甘草五味药组成，具有解肌发表、调和营卫之功，主治外感风寒表虚证，见有头痛发热、汗出恶风、脉浮缓或浮弱、舌苔薄白等症。若在此证候基础上，兼有宿疾喘息，则可加入厚朴以下气除满、杏仁降逆平喘（即桂枝加厚朴杏子汤）；又如桂枝汤证因误下而兼见胸满，此时桂枝汤证仍在者，因方中芍药之酸收，不利于胸满，则当减去芍药，以专于解肌散邪（桂枝去芍药汤）。

上述两例都是桂枝汤加减变化以适合兼证变化的需要。由此可见，在选用成方加减时，一定要注意所治病证的病机、主证都与原方基本相符。还有一点，即对成方加减时，不可减去君药，否则就不能说是某方加减，而是另组新方了。

二、药量增减的变化

这种变化是指组成方剂的药物不变，但药量有了改变。药物的用量直接决定药力的大小，某些方剂中用量比例的变化还会改变方剂的配伍关系，从而可能改变该方功用和主治证候的主要方面。例如小承气汤与厚朴三物汤，两方都由大黄、枳实、厚朴三味组成。但小承气汤主治阳明腑实轻证，病机是热实互结在胃肠，治当轻下热结，所以用大黄四两为君、枳实三枚为臣、厚朴二两为佐；厚朴三物汤主治大便秘结、腹满而痛，病机侧重于气闭不通，治当下气通便，所以用厚朴八两为君、枳实五枚为臣、大黄四两为佐。两方相比，厚朴用量之比为1∶4。大黄用量虽同，但小承气汤煎分两次服，厚朴三物汤分三次服，每次实际服量也有差别，故两方在功用和主治的主要方面有所不同。

三、剂型更换的变化

中药制剂种类较多，各有特点。同一方剂，由于剂型不同，其治疗作用上也有区别。如理中丸是用治脾胃虚寒的方剂，若改为汤剂内服，则作用快而力峻，适用于证情较急重者；

反之，若证情较轻或缓者，不能急于求效，则可以改汤为丸，取丸剂作用慢而力缓，所以《伤寒论》中理中丸（人参、白术、干姜、甘草各等分）服法中指出“然不及汤”。这种以汤剂易为丸剂，意取缓治的方式，在方剂运用中极为普遍。

上述药味、药量、剂型等的变化形式，可以单独应用，也可以相互结合使用，有时很难截然分开。但通过这些变化，能充分体现出方剂在临床中的具体运用特点，只有掌握这些特点，才能制裁随心，以应万变之病情，从而达到预期的治疗目的。

第五章 剂型和用法

将药物合理配伍组成方剂之后，还须根据病情需要、药物性质以及给药途径，将原料药物进行加工，制成适宜的剂型，采用适当的给药方法。正确地使用方剂，有助于更好地发挥乃至增强治疗效果。

第一节 常用剂型

方剂的剂型历史悠久，有着丰富的理论基础和宝贵的实践经验。早在《黄帝内经》中就有汤、丸、散、膏、酒、丹等剂型。历代医家又有很多发展，明代《本草纲目》所载剂型已有40余种。现今，随着制药工业的发展，又研制了许多新的剂型，如片剂、冲剂、注射剂、栓剂以及橡皮膏剂等。现将常用剂型的主要特点及制备方法简要介绍如下：

1. 汤剂 将药物配齐后，加水或黄酒浸泡，再煎煮一定时间，去渣取汁，制成的液体剂型。主要供内服，如麻黄汤、大承气汤等。汤剂的特点是吸收快、药效发挥迅速，而且可以根据病情的变化随证加减，能较全面、灵活地照顾到每个患者或各具体病变阶段的特殊性。汤剂是中医过去和现在临床使用最广泛的一种剂型。

2. 散剂 是将药物粉碎，混合均匀，制成粉末状制剂，有内服和外用两类。内服散剂一般是研成细粉，以温开水冲服，量小者亦可直接吞服，如七厘散；亦有制成粗末，以水煎取汁服者，称为煮散，如银翘散。外用散剂一般作为外敷，掺撒疮面或患病部位，如金黄散、生肌散；亦有作点眼、吹喉等用，如八宝眼药、冰硼散等。散剂的特点是制作简便，吸收较快，节省药材，便于服用及携带。

3. 丸剂 是将药物研成细末，加适宜的赋型剂制成球形的固体剂型。丸剂与汤剂相比，吸收缓慢，药效持久，节省药材，便于服用与携带。常用的丸剂有蜜丸、水丸、糊丸、浓缩丸等。

（1）蜜丸：是将药物细粉用炼制的蜂蜜为赋型剂制成的丸剂。蜜丸性质柔润，作用缓和持久，并有补益和矫味作用，常用于治疗慢性病和虚弱性疾病，需要长期服用。

（2）水丸：是将药物细粉用水（冷开水或蒸馏水）或酒、醋、蜜水、药汁等为赋型剂制成的小丸。水丸较蜜丸易于崩解，吸收快，丸粒小，易于吞服，适用于多种疾病，是一种比较常见的丸剂。如银翘解毒丸、保和丸、左金丸、越鞠丸等。

（3）糊丸：是将药物细粉用米糊、面糊、曲糊等为赋型剂制成的小丸。糊丸黏性大，崩解、溶散迟缓，内服可延长药效，减轻剧毒药的不良反应和对胃肠的刺激，如舟车丸、黑锡丹等。

（4）浓缩丸：是将药物或方中部分药物煎汁浓缩成膏，再与其他药物细粉混合干燥、粉碎，用水或蜂蜜或药汁制成丸剂。其优点是体积小，有效成分高，服用剂量小，可用于治疗各种疾病。其他尚有蜡丸、水蜜丸、微丸、滴丸等。

4. 膏剂 是将药物用水或植物油煎熬去渣而制成的剂型，有内服和外用两种。内服膏剂有流浸膏、浸膏、煎膏三种；外用膏剂分软膏、硬膏两种。

（1）煎膏：又称膏滋，是将药物加水反复煎煮，去渣浓缩后，加炼蜜或炼糖制成的半液体剂型。其特点是体积小、含量高、便于服用、口味甜美、有滋润补益作用，一般用于慢性虚弱性患者，有利于较长时间用药，如鹿胎膏、八珍益母膏等。

（2）软膏：又称药膏，是将药物细粉与适宜的基质制成具有适当稠度的半固体外用制剂。软膏具有一定的黏稠性，外涂后渐渐软化或熔化，使药物慢慢吸收，持久发挥疗效，适用于外科疮疡疖肿、烧烫伤等。

5. 酒剂 古称“酒醴”，后世称为“药酒”。是以酒为溶媒，一般以白酒或黄酒浸制药物，或加温隔水炖煮，去渣取液，供内服或外用。常在祛风通络和补益剂中使用，如风湿药酒、参茸药酒、五加皮酒等。外用酒剂尚可祛风活血、止痛消肿。

6. 丹剂 有内服和外用两种。内服丹剂没有固定剂型，每以药品贵重或药效显著而名之曰丹，如至宝丹、活络丹等。外用丹剂亦称丹药，是以某些矿物类药经高温烧炼制成的不同结晶形状的制品。常研粉涂撒疮面，治疗疮疡痈疽。

7. 茶剂 是将药物经粉碎加工而制成的粗末状制品，或加入适宜赋型剂制成的方块状制剂。茶剂外形并无一定，大多用于治疗感冒、食积、腹泻，近年来又有许多健身、减肥的新产品，如午时茶、刺五加茶、减肥茶等。

8. 露剂 亦称药露，多用新鲜含有挥发性成分的药物，用蒸馏法制成的芳香气味的澄明水溶液。一般作为饮料及清凉解暑剂，夏天尤为常用，如金银花露、青蒿露等。

9. 锭剂 是将药物研成细粉，或加适当的赋型剂制成规定形状的固体剂型，有纺锤形、圆柱形、条形等，可供外用与内服。内服，取研末调服或磨汁服；外用，则磨汁涂患处，常用的有紫金锭、万应锭等。

10. 条剂 又称药捻，是将药物细粉用桑皮纸粘药后搓捻成细条，或将桑皮纸捻成细条再粘着药粉而成。用时插入疮口或瘘管内，能化腐拔毒、生肌敛疮，常用的有红升丹药条等。

11. 线剂 亦称药线，是将丝线或棉线置药液中浸煮，经干燥制成的外用制剂。用于治疗瘘管、痔疮或赘生物，使其引流通畅或萎缩、脱落。

12. 栓剂 古称坐药或塞药，是将药物细粉与基质混合制成一定形状的固体制剂，用于腔道并在其间融化或溶解而释放药物，有杀虫止痒、润滑、收敛等作用。近年来栓剂发展较快，可用以治疗全身性疾病。它的特点是通过直肠（也有用于阴道）黏膜吸收，一方面减少药物在肝脏中的“首过效应”，同时减少药物对肝脏的毒性和副作用，还可以避免胃肠液对药物的影响及药物对胃黏膜的刺激作用。

13. 冲剂 冲剂是将药材提取物加适量赋形剂或部分药物细粉制成的干燥颗粒状或块状

制剂，用时以开水冲服。冲剂作用迅速、味道可口、体积较小、服用方便，深受患者欢迎，常用的有感冒退热冲剂、复方羚角冲剂等。

14. 片剂　片剂是将药物细粉或药材提取物与辅料混合压制而成的片状制剂。片剂用量准确，体积小。味很苦或具恶臭的药物压片后可再包糖衣，使之易于服用。如需在肠道吸收的药物，则又可包肠溶衣，使之在肠道中崩解。

15. 糖浆剂　糖浆剂是将药物煎煮、去渣取汁、浓缩后，加入适量蔗糖溶解制成的浓蔗糖水溶液。糖浆剂味甜量小、服用方便、吸收较快，适用于儿童服用，如止咳糖浆、桂皮糖浆等。

16. 口服液　口服液是将药物用水或其他溶剂提取，经精制而成的内服液体制剂。该制剂集汤剂、糖浆剂、注射剂的特点，具有剂量较少、吸收较快、服用方便、口感适宜等优点，近年来发展很快。

17. 注射液　亦称针剂，是将药物经过提取、精制、配制等制成的灭菌溶液、无菌混悬液或供配制成液体的无菌粉末，供皮下、肌肉、静脉等注射用的一种制剂。具有剂量准确、药效迅速、适于急救、不受消化系统影响的优点，如清开灵注射液、生脉注射液等。

以上诸种剂型，各有特点，临床应根据病情与方剂特点酌情选用。此外，尚有胶囊剂、灸剂、熨剂、灌肠剂、搽剂、气雾剂等，并且还在不断研制新剂型，以提高药效，便于临床使用。

第二节　方剂的服法

方剂的服法包括服药时间和服药方法。服法的恰当与否，对疗效有一定影响。

一、服药时间

一般来说，宜在饭前 1 小时服药；对胃肠有刺激的方药，宜饭后服用；滋补方药，宜空腹服用；治疟方药，宜在发作前 2 小时服用；安神方药，宜临卧服用；急证重病可不拘时间服用；慢性病应定时服用，使之能持续发挥药效。根据病情的需要，有的可一天数服，有的可煎泡代茶时时饮用。个别方剂有特殊服法，如鸡鸣散在天明前空腹冷服效果较好。

二、服药方法

一般是一日一剂，将头煎、二煎兑合，分 2 次或 3 次温服。但特殊情况下，亦可 1 日连服 2 剂，以增强药力。

汤剂一般多温服。对于峻烈药或毒性药，应审慎从事，宜先进小量，而后逐渐增大，至有效止，不可过量，以免发生中毒。总之，在治疗过程中，应根据病情和药物的性能来决定不同的服法。

第六章 解表剂

凡以解表药物为主组成，具有发汗、解肌、透疹等作用，可以解除表证的方剂，统称为解表剂，属“八法”中的“汗法”。

解表剂分为辛温解表剂、辛凉解表剂和扶正解表剂三大类，分别适用于表寒证、表热证和虚人感受外邪等所致的表证。解表剂所用药物，多为辛散轻扬之品，不宜久煎，以免药性耗散，作用减弱。同时，凡服用解表剂后，宜避风寒，或增加衣被，以助汗出。但解表取汗，以遍身微微汗出为佳，不可令大汗淋漓。服药期间，忌食生冷油腻，以防影响药物疗效。另外，临证使用解表剂，必须是外邪所致的表证，若表邪未尽，又出现里证，当先解表后治里，或表里双解。若病邪已入里，或麻疹已透，疮疡已溃，吐泻伤阴等，不宜使用。

第一节　辛温解表剂

辛温解表剂适用于外感风寒证，症见恶寒发热，头项强痛，身痛，口不渴，无汗，舌苔薄白，脉浮紧或浮缓等。常以辛温解表药为主组成，代表方剂如麻黄汤、桂枝汤、九味羌活汤等。

麻黄汤

《伤寒论》

【组成】麻黄（去节，三两）9g，桂枝（去皮，二两）6g，杏仁（去皮尖，七十个）6g，甘草（炙，一两）3g。

【用法】上四味，以水九升，先煮麻黄，减二升，去上沫，内诸药，煮取二升半，去滓，温服八合。覆取微似汗，不需啜粥，余如桂枝法将息（现代用法：水煎服，温覆取微汗）。

【功用主治】发汗解表，宣肺平喘。主治外感风寒表实证。恶寒发热，头身疼痛，无汗而喘，舌苔薄白，脉浮紧。

【方解】

	药　　物	功　　效
君	麻黄	①发散风寒；②宣肺平喘
臣	桂枝	①解肌发表；②温经止痛
佐	杏仁	降利肺气
使	甘草	调和诸药，缓和峻烈之性

【辨证施治】本方是治疗外感风寒表实证的基础方。临床应用以恶寒发热，无汗而喘，脉浮紧为辨证要点。

【使用注意】本方为辛温发汗之峻剂，故《伤寒论》对“疮家”“淋家”“衄家”“亡血家”，以及外感表虚自汗、血虚而脉兼“尺中迟”、误下而见“身重心悸”等，虽有表寒证，亦皆禁用。麻黄汤药味虽少，但发汗力强，不可过服，否则，汗出过多必伤人正气。正如柯琴指出：“此乃纯阳之剂，过于发散，如单刀直入之将，投之恰当，一战成功。不当则不戢而招祸。故用之发表，可一而不可再。”（《伤寒来苏集·伤寒附翼》卷上）

桂枝汤

《伤寒论》

【组成】桂枝（去皮，三两）9g，芍药（三两）9g，甘草（炙，二两）9g，生姜（切，三两）9g，大枣（擘，十二枚）3枚。

【用法】上五味，㕮咀三味，以水七升，微火煮取三升，去滓，适寒温，服一升。服已须臾，啜热稀粥一升余，以助药力。温覆令一时许，遍身漐漐微似有汗者益佳，不可令如水流漓，病必不除。若一服汗出病差，停后服，不必尽剂；若不汗，更服依前法；又不汗，后服小促其间，半日许令三服尽。若病重者，一日一夜服，周时观之，服一剂尽，病证犹在者，更作服；若汗不出，乃服至两、三剂。禁生冷、黏滑、肉、面、五辛、酒酪、臭恶等物（现代用法：水煎服，温覆取微汗）。

【功用主治】解肌发表，调和营卫。外感风寒表虚证。恶风发热，汗出头痛，鼻鸣干呕，苔白不渴，脉浮缓或浮弱。

【方解】

	药　　物	功　　效
君	桂枝	①解肌祛风；②助卫通经
臣	白芍	敛阴和营
佐	生姜、大枣	①补脾和胃；②调和营卫
佐使	甘草	①调和诸药；②助阳和阴

【辨证要点】本方为治疗外感风寒表虚证的基础方，又是调和营卫、调和阴阳的代表方。临床应用以恶风，发热，汗出，脉浮缓为辨证要点。

【使用注意】凡外感风寒表实无汗者禁用。服药期间禁食生冷、黏腻、酒肉、臭恶等物。曹颖甫称外感风寒表虚证之汗出为“病汗”，谓服桂枝汤后之汗出为“药汗”，并鉴别指出：“病汗常带凉意，药汗则带热意，病汗虽久，不足以去病，药汗瞬时，而功乃大著，此其分也。”此属临证经验之谈。

小青龙汤

《伤寒论》

【组成】麻黄（去节，三两）9g，芍药（三两）9g，细辛（三两）6g，干姜（三两）6g，甘草（炙，三两）6g，桂枝（去皮，三两）9g，五味子（半升）6g，半夏（洗，半升）9g。

【用法】上八味，以水一斗，先煮麻黄，减二升，去上沫，内诸药，煮取三升，去滓，温服一升（现代用法：水煎温服）。

【功用主治】解表散寒，温肺化饮。外寒里饮证。恶寒发热，头身疼痛，无汗，喘咳，痰涎清稀而量多，胸痞，或干呕，或痰饮喘咳，不得平卧，舌苔白滑，脉浮。

【方解】

	药　物	功　效
君	麻黄、桂枝	①解表散寒；②宣肺平喘
臣	干姜、细辛	温肺化饮散寒
佐	白芍、五味子	①和营养血；②制约辛散之性、敛肺止咳
	半夏	①和胃降逆；②止咳化痰
佐使	甘草	①调和诸药；②益气和中

【辨证施治】本方是治疗外感风寒，水饮内停喘咳之常用方。临床应用以恶寒发热，无汗，喘咳，痰多而稀，舌苔白滑，脉浮为辨证要点。

【使用注意】因本方多温燥之品，故阴虚干咳无痰或痰热咳嗽者，不宜使用。

九味羌活汤

《此事难知》

【组成】羌活（一两半）9g，防风（一两半）9g，苍术（一两半）9g，细辛（五分）3g，川芎（一两）6g，香白芷（一两）6g，生地黄（一两）6g，黄芩（一两）6g，甘草（一两）6g。

【用法】上九味㕮咀，水煎服。若急汗，热服，以羹粥投之；若缓汗，温服，而不用汤投之（现代用法：水煎温服）。

【功用主治】发汗祛湿，兼清里热。外感风寒湿邪，内有蕴热证。恶寒发热，无汗，头痛项强，肢体酸楚疼痛，口苦微渴，舌苔白或微黄，脉浮。

【方解】

	药　物	功　效
君	羌活	①祛风散寒；②祛湿止痛
臣	防风、苍术	①祛风除湿；②散寒止痛
佐	白芷、细辛、川芎	①祛风散寒；②宣痹止痛
	黄芩、生地	①清泄里热；②防伤津
使	甘草	调和诸药

【辨证要点】本方是主治外感风寒湿邪而兼有里热证的常用方。临床应用以恶寒发热，头痛无汗，肢体酸楚疼痛，口苦微渴为辨证要点。

【使用注意】本方为辛温燥烈之剂，故风热表证及阴虚内热者不宜使用。《顾松园医镜》云：本方"以升散诸药而臣以寒凉，则升者不峻；以寒凉之药而君以升散，则寒者不滞"。正是体现了"分经论治"的思想。原书服法中强调"视其经络前后左右之不同，从其多少大小轻重之不一，增损用之"。明示本方药备六经，通治四时，运用当灵活权变，不可执一。临床应用本方，尚须根据病情轻重，辅以羹粥。若寒邪较甚，表证较重，宜热服本方，药后应啜粥以助药力，以便酿汗祛邪；若寒邪不甚，表证较轻，则不必啜粥，温服本方即可微发其汗。

加味香苏散

《医学心悟》

【组成】紫苏叶（一钱五分）5g，陈皮、香附（各一钱二分）各4g，炙甘草（七分）2.5g，荆芥、秦艽、防风、蔓荆子（各一钱）各5g，川芎（五分）1.5g，生姜三片。

【用法】上锉一剂，水煎，温服，微覆似汗。

【功用主治】发汗解表。四时感冒。头痛项强，鼻塞流涕，身体疼痛，发热恶寒或恶风，无汗，舌苔薄白，脉浮。

【方解】

	药　物	功　效
君	荆芥、苏叶	①辛温解表；②发汗散寒
臣	防风、秦艽	祛肌腠风湿除身痛
	蔓荆子	升散除风止头痛
佐	香附、陈皮	①调和气血；②助解表散邪
	川芎	
佐使	生姜	辛温散邪
	甘草	调和诸药

【辨证要点】本方是治疗四时感冒风寒表证的基本方。临床应用以头痛项强，鼻塞流涕，身体疼痛，发热恶寒或恶风，无汗，舌苔薄白，脉浮为辨证要点。

【使用注意】本方不宜用于风热表证及外感暑邪等证。

第二节　辛凉解表剂

辛凉解表剂，适用于外感风热证，症见发热，微恶风寒，口渴，咽痛，或咳嗽，舌苔薄白或薄黄，脉浮数等。常用辛凉解表药为主组成，代表方剂如银翘散、桑菊饮、麻黄杏仁甘草石膏汤等。

银翘散

《温病条辨》

【组成】连翘（一两）30g，银花（一两）30g，苦桔梗（六钱）18g，薄荷（六钱）18g，竹叶（四钱）12g，生甘草（五钱）15g，芥穗（四钱）12g，淡豆豉（五钱）15g，牛蒡子（六钱）18g。

【用法】上杵为散。每服六钱（18g），鲜苇根汤煎，香气大出，即取服，勿过煎。肺药取轻清，过煎则味厚入中焦矣。病重者，约两时一服，日三服，夜一服；轻者，三时一服，日两服，夜一服；病不解者，作再服（现代用法：作汤剂，水煎服，用量按原方比例酌减）。

【功用主治】辛凉透表，清热解毒。温病初起。发热，微恶风寒，无汗或有汗不畅，头痛口渴，咳嗽咽痛，舌尖红，苔薄白或薄黄，脉浮数。

【方解】

	药　物	功　效
君	银花、连翘	①疏散风热；②解毒化浊
臣	薄荷、牛蒡子	①疏风清热；②解毒利咽
	荆芥、淡豆豉	解表透邪
佐	桔梗	宣肺利咽
	芦根、竹叶	清热生津
使	甘草	调和诸药

【辨证要点】本方是治疗外感风热表证的常用方。临床应用以发热，微恶寒，咽痛，口渴，脉浮数为辨证要点。

【使用注意】《温病条辨》称本方为“辛凉平剂”。《温病条辨》卷一：“太阴风温、温热、温疫、冬温，初起恶风寒者，桂枝汤主之。但热不恶寒而渴者，辛凉平剂银翘散主之。”凡外感风寒及湿热病初起者禁用。因方中药物多为芳香轻宣之品，不宜久煎。

桑菊饮

《温病条辨》

【组成】桑叶（二钱五分）7.5g，菊花（一钱）3g，杏仁（二钱）6g，连翘（一钱五分）5g，薄荷（八分）2.5g，苦桔梗（二钱）6g，生甘草（八分）2.5g，苇根（二钱）6g。

【用法】水两杯，煮取一杯，日两服（现代用法：水煎温服）。

【功用主治】疏风清热，宣肺止咳。风温初起，表热轻证。咳嗽，身热不甚，口微渴，脉浮数。

【方解】

	药　　物	功　　效
君	桑叶、菊花	①疏风清热；②解表宣肺
臣	薄荷	①疏风清热；②解毒利咽
	桔梗、杏仁	宣肺止咳
佐	芦根、连翘	清热生津
使	甘草	调和诸药

【辨证要点】本方是主治风热犯肺之咳嗽证的常用方剂。临床应用以咳嗽，发热不甚，微渴，脉浮数为辨证要点。

【使用注意】本方为“辛凉轻剂”，故肺热甚者，当予加味后运用，否则病重药轻，药不胜病；《温病条辨》卷一：“太阴风温，但咳，身不甚热，微渴者，辛凉轻剂桑菊饮主之。”若系风寒咳嗽，不宜使用。由于方中药物均系轻清之品，故不宜久煎。

麻黄杏仁甘草石膏汤

《伤寒论》

【组成】麻黄（去节，四两）9g，杏仁（去皮尖，五十个）9g，甘草（炙，二两）6g，石膏（碎，绵裹，半斤）18g。

【用法】上四味，以水七升，煮麻黄，减二升，去上沫，内诸药，煮取二升，去滓。温服一升（现代用法：水煎温服）。

【功用主治】辛凉疏表，清肺平喘。表邪入里，邪热壅肺证。身热不解，咳逆气急，甚则鼻煽，口渴，有汗或无汗，舌苔薄白或黄，脉浮而数者。

【方解】

	药　物	功　效
君	麻黄	①宣肺平喘；②解表散邪
臣	石膏	①清泄肺热；②解肌透邪
佐	杏仁	降肺止咳
使	甘草	调和诸药

【辨证要点】本方为治疗表邪未解，邪热壅肺之喘咳的基础方。因石膏倍麻黄，其功用重在清宣肺热，不在发汗，所以临床应用以发热、喘咳、苔薄黄、脉数为辨证要点。

《伤寒论》原用本方治疗太阳病，发汗未愈，风寒入里化热，“汗出而喘”者。后世用于风寒化热，或风热犯肺，以及内热外寒，但见邪热壅肺之身热喘咳、口渴脉数，无论有汗、无汗，皆可以本方加减而获效。

【使用注意】风寒咳喘，痰热壅盛者，非本方所宜。

柴葛解肌汤

《伤寒六书》

【组成】柴胡6g，干葛9g，甘草3g，黄芩6g，羌活3g，白芷3g，芍药6g，桔梗3g（原书未著用量）。

【用法】水二盅，加生姜三片，大枣二枚，石膏末一钱（3g），煎之热服（现代用法：加生姜3片，大枣2枚，石膏12g，水煎温服）。

【功用主治】解肌清热。外感风寒，郁而化热证。恶寒渐轻，身热增盛，无汗头痛，目疼鼻干，心烦不眠，咽干耳聋，眼眶痛，舌苔薄黄，脉浮微洪。

【方解】

	药　物	功　效
君	葛根、柴胡	解肌透热
臣	羌活、白芷	解表止痛
	黄芩、石膏	清泄里热
佐	桔梗	宣畅肺气以利解表
	白芍、大枣	敛阴养血防疏散伤阴
	生姜	发散风寒
使	甘草	调和诸药

【辨证要点】本方是治疗太阳风寒未解，入里化热，初犯阳明或三阳合病的常用方。临床应用以发热重，恶寒轻，头痛眼眶痛，鼻干，脉浮微洪为辨证要点。

【使用注意】若太阳表邪未入里者，不宜使用本方，恐其引邪入里；若里热而见阳明腑实（大便秘结不通）者，亦不宜使用。

第三节　扶正解表剂

扶正解表剂，适用于体质素虚又感外邪而致的表证。常用补益或助阳药与解表药配合组成，代表方剂如败毒散等。

败毒散

《太平惠民和剂局方》

【组成】柴胡（去苗）、前胡（去苗，洗）、川芎、枳壳（去瓤，麸炒）、羌活（去苗）、独活（去苗）、茯苓（去皮）、桔梗、人参（去芦）、甘草（各三十两）各900g。

【用法】上为粗末。每服二钱（6g），水一盏，加生姜、薄荷各少许，同煎七分，去滓，不拘时服，寒多则热服，热多则温服（现代用法：作汤剂煎服，用量按原方比例酌减）。

【功用主治】散寒祛湿，益气解表。气虚，外感风寒湿表证。憎寒壮热，头项强痛，肢体酸痛，无汗，鼻塞声重，咳嗽有痰，胸膈痞满，舌淡苔白，脉浮而按之无力。

【方解】

	药　　物	功　　效
君	羌活、独活	①发散风寒；②除湿止痛
臣	川芎、柴胡	①行气活血；②解表逐邪
佐	桔梗、前胡	宣肺止咳
	枳壳	宽胸理气
	人参、茯苓	补虚除湿
使	生姜、薄荷	解表止痛
	甘草	调和药性

【辨证要点】本方是一首益气解表的常用方。临床应用以恶寒发热，肢体酸痛，无汗，脉浮按之无力为辨证要点。

【使用注意】方中药物多为辛温香燥之品，外感风热及阴虚外感者，均忌用。喻嘉言用本方治疗外邪陷里而成之痢疾，意即疏散表邪，表气疏通，里滞亦除，其痢自止。此种治法，称为“逆流挽舟”法。若时疫、湿温、湿热蕴结肠中而成之痢疾，切不可用。

第七章 泻下剂

以泻下药物为主组成，具有通畅大便、排除胃肠积滞、荡涤实热，或攻逐水饮、寒积等作用的方剂，统称为泻下剂。属“八法”中“下法”的范围。

根据泻下剂的不同作用，分为寒下剂、润下剂、逐水剂、攻补兼施剂。分别适用于热结、燥结、水结等里实之证。泻下剂为里实证而设，若表证未解，里实已成，需辨别表里轻重，采用先表后里或表里双解之法。对老年体虚，新产血虚，病后津伤等见大便秘结者，不可专事攻下。另外，峻下之剂，孕妇慎服。并且，因泻下剂易于耗伤胃气，慎勿过服。

第一节 寒下剂

适用于里热与积滞互结之里热实证。症见大便秘结、腹满或腹胀、腹痛，甚者潮热，苔黄、脉实等。常用寒下药为主组成，代表方剂如大承气汤、小承气汤、调胃承气汤等。

大承气汤

《伤寒论》

【组成】大黄（酒洗，四两）12g，厚朴（去皮，炙，半斤）24g，枳实（炙，五枚）12g，芒硝（三合）9g。

【用法】上四味，以水一斗，先煮二物，取五升，去滓，内大黄，更煮取二升，去滓，内芒硝，更上微火一二沸，分温再服。得下，余勿服（现代用法：水煎，先煎厚朴、枳实，后下大黄，芒硝溶服）。

【功用主治】峻下热结。主治阳明腑实重证：大便硬结不通，频转矢气，脘腹痞满，腹痛拒按，按之则硬，甚或潮热谵语，手足濈然汗出，舌苔黄燥起刺，或焦黑燥裂，脉沉实。热结旁流证：下利清水，色纯青，其气臭秽，脐腹疼痛，按之坚硬有块，口舌干燥，脉滑实。里热实证之热厥、痉病或发狂等。

【方解】

	药　物	功　效
君	大黄	①通腑泻热；②荡涤热结
臣	芒硝	①软坚润燥；②泻热通便
佐	枳实厚朴	行气除满

【辨证要点】本方为治疗阳明腑实证的基础方，又是寒下法的代表方。临床应用以痞、满、燥、实四症，以及舌红苔黄，脉沉实为辨证要点。

【使用注意】本方为泻下峻剂，凡气虚阴亏、燥结不甚者，以及年老、体弱等均应慎用；孕妇禁用；注意中病即止，以免耗损正气。

【附方】

（1）小承气汤（《伤寒论》）　大黄（酒洗，四两）12g，厚朴（去皮，炙，二两）6g，枳实（炙，大者三枚）9g，以水四升，煮取一升二合，去滓，分温二服。初服汤当更衣，不尔者尽饮之，若更衣者，勿服之。功用：轻下热结。主治：阳明腑实轻证。谵语、潮热，大便秘结，胸腹痞满，舌苔老黄，脉滑而疾。

（2）调胃承气汤（《伤寒论》）　大黄（清酒洗，四两）12g，甘草（炙，二两）6g，芒硝（半升）12g，以水三升，煮二物至一升，去滓，内芒硝，更上微火一、二沸，温顿服之，以调胃气。功用：缓下热结，泻热和胃。主治：阳明腑实证，腹胀满，大便不通，蒸蒸发热，心烦，舌苔黄，脉滑数。

第二节　润 下 剂

润下剂能润燥滑肠，适用于肠燥便秘之证，或因肠胃燥热、津液不足，或因肾虚关门不利所致。常以润下药与寒下药，或温补肾阳、润肠通便药等组成方剂，代表方剂如麻子仁丸、济川煎等。

麻子仁丸（脾约丸）

《伤寒论》

【组成】麻子仁（二升）500g，芍药（半斤）250g，枳实（炙，半斤）250g，大黄（去皮，一斤）500g，厚朴（炙，去皮一尺）250g，杏仁（去皮尖，熬，别作脂一升）250g。

【用法】上六味，蜜和丸，如梧桐子大，饮服十丸，日三服，渐加，以知为度（现代用法：上药为末，炼蜜为丸，每次9g，每日1～2次，温开水送服。亦可按原方用量比例酌减，改汤剂煎服）。

【功用主治】润肠泄热，行气通便。胃肠燥热，脾约便秘证。大便干结，小便频数。

【方解】

	药　物	功　效
君	麻子仁	润肠通便
臣	杏仁、白芍	①降气润肠；②养阴和里
佐	大黄、枳实、厚朴	行气导滞，泄热通便
使	蜜	润燥滑肠

【辨证要点】本方为治疗胃肠燥热，脾津不足之“脾约”证的常用方，又是润下法的代表方。临床应用以大便秘结，小便频数，舌苔微黄少津为辨证要点。

【使用注意】本方虽为润肠缓下之剂，但含有攻下破滞之品，故年老体虚，津亏血少者，不宜常服，孕妇慎用。本方为丸剂，而且只服10小丸，依次渐加，均意在缓下，润肠通便。

济川煎

《景岳全书》

【组成】当归（三至五钱）9~15g，牛膝（二钱）6g，肉苁蓉酒（洗去咸，二至三钱）6~9g，泽泻（一钱半）4.5g，升麻（五分至七分或一钱）1.5~3g，枳壳（一钱）3g。

【用法】水一盅半，煎七分，食前服（现代用法：作汤剂，水煎服）。

【功用主治】温肾益精，润肠通便。肾阳虚弱，精津不足证。大便秘结，小便清长，腰膝酸软，头目眩晕，舌淡苔白，脉沉迟。

【方解】

	药　物	功　效
君	肉苁蓉	①温肾益精；②暖腰润肠
臣	当归、牛膝	①养血补肾；②润肠通便
佐	枳壳	下气宽肠助通便
	泽泻	渗利小便，泄肾浊
使	升麻	升清降浊

【辨证要点】本方为温润通便，治疗肾虚便秘的常用方。临床应用以大便秘结，小便清长，腰膝酸软，舌淡苔白，脉沉迟为辨证要点。

【使用注意】凡热邪伤津及阴虚者忌用。《景岳全书》方后加减法提出“如气虚者，但加人参无碍；如有火加黄芩；若肾虚加熟地”；“虚甚者，枳壳不必用”，皆可供临床参考。《景岳全书》卷五十一“便秘有不得不通者，凡伤寒杂证等病，但属阳明实热可攻之类，皆宜以热结治法通而去之，若察其元气已虚，既不可泻而下焦胀闭，又通不宜缓者，但用济川煎主之，则无有不达”。

第三节　逐水剂

逐水剂适用于水饮壅盛于里的实证。通过攻逐水饮，使体内积水通过大小便排出，达到消除积水肿胀的目的。常用峻泻逐水药为主组成，代表方剂如十枣汤等。

本类方剂作用峻猛，或有毒性，虚人慎用。

十枣汤

《伤寒论》

【组成】芫花（熬）、甘遂、大戟各等分。

【用法】三味等分，分别捣为散。以水一升半，先煮大枣肥者十枚，取八合去滓，内药末。强人服一钱匕，羸人服半钱，温服之，平旦服。若下后病不除者，明日更服，加半钱，得快下利后，糜粥自养（现代用法：上3味等分为末，或装入胶囊，每服0.5～1g，每日1次，以大枣10枚煎汤送服，清晨空腹服。得快下利后，糜粥自养）。

【功用主治】攻逐水饮。悬饮：咳唾胸胁引痛，心下痞硬胀满，干呕短气，头痛目眩，或胸背掣痛不得息，舌苔滑，脉沉弦。水肿：一身悉肿，尤以身半以下为重，腹胀喘满，二便不利。

【方解】

	药　物	功　效
君	甘遂	泄经隧之水
臣	大戟	泄脏腑水湿
	芫花	消胸胁伏饮痰癖
佐	大枣	益气护胃，缓和药性

【辨证要点】本方为泻下逐水的代表方，又是治疗悬饮及阳水实证的常用方。临床应用以咳唾胸胁引痛，或水肿腹胀，二便不利，脉沉弦为辨证要点。

【使用注意】本方作用峻猛，只可暂用，不宜久服。使用时应注意以下用法：一是三药为散，大枣煎汤送服；二是清晨空腹服用，从小量开始，以免量大伤正，若服后下少，次日稍加量；三是服药得快利后，宜食糜粥以保养脾胃；四是年老体弱者慎用。用时需观察药后反应，泻后若精神胃纳俱好，而水饮未尽去者，可再投本方；若泻后精神疲乏，食欲减退，则宜暂停攻逐；若患者体虚邪实，又非攻不可者，可用本方与健脾补益剂交替使用，或先攻后补，或先补后攻。孕妇忌服。

第四节　攻补兼施剂

攻补兼施剂，适用于里实正虚而大便秘结者，常见里实便秘而兼气血两虚或阴液大亏之证。常用泻下药与补气血、养阴液等药组成，使攻不伤正，补不助邪，代表方剂有增液承气汤、新加黄龙汤等。

增液承气汤

《温病条辨》

【组成】玄参（一两）30g，麦冬（八钱，连心）24g，细生地（八钱）24g，大黄（三钱）9g，芒硝（一钱五分）4.5g。

【用法】水八杯，煮取二杯，先服一杯，不知，再服。

【功用主治】滋阴增液，泄热通便。阳明温病，热结阴亏证。大便燥结不行，下之不通者。

【方解】

	药　物	功　效
君	玄参、生地、麦冬	①滋阴增液；②润燥通便
臣	大黄、芒硝	①软坚润燥；②泄热通下

【辨证要点】本方主要用于阳明温病热结阴亏的便秘证。临床应用以大便燥结不行，口干，舌干红，脉细数为辨证要点。

【使用注意】气虚便秘者不可用之。

新加黄龙汤

《温病条辨》

【组成】细生地（五钱）15g，生甘草（二两）6g，人参另煎（一钱五分）4.5g，生大黄（三钱）9g，芒硝（一钱）3g，元参（五钱）15g，麦冬（连心，五钱）15g，当归（一钱五分）4.5g，海参（洗，二条）2条，姜汁（六匙）。

【用法】以水八杯，煮取三杯。先用一杯，冲参汁五分，姜汁二匙，顿服之。如腹中有响声，或转矢气者，为欲便也，候一二时不便，再如前法服一杯，候二十四刻，不便，再服第三杯。如服一杯，即得便，止后服，酌服益胃汤（沙参、麦冬、冰糖、细生地、玉竹）一剂。余参或可加入。

【功用主治】攻下燥结，补益气阴。热结里实，气阴不足证。大便秘结，腹中胀满而硬，神疲少气，口干咽燥，唇裂齿焦，舌苔焦黄或焦黑燥烈，脉虚。

【方解】

	药　物	功　效
君	大黄、芒硝	①泻热通便；②软坚润燥
臣	玄参、生地、麦冬、海参	①滋阴增液；②润下祛邪
佐	人参、当归	补气益血
	姜汁	①防呕逆拒药；②保护胃气
使	甘草	养胃安中

【辨证要点】本方为攻补兼施的代表方，又是治疗热结里实兼气阴不足证的常用方。临床应用以大便秘结，腹中胀满而硬，神疲少气，口干咽燥，唇裂齿焦，舌苔焦黄或焦黑燥烈，脉虚为辨证要点。

【使用注意】《温病条辨》中焦篇第十七条：阳明温病，下之不通，其证有五：应下失下，正虚不能运药，不运药者死，新加黄龙汤主之……阳明温病，应下失下，热结耗气伤阴，乃至邪实而正虚。攻补兼施之法，不能一味以补药加攻药，以新加黄龙汤扶正祛邪并举，是以攻补兼施法中求生机。

【附方】黄龙汤（《伤寒六书》）生大黄9g，芒硝12g，枳实6g，厚朴3g，当归9g，人参6g，甘草3g（原书未著用量）。水两盅，姜三片，枣两枚，煎之后，再入桔梗煎一沸，热服为度（现代用法：上药加桔梗3g，生姜3片，大枣2枚水煎，芒硝溶服）。功用：攻下通便，补气养血。主治：阳明腑实，气血不足证。自利清水，色纯青，或大便秘结，脘腹胀满，腹痛拒按，身热口渴，神疲少气，谵语，甚则循衣摸床，撮空理线，神昏肢厥，舌苔焦黄或焦黑，脉虚。

第八章 和解剂

凡采用调和的方法来解除病邪，用于少阳半表半里，肝脾功能失调，肠胃不和等证的方剂，统称为和解剂。属“八法”中“和”法的范围。

本类方剂包括和解少阳、调和肝脾、调和肠胃等。

和解剂作用较平稳，若邪不在半表半里，或虚实各有所急者，不宜使用，以免贻误病情或引邪深入，或变生他证。

第一节 和解少阳剂

和解少阳剂适用于邪在少阳半表半里，症见往来寒热、胸胁苦满、心烦喜呕、默默不欲饮食，以及口苦、咽干、目眩等。常用柴胡或青蒿与黄芩相配为主，代表方剂如小柴胡汤、蒿芩清胆汤等。

小柴胡汤

《伤寒论》

【组成】柴胡（半斤）24g，黄芩（三两）9g，人参（三两）9g，甘草（炙，三两）9g，半夏（洗，半升）9g，生姜（切，三两）9g，大枣（擘，十二枚）4枚。

【用法】上七味，以水一斗二升，煮取六升，去滓，再煎，取三升，温服一升，日三服（现代用法：水煎服）。

【功用主治】和解少阳。伤寒少阳证：往来寒热，胸胁苦满，默默不欲饮食，心烦喜呕，口苦，咽干，目眩，舌苔薄白，脉弦者。热入血室证：妇人伤寒，经水适断，寒热发作有时。黄疸、疟疾以及内伤杂病而见少阳证者。

【方解】

	药物	功效
君	柴胡	①疏解少阳之邪；②清透少阳邪热
臣	黄芩	清泄少阳之热
佐	半夏、生姜	和胃降逆
	人参、大枣	①益气健脾；②扶正祛邪
使	甘草	①调和诸药；②和中扶正

【辨证要点】本方为治疗伤寒少阳证的基础方，又是和解少阳法的代表方。临床应用以往来寒热，胸胁苦满，默默不欲饮食，心烦喜呕，口苦，咽干，苔白，脉弦为辨证要点。《伤寒论》云："伤寒中风，有柴胡证，但见一证便是，不必悉具。"

【使用注意】柴胡重用，柴胡大于人参、甘草一倍以上。因方中柴胡升散，芩、夏性燥，故对阴虚血少者禁用。

蒿芩清胆汤

《重订通俗伤寒论》

【组成】青蒿（钱半至二钱）4.5～6g，淡竹茹（三钱）9g，仙半夏（钱半）4.5g，赤茯苓（三钱）9g，青子芩（钱半至三钱）4.5g～9g，生枳壳（钱半）4.5g，陈广皮（钱半）4.5g，碧玉散（滑石、甘草、青黛包，三钱）9g。

【用法】原方未著用法（现代用法：水煎服）。

【功用】清胆利湿，和胃化痰。少阳湿热证。寒热如疟，寒轻热重，口苦膈闷，吐酸苦水，或呕黄涎而黏，甚则干呕呃逆，胸胁胀疼，小便黄少，舌红苔白腻，间现杂色，脉数而右滑左弦者。

【方解】

	药　物	功　效
君	青蒿、黄芩	①清少阳邪热；②透邪外出
臣	竹茹、枳壳	①清热降逆；②宽中消痞
	半夏、陈皮、茯苓	①理气和胃；②燥湿化痰
佐使	滑石、青黛、甘草	清热利湿

【辨证要点】本方为治疗少阳湿热证的代表方。临床应用以寒热如疟，寒轻热重，胸胁胀疼，吐酸苦水，舌红苔腻，脉弦滑数为辨证要点。

【使用注意】实热证不可用之。

第二节　调和肝脾剂

调和肝脾剂，适用于肝气郁结，横逆犯脾，或脾虚不运，肝失疏泄而致胸闷胁痛，脘腹胀痛，不思饮食，大便泄泻，甚则往来寒热等肝脾失和之证。常用理气舒肝，或养血和血药与健脾助运药等配伍组成，代表方剂如四逆散、逍遥散等。

四 逆 散

《伤寒论》

【组成】甘草（炙）、枳实（破，水渍，炙干）、柴胡、芍药（各十分）各6g。

【用法】上四味，捣筛，白饮和服方寸匕，日三服（现代用法：水煎服）。

【功用主治】透邪解郁，疏肝理脾。阳郁厥逆证：手足不温，或腹痛，或泄利下重，脉弦。肝脾气郁证：胁肋胀闷，脘腹疼痛，脉弦。

【方解】

	药　物	功　效
君	柴胡	①疏肝解郁；②透邪外出
臣	白芍	①养血益阴；②敛阴柔肝
佐	枳实	①理气解郁；②泄热破结
使	甘草	①调和诸药；②益脾和中

【辨证要点】本方原治阳郁厥逆证，后世多用作疏肝理脾的基础方。临床应用以手足不温，或胁肋、脘腹疼痛，脉弦为辨证要点。

【使用注意】本方所治四逆为外邪传经入里，气机为之郁遏，不得疏泄导致阳气内郁，不能达于四末，而见手足不温，与阳衰阴盛的四肢厥逆有本质区别。阳衰阴盛之四肢厥逆不宜使用本方。

痛泻要方

《丹溪心法》

【组成】白术（炒，三两）90g，白芍药（炒，二两）60g，陈皮（炒，一两五钱）45g，防风（一两）30g。

【用法】上细切，分作八服，水煎或丸服（现代用法：作汤剂，水煎服，用量按原方比例酌减）。

【功用主治】补脾柔肝，祛湿止泻。脾虚肝旺之痛泻。肠鸣腹痛，大便泄泻，泻必腹痛，泻后痛缓，舌苔薄白，脉两关不调，左弦而右缓者。

【方解】

	药　物	功　效
君	白术	健脾祛湿以治土虚
臣	白芍	①柔肝缓急止痛；②与白术相配调和肝脾
佐	陈皮	理气化湿醒脾和胃
佐使	防风	散肝疏脾

【辨证要点】本方为治肝脾不和之痛泻的常用方。临床应用以肠鸣腹痛，大便泄泻，泻必腹痛，泻后痛缓，脉左弦而右缓为辨证要点。

【使用注意】本方适应证的特点是肝旺脾虚证，实热泄泻不宜使用。

逍遥散

《太平惠民和剂局方》

【组成】柴胡（去苗）、当归（去苗，微炒）、白芍、白术、茯苓（去皮，白者各一两）30g、甘草（微炙赤，五枚）10g。

【用法】上为粗末，每服二钱（6~9g），水一大碗，烧生姜一块切破，薄荷少许，同煎至七分，去滓热服，不拘时候（现代用法：参照原方比例，酌定用量，作汤剂煎服。亦有丸剂，每日两次，每次6~9g）。

【功用主治】疏肝解郁，健脾养血。肝郁血虚脾弱证。两胁作痛，神疲食少，或月经不调，乳房作胀，舌淡红，脉弦而虚。

【方解】

	药　　物	功　　效
君	柴胡	疏肝理气
臣	白芍、当归	养血调肝
佐	白术、茯苓	健脾化湿
	煨生姜	温胃和中
使	薄荷	疏肝清肝
	甘草	①健脾补中；②调和诸药

【辨证要点】本方为调和肝脾的常用方、代表方。临床应用以胁痛、神疲食少或月经不调，乳房作胀，舌淡红，脉弦而虚为辨证要点。

【使用注意】方中薄荷、煨姜宜少用。

第三节　调和肠胃剂

调和肠胃剂，适用于邪犯肠胃，寒热夹杂，升降失常而致，症见心下痞满，恶心呕吐，肠鸣下利等。常用干姜、黄芩、黄连、半夏等辛开苦降药为主，配以人参、甘草补气和中组成方剂，代表方剂如半夏泻心汤。

半夏泻心汤

《伤寒论》

【组成】半夏（半升）12g，黄芩、干姜、人参（各三两）各9g，黄连（一两）3g，大枣（擘，十二枚）4枚，甘草（炙，三两）9g。

【用法】上七味，以水一斗，煮取六升，去滓，再煎，取三升，温服一升，日三服（现代用法：水煎服）。

【功用主治】寒热平调，消痞散结。寒热错杂之痞证。心下痞，但满而不痛，或呕吐，肠鸣下利，舌苔腻而微黄。

【方解】

	药　物	功　效
君	半夏	①散结除痞；②降逆止呕
臣	干姜	温中散寒
佐	黄芩、黄连	泄热开痞
	人参、大枣	健脾益气
使	甘草	①调和诸药；②补脾和中

【辨证要点】本方为治疗中气虚弱，寒热错杂，升降失常而致肠胃不和的常用方；又是体现调和寒热，辛开苦降治法的代表方。临床应用以心下痞满，呕吐下利，苔腻微黄为辨证要点。

【使用注意】本方主治虚实互见之证，若因单纯气滞或食积所致的心下痞满，不宜使用。

第九章　清热剂

凡以清热药为主组成，具有清热、泻火、凉血、解毒、滋阴透热等作用的方剂，统称为清热剂。属于“八法”中“清”法的范围。

本类方剂分为清气分热，清营凉血，清热解毒，清脏腑热，清虚热等类型。分别适用于里热证在气分、血分、脏腑及热毒证、虚热证等。清热剂一般用于表证已解，里热正盛，尚未结实之证。这里指的清热剂应用原则，如果表邪未解，热已入里或热结成实者，当表里双解，或攻下热实。应用时还需辨别里热的部位，权衡热势之轻重。注意热邪炽盛而拒药者，可用反佐药物。

第一节　清气分热剂

清气分热的方剂，具有清热除烦，生津止渴作用，适用于热在气分，热盛伤津，或气阴两伤之证。症见壮热口渴、大汗、脉洪大等；或热病后余热未清，气阴两伤，症见身热多汗，心烦，口干舌红等。常用辛甘大寒药与清热生津药等配伍，代表方剂如白虎汤、竹叶石膏汤等。

白虎汤

《伤寒论》

【组成】石膏（碎，一斤）50g，知母（六两）18g，甘草（二两，炙）6g，粳米（六合）9g。

【用法】上四味，以水一斗，煮至米熟汤成，去滓，温服一升，日三服。

【功用主治】清热生津。气分热盛证。壮热面赤，烦渴引饮，汗出恶热，脉洪大有力。

【方解】

	药　物	功　效
君	石膏	①清解肺胃；②透热出表
臣	知母	①助石膏清热；②养阴生津
佐使	粳米、甘草	①益胃生津；②调和诸药

【辨证要点】本方为治阳明气分热盛证的基础方。临床应用以身大热，汗大出，口大

渴，脉洪大为辨证要点。

【使用注意】表证未解的无汗发热，口不渴者；脉见浮细或沉者；血虚发热，脉洪不胜重按者；真寒假热的阴盛格阳证等均不可误用。

竹叶石膏汤

《伤寒论》

【组成】竹叶（二把）6g，石膏（一斤）50g，半夏（洗，半升）9g，麦门冬（去心，一升）20g，人参（二两）6g，甘草（炙，二两）6g，粳米（半升）10g。

【用法】上七味，以水一斗，煮取六升，去滓，内粳米，煮米熟，汤成去米，温服一升，日三服。

【功用主治】清热生津，益气和胃。伤寒、温病、暑病余热未清，气津两伤证。身热多汗，心胸烦闷，气逆欲呕，口干喜饮，或虚烦不寐，舌红苔少，脉虚数。

【方解】

	药　物	功　效
君	竹叶、石膏	①清透余热；②除烦止渴
臣	人参、麦冬	益气养阴生津
佐	半夏	降逆和胃
使	粳米、甘草	益胃和脾

【辨证要点】本方为治疗热病后期，余热未清，气阴耗伤的常用方。临床应用以身热多汗，气逆欲呕，烦渴喜饮，舌红少津，脉虚数为辨证要点。

【使用注意】本方清凉质润，如内有痰湿，或阳虚发热，均应忌用。

第二节　清营凉血剂

清营凉血剂具有清营透热，凉血散瘀，清热解毒的作用。适用于邪热传营，热入血分之证。入营者症见身热夜甚，神烦少寐，时有谵语，或外布隐隐斑疹等；入血者症见发斑，出血，谵语如狂，舌绛起刺等。入营、入血常以清营凉血为主，配用透热转气及凉血散瘀之品，代表方剂如清营之清营汤、凉血之犀角地黄汤等。

清营汤

《温病条辨》

【组成】犀角（水牛角代）30g，生地黄（五钱）15g，元参（三钱）9g，竹叶心（一钱）3g，麦冬（三钱）9g，丹参（二钱）6g，黄连（一钱五分）5g，银花（三钱）9g，连翘（连心用，二钱）6g。

【用法】上药，水八杯，煮取三杯，日三服（现代用法：作汤剂，水牛角镑片先煎，后下余药）。

【功用主治】清营解毒，透热养阴。热入营分证。身热夜甚，神烦少寐，时有谵语，目常喜开或喜闭，口渴或不渴，斑疹隐隐，脉细数，舌绛而干。

【方解】

	药　物	功　效
君	犀角	清营解毒
臣	生地、麦冬、玄参	①清营凉血；②养阴保津
佐	银花、连翘、竹叶、黄连	①清热解毒；②透热转气
	丹参	①清热凉血；②活血散瘀

【辨证要点】本方为治疗热邪初入营分证的常用方。临床应用以身热夜甚，神烦少寐，斑疹隐隐，舌绛而干，脉数为辨证要点。

【使用注意】使用本方应注意舌诊，原著说“舌白滑者，不可与也”，并在该条自注中说：“舌白滑，不惟热重，湿亦重矣，湿重忌柔润药。”以防滋腻而助湿留邪。

犀角地黄汤（芍药地黄汤）

《小品方》，录自《外台秘要》

【组成】犀角（水牛角代，一两）30g，生地黄（半斤）24g，芍药（三分）12g，牡丹皮（一两）9g。

【用法】上药四味，㕮咀，以水九升，煮取三升，分三服（现代用法：作汤剂，水煎服，水牛角镑片先煎，余药后下）。

【功用主治】清热解毒，凉血散瘀。热入血分证。热扰心神，身热谵语，舌绛起刺，脉细数。热伤血络，斑色紫黑、吐血、衄血、便血、尿血等，舌红绛，脉数。蓄血瘀热，喜忘如狂，漱水不欲咽，大便色黑易解等。

【方解】

	药　物	功　效
君	犀角	①清热解毒；②凉血止血
臣	生地	①凉血止血；②滋阴生津
佐	丹皮、赤芍	①清热凉血；②活血散瘀

【辨证要点】本方是治疗温热病热入血分证的常用方。临床应用以各种失血，斑色紫黑，神昏谵语，身热舌绛为辨证要点。

【使用注意】本方寒凉清滋，对于阳虚失血，脾胃虚弱者忌用。

第三节 清热解毒剂

清热解毒剂具有清热、泻火、解毒的作用，是针对热毒的特点而设，适应证包括外科疮疡肿毒及三焦火热炽盛，症见胸膈烦热，咽痛吐衄，以及疫毒发于头面，症见头面红肿疼痛，咽喉不利等。常以清热泻火解毒药为主组成，代表方剂如黄连解毒汤、普济消毒饮等。

黄连解毒汤

方出《肘后备急方》，名见《外台秘要》引崔氏方

【组成】黄连（三两）9g，黄芩、黄柏（各二两）各6g，栀子（擘，十四枚）9g。

【用法】上四味切，以水六升，煮取二升，分二服（现代用法：水煎服）。

【功用主治】泻火解毒。三焦火毒证。大热烦躁，口燥咽干，错语不眠；或热病吐血、衄血；或热甚发斑，或身热下利，或湿热黄疸；或外科痈疡疔毒，小便黄赤，舌红苔黄，脉数有力。

【方解】

	药　物	功　效
君	黄连	①清泻心火；②泻中焦之火
臣	黄芩	清上焦之火
佐	黄柏	泻下焦之火
	栀子	①清泻三焦之火；②导热下行

【辨证要点】本方为苦寒直折，清热解毒的基础方。临床应用以大热烦躁，口燥咽干，舌红苔黄，脉数有力为辨证要点。

【使用注意】本方为大苦大寒之剂，久服或过量易伤脾胃，非火盛者不宜使用。

普济消毒饮

《东垣试效方》

【组成】黄芩（酒炒）、黄连（酒炒，各五钱）15g，陈皮（去白）、甘草（生用）、玄参、柴胡、桔梗（各二钱）各6g，连翘、板蓝根、马勃、牛蒡子、薄荷（各一钱）各3g，僵蚕、升麻（各七分）各2g。

【用法】上药为末，汤调，时时服之，或蜜拌为丸，噙化（现代用法：水煎服）。

【功用主治】清热解毒，疏风散邪。大头瘟。恶寒发热，头面红肿焮痛，目不能开，咽喉不利，舌燥口渴，舌红苔白兼黄，脉浮数有力。

【方解】

	药　物	功　效
君	黄连、黄芩	清泻上焦热毒
臣	牛蒡子、连翘、薄荷、僵蚕	疏散头面风热
佐	玄参、马勃、板蓝根	清热解毒
	桔梗、甘草	清利咽喉
	陈皮	理气疏壅，散邪热郁结
使	升麻、柴胡	①引药上行；②散火解毒

【辨证要点】本方为治疗大头瘟的常用方剂。临床应用似头面红肿焮痛，恶寒发热，舌红苔白兼黄，脉浮数为辨证要点。

【使用注意】虚寒体质者慎用。

第四节　清脏腑热剂

清脏腑热剂，具有清解脏腑邪热的作用，适用于不同脏腑邪热偏盛而产生的火热证候，根据所属脏腑火热证候不同，分别使用不同的清热方剂。代表方剂如导赤散、龙胆泻肝汤、清胃散、白头翁汤等。

导 赤 散

《小儿药证直诀》

【组成】生地黄、木通、生甘草梢（各等分）各6g。

【用法】上药为末，每服三钱（9g），水一盏，入竹叶同煎至五分，食后温服（现代用法：水煎服，用量按原方比例酌情增减）。

【功用主治】清心利水养阴。心经火热证。心胸烦热，面赤，口渴意欲饮冷，以及口舌生疮；或心热移于小肠，小便赤涩刺痛，舌红，脉数。

【方解】

	药　物	功　效
君	生地	①凉血滋阴；②清泻心火
臣	木通	利水通淋
佐	竹叶	①清心除烦；②导热下行
	生甘草梢	①清热止痛；②调和诸药

【辨证要点】本方为治心经火热证的常用方，又是体现清热利水养阴治法的基础方。临床应用以心胸烦热，口渴，口舌生疮或小便赤涩，舌红脉数为辨证要点。

【使用注意】方中木通苦寒，目前用通草代替，生地阴柔寒凉，故脾胃虚弱者慎用。

龙胆泻肝汤

《医方集解》

【组成】龙胆草（酒炒）6g，黄芩（炒）9g，栀子（酒炒）9g，泽泻12g，木通6g，当归（酒炒）3g，生地黄（酒炒）9g，柴胡6g，生甘草6g，车前子9g（原书无用量）。

【用法】水煎服，亦可制成丸剂，每服6～9g，日2次，温开水送下。

【功用主治】清泻肝胆实火，清利肝经湿热。肝胆实火上炎证：头痛目赤，胁痛，口苦，耳聋，耳肿，舌红苔黄，脉弦数有力。肝经湿热下注证：阴肿，阴痒，筋痿，小便淋浊，或妇女带下黄臭等，舌红苔黄腻，脉弦数有力。

【方解】

	药　物	功　效
君	龙胆草	①清泻肝胆实火；②利肝经湿热
臣	黄芩、栀子	清热泻火利湿
佐	泽泻、木通、车前子	利水除湿导热下行
	当归、生地	①养血清热；②滋阴和血
佐使	柴胡	①疏畅肝胆之气；②引药归经
	甘草	调和诸药，护胃安中

【辨证要点】本方为治肝胆实火上炎，湿热下注的常用方。临床应用以口苦溺赤，舌红苔黄，脉弦数有力为辨证要点。

【使用注意】方中药多苦寒，易伤脾胃，故对脾胃虚寒和阴虚阳亢之证，不宜使用。

清胃散

《脾胃论》

【组成】生地黄、当归身（各三分）各6g，牡丹皮（半钱）9g，黄连（六分）6g，升麻（一钱，夏月倍之）9g。

【用法】上药为细末，都作一服，水一盏半，煎至七分，去滓，放冷服之（现代用法：作汤剂，水煎服）。

【功用主治】清胃凉血。胃火牙痛。牙痛牵引头疼，面颊发热，其齿喜冷恶热，或牙宣出血，或牙龈红肿溃烂，或唇舌腮颊肿痛，口气热臭，口干舌燥，舌红苔黄，脉滑数。

【方解】

	药　物	功　效
君	黄连	清胃泻火解毒
臣	生地、丹皮	凉血滋阴，清热散瘀
佐	当归	养血和血，消肿止痛
使	升麻	①散火解毒；②引药归经

【辨证要点】本方为治胃火牙痛的常用方，凡胃热证或血热火郁者均可使用。临床应用以牙痛牵引头痛，口气热臭，舌红苔黄，脉滑数为辨证要点。

【使用注意】牙痛属风寒及肾阴不足虚火上炎者不宜。

白头翁汤

《伤寒论》

【组成】白头翁（二两）15g，黄柏（三两）12g，黄连（三两）6g，秦皮（三两）12g。

【用法】上药四味，以水七升，煮取二升，去滓，温服一升，不愈再服一升（现代用法：水煎服）。

【功用主治】清热解毒，凉血止痢。热毒痢疾。腹痛，里急后重，肛门灼热，下痢脓血，赤多白少，渴欲饮水，舌红苔黄，脉弦数。

【方解】

	药　物	功　效
君	白头翁	清热解毒，凉血止痢
臣	黄连、黄柏	清热解毒，燥湿止痢
佐使	秦皮	清热解毒，收涩止痢

【辨证要点】　本方为治疗热毒血痢之常用方。临床应用以下痢赤多白少，腹痛，里急后重，舌红苔黄，脉弦数为辨证治要点。

【使用注意】虚寒痢不宜使用。

第五节　清虚热剂

清虚热剂具有养阴透热，清热除蒸的作用。适用于热病后期，余热未尽，阴液已伤之证，症见暮热朝凉，舌红少苔，或阴虚内热，骨蒸潮热的虚热证。常用滋阴清热与清透伏热的药物配合组方，代表方剂如青蒿鳖甲汤。

青蒿鳖甲汤

《温病条辨》

【组成】青蒿（二钱）6g，鳖甲（五钱）15g，细生地（四钱）12g，知母（二钱）6g，丹皮（三钱）9g。

【用法】水五杯，煮取二杯，日再服（现代用法：水煎服）。

【功用主治】养阴透热。温病后期，邪伏阴分证。夜热早凉，热退无汗，舌红苔少，脉细数。

【方解】

	药　物	功　效
君	青蒿、鳖甲	滋阴清热，内清外透
臣	生地	滋阴凉血
	知母	滋阴清热
佐	丹皮	①凉血散瘀；②助青蒿清透阴分伏热

【辨证要点】本方适用于温热病后期，余热未尽而阴液不足之虚热证。临床应用以夜热早凉，热退无汗，舌红少苔，脉细数为辨证要点。

【使用注意】阴虚欲作动风者不宜使用。

第十章　祛暑剂

凡以祛暑药为主要组成，具有祛除暑邪的作用，用以治疗暑病的一类方剂，统称为祛暑剂。

暑邪致病除有明显的季节性外，还有以下特点：暑气通于心，暑热易伤气，故暑病一般发热较高，并见口渴、心烦、汗多等津气两伤之证。暑病每多夹湿；暑病又多兼表寒。祛暑剂相应分为祛暑解表剂、祛暑利湿剂和清暑益气剂。

第一节　祛暑解表剂

祛暑解表剂，适用于暑气内伏，兼外感风寒，症见恶寒发热，无汗头痛，心烦口渴等。常用祛暑药配解表药香薷为主组成，代表方剂如新加香薷饮。

新加香薷饮

《温病条辨》

【组成】香薷（二钱）6g，银花（三钱）9g，鲜扁豆花（三钱）9g，厚朴（二钱）9g，连翘（二钱）6g。

【用法】水五杯，煮取二杯，先服一杯，得汗，止后服，不汗再服，服尽不汗，再作服。

【功用主治】祛暑解表，清热化湿。暑温初起，复感于寒证。发热，头重身痛，恶寒，无汗，口渴面赤，胸闷不舒，舌苔白腻，脉浮而数者。

【方解】

	药　物	功　效
君	香薷	①解表散寒；②祛暑化湿
臣	扁豆花	①健脾和中；②化湿消暑
	银花、连翘	清透暑热
佐	厚朴	化湿除满

【辨证要点】本方是夏月乘凉饮冷，外感风寒，内伤湿滞的常用方。临床应用以恶寒发热头痛，无汗，口渴面赤，苔白腻，脉浮而数为辨证要点。

【使用注意】本方药性偏凉，伤暑无热者，则不宜使用。

第二节 清暑益气剂

清暑益气剂，适用于暑热伤气，津液受灼，症见身热烦渴，倦怠少气，汗多脉虚等。常用清暑之品与益气养阴药为主组成，代表方剂如清暑益气汤。

清暑益气汤

《温热经纬》

【组成】西洋参5g，石斛15g，麦冬9g，黄连3g，竹叶6g，荷梗15g，知母6g，甘草3g，粳米15g，西瓜翠衣30g（原书未著用量）。

【用法】水煎服。

【功用主治】清暑益气，养阴生津。暑热气津两伤证。身热汗多，口渴心烦，小便短赤，体倦少气，精神不振，脉虚数。

【方解】

	药　物	功　效
君	西瓜翠衣	①发散风寒；②宣肺平喘
	西洋参	益气生津
臣	石斛、麦冬	养阴生津
	荷梗	解暑清热
佐	黄连	清热除烦
	知母	泻火滋阴
	竹叶	清热除烦
使	甘草、粳米	①益胃和中；②调和诸药

【辨证要点】本方用于夏月伤暑，气阴两伤之证。临床应用以体倦少气，口渴汗多，脉虚数为辨证要点。

【使用注意】本方因有滋腻之品，故暑病夹湿者不宜使用。

第三节 祛暑利湿剂

祛暑利湿剂，适用于暑邪夹湿证，症见身热烦渴，胸脘痞闷，小便不利等。常用滑石、茯苓等配伍组成，代表方剂如桂苓甘露饮、六一散等。

桂苓甘露饮

《宣明论方》

【组成】 茯苓（一两）30g，甘草（二两）6g，白术（炙，半两）15g，泽泻（一两）30g，官桂（二两）15g，石膏（二两）60g，寒水石（二两）60g，滑石（四两）120g，猪苓（半两）15g。

【用法】 为末，每服三钱，温汤调，新汲水亦得，生姜汤尤良。小儿每服一钱，用如上法（现代用法：按原方用量比例酌减，改汤剂服）。

【功用】 祛暑清热，化气利湿。

【主治】 中暑受湿证。发热头痛，烦渴引饮，小便不利，以及霍乱吐下。

【方解】

	药　物	功　效
君	滑石、甘草	祛暑利湿
臣	石膏、寒水石	清解暑热
佐	猪苓、茯苓、泽泻	利水祛湿
使	白术	健运中气
	官桂	温助化气

【辨证要点】 本方适用于中暑受湿之证。临床应用以发热头痛烦渴，小便不利为辨证要点。

六 一 散

《伤寒直格》

【组成】 滑石（六两）180g，甘草（一两）30g。

【用法】 为细末，每服三钱，蜜多许，温水调下，或无蜜亦可，每日三服，或欲冷饮者，新井泉调下亦得，解利发汗，煎葱白、豆豉汤下，每服一盏，葱白五寸，豆豉五十粒，煮取汁七分服（现代用法：为细末，每服9~18g，包煎，或温开水调下，日2~3服；亦常加入其他方药中煎服）。

【功用】 祛暑利湿。

【主治】 感受暑湿。身热烦渴，小便不利，或泄泻。

【方解】

	药　物	功　效
君	滑石	①清热利小便；②祛暑湿
佐使	甘草	①清热和中；②配滑石利湿而不伤津

【辨证要点】 本方是祛暑利湿常用方，临床应用以身热烦渴，小便不利为辨证要点。

第十一章 温里剂

凡以温热药为主组成，具有温里助阳、散寒通脉作用，能除脏腑经络间寒邪，用于治疗里寒证的方剂，统称为温里剂。属“八法”中“温”法的范围。

本类方剂分为温中祛寒、回阳救逆、温经散寒三大类。

本类方剂多由辛温燥热之品组成，临证运用，首先要辨别寒热真假，真热假寒证禁用本类方剂。其次，如病人素有阴虚、失血之证，不可过剂，以免伤阴动血。再者，用温里剂治疗里寒证，须中病即止。

第一节 温中祛寒剂

温中祛寒剂，适用于中焦虚寒，症见脘腹胀满，肢体倦怠，手足不温，或吞酸吐涎，恶心呕吐，或腹痛下利，不思饮食，口淡不渴，舌苔白滑，脉沉细或沉迟等。常由温中健脾、补气药组成，代表方剂如理中丸、吴茱萸汤、小建中汤等。

理中丸

《伤寒论》

【组成】人参、干姜、甘草（炙）、白术（各三两）各90g。

【用法】上四味，捣筛，蜜和为丸，如鸡子黄许大（9g）。以沸汤数合，和一丸，研碎，温服之，日三四服，夜二服。腹中未热，益至三四丸，然不及汤。汤法：以四物依两数切，用水八升，煮取三升，去滓，温服一升，日三服。服汤后，如食顷，饮热粥一升许，微自温，勿发揭衣被（现代用法：上药共研细末，炼蜜为丸，重9g，每次1丸，温开水送服，每日2~3次。或作汤剂，水煎服，用量按原方比例酌减）。

【功用】温中祛寒，补气健脾。

【主治】

1. 脾胃虚寒证。脘腹绵绵作痛，喜温喜按，呕吐，大便稀溏，脘痞食少，畏寒肢冷，口不渴，舌淡苔白润，脉沉细或沉迟无力。

2. 阳虚失血证。便血、吐血、衄血或崩漏等，血色暗淡，质清稀。

3. 脾胃虚寒所致的胸痹；或病后多涎唾；或小儿慢惊等。

【方解】

	药 物	功 效
君	干姜	温脾阳，祛寒邪，扶阳抑阴
臣	人参	补气健脾
佐	白术	健脾燥湿
使	甘草	①益气健脾；②缓急止痛；③调和药性

本方治病虽多，究其病机，总属中焦虚寒，可以异病同治。本方在《金匮要略》中作汤剂，称“人参汤”。

【辨证要点】本方是治疗中焦脾胃虚寒证的基础方。临床应用以脘腹绵绵作痛，呕吐便溏，畏寒肢冷，舌淡，苔白，脉沉细为辨证要点。

【使用注意】湿热内蕴中焦或脾胃阴虚者禁用。盖汤剂较丸剂作用力强而迅速，临床可视病情之缓急酌定使用剂型。

小建中汤

《伤寒论》

【组成】桂枝（去皮，三两）9g，甘草（炙，二两）6g，大枣（擘，十二枚）6 枚，芍药（六两）18g，生姜（切，三两）9g，胶饴（一升）30g。

【用法】上六味，以水七升，煮取三升，去渣，内饴，更上微火消解。温服一升，日三服（现代用法：水煎取汁，兑入饴糖，文火加热溶化，分两次温服）。

【功用】温中补虚，和里缓急。

【主治】中焦虚寒，肝脾不和证。腹中拘急疼痛，喜温喜按，神疲乏力，虚怯少气；或心中悸动，虚烦不宁，面色无华；或伴四肢酸楚，手足烦热，咽干口燥。舌淡苔白，脉细弦。

【方解】

	药 物	功 效
君	饴糖	①温补中焦；②缓急止痛
臣	桂枝	温阳气，祛寒邪
臣	白芍	①养阴和营，缓急止痛；②配桂枝辛甘化阳
佐	生姜、大枣	①温胃散寒；②健脾益气
使	甘草	①补脾益气；②缓急止痛；③调和诸药

本方诸药合用，温中补虚缓急之中，蕴有柔肝理脾，益阴和阳之意，用之可使中气强健，阴阳气血生化有源，故以“建中”名之。

【辨证要点】本方既是温中补虚，缓急止痛之剂，又为调和阴阳，柔肝理脾之常用方。临床应用以腹中拘急疼痛，喜温喜按，舌淡，脉细弦为辨证要点。

【使用注意】呕吐或中满者不宜使用；阴虚火旺之胃脘疼痛忌用。

吴茱萸汤

《伤寒论》

【组成】吴茱萸（洗，一升）9g，人参（三两）9g，生姜（切，六两）18g，大枣（擘，十二枚）4枚。

【用法】上四味，以水七升，煮取二升，去滓。温服七合，日三服（现代用法：水煎服）。

【功用】温中补虚，降逆止呕。

【主治】肝胃虚寒，浊阴上逆证。食后泛泛欲呕，或呕吐酸水，或干呕，或吐清涎冷沫，胸满脘痛，巅顶头痛，畏寒肢凉，甚则伴手足逆冷，大便泄泻，烦躁不宁，舌淡苔白滑，脉沉弦或迟。

【方解】

	药　物	功　效
君	吴茱萸	①温胃暖肝；②降逆止呕
臣	生姜	①温胃散寒；②和胃降逆
佐	人参	益气健脾
佐使	大枣	①补脾益气；②调和诸药

本方温中与降逆并施，寓补益于温降之中。

【辨证要点】本方是治疗肝胃虚寒，浊阴上逆的常用方。临床应用以食后欲吐，或巅顶头痛，干呕吐涎沫，畏寒肢凉，舌淡苔白滑，脉弦细而迟为辨证要点。

【使用注意】胃热呕吐，阴虚呕吐，或肝阳上亢之头痛均禁用本方。

第二节　回阳救逆剂

回阳救逆剂，适用于阳气虚衰，内外皆寒，甚至阴盛格阳等，症见四肢厥逆，恶寒蜷卧，呕吐腹痛，下利清谷，精神萎靡，脉沉细或沉微等。常用附子、干姜等辛热药为主组成，代表方剂如四逆汤等。

四逆汤

《伤寒论》

【组成】甘草（炙，二两）6g，干姜（一两半）6g，附子（生用，去皮，破，一枚）15g。

【用法】上三味，以水三升，煮取一升二合，去滓，分温再服。强人可大附子一枚，干姜三两（现代用法：水煎服）。

【功用】回阳救逆。

【主治】心肾阳衰寒厥证。四肢厥逆，恶寒蜷卧，神衰欲寐，面色苍白，腹痛下利，呕吐不渴，舌苔白滑，脉微细。

【方解】

	药　物	功　效
君	附子	①温阳破阴；②回阳救逆
臣	干姜	①温中散寒；②助阳通脉
佐	甘草	①益气补中；②缓姜附峻烈之性；③调和药性

本方药简力专，大辛大热，使阳复厥回，故名“四逆汤”。

【辨证要点】本方是回阳救逆的基础方。临床应用以四肢厥逆，神衰欲寐，面色苍白，脉微细为辨证要点。

【使用注意】若服药后出现呕吐拒药者，可将药液置凉后服用。本方纯用辛热之品，中病手足温和即止，不可久服。真热假寒者忌用。

第三节　温经散寒剂

温经散寒剂，适用于阳气不足，阴血亦弱，复有外寒伤于经络，血脉不利所致诸证。宜用温经散寒药与养血通脉药配合组方，代表方剂如当归四逆汤。

当归四逆汤

《伤寒论》

【组成】当归（三两）12g，桂枝（去皮三两）9g，芍药（三两）9g，细辛（三两）3g，甘草（炙，二两）6g，通草（二两）6g，大枣（擘，二十五枚）8 枚。

【用法】上七味，以水八升，煮取三升，去滓。温服一升，一日三服（现代用法：水煎服）。

【功用】温经散寒，养血通脉。

【主治】血虚寒凝厥证。手足厥寒，或腰、股、腿、足、肩臂疼痛，口不渴，舌淡苔白，脉沉细或细而欲绝。

【方解】

	药　物	功　效
君	当归、桂枝	①养血活血；②温经散寒
臣	细辛、白芍	①温经散寒；②和营止痛
佐	通草	通行经脉
佐使	大枣	①益气补脾；②合归、芍养血
	甘草	①调和诸药；②益气健脾

【辨证要点】本方是养血温经散寒的常用方。临床应用以手足厥寒，舌淡苔白，脉细欲绝为辨证要点。

【使用注意】少阴阳衰，阴盛格阳之“脉微欲绝”者不宜使用本方。

第十二章 表里双解剂

凡以解表药配合泻下药或清热药等为主组成，具有表里同治作用，治疗表里同病的方剂，统称为表里双解剂。

表里双解剂的分类，主要根据表里同病的性质不同而定。本章主要分为解表清里剂、解表攻里剂两类。

使用时注意两点：一是必须既有表证，又有里证者方可使用。二是辨别表证与里证的寒、热、虚、实，针对病情选择适当的方剂。三是分清表证与里证的轻重主次，权衡表药与里药的比例。

第一节　解表清里剂

解表清里剂，适用于表证未解，里热已炽，既有表寒或表热症状，又见里热表现者。常用解表药配伍清热药组成，代表方剂如葛根黄芩黄连汤等。

葛根黄芩黄连汤

《伤寒论》

【组成】葛根（半斤）15g，甘草（二两炙）6g，黄芩（三两）9g，黄连（三两）9g。

【用法】上四味，以水八升，先煮葛根，减二升，内诸药，煮取二升，去滓，分温再服（现代用法：水煎服）。

【功用】解表清里。

【主治】协热下利证。身热下利，胸脘烦热，口干作渴，喘而汗出，舌红苔黄，脉数或促。

【方解】

	药　物	功　效
君	葛根	解肌透邪，升脾胃清阳
臣	黄芩	清热燥湿
	黄连	清热燥湿，厚肠止利
佐使	甘草	和中养胃，调和药性

【辨证要点】本方简称葛根芩连汤，是治疗热泻、热痢的常用方。临床应用以身热下利，苔黄脉数为辨证要点。

【使用注意】原方先煮葛根，后纳诸药，可使“解肌之力优而清中之气锐”（《伤寒来苏集》）。若虚寒下利者忌用。

第二节　解表攻里剂

解表攻里剂，适用于外有表邪，里有实积，临床既有表寒或表热的症状，又有里实的表现者。常以解表药配伍泻下药共同组成，代表方剂如大柴胡汤等。

大柴胡汤

《金匮要略》

【组方】柴胡（半斤）15g，黄芩（三两）9g，芍药（三两）9g，半夏（洗，半升）9g，生姜（切，五两）15g，枳实（炙，四枚）9g，大枣（擘，十二枚）4 枚，大黄（二两）6g。

【用法】上八味，以水一斗二升，煮取六升，去滓，再煮，温服一升，日三服（现代用法：水煎 2 次，去滓，再煎，分 2 次温服）。

【功用】和解少阳，通下泄热。

【主治】少阳阳明合病证。往来寒热，胸胁苦满，呕不止，郁郁微烦，心下痞硬，或心下满痛，大便不解或协热下利，舌苔黄，脉弦数有力。

【方解】

	药　物	功　效
君	柴胡	和解少阳
	黄芩	清热和解
臣	大黄、枳实	①行气通下；②清泄热结
佐	生姜、半夏	和胃降逆
使	芍药	①益阴和营；②缓急止痛
	大枣	①调和脾胃；②益气养血

本方既不悖于少阳禁下的原则，又可和解少阳，内泻热结，使少阳与阳明合病得以双解。

【辨证要点】本方为治疗少阳阳明合病的常用方。临床应用以往来寒热，胸胁苦满，心下满痛，呕吐，便秘，苔黄，脉弦数有力为辨证要点。

【使用注意】虚寒证不宜使用。

第十三章　补益剂

补益剂是以滋补、强壮药物为主组成，能够补益人体气、血、阴、阳，从而达到治疗虚证的方剂，统称为补益剂。

虚损不足之证类别较多，可归纳为气虚、血虚、阴虚、阳虚四类，因此，补益剂也可分为补气剂、补血剂、补阴剂、补阳剂四种，气血两虚者，可用气血双补剂。气虚补气，血虚补血，气血俱虚，则可气血双补。但由于气血相互为用，又不可完全分隔，前人有“气为血之衰”“血为气之母”之说，补气之法也常用于血虚之证。阴虚补阴，阳虚补阳，阴阳俱虚，则阴阳并补，而阴阳可以互相转化，阴阳俱虚之证，治疗中需要分清主次，使补阴不伤阳，补阳不伤阴。对脏腑虚损诸证，除使用上述补法外，可结合五脏相关理论进行治疗。使用补益剂时还应注意两点：一是辨治虚证，必须辨别真假，真实假虚者，误补则实者愈实；二是常服、久服补益之剂，必须因证制宜，可适当配伍理气、和胃之品。

第一节　补气剂

补气剂，是治疗脾肺气虚的方剂，适用于肢体倦怠乏力，呼吸气短，声低懒言，面色萎白，食欲不振，舌淡苔白，脉弱或虚大，甚或自汗或脱肛、子宫脱垂等。常以补气药为主组成，代表方剂如四君子汤、参苓白术散、补中益气汤、生脉散等。

四君子汤

《太平惠民和剂局方》

【组成】人参（去芦）、白术、茯苓（去皮）各9g，甘草（炙）6g各等分。

【用法】上为细末。每服二钱（15g），水一盏，煎至七分，通口服，不拘时候；入盐少许，白汤点亦得（现代用法：水煎服）。

【功用】益气健脾。

【主治】脾胃气虚证。面色萎白，语声低微，气短乏力，食少便溏，舌淡苔白，脉虚弱。

【方解】

	药　物	功　效
君	人参	①甘温益气；②健脾养胃
臣	白术	①益气健脾；②燥湿助运
佐	茯苓	①甘淡健脾；②渗利湿邪
使	炙甘草	①益气和中；②调和诸药

本方与理中丸比较，仅一药之别，而功能相异。两方均用人参、白术、炙甘草以补益中气，四君子汤配茯苓，功用以益气健脾为主，主治脾胃气虚证；理中丸用干姜，功用以温中祛寒为主，适用于中焦虚寒证。

【辨证要点】本方为治疗脾胃气虚证的基础方，后世众多补脾益气方剂多从此方衍化而来。临床应用以面白食少，气短乏力，舌淡苔白，脉虚弱为辨证要点。

【使用注意】《素问·三部九候论》云“虚者补之”，对邪实之证及真实假虚证，不可用本方补益，勿犯虚虚实实之戒。

参苓白术散

《太平惠民和剂局方》

【组成】莲子肉（去皮，一斤）500g，薏苡仁（一斤）500g，缩砂仁（一斤）500g，桔梗（炒令深黄色，一斤）500g，白扁豆（姜汁浸，去皮，微炒，一斤半）750g，白茯苓（二斤）1000g，人参（二斤）1000g，甘草（炒，二斤）1000g，白术（二斤）1000g，山药（二斤）1000g。

【用法】上为细末。每服二钱（6g），枣汤调下。小儿量岁数加减服之（现代用法：作汤剂，水煎服，用量按原方比例酌减）。

【功用】益气健脾，渗湿止泻。

【主治】脾虚湿盛证。饮食不化，胸脘痞闷，肠鸣泄泻，四肢乏力，形体消瘦，面色萎黄，舌淡苔白腻，脉虚缓。

【方解】

	药　物	功　效
君	人参、茯苓、白术	益气健脾渗湿
臣	山药、莲子肉	健脾益气止泻
	白扁豆、薏苡仁	健脾渗湿
佐	砂仁	①醒脾和胃；②行气化滞
佐使	桔梗	①宣肺利气；②载药上行
	甘草	①健脾和中；②调和诸药

【辨证要点】本方药性平和，温而不燥，是治疗脾虚湿盛泄泻的常用方。临床应用以泄泻，舌苔白腻，脉虚缓为辨证要点。

【使用注意】《古今医鉴》所载参苓白术散较本方多陈皮一味，适用于脾胃气虚兼有湿阻气滞者。

补中益气汤

《内外伤辨惑论》

【组成】黄芪（五分，病甚、劳役热甚者，一钱）18g，甘草（炙，五分）9g，人参（去芦，三分）6g，当归（酒焙干或晒干，二分）3g，橘皮（不去白，二分或三分）6g，升麻（二分或三分）6g，柴胡（二分或三分）6g，白术（三分）9g。

【用法】上㕮咀，都作一服，水二盏，煎至一盏，去滓，食远稍热服（现代用法：水煎服。或作丸剂，每服10~15g，日2~3次，温开水或姜汤下）。

【功用】补中益气，升阳举陷。

【主治】

1. 脾虚气陷证。饮食减少，体倦肢软，少气懒言，面色萎黄，大便稀溏，舌淡脉虚以及脱肛，子宫脱垂，久泻久痢，崩漏等。

2. 气虚发热证。身热自汗，渴喜热饮，气短乏力，舌淡，脉虚大无力。

【方解】

	药　物	功　效
君	黄芪	①补中益气；②升阳固表
臣	人参、白术、甘草	补气健脾
佐	当归	养血和营
	陈皮	理气和胃
佐使	升麻、柴胡	①升阳举陷；②调和诸药

方中诸药合用，使气虚得补，气陷得升则诸症自愈。气虚发热者，亦借甘温益气而除之。

【辨证要点】本方为补气升阳，甘温除热的代表方。临床应用以体倦乏力，少气懒言，面色萎黄，脉虚软无力为辨证要点。

【使用注意】阴虚发热及内热炽盛者忌用。

生 脉 散

《医学启源》

【组成】人参（五分）9g，麦门冬（五分）9g，五味子（七粒）6g。

【用法】长流水煎，不拘时服（现代用法：水煎服）。

【功用】 益气生津，敛阴止汗。

【主治】

1. 温热、暑热，耗气伤阴证。汗多神疲，体倦乏力，气短懒言，咽干口渴，舌干红少苔，脉虚数。

2. 久咳伤肺，气阴两虚证。干咳少痰，短气自汗，口干舌燥，脉虚细。

【方解】

	药　物	功　效
君	人参	①益元气；②补肺气；③生津液
臣	麦冬	①养阴清热；②润肺生津
佐	五味子	①敛肺止汗；②生津止渴

三药合用，一补一润一敛，益气养阴，生津止渴，敛阴止汗，使气复津生，汗止阴存，气充脉复，故名“生脉”。《医方集解》说：“人有将死脉绝者，服此能复生之，其功甚大。”

【辨证要点】 本方是治疗气阴两虚证的常用方。临床应用以体倦，气短，咽干，舌红，脉虚为辨证要点。

【使用注意】 若属外邪未解，或暑病热盛，气阴未伤者，均不宜用。久咳肺虚，亦应在阴伤气耗，纯虚无邪时，方可使用。

第二节　补血剂

凡以补血养血药物为主，用以治疗血虚证的方剂，统称为补血剂。此类方剂用于头晕、眼花、面色㿠白无泽、唇甲淡；心悸、失眠；大便干燥；妇女月经量少色淡；脉细数或细涩等。多以熟地、当归、芍药等为主组成，代表方剂如四物汤、归脾汤、当归补血汤等。

四物汤

《仙授理伤续断秘方》

【组成】 当归（去芦，酒浸炒）9g，川芎6g，白芍9g，熟干地黄（酒蒸）各等分12g。

【用法】 上为粗末。每服三钱（15g），水一盏半，煎至八分，去渣，空心食前热服（现代用法：作汤剂，水煎服）。

【功用】 补血调血。

【主治】 营血虚滞证。头晕目眩，心悸失眠，面色无华，妇人月经不调，量少或经闭不行，脐腹作痛，甚或瘕块硬结，舌淡，口唇、爪甲色淡，脉细弦或细涩。

【方解】

	药　物	功　效
君	熟地黄	①滋阴养血；②补肾填精
臣	当归	①补血和血；②养血调经
佐	白芍	养血益阴
	川芎	活血行气

本方的配伍特点是动静相宜，补血而不滞血，行血而不伤血，温而不燥，滋而不腻，成为补血调血之良方。

【辨证要点】本方是补血调经的基础方。临床应用以面色无华，唇甲色淡，舌淡，脉细为辨证要点。

【使用注意】对于阴虚发热，以及血崩气脱之证，则非所宜。

当归补血汤

《内外伤辨惑论》

【组成】黄芪（一两）30g，当归（酒洗，二钱）6g。

【用法】以水二盏，煎至一盏，去滓，空腹时温服。

【功用】补气生血。

【主治】血虚阳浮发热证。肌热面赤，烦渴欲饮，脉洪大而虚，重按无力。亦治妇人经期、产后血虚发热头痛；或疮疡溃后，久不愈合者。

【方解】

本方重用黄芪，其用量五倍于当归，其义有二：其一即“有形之血不能速生，无形之气所当急固”之理；其二有形之血生于无形之气，故用黄芪大补脾肺之气。配以少量当归养血和营，则浮阳秘敛，阳生阴长，气旺血生。

【辨证要点】本方为补气生血之基础方，也是体现李东垣“甘温除热”治法的代表方。临床应用时除肌热、口渴喜热饮、面赤外，以脉大而虚，重按无力为辨证要点。

【使用注意】阴虚发热证忌用。

归 脾 汤

《济生方》

【组成】白术、当归、白茯苓、黄芪（炒）、远志、龙眼肉、酸枣仁（炒，各一钱）3g，人参（一钱）6g，木香（五分）1.5g，甘草（炙，三分）1g。

【用法】加生姜、大枣，水煎服。

【功用】益气补血，健脾养心。

【主治】

1. 心脾气血两虚证。心悸怔忡，健忘失眠，盗汗，体倦食少，面色萎黄，舌淡，苔薄白，脉细弱。

2. 脾不统血证。便血，皮下紫癜，妇女崩漏，月经超前，量多色淡，或淋漓不止，舌淡，脉细弱。

【方解】

	药　　物	功　　效
君	人参、黄芪、白术、甘草	①补脾益气；②使气旺血生
臣	当归、龙眼肉	补血养心
	茯苓、酸枣仁、远志	宁心安神
佐	木香	理气醒脾
使	生姜、大枣	调和脾胃

本方是治疗心脾气血两虚证的常用方。临床应用以心悸失眠，体倦食少，便血或崩漏，舌淡，脉细弱为辨证要点。

第三节　气血双补剂

气血双补剂，适用于气血两虚之证，症见头晕目眩、心悸气短、面色无华、舌质淡、脉虚细等。常以补气药与补血药共同组成方剂，代表方剂如八珍汤、炙甘草汤等。

八 珍 汤

《正体类要》

【组成】当归（酒拌，一钱）10g，川芎（一钱）5g，白芍药（一钱）8g，熟地黄（酒拌）15g，人参（一钱）3g，白术（炒，一钱）10g，茯苓（一钱）8g，甘草（炙，五分）（5g）。

【用法】清水二盏，加生姜三片，大枣二枚，煎至八分，食前服。

【功用主治】补益气血。气血两虚证。面色苍白或萎黄，头晕眼花，四肢倦怠，气短懒言，心悸怔忡，食欲减退，舌质淡，苔薄白，脉细虚。

【方解】

	药　　物	功　　效
君	人参、白术、茯苓、甘草	补脾益气，气血双补
臣	当归、熟地、白芍、川芎	补血和血，气血双补
佐使	生姜、大枣	调和脾胃

【辨证要点】本方是气血双补的代表方剂，临床应用以面色苍白或萎黄，头晕眼花，四肢倦怠，气短懒言，心悸怔忡，食欲减退，舌质淡，苔薄白，脉细虚为辨证要点。

【使用注意】临床应根据气血相关理论及脏腑与气血的关系，进行配伍治疗。

炙甘草汤

《伤寒论》

【组成】甘草（炙，四两）12g，生姜（切，三两）9g，桂枝（去皮，三两）9g，人参（二两）6g，生地黄（一斤）50g，阿胶（二两）6g，麦门冬（去心，半升）10g，麻仁（半升）10g，大枣（擘，三十枚）10 枚。

【用法】上以清酒七升，水八升，先煮八味，取三升，去滓，内胶烊消尽，温服一升，日三服（现代用法：水煎服，阿胶烊化，冲服）。

【功用主治】益气滋阴，通阳复脉。阴血阳气虚弱，心脉失养证。脉结代，心动悸，虚羸少气，舌光少苔，或质干而瘦小者。虚劳肺痿。干咳无痰，或咳吐涎沫，量少，形瘦短气，虚烦不眠，自汗盗汗，咽干舌燥，大便干结，脉虚数。

【方解】

	药　物	功　效
君	生地黄	①甘温益气；②通利经脉
臣	炙甘草、人参、大枣	益心气，补脾气
佐	阿胶	①滋阴补血；②充养血脉
	麦冬、麻仁	
	桂枝、生姜	温心阳，通血脉
使	清酒	温通血脉，以行药力

诸药合用，滋而不腻，温而不燥，使气血充足，阴阳调和，则心动悸、脉结代，皆得其平。

【辨证要点】本方为阴阳气血并补之剂。临床应用以脉结代，心动悸，虚羸少气，舌光色淡少苔为辨证要点。

【使用注意】因温药有耗伤阴液之弊，对阴伤肺燥较甚者应慎用，方中姜、桂、酒减少用量或不用；若兼内热者不宜使用。

第四节　补阴剂

补阴剂用于治疗阴虚证，症见肢体羸瘦，面容憔悴，口燥咽干，虚烦不寐，大便干燥，甚则骨蒸盗汗，腰酸背痛，舌红，少苔，脉沉细数等。常用地黄、天冬、麦冬等为主组方，代表方剂如六味地黄丸、左归丸、一贯煎等。

六味地黄丸（地黄丸）

《小儿药证直诀》

【组成】熟地黄（八钱）24g，山萸肉、干山药（各四钱）各20g，泽泻、牡丹皮、茯苓（去皮，各三钱）9g。

【用法】上为末，炼蜜为丸，如梧桐子大。空心温水化下三丸（现代用法：亦可不煎服）。

【功用主治】滋补肝肾。肝肾阴虚证。腰膝酸软，头晕目眩，耳鸣耳聋，盗汗，遗精，消渴，骨蒸潮热，手足心热，口燥咽干，牙齿动摇，足跟作痛，小便淋沥，以及小儿囟门不合，舌红少苔，脉沉细数。

【方解】

	药　物	功　效
君	熟地黄	①滋阴补肾；②填精益髓
臣	山萸肉	①补养肝肾；②涩精敛汗
	山药	①补益脾阴；②固肾涩精
佐	泽泻	利湿泄浊
	丹皮	清泄相火
	茯苓	渗湿健脾

六味合用，三补三泻，其中补药用量重于“泻药”，是以补为主；肝、脾、肾三阴并补，以补肾阴为主，这是本方的配伍特点。

【辨证要点】本方是治疗肝肾阴虚证的基础方。临床应用以腰膝酸软，头晕目眩，口燥咽干，舌红少苔，脉沉细数为辨证要点。

【使用注意】脾虚泄泻者慎用。

【附方】

1. 左归丸（《景岳全书》）　大怀熟地（八两）240g，山药（炒，四两）120g，山茱萸（四两）120g，枸杞（四两）120g，川牛膝（四两）120g，菟丝子（四两）120g，鹿胶（敲碎，炒珠，四两）120g，龟胶（切碎，炒珠，四两）120g，上先将熟地煮烂杵膏，加炼蜜丸，桐子大，每食前，用滚汤或淡盐汤送下百余丸（现代用法：炼蜜为丸，每丸约重15g。早、晚空腹时各服一丸，淡盐汤送下）。功用滋阴补肾，填精益髓。主治：真阴不足证，头晕目眩，腰酸腿软，遗精滑泄，自汗盗汗，口燥咽干，舌红少苔，脉细等。

2. 二至丸（《医方集解》）　冬青子（即女贞子）冬至月采，不拘多少，阴干，蜜酒拌蒸，过一夜，粗袋擦去皮，晒干为末，瓦瓶收贮，或先熬旱莲草膏，旋配用。旱莲草夏至日采，不拘多少，捣汁熬膏，和前药为丸。一方加桑椹干为丸，或桑椹熬膏和入。功用：补肾养肝。主治：肝肾阴虚，口苦咽干，头昏眼花，失眠多梦，腰膝酸软，下肢痿软，遗精，早年发白等。

一贯煎

《续名医类案》

【组成】北沙参、麦冬、当归身各 9g，生地黄 18 ~ 30g，枸杞子 9 ~ 18g，川楝子 4.5g（原书未著用量）。

【用法】水煎服。

【功用主治】滋阴疏肝。肝肾阴虚，肝气郁滞证。胸脘胁痛，吞酸吐苦，咽干口燥，舌红少津，脉细弱或虚弦。亦治疝气瘕聚。

【方解】

	药　物	功　效
君	生地黄	①滋阴养血；②补益肝肾
臣	当归、枸杞	①养血补血；②滋阴柔肝
	北沙参、麦冬	①滋养肺胃；②养阴生津
佐	川楝子	①疏肝泄热；②理气止痛

【辨证要点】本方是治疗阴虚肝郁，肝胃不和所致脘胁疼痛的常用方。临床应用以脘胁疼痛，吞酸吐苦，舌红少津，脉虚弦为辨证要点。

【使用注意】因制方重在滋补，虽可行无形之气，但不能祛有形之邪，且药多甘腻，故有停痰积饮而舌苔白腻、脉沉弦者，不宜使用。

第五节　补阳剂

补阳剂适用于治疗肾阳虚证，症见腰膝酸软，四肢不温，少腹拘急冷痛，小便不利，或小便清长，阳痿早泄，脉沉细等。常用附子、肉桂、杜仲、补骨脂等为主组成，代表方剂如肾气丸、右归丸等。

肾气丸

《金匮要略》

【组成】干地黄（八两）240g，薯蓣（即山药）、山茱萸（各四两）各 120g，泽泻、茯苓、牡丹皮（各三两）各 90g，桂枝、附子（炮，各一两）各 30g。

【用法】上为细末，炼蜜和丸，如梧桐子大，酒下十五丸（6g），日再服。

【功用主治】补肾助阳。肾阳不足证。腰痛脚软，身半以下常有冷感，少腹拘急，小便不利，或小便反多，入夜尤甚，阳痿早泄，舌淡而胖，脉虚弱，尺部沉细，以及痰饮，水肿，消渴，脚气，转胞等。

【方解】

<table>
<tr><th></th><th>药　　物</th><th>功　　效</th></tr>
<tr><td>君</td><td>桂枝、附子</td><td>①补肾助阳；②温通阳气</td></tr>
<tr><td rowspan="3">臣</td><td>干地黄</td><td rowspan="3">①养肝补肾；②益气健脾；③阴阳双补</td></tr>
<tr><td>山萸肉</td></tr>
<tr><td>山药</td></tr>
<tr><td>佐</td><td>茯苓、泽泻、丹皮</td><td>①健脾渗湿；②制约温燥</td></tr>
</table>

本方配伍特点有二：一是补阳之中配伍滋阴之品，阴中求阳，使阳有所化；二是少量补阳药与大队滋阴药为伍，旨在微微生火，少火生气。由于本方功用主要在于温补肾气，且作丸内服，故名之“肾气丸”。

【辨证要点】本方为补肾助阳的常用方。临床应用以腰痛脚软，小便不利或反多，舌淡而胖，脉虚弱而尺部沉细为辨证要点。

【使用注意】若咽干口燥、舌红少苔属肾阴不足，虚火上炎者，不宜应用。此外，肾阳虚而小便正常者，为纯虚无邪，不宜使用本方。吴仪洛称：“此亦为虚中夹邪滞而设耳，若纯虚之证，而兼以渗利，未免减去药力，当用右归丸或右归饮。”（《成方切用》）

【附方】右归丸（《景岳全书》）　大怀熟地（八两）240g，山药（炒，四两）120g，山茱萸（微炒，三两）90g，枸杞（微炒，四两）120g，鹿角胶（炒，四两）120g，菟丝子（制，四两）120g，杜仲（姜汁炒，四两）120g，当归（三两）90g，肉桂（二两，渐可加至四两）60～120g，制附子（自二两渐可加至五、六两）60～120g，上丸法如前（指与左归丸配制蜜丸法），或丸如弹子大，每嚼服二、三丸，以滚白汤送下，其效尤速（现代用法：配做蜜丸服，每丸约重15g。早、晚空腹时各服一丸，开水送下。或按原方用量比例酌情增减，水煎服）。功用：温补肾阳，填精补髓。主治肾阳不足，命门火衰证，年老或久病气衰神疲，畏寒肢冷，腰脊软弱，阳痿遗精，或阳衰无子，或饮食减少，大便不实，或小便自遗，舌淡苔白，脉沉而迟。

第十四章　安神剂

凡用重镇安神，或滋养安神药物为主组成，具有安神作用，以治疗神志不安病证的方剂，统称为安神剂。

神志不安的原因很多，就本类方剂的治疗病证而言，一为外受惊恐，或肝郁化火，内扰心神，表现惊恐，喜怒，烦躁不宁等，多属实证，根据《内经》“惊者平之”的治疗原则，应用重镇安神的方法治疗；二为忧思太过，心肝者血不足，心神失养或心阴不足，虚火内扰，表现为惊悸，健忘，虚烦不寐等，多属虚证，按照“虚者补之”“损者益之”的治疗原则，应用滋养安神的方法治疗。本类方剂也分为重镇安神剂和滋养安神剂。

第一节　重镇安神剂

重镇安神剂，常用于治疗心阳偏亢之证，症见烦乱、失眠、惊悸等。代表方剂如朱砂安神丸、磁朱丸等。

重镇安神剂多由金石药物组成，不宜久服，以免有碍脾胃运化。

朱砂安神丸

《内外伤辨惑论》

【组成】朱砂（另研，水飞为衣，五钱）15g，黄连（去须，净，酒洗，六钱）18g，炙甘草15.5g，生地黄（一钱半）4.5g，当归（二钱半）7.5g。

【用法】上药除朱砂外，四味共为细末，汤浸蒸饼为丸，如黍米大。以朱砂为衣，每服十五丸或二十丸（3~4g），津唾咽之，食后（现代用法：上药研末，炼蜜为丸，每次6~9g，临睡前温开水送服；亦可作汤剂，用量按原方比例酌减，朱砂研细末水飞，以药汤送服）。

【功用主治】镇心安神，清热养血。心火亢盛，阴血不足证。失眠多梦，惊悸怔忡，心烦神乱，或胸中懊侬，舌尖红，脉细数。

【方解】

	药 物	功 效
君	朱砂	①重镇安神；②清心火
臣	黄连	①清心除烦；②泻火安神
佐	生地黄、当归	①滋阴清热；②补血养心
使	炙甘草	①调和诸药；②护胃和中

诸药合而用之，标本兼治，清中有养，使心火得清，阴血得充，心神得养，则神志安定，是以“安神”名之。

【辨证要点】本方是治疗心火亢盛，阴血不足而致神志不安的常用方。临床应用以失眠，惊悸，舌红，脉细数为辨证要点。

【使用注意】方中朱砂含硫化汞，不宜多服、久服，以防汞中毒；阴虚或脾弱者不宜服。

【附方】磁朱丸（《备急千金要方》） 磁石（二两）60g，朱砂（一两）30g，神曲（四两）120g。上药为末，炼蜜为丸，如梧桐子大，饮服三丸，每日三次（现代用法：上药研末，炼蜜为丸，每服6g，每日两次，开水送服）。功用：重镇安神，潜阳明目。主治水火不济。心悸失眠，耳鸣耳聋，视物昏花。亦治癫痫。

第二节 滋养安神剂

滋养安神的方剂，常用于阴血不足，虚阳偏亢之证，症见虚烦少寐，心悸盗汗，梦遗健忘，舌红苔少等。常用滋阴养血配以养心安神药为主组成，代表方剂如天王补心丹、酸枣仁汤等。

素体脾胃不健者，服用此类方剂，必要时可适当配合补脾和胃药物使用。

天王补心丹

《校注妇人良方》

【组成】人参（去芦）、茯苓、玄参、丹参、桔梗、远志（各五钱）各15g，当归（酒浸）、五味、麦门冬（去心）、天门冬、柏子仁、酸枣仁（炒，各一两）各30g，生地黄（四两）120g。

【用法】上为末，炼蜜为丸，如梧桐子大，用朱砂为衣，每服二三十丸（6～9g），临卧，竹叶煎汤送下（现代用法：上药共为细末，炼蜜为小丸，用朱砂水飞9～15g为衣，每服6～9g，温开水送下，或用桂圆肉煎汤送服；亦可改为汤剂，用量按原方比例酌减）。

【功用主治】滋阴清热，养血安神。阴虚血少，神志不安证。心悸怔忡，虚烦失眠，神疲健忘，或梦遗，手足心热，口舌生疮，大便干结，舌红少苔，脉细数。

【方解】

	药　物	功　效
君	生地黄	①滋阴养血；②补益肝肾
臣	天冬、麦冬	滋阴清热
	酸枣仁、柏子仁、当归	①补血滋阴；②养心安神
佐	玄参	滋阴降火
	茯苓、远志	养心安神
	人参	①补气生血；②安神益智
	丹参	清心活血
	朱砂	镇心安神
	五味子	①敛心气；②安心神
使	桔梗	载药上行

本方配伍，滋阴补血以治本，养心安神以治标，标本兼治，心肾两顾，但以补心治本为主，共奏滋阴养血、补心安神之功。

【辨证要点】本方为治疗心肾阴血亏虚所致神志不安的常用方。临床应用以心悸失眠，手足心热，舌红少苔，脉细数为辨证要点。

【使用注意】本方滋阴之品较多，对脾胃虚弱、纳食欠佳、大便不实者，不宜长期服用。

酸枣仁汤

《金匮要略》

【组成】酸枣仁（炒，二升）15g，甘草（一两）3g，知母（二两）6g，茯苓（二两）6g，川芎（二两）6g。

【用法】上五味，以水八升，煮酸枣仁得六升，内诸药，煮取三升，分温三服（现代用法：水煎，分3次温服）。

【功用主治】养血安神，清热除烦。肝血不足，虚热内扰证。虚烦失眠，心悸不安，头目眩晕，咽干口燥，舌红，脉弦细。

【方解】

	药　物	功　效
君	酸枣仁	①养血补肝；②宁心安神
臣	茯苓	①宁心安神；②健脾
	知母	①滋阴润燥；②清热除烦
佐	川芎	调肝疏肝
使	甘草	和中缓急

【辨证要点】本方是治心肝血虚而致虚烦失眠之常用方。临床应用以虚烦失眠，咽干口燥，舌红，脉弦细为辨证要点。

【附方】柏子养心丸（《体仁汇编》） 柏子仁（四两）120g，枸杞子（三两）90g，麦门冬、当归、石菖蒲、茯神（各一两）各30g，玄参、熟地黄（各二两）各60g，甘草（五钱）15g，蜜丸，梧桐子大，每服四、五十丸。功用：养心安神，补肾滋阴。主治：营血不足，心肾失调所致的精神恍惚，怔忡惊悸，夜寐多梦，健忘盗汗。

第十五章　开窍剂

凡以芳香开窍药物为主组成，具有开窍醒神作用，治疗神昏窍闭之证的方剂，统称为开窍剂。

神昏窍闭之证，有虚实之分。属于实证者，称为闭证，宜用开窍剂。闭证多由邪气壅盛，蒙蔽心包所致，又分为热闭和寒闭。热闭由温热毒邪内陷心包所致，治以清热开窍，简称凉开；寒闭由寒邪或气郁、痰浊蒙蔽心窍引起，治以温通开窍，简称温开。故本类方剂分为凉开剂和温开剂两类。开窍剂的运用，首先应辨别虚实，对邪盛气实之神昏而见口噤不开，两手握固，脉象有力者，可以用开窍之剂；而如见气微遗尿，目合口开的脱证，即使神昏，也不宜使用。另外，对阳明腑实证而见神昏谵语者，治宜寒下，而不宜用开窍剂。开窍剂所用芳香开窍药物，久服易伤元气，故临床多用于急救，中病即止，不可久服。此外，本类方剂多制成丸、散剂，不宜加热煎煮，以免药性挥发，影响疗效。

第一节　凉开剂

凉开剂，适用于温邪热毒内陷心包的热闭证。症见高热、神昏谵语，甚或痉厥等。其他如中风、痰厥及感触秽浊之气，猝然昏倒，不省人事，兼有热象者，亦可选用。常用芳香开窍药配伍清热泻火、凉血解毒药为主组成，代表方剂如安宫牛黄丸、紫雪丹、至宝丹等。

安宫牛黄丸（牛黄丸）

《温病条辨》

【组成】牛黄（一两）30g，郁金（一两）30g，犀角（水牛角代，一两）30g，黄连（一两）30g，朱砂（一两）30g，梅片（二钱五分）7.5g，麝香（二钱五分）7.5g，珍珠（五钱）15g，山栀（一两）30g，雄黄（一两）30g，黄芩（一两）30g。

【用法】上为极细末，炼老蜜为丸，每丸一钱（3g），金箔为衣，蜡护。脉虚者人参汤下，脉实者银花、薄荷汤下，每服一丸。大人病重体实者，日再服，甚至日三服；小儿服半丸，不知，再服半丸（现代用法：以水牛角浓缩粉50g替代犀角。以上11味，珍珠水飞或粉碎成极细粉，朱砂、雄黄分别水飞成极细粉；黄连、黄芩、栀子、郁金粉碎成细粉；将牛黄、水牛角浓缩粉及麝香、冰片研细，与上述粉末配研、过筛、混匀，加适量炼蜜制成大蜜丸。每服1丸，每日1次；小儿3岁以内1次1/4丸，4~6岁1次1/2丸，每日1次；或遵医嘱。亦作散剂：按上法制得，每瓶装1.6g。每服1.6g，1日1次；小儿3岁以内1次0.4g，4～6岁1次0.8g，1日1次；或遵医嘱）。

【功用主治】清热解毒，开窍醒神。邪热内陷心包证。高热烦躁，神昏谵语，舌謇肢厥，舌红或绛，脉数有力。亦治中风昏迷，小儿惊厥属邪热内闭者。

【方解】

	药　物	功　效
君	牛黄	清心解毒，辟秽开窍
	水牛角	清心凉血解毒
	麝香	芳香开窍醒神
臣	黄连、黄芩、山栀	清热泻火解毒
	冰片、郁金	芳香避秽，通窍开闭
佐	雄黄	辟秽解毒
	朱砂、珍珠	镇心安神
使	蜜	和中缓急
	金箔	重镇安神

本方清热泻火、凉血解毒与芳香开窍并用，但以清热解毒为主，意“使邪火随诸香一齐俱散也”（《温病条辨》）。

【辨证要点】本方为治疗热陷心包证的常用方，亦是凉开法的代表方。凡神昏谵语属邪热内陷心包者，均可应用。临床应用以高热烦躁，神昏谵语，舌红或绛，苔黄燥，脉数有力为辨证要点。

【使用注意】本方孕妇慎用。

【附方】牛黄清心丸（《痘疹世医心法》）　牛黄（二分五厘）0.75g，朱砂（一钱五分）4.5g，黄连（五钱）15g，黄芩、山栀（各三钱）各9g，郁金（二钱）6g，共为细末，腊雪调面糊丸如黍米大，每服七八丸，灯心汤下（现代用法：炼白蜜为丸，每丸重1.5g，口服，一次2丸，一日两三次，小儿酌减）。功用：清热解毒，开窍安神。主治温邪内陷，热入心包的神昏谵语，身热，烦躁不安，以及小儿惊厥，中风窍闭等证。

紫　雪

苏恭方，录自《外台秘要》

【组成】寒水石（三斤）1.5kg，石膏（三斤）1.5kg，磁石（三斤）1.5kg，滑石（三斤）1.5kg，玄参（一斤）500g，羚羊角（屑，五两）150g，犀角（水牛角代，屑，五两）150g，升麻（一斤）500g，沉香（五两）150g，丁香（一两）30g，青木香（五两）150g，甘草（炙，八两）240g，黄金（百两）3.1kg。

【用法】上十三味，以水一斛，先煮五种金石药，得四斗，去滓后内八物，煮取一斗五升，去滓。取硝石四升（2kg），芒硝亦可，用朴硝精者十斤（5kg）投汁中，微火上煮，柳木篦搅，勿住手，有七升，投入木盆中，半日欲凝，内成研朱砂三两（90g），细研麝香五分（1.5g），内中搅调，寒之二日成霜雪紫色。病人强壮者，一服二分（0.6g），当利热毒；老弱人或热毒微者，一服一分（0.3g），以意节之（现代用法：不用黄金，先用石膏、寒水石、滑石、磁石砸成小块，加水煎煮 3 次。再将玄参、木香、沉香、升麻、甘草、丁香用石膏等煎液煎煮 3 次，合并煎液，滤过，滤液浓缩成膏，芒硝、硝石粉碎，兑入膏中，混匀，干燥，粉碎成中粉或细粉；羚羊角锉研成细粉；朱砂水飞成极细粉；将水牛角浓缩粉、麝香研细，与上述粉末配研、过筛、混匀即得，每瓶装 1.5g。口服，每次 1.5～3g，每日 2 次；周岁小儿每次 0.3g，5 岁以内小儿每增 1 岁，递增 0.3g，每日 1 次；5 岁以上小儿酌情服用）。

【功用主治】清热开窍，息风止痉。温热病，热闭心包及热盛动风证。高热烦躁，神昏谵语，痉厥，口渴唇焦，尿赤便闭，舌质红绛，苔黄燥，脉数有力或弦数以及小儿热盛惊厥。

【方解】

	药　物	功　效	
君	犀角	清心凉血解毒	清心凉肝，开窍息风
	羚羊角	凉肝息风止痉	
	麝香	芳香开窍醒神	
臣	生石膏、寒水石、滑石	清热泻火	
	玄参、升麻	清热解毒养阴	
佐	木香、丁香、沉香	行气通窍	
	朱砂、磁石	重镇安神	
	朴硝、硝石	泄热散结	
使	炙甘草	保护胃气	

诸药合用，心肝并治，于清热开窍之中兼具息风止痉之效，既开上窍，又通下窍，为本方配伍特点。

【辨证要点】本方为治疗热闭心包，热盛动风证的常用方。临床应用以高热烦躁，神昏谵语，痉厥，舌红绛，脉数实为辨证要点。

【使用注意】本方服用过量有损伤元气之弊，甚者可出现大汗、肢冷、心悸、气促等症，故应中病即止。孕妇禁用。

至宝丹

《灵苑方》引郑感方，录自《苏沈良方》

【组成】生乌犀（水牛角代）、生玳瑁、琥珀、朱砂、雄黄（各一两）各 30g，牛黄（一分）0.3g，龙脑（一分）0.3g，麝香（一分）0.3g，安息香（一两半酒浸，重汤煮令化，滤过滓，约取一两净）45g，金银箔（各五十片）。

【用法】上丸如皂角子大，人参汤下一丸，小儿量减（现代用法：水牛角、玳瑁、安息香、琥珀分别粉碎成细粉；朱砂、雄黄分别水飞成极细粉；将牛黄、麝香、冰片研细，与上述粉末配研、过筛、混匀。加适量炼蜜制成大蜜丸，每丸重3g。口服，每次1丸，每日1次，小儿减量。本方改为散剂，用水牛角浓缩粉，不用金银箔，名“局方至宝散”。每瓶装2g，每服2g，每日1次；小儿3岁以内每次0.5g，4~6岁每次1g；或遵医嘱）。

【功用主治】化浊开窍，清热解毒。痰热内闭心包证。神昏谵语，身热烦躁，痰盛气粗，舌绛苔黄垢腻，脉滑数。亦治中风、中暑、小儿惊厥属于痰热内闭者。

【方解】

	药　物	功　效
君	麝香	芳香开窍醒神
	牛黄	豁痰开窍
	犀角	清心凉血，解毒开窍
臣	安息香	开窍醒神，豁痰辟秽
	冰片	辟秽化浊，芳香开窍
	雄黄	助牛黄豁痰解毒
佐	玳瑁、朱砂	清热解毒，通窍散瘀，镇惊安神
	琥珀	

本方配伍特点：一是于化浊开窍，清热解毒之中兼能通络散瘀，镇心安神；二是化浊开窍为主，清热解毒为辅。因清热之力相对不足，故《绛雪园古方选注》云：“热入心包络，舌绛神昏者，以此丹入寒凉汤药中用之……”

【辨证要点】本方是治疗痰热内闭心包证的常用方。临床应用以神昏谵语，身热烦躁，痰盛气粗，舌绛苔黄垢腻，脉滑数为辨证要点。

【使用注意】本方芳香辛燥之品较多，有耗阴劫液之弊，故神昏谵语由阳盛阴虚所致者忌用；孕妇慎用。

第二节　温　开　剂

温开剂，适用于中风、痰厥、中寒等属于寒闭之证，症见突然昏倒，牙关紧闭，神昏不语，苔白脉迟等。常用芳香开窍药配合辛温行气药为主组成，代表方剂如苏合香丸。

苏合香丸

《广济方》，录自《外台秘要》

【组成】白术、光明砂（研）、麝香、诃梨勒皮、香附子（中白）、沉香（重者）、青木香、丁子香、安息香、白檀香、荜茇（上者）、犀角（水牛角代）（各一两）各30g，薰陆香、苏合香、龙脑香（各半两）各 15g。

【用法】上为极细末，炼蜜为丸，如梧桐子大。腊月合之，藏于密器中，勿令泄气。每朝用四丸，取井花水于净器中研破服。老小每碎一丸服之，另取一丸如弹丸，蜡纸裹，绯袋盛，当心带之。冷水暖水，临时斟量（现代用法：以上 15 味，除苏合香、麝香、冰片、水牛角浓缩粉代犀角外，朱砂水飞成极细粉；其余安息香等十味粉碎成细粉；将麝香、冰片、水牛角浓缩粉研细，与上述粉末配研、过筛、混匀。再将苏合香炖化，加适量炼蜜与水制成蜜丸，低温干燥；或加适量炼蜜制成大蜜丸。口服，每次 1 丸，小儿酌减，每日 1～2 次，温开水送服。昏迷不能口服者，可鼻饲给药）。

【功用主治】芳香开窍，行气止痛。寒闭证。突然昏倒，牙关紧闭，不省人事，苔白，脉迟。亦治心腹卒痛，甚则昏厥，属寒凝气滞者。

【方解】

	药　　物	功　　效
君	麝香、冰片	①芳香开窍；②辟秽化浊
	苏合香、安息香	
臣	木香、香附、丁香、沉香、白檀香、乳香	行气解郁，散寒止痛，理气活血
佐	荜茇	①温中散寒；②助诸香药驱寒止痛开郁
	水牛角	清心解毒
	朱砂	重镇安神
使	白术	益气健脾、燥湿化浊
	诃子	收涩敛气

本方配伍特点是集诸芳香药于一方，既长于辟秽开窍，又可行气温中止痛，且散收兼顾，补敛并施。

【辨证要点】本方为温开法的代表方，又是治疗寒闭证以及心腹疼痛属于寒凝气滞证的常用方。临床应用以突然昏倒，不省人事，牙关紧闭，苔白，脉迟为辨证要点。

【使用注意】本方药物辛香走窜，有损胎气，孕妇慎用；脱证禁用。

第十六章 固涩剂

凡以收涩药为主组成，具有收敛固涩作用，以治气血精津液耗散滑脱证的方剂，统称为固涩剂。属于“十剂”中“涩可固脱”的范围。

气血精津是人体的宝贵物质，既不断被消耗，又不断得到补充，周而复始，以保正常。气血精津液的滑脱散失，由于病因和发病部位的不同，可分为自汗盗汗、肺虚久咳、遗精滑泄、小便失禁、久泻久痢等证。本类方剂根据其不同的作用，分为固表止汗、敛肺止咳、涩肠固脱、涩精止遗和固崩止带五类。本章方剂所治气血精津液耗散滑脱证，以正虚为本，气血精津液滑脱为标，故在治疗上多配伍补益药，标本兼顾。凡属热病汗出，痰饮咳嗽，火动遗精，伤食泻痢或血热崩漏者，均非本类方剂所宜。用之则有“闭门留寇”之弊。

第一节　固表止汗剂

固表止汗剂，适用于卫气不固之自汗证，常用益气固表药配以益阴敛汗药组成方剂，代表方如玉屏风散、牡蛎散。

玉屏风散

《医方类聚》

【组成】防风（一两）30g，黄芪（蜜炙）、白术（各二两）各60g。

【用法】上㕮咀，每服三钱（9g），用水一盏半，加大枣一枚，煎至七分，去滓，食后热服（现代用法：研末，每日2次，每次6～9g，大枣煎汤送服；亦可作汤剂，水煎服，用量按原方比例酌减）。

【功用主治】益气固表止汗。表虚自汗。汗出恶风，面色㿠白，舌淡苔薄白，脉浮虚。亦治表虚易感。

【方解】

	药　物	功　效
君	黄芪	益气固表止汗
臣	白术	益气健脾，培土生金，固表止汗
佐	防风	祛除在表之风邪

【辨证要点】本方为治疗表虚自汗的常用方剂。临床应用以自汗恶风，面色㿠白，舌淡脉虚为辨证要点。

【使用注意】若属外感自汗或阴虚盗汗，则不宜使用。

牡蛎散

《太平惠民和剂局方》

【组成】黄芪（去苗土）、麻黄根（洗）、牡蛎（米泔浸，刷去土，火烧通赤，各一两）各30g

【用法】上三味为粗散。每服三钱（9g），水一盏半，小麦百余粒（30g），同煎至八分，去渣热服，日二服，不拘时候（现代用法：为粗散，每服9g，加小麦30g，水煎温服；亦作汤剂，用量按原方比例酌减，加小麦30g，水煎温服）。

【功用主治】敛阴止汗，益气固表。体虚自汗、盗汗证。常自汗出，夜卧更甚，心悸惊惕，短气烦倦，舌淡红，脉细弱。

【方解】

	药　物	功　效
君	煅牡蛎	收涩止汗
臣	生黄芪	益气实卫，固表止汗
佐	麻黄根	收敛止汗
佐使	小麦	养气阴，退虚热

《医方集解》牡蛎散方将小麦改为浮小麦，则止汗之力更强，但养心之功稍逊。

【辨证要点】本方为治体虚卫外不固，又复心阳不潜所致自汗、盗汗的常用方。临床应用以汗出，心悸，短气，舌淡，脉细弱为辨证要点。

第二节　涩肠固脱剂

涩肠固脱剂，适用于脾肾虚寒所致之久泻久痢，滑脱不禁等病证。常用涩肠止泻药与温补脾肾药配伍组成方剂。代表方如真人养脏汤、四神丸。

真人养脏汤

《太平惠民和剂局方》

【组成】人参、当归（去芦）、白术（焙，各六钱）各18g，肉豆蔻（面裹，煨，半两）15g，肉桂（去粗皮）、甘草（炙，各八钱）各24g，白芍药（一两六钱）48g，木香（不见火，一两四钱）42g，诃子（去核，一两二钱）36g，罂粟壳（去蒂萼，蜜炙，三两六钱）108g。

【用法】上锉为粗末。每服两大钱（6g），水一盏半，煎至八分，去滓，食前温服。忌酒、面、生、冷、鱼腥、油腻（现代用法：共为粗末，每服6g，水煎去滓，饭前温服；亦作汤剂，水煎去滓，饭前温服，用量按原方比例酌减）。

【功用主治】涩肠固脱，温补脾肾。久泻久痢，脾肾虚寒证。泻痢无度，滑脱不禁，甚至脱肛坠下，脐腹疼痛，喜温喜按，倦怠食少，舌淡苔白，脉迟细。

【方解】

	药　物	功　效
君	罂粟壳	①涩肠止泻；②止腹痛
臣	肉桂	温肾暖脾
	肉蔻、诃子	涩肠止泻，温中散寒
佐	人参、白术	益气健脾，促进运化
	当归、白芍	养血补虚，缓急止痛
	木香	行气止痛，使补而不滞
使	甘草	益气和中，调和诸药

本方具有标本兼治，治标为主；脾肾同治，治脾为主；涩中寓通，补而不滞等配伍特点。为治疗虚寒泻痢、滑脱不禁之良方，故费伯雄言其“于久病正虚者尤宜”。

【辨证要点】本方为治泻痢日久，脾肾虚寒的常用方。临床应用以大便滑脱不禁，腹痛喜温喜按，食少神疲，舌淡苔白，脉迟细为辨证要点。

【使用注意】若泻痢虽久，但湿热积滞未去者，忌用本方。

四神丸

《内科摘要》

【组成】肉豆蔻（二两）60g，补骨脂（四两）120g，五味子（二两）60g，吴茱萸（浸炒，一两）30g。

【用法】上为末，用水一碗，煮生姜（四两）120g，红枣五十枚，水干，取枣肉为丸，如梧桐子大。每服五七十丸（6～9g），空心食前服（现代用法：以上5味，粉碎成细粉，过筛，混匀。另取生姜200g，捣碎，加水适量压榨取汁，与上述粉末泛丸，干燥即得。每服9g，每日1～2次，临睡用淡盐汤或温开水送服；亦作汤剂，加姜、枣水煎，临睡温服，用量按原方比例酌减）。

【功用主治】温肾暖脾，固肠止泻。脾肾阳虚之肾泄证。五更泄泻，不思饮食，食不消化，或久泻不愈，腹痛喜温，腰酸肢冷，神疲乏力，舌淡，苔薄白，脉沉迟无力。

【方解】

	药　　物	功　　效
君	补骨脂	①温壮肾阳；②补火助土
臣	肉豆蔻	①涩肠止泻；②温中散寒
佐	吴茱萸 五味子	温脾暖胃以散阴寒 固肾涩肠，配肉豆蔻涩肠止泻
使	生姜、大枣	①调和脾胃；②兼做赋型剂

本方由《普济本事方》的二神丸与五味子散两方组合而成。二神丸（肉豆蔻、补骨脂）主治“脾肾虚弱，全不进食”；五味子散（五味子、吴茱萸）专治“肾泄”。两方相合，则温补脾肾、固涩止泻之功益佳。原方肉豆蔻、补骨脂、五味子、吴茱萸均未标剂量，后世方书多参照《证治准绳》卷6之四神丸而补。

【辨证要点】本方为治命门火衰，火不暖土所致五更泄泻或久泻的常用方。临床应用以五更泄泻，不思饮食，舌淡苔白，脉沉迟无力为辨证要点。

第三节　涩精止遗剂

涩精止遗剂，适用于肾虚失藏，精关不固之遗精滑泄；或肾虚失摄，膀胱失约之遗尿尿频等病证。常用补肾涩精或固肾止遗药为主组成方剂。代表方如金锁固精丸、桑螵蛸散、缩泉丸。

金锁固精丸

《医方集解》

【组成】沙苑蒺藜（炒）、芡实（蒸）、莲须（各二两）各60g，龙骨（酥炙）、牡蛎（盐水煮一日一夜，煅粉，各一两）各30g。

【用法】莲子粉糊，盐汤下（现代用法：每日1～2次，每次9g，淡盐汤或开水送下，亦可按原方用量比例酌减，加入适量莲子肉，水煎服）。

【功用主治】补肾涩精。肾虚精亏。遗精滑泄，神疲乏力，四肢酸软，腰酸耳鸣，舌淡苔白，脉细弱。

【方解】

	药　　物	功　　效
君	沙苑蒺藜	补肾涩精
臣	莲子、芡实	①益肾涩精；②健脾养心
佐	莲须	固肾涩精
	龙骨、牡蛎	①煅用，涩精止遗；②潜阳安神

【辨证要点】本方为肾虚精关不固之遗精滑泄证的常用方。临床应用以遗精滑泄，腰痛，耳鸣，舌淡苔白，脉细弱为辨证要点。

【使用注意】湿热下注，或心肝火旺之遗精忌用本方。

桑螵蛸散

《本草衍义》

【组成】桑螵蛸、远志、菖蒲、龙骨、人参、茯神、当归、龟甲（酥炙，以上各一两）各30g。

【用法】上为末，夜卧人参汤调下二钱（6g）（现代用法：除人参外，共研细末，每服6g，睡前以人参汤调下；亦作汤剂，水煎，睡前服，用量按原方比例酌定）。

【功用主治】调补心肾，涩精止遗。心肾两虚证。小便频数，或尿如米泔色，或遗尿，或遗精，心神恍惚，健忘，舌淡苔白，脉细弱。

【方解】

	药　物	功　效
君	桑螵蛸	补肾固精止遗
臣	龙骨	镇心安神
	龟甲	补心安神
佐	人参、茯神	益心气、宁心神
	当归	补益心血
	菖蒲、远志	安神定志，交通心肾

原方作散剂，各药用量相等，而在服用时，又以人参汤调服，说明人参用量独大，于方中寓意有二：一为益心气以安心神，一为补元气以摄津液。

【辨证要点】本方为治心肾两虚，水火不交证的常用方。临床应用以尿频或遗尿，心神恍惚，舌淡苔白，脉细弱为辨证要点。

【使用注意】下焦湿热或相火妄动所致之尿频、遗尿或遗精滑泄，非本方所宜。

缩泉丸

《妇人大全良方》

【组成】乌药、益智仁（等分）各15g。

【用法】为末，酒煎山药末为糊，丸桐子大，每服七十丸，盐酒或米饮下（现代用法：每日1~2次，每次6g，开水送下。亦可按原方比例酌定，水煎服）。

【功用主治】温肾祛寒，缩尿止遗。膀胱虚寒证。症见小便频数，或遗尿不止，舌淡，脉沉弱。

【方解】

	药　物	功　效
君	益智仁	温肾固精，缩小便
臣	乌药	温肾散寒，除膀胱肾间冷气，止小便频数
佐	山药	健脾补肾，固涩精气

【辨证要点】本方为治膀胱虚寒证的常用方。临床应用以尿频，遗尿，舌淡，脉沉弱为辨证要点。

第四节　固崩止带剂

固崩止带剂，适用于妇人血崩及带下淋漓等病证。常用固崩止带药为主组成方剂。代表方如固经丸、完带汤。

固 经 丸

《丹溪心法》

【组成】黄芩（炒）、白芍（炒）、龟甲（炙，各一两）各30g，黄柏（炒，三钱）9g，椿树根皮（七钱半）22.5g，香附（二钱半）7.5g。

【用法】上为末，酒糊丸，如梧桐子大，每服50丸（6g），空心温酒或白汤下（现代用法：以上6味，粉碎成细粉，过筛，混匀，用水泛丸干燥即得。每服6g，每日2次，温开水送服；亦可作汤剂，水煎服，用量按原书比例酌定）。

【功用主治】滋阴清热，固经止血。阴虚血热之崩漏。月经过多，或崩中漏下，血色深红或紫黑稠黏，手足心热，腰膝酸软，舌红，脉弦数。

【方解】

	药　物	功　效
君	龟板	益肾滋阴而降火
	白芍	敛阴益血以养肝
	黄芩	清热止血
臣	黄柏	①助黄芩以清热；②助龟板以降火
佐	椿根皮	香附
	固经止血	调气活血

【辨证要点】本方为治阴虚血热之月经过多及崩漏的常用方。临床应用以血色深红甚或紫黑稠黏，舌红，脉弦数为辨证要点。

完带汤

《傅青主女科》

【组成】白术（土炒，一两）30g，山药（炒，一两）30g，人参（二钱）6g，白芍（酒炒，五钱）15g，车前子（酒炒，三钱）9g，苍术（二钱）9g，制甘草（一钱）3g，陈皮（五分）2g，黑芥穗（五分）2g，柴胡（六分）2g。

【用法】水煎服。

【功用主治】补脾疏肝，化湿止带。脾虚肝郁，湿浊带下。带下色白，清稀如涕，面色㿠白，倦怠便溏，舌淡苔白，脉缓或濡弱。

【方解】

	药　物	功　效
君	人参、山药	益气健脾，兼以祛湿
	白术	益气健脾，促进运化
臣	苍术	燥湿运脾
	车前子	利湿清热，使湿浊从小便出
	荆芥穗	祛风胜湿
	陈皮	理气化湿，使气化则湿化
佐	柴胡、白芍	疏肝解郁
使	甘草	调和诸药

本方的配伍特点是寓补于散，寄消于升，培土抑木，肝脾同治。

【辨证要点】本方为治脾虚肝郁，湿浊下注带下之常用方。临床应用以带下清稀色白，舌淡苔白，脉濡缓为辨证要点。

【使用注意】带下证属湿热下注者，非本方所宜。

第十七章　理气剂

凡以理气药为主组成，具有行气或降气的作用，以治气滞、气逆证的方剂，统称理气剂。

气是人体的宝贵物质，正常人体，气量充足，气行正常，升降出入有序，周行全身，以温养内外。但当劳倦过度，或情志失调，或饮食失节，或寒温不适等，均可使气之升降失常，导致气机郁结或气应降不降等证。气滞当行，气逆当降，本类方剂分为行气和降气两类。使用理气剂，应注意辨清病情的寒热虚实及有无兼夹，分别予以合适的配伍，使方剂与现证相合。再者，行气药多属芳香辛燥之品，容易耗气伤津，应中病即止，不可过剂，尤其是年老体弱及孕妇产妇，更应慎用。

第一节　行气剂

行气剂，适用于气机郁滞的病证。气滞一般以脾胃气滞和肝气郁滞为多见。常用行气通滞、疏肝解郁药为主组成。代表方如越鞠丸、金铃子散、半夏厚朴汤、天台乌药散、厚朴温中汤。

越鞠丸（芎术丸）

《丹溪心法》

【组成】香附、川芎、苍术、栀子、神曲（各等分）各6~10g。

【用法】上为末，水丸如绿豆大（原书未著用法用量。现代用法：水丸，每服6~9g，温开水送服。亦可按参考用量比例作汤剂煎服）。

【功用主治】行气解郁。六郁证。胸膈痞闷，脘腹胀痛，嗳腐吞酸，恶心呕吐，饮食不消。

【方解】

	药　物	功　效
君	香附	行气解郁，治气郁
臣佐	川芎	①活血化瘀治血瘀；②又助香附行气解郁
	栀子	清热泻火，治火郁
	苍术	燥湿运脾，治湿郁
	神曲	消食和胃，治食郁

因痰郁乃气滞湿聚而成，若气行湿化，气化痰消，则痰郁随之而解，故方中不另用治痰之品，此亦治病求本之意。

本方的配伍特点：以五药治六郁，贵在治病求本；诸法并举，重在调理气机。

【辨证要点】 本方是主治气血痰火湿食“六郁”的代表方。临床应用以胸膈痞闷，脘腹胀痛，饮食不消等为辨证要点。

金铃子散

《素问病机气宜保命集》

【组成】 金铃子、玄胡（各一两）各3g。

【用法】 为细末，每服三钱，酒调下（现代用法：为末，每服9g，酒或开水送下。亦常按原方用量比例酌定，单独或同其他方药煎服）。

【功用主治】 行气疏肝，活血止痛。肝郁化火证。心腹胁肋诸痛，时发时止，口苦，舌红苔黄，脉弦数。

【辨证要点】 本方为治疗肝郁化火证而设。临床以胸腹胁肋诸痛，时作时止，口苦，舌红苔黄，脉弦数为辨证要点。

厚朴温中汤

《内外伤辨惑论》

【组成】 厚朴（姜制）、陈皮（去白，各一两）各30g，甘草（炙）、茯苓（去皮）、草豆蔻仁、木香（各五钱）各15g，干姜（七分）2g。

【用法】 合为粗散，每五钱匕（15g），水二盏，生姜三片，煮至一盏，去滓温服，食前。忌一切冷物（现代用法：上药研为粗散，每次10g；或为汤剂）。

【功用主治】 行气除满，温中燥湿。中焦寒湿气滞证。脘腹胀满或疼痛，不思饮食，四肢倦怠无力，舌苔白腻，脉沉弦。

【方解】

	药　物	功　效
君	厚朴	①行气消胀；②燥湿除满
臣	草豆蔻	①温中散寒；②燥湿醒脾
佐	陈皮、木香	助厚朴行气宽中以消胀满
	干姜、生姜	助草豆蔻温胃暖脾以止疼痛
	茯苓	渗湿健脾和中
使	甘草	①益气和中；②调和药性

【辨证要点】本方为治疗脾胃寒湿气滞证的常用方。临床应用脘腹胀满或疼痛，舌苔白腻，脉沉弦为辨证要点。

天台乌药散

《圣济总录》

【组成】天台乌药、木香、小茴香（微炒）、青皮（汤浸，去白，焙）、高良姜（炒，各半两）各15g，槟榔（锉，二个）9g，川楝子（十个）12g，巴豆（七十粒）12g。

【用法】上八味，先将巴豆微打破，同川楝子用麸炒黑，去巴豆及麸皮不用，合余药共研为末，和匀。每服一钱（3g）温酒送下（现代用法：巴豆与川楝子同炒黑，去巴豆，水煎取汁，冲入适量黄酒服）。

【功用主治】行气疏肝，散寒止痛。肝经寒凝气滞之小肠疝气。少腹引控睾丸而痛，偏坠肿胀，或少腹疼痛，舌淡苔白，脉沉迟或弦。亦治妇女痛经，瘕聚等属寒凝气滞者。

【方解】

	药　物	功　效
君	乌药	①行气疏肝；②散寒止痛
臣	青皮	疏肝破气
	木香	理气止痛
	小茴香	暖肝散寒
	高良姜	散寒止痛
佐使	槟榔	行气化滞破坚
	川楝子、巴豆	川楝子与巴豆同炒，苦寒之性得制，行气散结之力增

【辨证要点】本方为治疗肝经寒凝气滞之小肠疝气之常用方。临床应用以少腹痛引睾丸，舌淡苔白，脉沉弦为辨证要点。

【使用注意】疝痛属肝肾阴虚气滞或兼热者，本方忌用。

半夏厚朴汤

《金匮要略》

【组成】半夏（一升）12g，厚朴（三两）9g，茯苓（四两）12g，生姜（五两）15g，苏叶（二两）6g。

【用法】以水七升，煮取四升，分温四服，日三夜一服（现代用法：水煎服）。

【功用主治】行气散结，降逆化痰。梅核气。咽中如有物阻，咯吐不出，吞咽不下，胸膈满闷，或咳或呕，舌苔白润或白滑，脉弦缓或弦滑。

【方解】

	药　物	功　效
君	半夏	①化痰散结；②降逆和胃
臣	厚朴	①下气除满；②助半夏散结降逆
佐	茯苓	①渗湿健脾；②助半夏化痰
	生姜	①辛温散结和胃止呕；②解半夏之毒
	苏叶	芳香行气，助厚朴行气宽胸、宣通郁结

【辨证要点】本方为治疗情志不畅，痰气互结所致的梅核气之常用方。临床应用以咽中如有物阻，吞吐不得，胸膈满闷，苔白腻，脉弦滑为辨证要点。

【使用注意】方中多辛温苦燥之品，仅适宜于痰气互结而无热者。若见颧红口苦、舌红少苔属于气郁化火，阴伤津少者，虽具梅核气之特征，亦不宜使用本方。

第二节　降 气 剂

降气剂，适用于肺胃气降不下证。常用降气祛痰、止咳平喘、降逆和胃、镇冲止呕药为主组成方剂。代表方如苏子降气汤、定喘汤、旋覆代赭汤、橘皮竹茹汤、丁香柿蒂汤。

苏子降气汤

《太平惠民和剂局方》

【组成】紫苏子、半夏（汤洗七次，各二两半）各75g，川当归（去芦，两半）4g，甘草（爁，二两）60g，前胡（去芦）、厚朴（去粗皮，姜汁拌炒，各一两），各30g肉桂（去皮，一两半）45g，一方有陈皮（去白，一两半）45g。

【用法】上为细末，每服两大钱（6g），水一盏半，入生姜两片，枣子一个，苏叶五片，同煎至八分，去滓热服，不拘时候（现代用法：加生姜2片，枣子1个，苏叶2g，水煎服，用量按原方比例酌定）。

【功用主治】降气平喘，祛痰止咳。上实下虚喘咳证。痰涎壅盛，胸膈满闷，喘咳短气，呼多吸少，或腰疼脚弱，肢体倦怠，或肢体浮肿，舌苔白滑或白腻，脉弦滑。

【方解】

	药　　物	功　　效
君	苏子	降气平喘，祛痰止咳
臣	半夏	厚朴
	前胡	燥湿化痰降逆
	下气宽胸除满	下气祛痰止咳
佐	肉桂	温补下元，纳气平喘
	当归	养血补虚，止咳逆上气
	苏叶、生姜	宣肺散寒
使	甘草、大枣	益气和中，调和诸药

【辨证要点】本方为治疗痰涎壅盛，上实下虚之喘咳的常用方。临床应用以胸膈满闷，痰多稀白，苔白滑或白腻为辨证要点。

【使用注意】本方药性偏温燥，以降气祛痰为主，对于肺肾阴虚的喘咳以及肺热痰喘之证，均不宜使用。

定喘汤

《摄生众妙方》

【组成】白果（去壳，砸碎炒黄，二十一枚）9g，麻黄（三钱）9g，苏子（二钱）6g，甘草（一钱）3g，款冬花（三钱）9g，杏仁（去皮、尖，一钱五分）4.5g，桑白皮（蜜炙，三钱）9g，黄芩（微炒，一钱五分）6g，法制半夏（三钱如无，用甘草汤泡七次，去脐用）9g。

【用法】水三盏，煎二盏，作二服，每服一盏，不用姜，不拘时候，徐徐服（现代用法：水煎服）。

【功用主治】宣降肺气，清热化痰。风寒外束，痰热内蕴之哮喘证。咳喘痰多气急，质稠色黄，或微恶风寒，舌苔黄腻，脉滑数者。

【方解】

	药　　物	功　　效
君	麻黄	宣肺散邪以平喘，又解表散寒
	白果	敛肺定喘以祛痰
臣	苏子、杏仁、半夏、冬花	降气平喘，止咳祛痰
佐	黄芩、桑白皮	清肺热，泻肺气，平喘咳
使	甘草	调和诸药，缓和峻烈

【辨证要点】本方亦为降气平喘之常用方，用于素体痰多，复感风寒，致肺气壅闭之喘咳证。临床应用以哮喘咳嗽，痰多色黄，微恶风寒，苔黄腻，脉滑数为辨证要点。

【使用注意】若新感风寒，虽恶寒发热、无汗而喘，但内无痰热者；或哮喘日久，肺肾阴虚者，皆不宜使用。

旋覆代赭汤

《伤寒论》

【组成】旋覆花（三两）9g，人参（二两）6g，生姜（五两）15g，代赭石（一两）6g，甘草（炙，三两）9g，半夏（洗，半升）9g，大枣（擘，十二枚）4枚。

【用法】以水一斗，煮取六升，去滓再煎，取三升，温服一升，日三服（现代用法：水煎服）。

【功用主治】降逆化痰，益气和胃。胃虚痰阻气逆证。胃脘痞闷或胀满，按之不痛，频频嗳气，或见纳差、呃逆、恶心，甚或呕吐，舌苔白腻，脉缓或滑。

【方解】

	药　物	功　效
君	旋覆花	下气消痰，降逆止呕
臣	代赭石	质重而降，善镇冲逆
	生姜	①和胃降逆而止呕；②宣散水气以祛痰
佐	半夏	①祛痰散结；②降逆和胃
	人参、大枣	益气补虚，扶助正气
使	甘草	①益气和中；②调和诸药

【辨证要点】本方为治疗胃虚痰阻气逆证之常用方。临床应用以心下痞硬，嗳气频作，或呕吐，呃逆，苔白腻，脉缓或滑为辨证要点。

橘皮竹茹汤

《金匮要略》

【组成】橘皮（二升）15g，竹茹（二升）15g，生姜（半）9g，甘草（五两）6g，人参（一两）3g，大枣（三十枚）5枚。

【用法】上六味，以水一斗，煮取三升，温服一升，日三服（现代用法：水煎服）。

【功用主治】降逆止呕，益气清热。胃虚有热之呃逆。呃逆或干呕，虚烦少气，口干，舌红嫩，脉虚数。

【方解】

	药　物	功　效
君	橘皮	行气和胃以止呃
	竹茹	清热安胃以止呕

续表

	药　　物	功　　效
臣	生姜	助君药和胃止呕
	人参	益气补中
佐	大枣	益气健脾养胃
使	甘草	①益气和中；②调和诸药

【辨证要点】本方为治疗胃虚有热，气逆不降的常用方。临床应用以呃逆或干呕，舌质红嫩，脉虚数为辨证要点。

丁香柿蒂汤

《症因脉治》

【组成】丁香6g，柿蒂9g，人参3g，生姜6g（原书未注药量）。

【用法】水煎服（现代用法：水煎服）。

【功用主治】降逆止呃，温中补虚。虚寒呃逆。呃逆不已，胸脘痞闷，舌淡苔白，脉沉迟。

【方解】

	药　　物	功　　效
君	丁香	温中散寒，降逆止呃
	柿蒂	降胃气，止呃逆
臣	生姜	助君药温胃和中止呕
佐	人参	益气和中，补虚养胃

【辨证要点】本方亦为治胃气虚寒，气逆不降之常用方。临床应用以呃逆不已，舌淡苔白，脉沉迟为辨证要点。

【使用注意】胃热呃逆，本方不宜。

第十八章 理血剂

凡以理血药为主组成，具有活血化瘀或止血作用，以治瘀血或出血证的方剂，统称理血剂。

血是营养人体的宝贵物质，正常情况下，周流不息地行于脉中，灌溉五脏六腑，濡养四肢百骸，由于某种原因，造成血行不畅，瘀蓄内停，或离经妄行，均可造成瘀血证或出血证。血证病情复杂，既要辨清寒热虚实，又要分清标本缓急。使用理血剂时，需分清标本缓急，并急则治标，缓则治本。同时逐瘀过猛，容易伤正，必要时配伍养血扶正药，使消瘀而不伤正。止血过急，容易留瘀，必要时配伍化瘀药，使血止而不留瘀。另外，活血祛瘀剂性多破泄，易于动血、坠胎，故月经过多及孕妇慎用。

第一节 活血祛瘀剂

活血祛瘀剂，适用于瘀血证。常用活血祛瘀药为主组成方剂，或适当配伍理气药及养血扶正药。代表方如桃核承气汤、血府逐瘀汤、复元活血汤、补阳还五汤、温经汤、生化汤、失笑散、桂枝茯苓丸。

桃核承气汤

《伤寒论》

【组成】 桃仁（去皮尖，五十个）12g，大黄（四两）12g，桂枝（去皮，二两）6g，甘草（炙，二两）12g，芒硝（二两）6g。

【用法】 上四味，以水七升，煮取二升半，去滓，内芒硝，更上火，微沸，下火，先食，温服五合，日三服，当微利（现代用法：作汤剂，水煎前4味，芒硝冲服）。

【功用主治】 逐瘀泻热。下焦蓄血证。少腹急结，小便自利，神志如狂，甚则烦躁谵语，至夜发热；以及血瘀经闭，痛经，脉沉实而涩者。

【方解】

	药　物	功　效
君	桃仁	破血逐瘀
臣	大黄	下瘀泻热
	芒硝	泻热软坚，助大黄下瘀泻热
佐	桂枝	温散下焦瘀血
使	甘草	调和诸药，缓和峻烈

本方由调胃承气汤减芒硝之量，再加桃仁、桂枝而成。诸药合用，共奏破血下瘀泻热之功。服后“微利”，使蓄血除，瘀热清，而邪有出路，诸症自平。

【辨证要点】本方为治疗瘀热互结，下焦蓄血证的常用方。临床应用以少腹急结，小便自利，脉沉实或涩为辨证要点。

【使用注意】表证未解者，当先解表，而后用本方。因本方为破血下瘀之剂，故孕妇禁用。

血府逐瘀汤

《医林改错》

【组成】桃仁（四钱）12g，红花（三钱）9g，当归（三钱）9g，生地黄（三钱）9g，川芎（一钱半）4.5g，赤芍（二钱）6g，牛膝（三钱）9g，桔梗（一钱半）4.5g，柴胡（一钱）3g，枳壳（二钱）6g，甘草（二钱）6g。

【用法】水煎服。

【功用主治】活血化瘀，行气止痛。胸中血瘀证。胸痛，头痛，日久不愈，痛如针刺而有定处，或呃逆日久不止，或饮水即呛，干呕，或内热瞀闷，或心悸怔忡，失眠多梦，急躁易怒，入暮潮热，唇暗或两目暗黑，舌质暗红，或舌有瘀斑、瘀点，脉涩或弦紧。

【方解】

	药　物	功　效
君	桃仁、红花	活血化瘀止痛
臣	赤芍、川芎	助君药活血祛瘀
	牛膝	活血通经，祛瘀止痛
佐	枳壳、桔梗	一升一降，宽胸行气，兼以引经
	柴胡	疏肝解郁，升达清阳，兼以引经
	生地、当归	滋阴养血，防祛邪伤正
使	甘草	调和诸药

【辨证要点】本方广泛用于因胸中瘀血而引起的多种病证。临床应用以胸痛，头痛，痛有定处，舌暗红或有瘀斑，脉涩或弦紧为辨证要点。

【使用注意】由于方中活血祛瘀药较多，故孕妇忌用。

补阳还五汤

《医林改错》

【组成】黄芪（生，四两）120g，当归尾（二钱）6g，赤芍（一钱半）5g，地龙（去土，一钱）3g，川芎（一钱）3g，红花（一钱）3g，桃仁（一钱）3g。

【用法】水煎服。

【功用主治】补气，活血，通络。中风之气虚血瘀证。半身不遂，口眼㖞斜，语言謇涩，口角流涎，小便频数或遗尿失禁，舌暗淡，苔白，脉缓无力。

【方解】

	药　物	功　效
君	黄芪	补气以行血
臣	当归尾	活血通经而不伤血
佐	赤芍、川芎、桃仁、红花	活血化瘀
	地龙	通经活络，力专善走，周行全身，以行药力

本方配伍特点是：重用补气药与少量活血药相伍，使气旺血行以治本，祛瘀通络以治标，标本兼顾；且补气而不壅滞，活血又不伤正。

【辨证要点】本方既是益气活血法的代表方，又是治疗中风后遗症的常用方。临床应用以半身不遂，口眼㖞斜，舌暗淡，苔白，脉缓无力为辨证要点。

【使用注意】使用本方需久服才能有效，愈后还应继续服用，以巩固疗效，防止复发，王氏谓："服此方愈后，药不可断，或隔三五日吃一付，或七八日吃一付。"但若中风后半身不遂属阴虚阳亢，痰阻血瘀，见舌红苔黄、脉洪大有力者，非本方所宜。

复元活血汤

《医学发明》

【组成】柴胡（半两）15g，瓜蒌根、当归（各三钱）各9g，红花、甘草、穿山甲（炮，各二钱）各6g，大黄（酒浸，一两）30g，桃仁（酒浸，去皮尖，研如泥，五十个）15g。

【用法】除桃仁外，锉如麻豆大，每服一两，水一盏半，酒半盏，同煎至七分，去滓，大温服之，食前。以利为度，得利痛减，不尽服（现代用法：共为粗末，每服30g，加黄酒30mL，水煎服）。

【功用主治】活血祛瘀，疏肝通络。跌打损伤，瘀血阻滞证。胁肋瘀肿，痛不可忍。

【方解】

	药　物	功　效
君	大黄	荡涤凝瘀败血，导瘀下行
	柴胡	疏肝行气，并引诸药入肝经
臣	桃仁、红花	活血祛瘀，消肿止能
	穿山甲	破瘀通络，消肿散结
佐	当归	补血活血
	瓜蒌根	消瘀散结，清热润燥
使	甘草	缓急止痛，调和诸药

【辨证要点】本方为治疗跌打损伤，瘀血阻滞证的常用方。临床应用以胁肋瘀肿疼痛为辨证要点。若化裁得当，亦可广泛用于一切跌打损伤。

【使用注意】运用本方，服药后应“以利为度”，若虽“得利痛减”，而病未痊愈，需继续服药者，必须更换方剂或调整原方剂量。孕妇忌服。

温经汤

《金匮要略》

【组成】吴茱萸（三两）9g，当归（二两）6g，芍药（二两）6g，川芎（二两）6g，人参（二两）6g，桂枝（二两）6g，阿胶（二两）6g，牡丹皮（去心，二两）6g，生姜（二两）6g，甘草（二两）6g，半夏（半升）6g，麦冬（去心，一升）9g。

【用法】上十二味，以水一斗，煮取三升，分温三服（现代用法：水煎服，阿胶烊冲）。

【功用主治】温经散寒，养血祛瘀。冲任虚寒，瘀血阻滞证。漏下不止，血色暗而有块，淋漓不畅，或月经超前或延后，或逾期不止，或一月再行，或经停不至，而见少腹里急，腹满，傍晚发热，手心烦热，唇口干燥，舌质暗红，脉细而涩。亦治妇人宫冷，久不受孕。

【方解】

	药　物	功　效
君	吴茱萸、桂枝	①温经散寒；②通利血脉
臣	当归、川芎	活血祛瘀，养血调经
	丹皮	①活血祛瘀；②清血分虚热
佐	阿胶	养血止血，滋阴润燥
	白芍	养血敛阴，柔肝止痛
	麦冬	养阴清热
	半夏、生姜	辛开散结，通降胃气，以助祛瘀调经
使	人参、甘草	①益气健脾；②调和诸药

本方的配伍特点有二：一是方中温清补消并用，但以温经补养为主；二是大队温补药与少量寒凉药配伍，能使全方温而不燥、刚柔相济，以成温养化瘀之剂。

【辨证要点】本方为妇科调经的常用方，主要用于冲任虚寒而有瘀滞的月经不调、痛经、崩漏、不孕等。临床应用以月经不调，小腹冷痛，经血夹有瘀块，时有烦热，舌质暗红，脉细涩为辨证要点。

【使用注意】月经不调属实热或无瘀血内阻者忌用，服药期间忌食生冷之品。

生化汤

《傅青主女科》

【组成】全当归（八钱）24g，川芎（三钱）9g，桃仁（去皮尖，研，十四枚）6g，干姜（炮黑，五分）2g，甘草（炙，五分）2g。

【用法】黄酒、童便各半煎服（现代用法：水煎服，或酌加黄酒同煎）。

【功用主治】养血祛瘀，温经止痛。血虚寒凝，瘀血阻滞证。产后恶露不行，小腹冷痛。

【方解】

	药　物	功　效
君	当归	补血活血，化瘀生新，行滞止痛
臣	川芎	活血行气
	桃仁	活血祛瘀
佐	炮姜	温经散寒止痛
	黄酒	温通血脉，散寒止痛
	童便	益阴化瘀，引败血下行
使	甘草	①和中缓急；②调和诸药

【辨证要点】本方为妇女产后常用方，甚至有些地区民间习惯作为产后必服之剂，虽多属有益，但应以产后血虚瘀滞偏寒者为宜。临床应用以产后恶露不行，小腹冷痛为辨证要点。

【使用注意】若产后血热而有瘀滞者不宜使用；若恶露过多、出血不止，甚则汗出气短神疲者，当属禁用。

失笑散

《太平惠民和剂局方》

【组成】五灵脂（酒研，淘去沙土）、蒲黄（炒香，各二钱）各6g。

【用法】先用酽醋调二钱，熬成膏，入水一盏，煎七分，食前热服（现代用法：共为细末，每服6g，用黄酒或醋冲服，亦可每日取8~12g，用纱布包煎，作汤剂服）。

【功用主治】活血祛瘀，散结止痛。瘀血停滞证。心腹刺痛，或产后恶露不行，或月经不调，少腹急痛等。

【方解】

	药　物	功　效
君	五灵脂	通利血脉，散瘀止痛
臣	蒲黄	行血消瘀，炒用并能止血
佐	米醋	活血脉、行药力、化瘀血

诸药合用，药简力专，共奏祛瘀止痛，推陈出新之功，使瘀血得去，脉道得通，则诸症自解。前人运用本方，患者每于不觉中，诸症悉除，不禁欣然而笑，故名“失笑”。

【辨证要点】本方是治疗瘀血所致多种疼痛的基础方，尤以肝经血瘀者为宜。临床应用以心腹刺痛，或妇人月经不调，少腹急痛等为辨证要点。

【使用注意】本方孕妇禁用，脾胃虚弱及妇女月经期慎用。

桂枝茯苓丸

《金匮要略》

【组成】桂枝、茯苓、丹皮（去心）、桃仁（去皮尖，熬）、芍药（各等分）9g。

【用法】上三味，末之，炼蜜和丸，如兔屎大，每日食前服一丸（3g），不知，加至三丸（现代用法：共为末，炼蜜和丸，每日服3～5g）。

【功用主治】活血化瘀，缓消癥块。瘀阻胞宫证。妇人素有瘕块，妊娠漏下不止，或胎动不安，血色紫黑晦暗，腹痛拒按，或经闭腹痛，或产后恶露不尽而腹痛拒按者，舌质紫暗或有瘀点，脉沉涩。

【方解】

	药　物	功　效
君	桂枝	温通血脉，以行瘀滞
臣	桃仁	活血祛瘀，助君药化瘀消瘕
佐	丹皮、芍药 茯苓	活血以散瘀，又凉血以清退瘀久所化之热 渗湿祛痰，健脾益胃，扶助正气
使	白蜜	甘缓而润，缓和药性

《妇人大全良方》以本方更名为夺命丸，用治妇人小产，子死腹中而见“胎上抢心，闷绝致死，冷汗自出，气促喘满者”。《济阴纲目》将本方改为汤剂，易名为催生汤，用于妇人临产见腹痛、腰痛而胞浆已下时，有催生之功。

【辨证要点】本方为治疗瘀血留滞胞宫，妊娠胎动不安，漏下不止的常用方。临床应用以少腹有癥块，血色紫黑晦暗，腹痛拒按为辨证要点。妇女经行不畅、闭经、痛经，以及产后恶露不尽等属瘀阻胞宫者，亦可以本方加减治之。

【**使用注意**】对妇女妊娠而有瘀血癥块者，只能渐消缓散，不可峻猛攻破。原方对其用量、用法规定甚严，临床使用切当注意。

第二节　止 血 剂

止血剂，适用于血液离经妄行而出现的吐血、衄血、咳血、尿血、便血、崩漏等各种出血证。常以止血药为主组成方剂。代表方如小蓟饮子、槐花散、黄土汤。

小蓟饮子

《济生方》，录自《玉机微义》

【**组成**】生地黄、小蓟、滑石、木通、蒲黄、藕节、淡竹叶、当归、山栀子、甘草（各等分）各9g。

【**用法**】上㕮咀，每服半两（15g），水煎，空心服（现代用法：作汤剂，水煎服，用量据病证酌情增减）。

【**功用主治**】凉血止血，利水通淋。热结下焦之血淋、尿血。尿中带血，小便频数，赤涩热痛，舌红，脉数。

【**方解**】

	药　　物	功　　效
君	小蓟	凉血止血，利尿通淋
臣	生地	凉血止血，养阴清热
	蒲黄、藕节	助君药凉血止血，并能消瘀
佐	滑石、竹叶、木通	清热利水通淋
	栀子	清泄三焦之火，引热下行
	当归	配生地滋阴养血，补已伤之阴，又可防利尿伤阴
使	甘草	缓急止痛，和中调药

本方是由导赤散加小蓟、藕节、蒲黄、滑石、栀子、当归而成。其配伍特点是止血之中寓以化瘀，使血止而不留瘀；清利之中寓以养阴，使利水而不伤正。

【**辨证要点**】本方为治疗血淋、尿血属实热证的常用方。临床应用以尿中带血，小便赤涩热痛，舌红，脉数为辨证要点。

【**使用注意**】方中药物多属寒凉通利之品，只宜于实热证。若血淋、尿血日久兼寒或阴虚火动或气虚不摄者，均不宜使用。

槐花散

《普济本事方》

【组成】槐花炒12g，柏叶（杵，焙）12g，荆芥穗6g，枳壳（麸炒，各等分）6g。

【用法】上为细末，用清米饮调下二钱，空心食前服（现代用法：为细末，每服6g，开水或米汤调下；亦可作汤剂，水煎服，用量按原方比例酌定）。

【功用主治】清肠止血，疏风行气。风热湿毒，壅遏肠道，损伤血络证。便前出血，或便后出血，或粪中带血，以及痔疮出血，血色鲜红或晦暗，舌红苔黄脉数。

【方解】

	药　物	功　效
君	槐花	清大肠湿热，凉血止血
臣	侧柏叶	清热止血，助君药凉血止血
佐	荆芥穗	辛散疏风，炒用止血
	枳壳	行气宽肠，使“气调则血调”

【辨证要点】本方是治疗肠风、脏毒下血的常用方。临床应用以便血，血色鲜红，舌红，脉数为辨证要点。

【使用注意】本方药性寒凉，故只可暂用，不宜久服。便血日久属气虚或阴虚者，以及脾胃素虚者均不宜使用。

黄土汤

《金匮要略》

【组成】甘草、干地黄、白术、附子（炮）、阿胶、黄芩（各三两）各9g，灶心黄土（半斤）30g。

【用法】上七味，以水八升，煮取三升，分温二服（现代用法：先将灶心土水煎过滤取汤，再煎余药，阿胶烊化冲服）。

【功用主治】温阳健脾，养血止血。脾阳不足，脾不统血证。大便下血，先便后血，以及吐血、衄血、妇人崩漏，血色暗淡，四肢不温，面色萎黄，舌淡苔白，脉沉细无力。

【方解】

	药　物	功　效
君	灶心黄土	收涩止血，又能温中
臣	白术、附子	温阳健脾，以复脾土统血之权
佐	生地、阿胶	滋阴养血止血，又防白术、附子温燥动血
	黄芩	苦寒坚阴，防温燥动血
使	甘草	和中调药

本方配伍特点寒热并用，标本兼顾，刚柔相济。故吴瑭称本方为“甘苦合用，刚柔互济法”（《温病条辨》）。

【辨证要点】本方为治疗脾阳不足所致的便血或崩漏的常用方。临床应用以血色暗淡，舌淡苔白，脉沉细无力为辨证要点。

【使用注意】凡热迫血妄行所致出血者忌用。

第十九章　治风剂

凡以辛散祛风或息风止痉药为主组成，具有疏散外风或平息内风的作用，以治风病的方剂，统称治风剂。

风病的范围很广，病情比较复杂，概言之，可分为“外风”和“内风”两大类。外风是指风邪侵袭人体，留于肌表、经络、筋肉、骨节等所致。内风大多是指内脏病变所致的风病，其病机有肝风上扰、热极生风、阴虚生风及血虚生风等。在治疗上，外风宜疏散，内风宜平息。故本类方剂分为疏散外风和平熄内风两类。使用治风剂，首先要辨别风病的属内、属外，分清其寒热虚实。此外，外风与内风之间，亦可相互影响，外风可引动内风；而内风常兼夹外风，既要分清主次，又要全面兼顾。

第一节　疏散外风剂

疏散外风剂，适用于外风所致诸病。常用辛散祛风药为主组成方剂。代表方如川芎茶调散、大秦艽汤、小活络丹。

川芎茶调散

《太平惠民和剂局方》

【组成】薄荷叶（不见火，八两）240g，川芎、荆芥（去梗，各四两）各120g，细辛（去芦，一两）30g，防风（去芦，一两半）45g，白芷、羌活、甘草（炙，各二两）各60g。

【用法】上为细末。每服二钱（6g），食后，清茶调下（现代用法：共为细末，每次6g，每日2次，饭后清茶调服；亦可作汤剂，用量按原方比例酌减）。

【功用主治】疏风止痛。外感风邪头痛。偏正头痛，或巅顶作痛，目眩鼻塞，或恶风发热，舌苔薄白，脉浮。

【方解】

	药　物	功　效
君	川芎	祛风止痛，长于治少阳经头痛
臣	白芷	疏风止痛，长于治阳明经头痛
	羌活	疏风止痛，长于治太阳经头痛
佐	荆芥、薄荷	疏风止痛，并能清利头目
	细辛、防风	散风散邪，并能通窍止痛
	清茶	清上降下，并可防诸风药过于温燥升散
使	甘草	益气和中，调和诸药

【辨证要点】本方是治疗外感风邪头痛之常用方。临床应用以头痛，鼻塞，舌苔薄白，脉浮为辨证要点。

【使用注意】　导致头痛的原因很多，有外感与内伤的不同，对于气虚、血虚或肝肾阴虚、肝阳上亢、肝风内动等引起的头痛，均不宜使用。

大秦艽汤

《素问病机气宜保命集》

【组成】秦艽（三两）90g，甘草（二两）60g，川芎（二两）60g，当归（二两）60g，白芍药（二两）60g，细辛（半两）15g，川羌活、防风、黄芩（各一两）各30g，石膏（二两）60g，吴白芷（一两）30g，白术（一两）30g，生地黄（一两）30g，熟地黄（一两）30g，白茯苓（一两）30g，川独活（二两）60g。

【用法】上十六味，锉。每服一两（30g），水煎，去滓，温服（现代用法：上药用量按比例酌减，水煎，温服，不拘时候）。

【功用主治】疏风清热，养血活血。风邪初中经络证。口眼㖞斜，舌强不能言语，手足不能运动，或恶寒发热，苔白或黄，脉浮数或弦细。

【方解】

	药　物	功　效
君	秦艽	祛风通络
臣	羌活、独活、防风、白芷、细辛	加强君药祛风散邪
佐	熟地、当归、白芍、川芎	养血活血，使血足而筋自荣，络通诸风易散
	白术、茯苓	益气健脾，以化气生血
	生地、石膏、黄芩	清泄郁热
使	甘草	调和诸药

【辨证要点】本方是治风邪初中经络之常用方。临床应用以口眼㖞斜，舌强不能言语，手足不能运动，微恶风发热，苔薄微黄，脉浮数为辨证要点。

【使用注意】 本方辛温发散之品较多，若属内风所致者，不可使用。

小活络丹

《太平惠民和剂局方》

【组成】 川乌（炮，去皮、脐）、草乌（炮，去皮、脐）、地龙（去土）、天南星（炮，各六两）各180g，乳香（研）、没药（研，各二两二钱）66g。

【用法】 上为细末，入研药令匀，酒面糊为丸，如梧桐子大，每服二十丸，空心日午冷酒送下，荆芥茶下亦得（现代用法：以上六味，粉碎成细粉，过筛，混匀，加炼蜜成大蜜丸。每丸重3g。口服，用陈酒或温开水送服，一次1丸，一日2次）。

【功用主治】 祛风除湿，化痰通络，活血止痛。风寒湿邪留滞经络证。肢体筋脉挛痛，关节伸屈不利，疼痛游走不定。亦治中风，手足不仁，日久不愈，经络中有湿痰死血，而见腰腿沉重，或腿臂间作痛。

【方解】

	药　　物	功　　效
君	川乌、草乌	祛风除湿，温通经络止痛
臣	天南星	燥湿化痰，除经络中之痰湿，并能止痛
佐	乳香、没药	行气活血，化络中之瘀血
	地龙	通经活络
使	酒	引诸药直达病所

【辨证要点】 本方是治风寒湿邪留滞经络之常用方。临床应用以肢体筋脉挛痛，关节伸屈不利，舌淡紫苔白为辨证要点。

【使用注意】 阴血不足及孕妇忌用。川乌、草乌毒性较大，用量应慎；若作汤，当久煎。

第二节　平息内风剂

平息内风剂，适用于内风病症。常用息风止痉药为主组成方剂。代表方如羚角钩藤汤、镇肝息风汤、天麻钩藤饮、地黄饮子、阿胶鸡子黄汤。

羚角钩藤汤

《通俗伤寒论》

【组成】 羚角片（先煎，钱半）4.5g，霜桑叶（二钱）6g，京川贝（去心，四钱）12g，鲜生地（五钱）15g，双钩藤（后入，三钱）9g，滁菊花（三钱）9g，茯神木（三钱）9g，生白芍（三钱）9g，生甘草（八分）2.4g，淡竹茹（鲜刮，与羚角先煎代水五钱）15g。

【用法】水煎服。

【功用主治】凉肝息风，增液舒筋。热盛动风证。高热不退，烦闷躁扰，手足抽搐，发为痉厥，甚则神昏，舌绛而干，或舌焦起刺，脉弦而数；以及肝热风阳上逆，头晕胀痛，耳鸣心悸，面红如醉，或手足躁扰，甚则瘈疭，舌红，脉弦数。

【方解】

	药　物	功　效
君	羚角、钩藤	清热平肝，息风止痉
臣	桑叶、菊花	清热平肝，加强凉肝息风之效
佐	地黄、白芍	滋阴养血，柔肝舒筋
	川贝、竹茹	清热化痰
	茯神	宁心安神
使	甘草	调和诸药

【辨证要点】本方是治疗肝经热盛动风的常用方。临床应用以高热烦躁，手足抽搐，舌绛而干，脉弦数为辨证要点。

【使用注意】若温病后期，热势已衰，阴液大亏，虚风内动者，不宜应用。

镇肝息风汤

《医学衷中参西录》

【组成】怀牛膝（一两）30g，生赭石（轧细，一两）30g，生龙骨（捣碎，五钱）15g，生牡蛎（捣碎，五钱）15g，生龟甲（捣碎，五钱）15g，生杭芍（五钱）15g，玄参（五钱）15g，天冬（五钱）15g，川楝子（捣碎，二钱）6g，生麦芽（二钱）6g，茵陈（二钱）6g，甘草（钱半）4.5g。

【用法】水煎服。

【功用主治】镇肝息风，滋阴潜阳。类中风。头目眩晕，目胀耳鸣，脑部热痛，面色如醉，心中烦热，或时常噫气，或肢体渐觉不利，口眼㖞斜；甚或眩晕颠仆，昏不知人，移时始醒，或醒后不能复元，脉弦长有力。

【方解】

	药　物	功　效
君	怀牛膝	引血下行，补益肝肾
臣	代赭石	镇肝降逆，合牛膝引气血下行

续表

	药　物	功　效
佐	龙骨、牡蛎、龟板	加强平肝潜阳作用
	白芍、玄参、天冬	加强补益肝肾作用
	茵陈、麦芽、川楝子	清泄肝热，条达肝气，防镇肝太过而影响肝之生理功能
使	甘草	调和诸药，合麦芽益胃和中，防金石类药碍胃

方中用茵陈，张锡纯谓“茵陈为青蒿之嫩者”。为此，后世医家有的改用青蒿，有的仍用茵陈。从该书“茵陈解”及有关医案分析，当以茵陈为是。

【辨证要点】本方是治疗类中风之常用方。无论是中风之前，还是中风之时，抑或中风之后，皆可运用。临床应用以头目眩晕，脑部热痛，面色如醉，脉弦长有力为辨证要点。

【使用注意】若属气虚血瘀之风，则不宜使用本方。

天麻钩藤饮

《中医内科杂病证治新义》

【组成】天麻90g，钩藤12g，生决明18g，山栀、黄芩各9g，川牛膝12g，杜仲、益母草、桑寄生、夜交藤、朱茯神各9g。

【用法】水煎，分2～3次服。

【功用主治】平肝息风，清热活血，补益肝肾。肝阳偏亢，肝风上扰证。头痛，眩晕，失眠多梦，或口苦面红，舌红苔黄，脉弦或数。

【方解】

	药　物	功　效
君	天麻、钩藤	平肝息风
臣	石决明	平肝潜阳，并除热明目，加强君药平肝作用
	川牛膝	引血下行，并能活血利水
佐	杜仲、寄生	补益肝肾以治本
	栀子、黄芩	清肝降火，以折其亢阳
	益母草	活血利水，有利于平降肝阳
	夜交藤、茯神	宁心安神

【辨证要点】本方是治疗肝阳偏亢，肝风上扰的常用方。临床应用以头痛，眩晕，失眠，舌红苔黄，脉弦为辨证要点。

地黄饮子

《圣济总录》

【组成】熟干地黄（焙）12g，巴戟天（去心）、山茱萸（炒）、石斛（去根）、肉苁蓉（酒浸，切焙）、附子（炮裂，去皮脐）、五味子（炒）、官桂（去粗皮）、白茯苓（去黑皮）、麦门冬（去心，焙）、菖蒲、远志（去心，各半两）各15g。

【用法】上为粗末，每服三钱匕（9～15g），水一盏，加生姜三片，大枣二枚，擘破，同煎七分，去滓，食前温服（现代用法：加姜枣水煎服）。

【功用主治】滋肾阴，补肾阳，开窍化痰。下元虚衰，痰浊上泛之喑痱证。舌强不能言，足废不能用，口干不欲饮，足冷面赤，脉沉细弱。

【方解】

	药　物	功　效
君	熟地、山茱萸	滋补肾阴，填精益髓
	肉苁蓉、巴戟天	温壮肾阳
臣	石斛、麦冬	加强滋阴作用
	附子、肉桂	温养下元，摄纳浮阳，引火归原
佐	石菖蒲、远志、茯苓	开窍化痰，交通心肾
	五味子	滋阴敛液
使	生姜、大枣、薄荷	和中调药

【辨证要点】本方为治疗肾虚喑痱的常用方。临床应用以舌喑不语，足废不用，足冷面赤，脉沉细弱为辨证要点。

【使用注意】本方偏于温补，故对气火上升，肝阳偏亢而阳热之象明显者，不宜应用。

阿胶鸡子黄汤

《通俗伤寒论》

【组成】陈阿胶（烊冲，二钱）6g，生白芍（三钱）9g，石决明（杵，五钱）15g，双钩藤（二钱）6g，大生地（四钱）12g，清炙草（六分）1.8g，生牡蛎（杵，四钱）12g，络石藤（三钱）9g，茯神木（四钱）12g，鸡子黄（先煎代水、二枚）2个。

【用法】水煎服（现代用法：水煎服）。

【功用主治】滋阴养血，柔肝息风。邪热久羁，灼烁阴血。筋脉拘急，手足瘛疭，类似风动，或头目眩晕，舌绛苔少，脉细数。

【方解】

	药　　物	功　　效
君	阿胶、鸡子黄	滋阴血，息风阳
臣	生地、芍药、甘草	酸甘化阴，柔肝息风
佐	钩藤、石决明、牡蛎	平肝潜阳
	茯神木	平肝安神
	络石藤	舒筋通络
使	甘草	兼调和诸药

【辨证要点】本方为治疗邪热久羁，灼烁阴血的常用方。临床应用以手足瘛疭，类似风动，或头目眩晕，舌绛苔少，脉细数为辨证要点。

第二十章 治燥剂

凡具有轻宣燥邪或滋阴润燥作用，以治燥证的方剂，统称治燥剂。

燥证有外燥和内燥之分。外燥是外感燥邪所致。内燥是脏腑精亏液耗所致。由于脏腑的部位和生理特点各不相同，所以内燥证的临床表现亦较为复杂。从发病部位来证明，有上燥、中燥、下燥之分；从累及脏腑来说，有肺、脾、肾、大肠之别。治疗方法，外燥宜轻宣，内燥宜滋润。治燥剂多为滋腻之品，易于助湿碍气，故素体多湿者忌用。脾虚便溏以及气滞、痰盛者亦应慎用。

第一节 轻宣外燥剂

轻宣外燥剂，适用于外感凉燥或温燥之证。常用轻宣润肺药为主组成方剂。代表方如杏苏散、桑杏汤、清燥救肺汤。

杏苏散

《温病条辨》

【组成】苏叶9g，半夏9g，茯苓9g，前胡9g，苦桔梗6g，枳壳6g，甘草3g，大枣3枚，杏仁9g，橘皮6g（原书未著用量）。

【用法】水煎温服。

【功用主治】轻宣凉燥，理肺化痰。外感凉燥证。恶寒无汗，头微痛，咳嗽痰稀，鼻塞咽干，苔白脉弦。

【方解】

	药　物	功　效
君	杏仁	降利肺气，润燥止咳
	苏叶	辛温不燥，发表散邪，宣发肺气
臣	前胡	疏风散邪，降气化痰
	桔梗、枳壳	一升一降，宣利肺气，化痰止咳
佐	半夏、橘皮	燥湿化痰，理气行滞
	茯苓	渗湿健脾以杜生痰之源
	生姜、大枣	调和营卫以利解表，滋脾行津以润干燥
使	甘草	调和诸药

【辨证要点】 本方为治疗轻宣凉燥的代表方，亦是治疗风寒咳嗽的常用方。临床应用以恶寒无汗，咳嗽痰稀，咽干，苔白，脉弦为辨证要点。

桑杏汤

《温病条辨》

【组成】 桑叶（一钱）3g，杏仁（一钱五分）4.5g，沙参（二钱）6g，象贝（一钱）3g，香豉（一钱）3g，栀皮（一钱）3g，梨皮（一钱）3g。

【用法】 水二杯，煮取一杯，顿服之，重者再作服（现代用法：水煎服）。

【功用主治】 清宣温燥，润肺止咳。外感温燥证。身热不甚，口渴，咽干鼻燥，干咳无痰或痰少而黏，舌红，苔薄白而干，脉浮数而右脉大者。

【方解】

	药　物	功　效
君	桑叶	清宣燥热，透邪外出
	杏仁	宣利肺气，润燥止咳
臣	豆豉	辛凉透散，助桑叶轻宣透热
	浙贝	清热化痰，助杏仁止咳化痰
	沙参	养阴生津，润肺止咳
佐	栀子	清泄肺热
	梨皮	清热润燥，止咳化痰

【辨证要点】 本方为治疗温燥伤肺轻证的常用方。临床应用以身热不甚，干咳无痰或痰少而黏，右脉数大为辨证要点。

清燥救肺汤

《医门法律》

【组成】 桑叶（经霜者，去枝、梗，净叶三钱）9g，石膏（煅，二钱五分）8g，甘草（一钱）3g，人参（七分）2g，胡麻仁（炒，研，一钱）3g，真阿胶（八分）3g，麦门冬（去心，一钱二分）4g，杏仁（泡，去皮尖，炒黄，七分）2g，枇杷叶（一片，刷去毛，蜜涂，炙黄）3g。

【用法】 水一碗，煎六分，频频二三次，滚热服（现代用法：水煎，频频热服）。

【功用主治】 清燥润肺，养阴益气。温燥伤肺，气阴两伤证。身热头痛，干咳无痰，气逆而喘，咽喉干燥，鼻燥，心烦口渴，胸满胁痛，舌干少苔，脉虚大而数。

【方解】

	药　物	功　效
君	桑叶	轻宣肺燥，透邪外出
臣	麦冬、石膏	清肺中燥热，养肺中津液
佐	阿胶、胡麻	养阴润肺
	杏仁、枇杷叶	肃降肺气，化痰止咳
	人参	益气以生津液，合甘草以培土生金
使	甘草	调和诸药

【辨证要点】 本方为治疗温燥伤肺重证的常用方。临床应用以身热，干咳无痰，气逆而喘，舌红少苔，脉虚大而数为辨证要点。

第二节　滋阴润燥剂

滋阴润燥剂，适用于脏腑津液不足之内燥证。常用滋阴润燥药为主组成方剂。代表方如增液汤、麦门冬汤、百合固金汤。

增液汤

《温病条辨》

【组成】 玄参（一两）30g，麦冬（连心，八钱）24g，细生地（八钱）24g。

【用法】 水八杯，煮取三杯，口干则与饮令尽；不便，再作服（现代用法：水煎服）。

【功用主治】 增液润燥。阳明温病，津亏便秘证。大便秘结，口渴，舌干红，脉细数或沉而无力。

【方解】

	药　物	功　效
君	玄参	滋阴润燥，壮水制火，启肾水以滋肠燥
臣	生地	清热养阴，壮水生津，助玄参滋阴润燥
	麦冬	滋养肺胃阴津以润肠燥

方中三药合用，养阴增液，使肠燥得润、大便得下，故名之曰“增液汤”。

【辨证要点】 本方为治疗津亏肠燥所致大便秘结之常用方，又是治疗多种内伤阴虚液亏病证的基础方。临床应用以便秘，口渴，舌干红，脉细数或沉而无力为辨证要点。

麦门冬汤

《金匮要略》

【组成】麦门冬（七升）42g，半夏（一升）6g，人参（三两）9g，甘草（二两）3g，粳米（三合）3g，大枣（十二枚）4枚。

【用法】上六味，以水一斗二升，煮取六升，温服一升，日三夜一服（现代用法：水煎服）。

【功用主治】清养肺胃，降逆下气。虚热肺痿。咳嗽气喘，咽喉不利，咯痰不爽，或咳唾涎沫，口干咽燥，手足心热舌红少苔，脉虚数。胃阴不足证。呕吐，纳少，呃逆，口渴咽干，舌红少苔，脉虚数。

【方解】

	药　　物	功　　效
君	麦冬	①养肺胃之阴；②清肺胃虚火
臣	人参	益气以生津液
佐	半夏	降逆气，化痰涎，并使麦冬滋而不腻
	甘草、大枣、粳米	益气养胃，合人参益胃生津，培土生金

本方配伍特点有二：一是体现“培土生金”法；二是于大量甘润剂中少佐辛燥之品，润燥得宜，滋而不腻，燥不伤津。

【辨证要点】本方为治疗肺胃阴虚，气机上逆所致咳嗽或呕吐之常用方。临床应用以咳唾涎沫，短气喘促，或口干呕逆，舌干红少苔，脉虚数为辨证要点。

百合固金汤

《慎斋遗书》

【组成】熟地、生地、归身（各三钱）9g，白芍6g，甘草（各一钱）3g，桔梗6g，玄参（各八分）3g，贝母6g，麦冬9g，百合（各一钱半）12g。

【用法】水煎服。

【功用主治】滋养肺肾，止咳化痰。肺肾阴亏，虚火上炎证。咳嗽气喘，痰中带血，咽喉燥痛，头晕目眩，午后潮热，舌红少苔，脉细数。

【方解】

	药　　物	功　　效
君	百合	①滋阴清热；②润肺止咳
臣	熟地	滋补肾阴
	麦冬、生地、玄参	滋养肺肾之阴，清降虚火

续表

	药　物	功　效
佐	贝母	清热润肺，化痰止咳
	当归、白芍	养血补虚
	桔梗	宣利肺气，化痰止咳
使	生甘草	①调和诸药；②合桔梗宣肺利咽

本方以百合润肺为主，诸药合用使阴血渐充、虚火自清、痰化咳止，以达固护肺金之目的，故名“百合固金汤”。

【辨证要点】本方为治疗肺肾阴亏，虚火上炎而致咳嗽痰血证的常用方。临床应用以咳嗽气喘，咽喉燥痛，舌红少苔，脉细数为辨证要点。

第二十一章　祛湿剂

凡以祛湿药为主组成，具有化湿行水、通淋泄浊作用，治疗水湿病证的一类方剂，统称祛湿剂。

湿邪为病，有从外袭，有自内生。从外袭者，每由居处潮湿，天雨湿蒸，冒雾涉水，汗出沾衣，人久处之，正不胜邪所致。自内生者，每因恣啖生冷，过饮酒酪，湿浊内盛，困伤脾气，健运失司所致。湿邪为病，常有风、寒、暑、热相间，人体又有虚实强弱之别，所犯部位又有上下表里之分，病情尚有寒化、热化之异。故祛湿之法较为复杂。大抵湿邪在上在外者，可表散微汗以解之；在内在下者，可芳香苦燥以化之，或甘淡渗利以除之；从寒化者，宜温阳化湿；从热化者，宜清热祛湿；体虚湿盛者，又当祛湿扶正兼顾。因而祛湿剂分为燥湿和胃、清热祛湿、利水渗湿、温化水湿、祛风胜湿五类。水湿为病，与肺脾肾关系密切，治疗上须密切联系脏腑，辨证施治。另外，湿为阴邪，重浊黏腻，易阻气机，故祛湿剂中常配伍理气药，使气化则湿化。祛湿剂多由辛香温燥或甘淡渗利之品组成，易于耗伤阴津，故素体阴虚津亏，病后体弱及孕妇慎用。

第一节　燥湿和胃剂

燥湿和胃剂，适用于湿浊阻滞，脾胃失和证。常用苦温燥湿与芳香化浊药为主组成方剂。代表方如平胃散、藿香正气散。

平胃散

《简要济众方》

【组成】 苍术（去黑皮，捣为粗末，炒黄色，四两）120g，厚朴（去粗皮，涂生姜汁，炙令香熟，三两）90g，陈橘皮（洗令净，焙干，二两）60g，甘草（炙黄，一两）30g。

【用法】 上为散。每服二钱（6g），水一中盏，加生姜两片，大枣两枚，同煎至六分，去滓，食前温服（现代用法：共为细末，每服4～6g，姜枣煎汤送下；或作汤剂，水煎服，用量按原方比例酌减）。

【功用主治】 燥湿运脾，行气和胃。湿滞脾胃证。脘腹胀满，不思饮食，口淡无味，恶心呕吐，嗳气吞酸，肢体沉重，怠惰嗜卧，常多自利，舌苔白腻而厚，脉缓。

【方解】

	药　物	功　效
君	苍术	辛香苦温，燥湿健脾
臣	厚朴	芳化苦燥，行气除满
佐	陈皮	①理气和胃；②燥湿醒脾
	生姜、大枣	调和脾胃
使	甘草	①益气健脾和中；②调和诸药

【辨证要点】本方为治疗湿滞脾胃证之基础方。临床应用以脘腹胀满，舌苔厚腻为辨证要点。

【使用注意】因本方辛苦温燥，阴虚气滞，脾胃虚弱者，不宜使用。

藿香正气散

《太平惠民和剂局方》

【组成】大腹皮、白芷、紫苏、茯苓（去皮，各一两）30g，半夏曲、白术、陈皮（去白）、厚朴（去粗皮，姜汁炙）、苦桔梗（各二两）各60g，藿香（去土，三两）90g，甘草（炙，二两半）75g。

【用法】上为细末，每服二钱，水一盏，姜三片，枣一枚，同煎至七分，热服，如欲出汗，衣被盖，再煎并服（现代用法：散剂，每服9g，生姜、大枣煎汤送服；或作汤剂，加生姜、大枣，水煎服，用量按原方比例酌定）。

【功用主治】解表化湿，理气和中。外感风寒，内伤湿滞证。恶寒发热，头痛，胸膈满闷，脘腹疼痛，恶心呕吐，肠鸣泄泻，舌苔白腻，以及山岚瘴疟等。

【方解】

	药　物	功　效
君	藿香	辛温散在表之风寒，芳香化在里之湿浊
臣	紫苏、白芷	辛温发散，助藿香外散风寒，又芳香化湿
	白术、茯苓	健脾运湿以止泻，助藿香内化湿浊
佐	半夏曲、陈皮	理气燥湿，和胃降逆止呕
	厚朴、大腹皮	行气化湿，畅中行滞
	桔梗	宣肺利膈，既益解表，又助化湿
	生姜、大枣	内调脾胃，外和营卫
使	甘草	调和药性

【辨证要点】藿香正气散主治外感风寒，内伤湿滞证。临床应用以恶寒发热，上吐下泻，舌苔白腻为辨证要点。

【使用注意】本方重在化湿和胃，解表散寒之力较弱，故服后宜温覆以助解表。湿热霍乱之吐泻，则非本方所宜。

第二节 清热祛湿剂

清热祛湿剂，适用于湿热外感，或湿热内盛，以及湿热下注证。常用清热利湿药为主组成方剂。代表方如茵陈蒿汤、八正散、三仁汤、二妙散。

茵陈蒿汤

《伤寒论》

【组成】 茵陈（六两）18g，栀子（十四枚）12g，大黄（去皮，二两）6g。

【用法】 上三味，以水一斗二升，先煮茵陈，减六升，内二味，煮取三升，去滓，分三服（现代用法：水煎服）。

【功用主治】 清热，利湿，退黄。湿热黄疸。一身面目俱黄，黄色鲜明，发热，无汗或但头汗出，口渴欲饮，恶心呕吐，腹微满，小便短赤，大便不爽或秘结，舌红苔黄腻，脉沉数或滑数有力。

【方解】

	药 物	功 效
君	茵陈	清热利湿退黄
臣	栀子	清热降火，通利三焦，引湿热从小便而去
佐	大黄	泻热逐瘀，通利大便，引瘀热从大便而下

【辨证要点】 本方为治疗湿热黄疸之常用方，其证属湿热并重。临床应用以一身面目俱黄，黄色鲜明，舌苔黄腻，脉沉数或滑数有力为辨证要点。

【使用注意】 临床应根据湿热轻重配伍相应药物。

八 正 散

《太平惠民和剂局方》

【组成】 车前子、瞿麦、萹蓄、滑石、山栀子仁、甘草（炙）、木通、大黄（面裹煨，去面，切，焙，各一斤）各500g。

【用法】 上为散，每服二钱，水一盏，入灯心，煎至七分，去滓，温服，食后临卧。小儿量力少少与之（现代用法：散剂，每服6～10g，灯心煎汤送服；汤剂，加灯心，水煎服，用量根据病情酌定）。

【功用主治】 清热泻火，利水通淋。湿热淋证。尿频尿急，溺时涩痛，淋沥不畅，尿色浑赤，甚则癃闭不通，小腹急满，口燥咽干，舌苔黄腻，脉滑数。

【方解】

	药物	功效
君	滑石、木通	清热泻火，利水通淋
臣	萹蓄、瞿麦	加强清热利水通淋作用
	车前子	清肺利膀胱
佐	大黄、栀子	清热泻火，引湿热从二便出
	灯心草	清热泻火，引热下行
使	甘草	缓急止痛，调和药性

【辨证要点】本方为主治湿热淋证之常用方。临床应用以尿频尿急，溺时涩痛，舌苔黄腻，脉滑数为辨证要点。

【使用注意】阴虚者不可过用。

三仁汤

《温病条辨》

【组成】杏仁（五钱）15g，飞滑石（六钱）18g，白通草（二钱）6g，白蔻仁（二钱）6g，竹叶（二钱）6g，厚朴（二钱）6g，生薏苡仁（六钱）18g，半夏（五钱）15g。

【用法】甘澜水八碗，煮取三碗，每服一碗，日三服（现代用法：水煎服）。

【功用主治】宣畅气机，清利湿热。湿温初起及暑温夹湿之湿重于热证。头痛恶寒，身重疼痛，肢体倦怠，面色淡黄，胸闷不饥，午后身热，苔白不渴，脉弦细而濡。

【方解】

	药物	功效
君	杏仁	宣利上焦肺气
	白蔻仁	宣畅中焦脾气
	薏苡仁	渗利下焦湿热
臣	滑石、通草、竹叶	利湿清热，疏导三焦，使湿邪得行
佐	半夏、厚朴	燥湿和胃，行气除满

【辨证要点】本方主治属湿温初起，湿重于热之证。临床应用以头痛恶寒，身重疼痛，午后身热，苔白不渴为辨证要点。

【使用注意】舌苔黄腻，热重于湿者则不宜使用。

四妙丸

《成方便读》

【组成】黄柏（炒）、苍术（米泔水浸，炒）各15g，牛膝9g，薏苡仁12g。

【用法】研末为丸。

【功用主治】清热利湿，强筋壮骨。肝肾不足，湿热下注，致成痿证。关节红肿灼热、疼痛不利，肢体无力，腰膝酸软，小便热赤，舌苔黄腻。

【方解】

	药　物	功　效
君	黄柏	苦寒清燥降泄，善除下焦之湿热
臣	苍术	辛散苦燥，长于健脾燥湿
	薏苡仁	甘淡渗利，利水不伤阴
使	牛膝	苦泄降，引药下行而直达下焦

【辨证要点】本方为治疗湿热下注所致痿、痹等病证的经典方剂，亦为二妙散衍化而来。临床应用于湿热滞留，特别是下焦湿热，主要表现为关节红肿灼热、疼痛不利。小便热赤，舌苔黄腻为辨证要点。

第三节　利水渗湿剂

利水渗湿剂，适用于水湿壅盛所致的癃闭，淋浊，水肿，泄泻等证。常以利水渗湿药为主组成方剂。代表方如五苓散、猪苓汤、五皮散。

五苓散

《伤寒论》

【组成】猪苓（去皮，十八铢）9g，泽泻（一两六铢）15g，白术（十八铢）9g，茯苓（十八铢）9g，桂枝（去皮，半两）6g。

【用法】捣为散，以白饮和服方寸匕，日三服，多饮暖水，汗出愈，如法将息（现代用法：散剂，每服6～10g；汤剂，水煎服，多饮热水，取微汗，用量按原方比例酌定）。

【功用主治】利水渗湿，温阳化气。蓄水证。小便不利，头痛微热，烦渴欲饮，甚则水入即吐；或脐下动悸，吐涎沫而头目眩晕；或短气而咳；或水肿、泄泻。舌苔白，脉浮或浮数。

【方解】

	药　物	功　效
君	泽泻	直达肾与膀胱，利水渗湿
臣	茯苓、猪苓	加强利水渗湿作用
佐	白术	益气健脾，促进运化
	桂枝	外解肌表之邪，内助膀胱气化

【辨证要点】本方为利水化气之剂。临床应用以小便不利，舌苔白，脉浮或缓为辨证要点。

【使用注意】药后注意多饮暖水，取微汗。

猪苓汤

《伤寒论》

【组成】猪苓（去皮）、茯苓、泽泻、阿胶（碎）、滑石（碎，各一两）各9g。

【用法】以水四升，先煮四味，取二升，去滓，内阿胶烊消，温服七合，日三服（现代用法：水煎服，阿胶分两次烊化）。

【功用主治】利水渗湿，清热养阴。水热互结证。小便不利，发热，口渴欲饮，或心烦不寐，或兼有咳嗽，呕恶，下利，又治血淋，小便涩痛，点滴难出，小腹满痛。

【方解】

	药　物	功　效
君	猪苓	利水渗湿，兼能清热
臣	茯苓、泽泻	渗湿利水，加强君药利水之力
佐	滑石	清热而利水通淋
	阿胶	滋阴补血而润燥，又防利水伤阴，并能止血

【辨证要点】本方为治疗水热互结证的常用方。临床应用以小便不利，口渴，心烦，舌红，脉数为辨证要点。

【使用注意】阴虚尿少者忌用；阴亏热淋者不宜使用。

五皮散

《华氏中藏经》

【组成】生姜皮、桑白皮、陈橘皮、大腹皮、茯苓皮（各等分）各9g。

【用法】上为粗末，每服三钱，水一盏半，煎至八分，去渣，不计时候温服，忌生冷油腻硬物（现代用法：水煎服）。

【功用主治】利水消肿，行气祛湿。水停气滞之皮水证。头面四肢悉肿，心腹胀满，上气喘急，小便不利，或妊娠水肿，苔白腻，脉沉缓。

【方解】

	药　物	功　效
君	茯苓皮	甘淡渗湿，利水消肿，兼可健脾
臣	大腹皮	行气宽中除满，渗利水湿
	陈皮	行肺脾之气，燥肺脾之湿以和胃
佐	生姜皮	辛散脾胃及肌肤之水湿，宣发肺气以通调水道
	桑白皮	肃降肺气并利水

【辨证要点】本方为治疗皮水之常用方。临床应用以水肿腹胀，小便不得，苔白腻，脉

沉缓为辨证要点。

【使用注意】本方不宜久服。

第四节　温化水湿剂

温化水湿剂，适用于湿从寒化和阳不化水之痰饮、水肿、痹证以及寒湿脚气等证，常以温阳药与利湿药为主组成方剂。代表方如苓桂术甘汤、真武汤、实脾散。

苓桂术甘汤

《金匮要略》

【组成】茯苓（四两）12g，桂枝（去皮，三两）9g，白术（二两）6g，甘草（炙，二两）6g。

【用法】上四味，以水六升，煮取三升，去滓，分温三服（现代用法：水煎服）。

【功用主治】温阳化饮，健脾利湿。中阳不足之痰饮。胸胁支满，目眩心悸，短气而咳，舌苔白滑，脉弦滑或沉紧。

【方解】

	药　物	功　效
君	茯苓	健脾利水，渗湿化饮
臣	桂枝	温阳化气，平冲降逆
佐	白术	健脾燥湿
使	甘草	益气和中，调和药性

此方服后，当小便增多，是饮从小便而去之征，故原方用法之后有“小便当利”之说。此亦即《金匮要略》“夫短气有微饮者，当从小便去之”之意。

【辨证要点】本方为治疗中阳不足痰饮病之代表方。临床应用以胸胁支满，目眩心悸，舌苔白滑为辨证要点。

【使用注意】若饮邪化热，咳痰黏稠者，非本方所宜。

真武汤

《伤寒论》

【组成】茯苓（三两）9g，芍药（三两）9g，白术（二两）6g，生姜（切，三两）9g，附子（炮，去皮，破八片一枚）9g。

【用法】以水八升，煮取三升，去滓，温服七合，日三服（现代用法：水煎服）。

【功用主治】温阳利水。脾肾阳虚，水湿内停证。畏寒肢厥，小便不利，心下悸动不宁，头目眩晕，身体筋肉瞤动，站立不稳，四肢沉重疼痛，浮肿，腰以下为甚；或腹痛，泄泻；或咳喘呕逆。舌质淡胖，边有齿痕，舌苔白滑，脉沉细。

【方解】

	药　物	功　效
君	附子	温肾助阳，化气行水
臣	茯苓、白术	健脾利湿化饮
佐	生姜	助附子温阳散寒
	白芍	利小便以行水气；柔肝缓急止腹痛；敛阴舒筋以解筋肉瞤动；防附子燥热伤阴

【辨证要点】本方为温阳利水之基础方。临床应用以小便不利，肢体沉重或浮肿，舌质淡胖，苔白脉沉为辨证要点。

【使用注意】如为虚风内动之头目眩晕，身体筋肉瞤动不宜使用本方。

实脾散

《重订严氏济生方》

【组成】厚朴（去皮，姜制，炒）、白术，木瓜（去瓤）、木香（不见火）、草果仁、大腹子、附子（炮，去皮脐）、白茯苓（去皮）、干姜（炮，各一两）各30g，甘草（炙，半两）15g。

【用法】上㕮咀，每服四钱（12 g），水一盏半，生姜五片，大枣一枚，煎至七分，去滓，温服，不拘时服（现代用法：加生姜、大枣，水煎服，用量按原方比例酌减）。

【功作主治】温阳健脾，行气利水。脾肾阳虚，水气内停之阴水。身半以下肿甚，手足不温，口中不渴，胸腹胀满，大便溏薄，舌苔白腻，脉沉弦而迟者。

【方解】

	药　物	功　效
君	附子、干姜	温肾暖脾，扶阳抑阴
臣	茯苓、白术	健脾利湿化饮
佐	木瓜	醒脾化湿和中
	草果	温化寒湿
	厚朴、木香、槟榔	行气化湿，令气化则湿化
	生姜、大枣	调和脾胃
使	甘草	甘缓和中，调和药性

【辨证要点】本方为治疗脾肾阳虚水肿之常用方。临床应用以身半以下肿甚，胸腹胀满，舌淡苔腻，脉沉迟为辨证要点。

【使用注意】若属阳水者，非本方所宜。

第五节　祛风胜湿剂

祛风胜湿剂，适用于外感风湿证，常以祛风湿药为主组成方剂。若久病正虚者，尚须配以扶正之品。代表方如羌活胜湿汤。

羌活胜湿汤

《脾胃论》

【组成】羌活、独活（各一钱）各6g，藁本、防风、甘草（炙，各五分）各3g，蔓荆子（三分）2g，川芎（二分）1.5g。

【用法】上㕮咀，都作一服；水二盏，煎至一盏，去滓，食后温服（现代用法：作汤剂，水煎服）。

【功用主治】祛风，胜湿，止痛。风湿在表之痹证。肩背痛不可回顾，头痛身重，或腰脊疼痛，难以转侧，苔白，脉浮。

【方解】

	药　　物	功　　效
君	羌活、独活	辛温发散一身上下之风湿
臣	防风、藁本	祛风胜湿止痛
佐	川芎	活血行气，祛风止痛
	蔓荆子	祛风止痛
使	甘草	调和诸药

【辨证要点】本方长于祛风胜湿止痛，主治风湿在表之头身重痛而表证不明显者。临床应用以头身重痛或腰脊疼痛，苔白脉浮为辨证要点。

【使用注意】血虚者不宜使用本方。

第二十二章 祛痰剂

凡以祛痰药为主组成，具有消除痰饮作用，治疗各种痰病的方剂，统称为祛痰剂。

痰的成因很多，治法亦各不相同。如脾失健运，湿聚成痰者，治宜燥湿健脾化痰；火热内郁，炼液为痰者，治宜清热化痰；肺燥阴虚，虚火炼津为痰者，治宜润肺化痰；寒饮内停，或肺寒留饮者，治宜温阳化痰；肝风内动，夹痰上扰者，治宜息风化痰；若外邪袭肺，肺失宣降，聚液为痰者，治宜宣肺化痰等。故祛痰剂分为燥湿化痰、清热化痰、润燥化痰、温化寒痰、治风化痰五类。痰随气而升降，气壅则痰聚，气顺则痰消。故祛痰剂中常配伍理气药。

第一节 燥湿化痰剂

燥湿化痰剂，适用于湿痰证，常以燥湿化痰药为主组成方剂。代表方如二陈汤、温胆汤。

二陈汤

《太平惠民和剂局方》

【组成】 半夏（汤洗七次）、橘红（各五两）15g，白茯苓（三两）9g，甘草（炙，一两半）4.5g。

【用法】 上药㕮咀，每服四钱（12g），用水一盏，生姜七片，乌梅一个，同煎六分，去滓，热服，不拘时候（现代用法：加生姜7片，乌梅1个，水煎温服）。

【功用主治】 燥湿化痰，理气和中。湿痰证。咳嗽痰多，色白易咯，恶心呕吐，胸膈痞闷，肢体困重，或头眩心悸，舌苔白滑或腻，脉滑。

【方解】

	药　物	功　效
君	半夏	燥湿化痰，和胃降逆
臣	橘红	理气行滞，燥湿化痰
佐	茯苓	健脾渗湿，以杜生痰之源
	生姜	①温化痰湿；②解半夏之毒
	乌梅	敛气敛阴，防止祛痰伤正
使	甘草	①健脾和中；②调和诸药

【辨证要点】本方为燥湿化痰的基础方。临床应用以咳嗽，呕恶，痰多色白易咯，舌苔白腻，脉滑为辨证要点。

【使用注意】因本方性燥，故燥痰者慎用；吐血、消渴、阴虚、血虚者忌用本方。

温 胆 汤

《三因极一病证方论》

【组成】半夏（汤洗七次）、竹茹、枳实（麸炒，去瓤，各二两）各60g，陈皮（三两）90g，甘草（炙一两）30g，茯苓（一两半）45g。

【用法】上锉为散。每服四大钱（12g），水一盏半，加生姜五片，大枣一枚，煎七分，去滓，食前服（现代用法：加生姜5片，大枣1枚，水煎服，用量按原方比例酌减）。

【功用主治】理气化痰，和胃利胆。胆胃不和，痰热内扰证。胆怯易惊，头眩心悸，心烦不眠，夜多异梦；或呕恶呃逆，眩晕，癫痫。苔白腻，脉弦滑。

【方解】

	药　物	功　效
君	半夏	燥湿化痰，和胃止呕
臣	竹茹	清热化痰，除烦止呕
佐	陈皮	理气行滞，燥湿化痰
	枳实	降气导滞，消痰除痞
	茯苓	健脾渗湿，以杜生痰之源
	生姜、大枣	调和脾胃，且生姜解半夏之毒
使	甘草	调和诸药

【辨证要点】本方为治疗胆郁痰扰所致不眠、惊悸、呕吐以及眩晕、癫痫证的常用方。临床应用以心烦不寐，眩悸呕恶，苔白腻，脉弦滑为辨证要点。

【使用注意】本方名为温胆者，罗东逸谓："和即温也，温之者，实凉之也。"

第二节　清热化痰剂

清热化痰剂，适用于热痰证。常以清热化痰药为主组成方剂。代表如清气化痰丸、小陷胸汤、滚痰丸。

清气化痰丸

《医方考》

【组成】陈皮（去白）、杏仁（去皮尖）、枳实（麸炒）、黄芩（酒炒）、瓜蒌仁（去油）、茯苓（各一两）各30g，胆南星、制半夏（各一两半）各45g。

【用法】 姜汁为丸。每服6g，温开水送下（现代用法：以上8味，除瓜蒌仁霜外，其余黄芩等7味药粉碎成细粉，与瓜蒌仁霜混匀，过筛。另取生姜100g，捣碎加水适量，压榨取汁，与上述粉末泛丸，干燥即得。每服6~9g，1日2次，小儿酌减；亦可作汤剂，加生姜水煎服，用量按原方比例酌减）。

【功用主治】 清热化痰，理气止咳。痰热证。咳嗽气喘，咯痰黄稠，胸膈痞闷，甚则气急呕恶，烦躁不宁，舌质红，苔黄腻，脉滑数。

【方解】

	药　　物	功　　效
君	胆南星	清热化痰
臣	瓜蒌、黄芩	加强清热化痰作用，瓜蒌又顺气宽胸，润肠通便
佐	杏仁	降利肺气，化痰止咳
	陈皮、枳实	理气化痰，使气顺则痰消
	茯苓	健脾渗湿，以杜生痰之源
	半夏	化痰散结
	生姜	助半夏化痰散结，又解半夏之毒

【辨证要点】 本方为治疗痰热咳嗽的常用方。临床应用以咯痰黄稠，胸膈痞闷，舌红苔黄腻，脉滑数为辨证要点。

【使用注意】 寒饮咳喘者不宜使用。

小陷胸汤

《伤寒论》

【组成】 黄连（一两）6g，半夏（洗，半升）12g，瓜蒌实（大者一枚）20g。

【用法】 上三味，以水六升，先煮瓜蒌，取三升，去滓，内诸药，煮取二升，去滓，分温三服（现代用法：先煮瓜蒌，后纳他药，水煎温服）。

【功用主治】 清热化痰，宽胸散结。痰热互结证。胸脘痞闷，按之则痛，或心胸闷痛，或咳痰黄稠，舌红苔黄腻，脉滑数。

【方解】

	药　　物	功　　效
君	瓜蒌	①清热化痰；②宽胸散结
臣	黄连	苦寒泄热除痞
	半夏	辛温化痰散结

【辨证要点】 本方为治疗痰热结胸的常用方。临床应用以胸脘痞闷，按之则痛，舌红苔黄腻，脉滑数为辨证要点。

【使用注意】心下痞属寒热错杂证不宜用本方。

滚痰丸

王隐君方，录自《玉机微义》

【组成】大黄（酒蒸）、片黄芩（酒洗净，各八两）各240g、礞石（捣碎一两）（30g），同焰硝（投入小砂罐内盖之，铁线固定，盐泥固济，晒干，火煅，候冷取出一两）30g，沉香（半两）15g。

【用法】上为细末，水丸梧桐子大，每服四五十丸，量虚实加减服，清茶、温水送下，临卧食后服（现代用法：水泛小丸每服6～9g，日1～2次，温开水送下）。

【功用主治】泻火逐痰。实热老痰证。癫狂惊悸，或怔忡昏迷，或咳喘痰稠，或胸脘痞闷，或眩晕耳鸣，或绕项结核，或口眼蠕动，或不寐，或梦寐奇怪之状，或骨节猝痛，难以名状，或噎息烦闷，大便秘结，舌苔老黄而厚，脉滑数有力。

【方解】

	药　物	功　效
君	煅礞石	①坠痰下气；②平肝镇惊
臣	大黄	苦寒降泻，荡涤实热，以开痰火下行之路
佐使	黄芩	苦寒泻火，消除痰火之源
	沉香	降逆下气，加强坠痰之力，兼制礞石碍胃之弊

【辨证要点】本方为治疗实热老痰证的常用方。临床应用以癫狂惊悸，咳痰黏稠，胶固难咯，大便秘结，舌苔老黄，脉滑数有力为辨证要点。

【使用注意】非实热顽痰不宜用；孕妇及年老体弱者，忌用。

第三节　润燥化痰剂

润燥化痰剂，适用于燥痰证。常以润肺化痰药为主组成方剂。代表方如贝母瓜蒌散。

贝母瓜蒌散

《医学心悟》

【组成】贝母（一钱五分）4.5g，瓜蒌（一钱）3g，花粉、茯苓、橘红、桔梗（各八分）各2.5g。

【用法】水煎服。

【功用主治】燥痰咳嗽。咳嗽呛急，咯痰不爽，涩而难出，咽喉干痛，苔白而干。

【方解】

	药　物	功　效
君	贝母	①润肺清热；②化痰止咳
	瓜蒌	①清肺润燥；②开结涤痰
臣	天花粉	①清降肺热；②生津润燥
佐	橘红	理气化痰
	茯苓	健脾渗湿，以杜生痰之源
	桔梗	①宣肺化痰；②兼以引经

【辨证要点】本方为治疗燥痰证的常用方。临床应用以咳嗽呛急，咯痰难出，咽喉干燥，苔白而干为辨证要点。

【使用注意】对于肺肾阴虚，虚火上炎之咳嗽，则非所宜。

第四节　温化寒痰剂

温化寒痰剂，适用于寒痰证，常以温肺化痰药为主组成方剂。代表方如苓甘五味姜辛汤、三子养亲汤。

苓甘五味姜辛汤

《金匮要略》

【组成】茯苓（四两）12g，甘草（三两）9g，干姜（三两）9g，细辛（三两）5g，五味子（半升）5g。

【用法】上五味，以水八升，煮取三升，去滓，温服半升，日三服（现代用法：水煎温服）。

【功用主治】温肺化饮。寒饮咳嗽。咳痰量多，清稀色白，或喜唾涎沫，胸满不舒，舌苔白滑，脉弦滑。

【方解】

	药　物	功　效
君	干姜	①温肺散寒以化饮；②温运脾阳以化湿
臣	细辛	温肺散寒
佐	茯苓	①健脾渗湿，化饮利水；②又杜生痰之源
	五味子	敛肺止咳，使散不伤正，敛不留邪
使	甘草	调药和中

【辨证要点】本方为治寒饮咳嗽的常用方。临床应用以咳嗽痰多稀白，舌苔白滑，脉象弦滑为辨证要点。

【使用注意】凡肺燥有热、阴虚咳嗽、痰中带血者，忌用本方。

三子养亲汤

《韩氏医通》

【组成】白芥子6g，苏子9g，莱菔子9g。

【用法】上各药洗净微炒，击碎，看何证多，则以所主者为君，余次之。每剂不过三钱(9g)，用生绢小袋盛之，煮作汤饮，代茶水啜用。不宜煎熬太过。若大便素实者，临服加熟蜜少许；若冬寒加生姜三片（现代用法：三药捣碎，用纱布包裹，煎汤频服）。

【功用主治】温肺化痰，降气消食。寒痰夹食证。咳嗽喘逆，痰多色白，胸膈痞满，食少难消，舌苔白腻，脉滑。

【方解】

	药　物	功　效
君	白芥子	温化寒痰，利气散结
臣	紫苏子	降气消痰，止咳平喘，并有润肠通便之功
佐使	莱菔子	消食导滞，降气祛痰，又能利气宽胸

【辨证要点】本方为治寒痰夹食的常用方。临床应用以咳嗽气逆，痰多胸痞，食少苔腻为辨证要点。

【使用注意】本方偏于辛燥温散，易伤正气，不宜久服。

第五节　治风化痰剂

治风化痰剂，适用于风痰证。外风夹痰证，常以宣散风邪药与化痰药配伍组成方剂；内风夹痰证，常用平肝息风药与化痰药配伍组成方剂。代表方如止嗽散、半夏白术天麻汤。

止 嗽 散

《医学心悟》

【组成】桔梗（炒）、荆芥、紫菀（蒸）、百部（蒸）、白前（蒸，各二斤）各1000g，甘草（炒，十二两）360g，陈皮（去白，一斤）500g。

【用法】共为末，每服三钱，开水调下，食后，临卧服。初感风寒，生姜汤调下（现代用法：共为末，每服9g，温开水或姜汤送下。亦可作汤剂，用量按原方比例酌定）。

【功用主治】止咳化痰，疏风宣肺。风痰咳嗽。咳嗽咽痒，咳痰不爽，或微有恶风发热，舌苔薄白。

【方解】

	药　物	功　效
君	紫菀、百部	①下气化痰；②理肺止咳
臣	桔梗	开宣肺气而化痰
	白前	降气祛痰而止咳
佐	橘红	理气化痰，使气顺则痰消
	荆芥	疏风解表
使	甘草	①调和诸药；②合桔梗利咽止痒

【辨证要点】本方为治风痰咳嗽的常用方。临床应用以咳嗽咽痒，咳痰不爽，苔薄，脉不数为辨证要点。

【使用注意】感冒初起以表证为主者，不宜使用本方。

半夏白术天麻汤

《医学心悟》

【组成】半夏（一钱五分）4.5g，天麻、茯苓、橘红（各一钱）各3g，白术（三钱）9g，甘草（五分）1.5g。

【用法】生姜一片，大枣二枚，水煎服（现代用法：加生姜1片，大枣2枚，水煎服）。

【功用主治】化痰息风，健脾祛湿。风痰上扰证。眩晕，头痛，胸膈痞闷，恶心呕吐，舌苔白腻，脉弦滑。

【方解】

	药　物	功　效
君	半夏	①燥湿化痰；②降逆止呕
	天麻	平肝息风
臣	白术、茯苓	健脾利湿化痰，治生痰之源
佐	橘红	理气化痰，使气顺则痰消
	生姜、大枣	①调和脾胃；②生姜兼制半夏之毒
使	甘草	调药和中

【辨证要点】本方为治风痰眩晕、头痛的常用方。临床应用以眩晕头痛，舌苔白腻，脉弦滑为辨证要点。

【使用注意】阴虚阳亢，气血不足所致之眩晕，不宜使用。

第二十三章　消导化积剂

凡以消导药为主组成，具有消食导滞，化积消癥作用，治疗食积痞块、癥瘕积聚的方剂，统称消导化积剂，属于“八法”中消法范畴。

消法的应用范围比较广泛，凡由气、血、痰、湿、食等壅滞而成的积滞痞块，均可用之。而且本章主要讨论消食导滞和消痞化积的方剂。余者可参看理气、理血、祛湿、祛痰等剂。积滞内停，易阻气机，而气机郁滞，又可导致积滞不化，故消导积滞剂中常配伍理气药，使气利则积消。此外，要辨清寒热虚实，轻重缓急，审属何积，随证遣药，才能恰合病情，以收全功。

第一节　消食导滞剂

消食导滞剂，适用于食积内停证。常以消食药为主组成方剂。代表方如保和丸、枳实导滞丸、木香槟榔丸。

保和丸

《丹溪心法》

【组成】山楂（六两）180g，神曲（二两）60g，半夏、茯苓（各三两）各90g，陈皮、连翘、莱菔子（各一两）各30g。

【用法】上为末，炊饼为丸，如梧桐子大，每服七八十丸（9g），食远白汤下（现代用法：共为末，水泛为丸，每服6～9g，温开水送下。亦可水煎服，用量按原方比例酌减）。

【功用主治】消食和胃。食滞胃脘证。脘腹痞满胀痛，嗳腐吞酸，恶食呕逆，或大便泄泻，舌苔厚腻，脉滑。

【方解】

	药　物	功　效
君	山楂	善消肉食油腻之积
臣	神曲	善消酒食陈腐之积
	莱菔子	善消面食之积
佐	半夏	①燥湿化痰；②降逆和胃
	茯苓	利湿健脾
	陈皮	理气化湿，消胀除满
	连翘	散结消积，又可清化食积所生之内热

【辨证要点】本方为治疗一切食积之常用方。临床应用以脘腹胀满，嗳腐厌食，苔厚腻，脉滑为辨证要点。

【使用注意】本方属攻伐之剂，故不宜久服。

枳实导滞丸

《内外伤辨惑论》

【组成】大黄（一两）30g，枳实（麸炒）、神曲（炒，各五钱）各15g，茯苓（去皮）、黄芩（去腐）、黄连（拣净）、白术（各三钱）各9g，泽泻（二钱）6g。

【用法】上为细末，汤浸蒸饼为丸，如梧桐子大，每服五十至七十丸，温开水送下，食远，量虚实加减服之（现代用法：共为细末，水泛小丸，每服6～9g，温开水送下，每日2次）。

【功用主治】消导化积，清热利湿。湿热食积证。脘腹胀痛，下痢泄泻，或大便秘结，小便短赤，舌苔黄腻，脉沉有力。

【方解】

	药　物	功　效
君	大黄	攻积泻热，使积热从大便而下
臣	枳实	行气消积，除脘腹之胀满
佐	黄连、黄芩	①清热解毒；②燥湿止痢
	茯苓、泽泻	利水渗湿而止泻
	白术	健脾燥湿，使攻积而不伤正
	神曲	消食和胃

【辨证要点】本方为治疗湿热食积，内阻胃肠证的常用方。临床应用以脘腹胀满，大便失常，苔黄腻，脉沉有力为辨证要点。

【使用注意】泄泻无积滞及孕妇均不宜使用。

木香槟榔丸

《儒门事亲》

【组成】木香、槟榔、青皮、陈皮、广茂烧、枳壳、黄连、黄柏（各一两）各30g，大黄（半两）15g，香附子（炒），牵牛末（各二两）各60g。

【用法】上为细末，水丸，如梧桐子大，每服五六十丸，煎水下，量虚实与之（现代用法：为细末，水泛小丸，每服3～6g，温开水下，日两次）。

【功用主治】行气导滞，攻积泄热。湿热积滞证。脘腹胀满，赤白痢疾，里急后重，或大便秘结，舌苔黄腻，脉沉数有力。

【方解】

	药　物	功　效
君	木香、槟榔	行气导滞，消胀除满
臣	牵牛、大黄	攻积导滞，泻热通便
佐	青皮、陈皮	行气化积，消胀除满
	香附、莪术	疏肝解郁，破血中之气
	枳壳	下气宽肠，行胸腹滞气
	黄连、黄柏	清热解毒，燥湿止痢

【辨证要点】本方为治疗湿热积滞证的常用方。临床应用以脘腹胀满，脉沉数有力为辨证要点。

第二节　健脾消积剂

健脾消积剂，适用于脾胃虚弱，积滞内停证。常以益气健脾药和消食药配伍组成方剂。代表方如枳术丸、健脾丸。

枳 术 丸

《内外伤辨惑论》引张洁古方

【组成】白术（二两）60g，枳实（麸炒黄色，去瓤，一两）30g。

【用法】上为极细末，荷叶裹烧饭为丸，如梧桐子大。每服五十丸，多用白汤下，无时候（现代用法：荷叶烧饭为丸，每服6～9g，每日2次）。

【功用主治】健脾理气，化食消痞。脾虚气滞，饮食停聚证。胸脘痞满，不思饮食，舌淡苔白，脉虚缓。

【方解】

	药　物	功　效
君	白术	健脾燥湿助运
臣	枳实	行气散滞消痞
佐	荷叶	芳香舒脾，升发清阳，醒脾化湿

【辨证要点】本方为治疗脾虚气滞，饮食停聚的基础方。临床应用以脘腹痞满，不思饮食，苔白脉虚为辨证要点。

健脾丸

《证治准绳》

【组成】白术（炒，二两半）75g，木香（另研）、黄连（酒炒）、甘草（各七钱半）各22g，白茯苓（去皮，二两）60g，人参（一两五钱）45g，神曲（炒）、陈皮、砂仁、麦芽（炒取面）、山楂（取肉）、山药、肉豆蔻（面裹煨热，纸包槌去油，各一两）各30g。

【用法】上为细末，蒸饼为丸，如绿豆大，每服五十丸，空心服，一日两次，陈米汤下（现代用法：共为细末，糊丸或水泛小丸，每服6～9g，温开水送下，每日2次）。

【功用主治】健脾和胃，消食止泻。脾虚食积证。食少难消，脘腹痞闷，大便溏薄，倦怠乏力，苔腻微黄，脉虚弱。

【方解】

	药　物	功　效
君	白术、茯苓	健脾利湿以止泻
臣	人参、山药	益气健脾，以助君药健脾之力
	山楂、神曲、麦芽	消食和胃，除已停之积
佐	肉豆蔻	涩肠止泻
	木香、陈皮、砂仁	理气开胃，醒脾化湿
	黄连	清热燥湿，且可清解食积所化之热
使	甘草	益气补中，调和药性

【辨证要点】本方为治疗脾虚食滞之常用方。临床应用以脘腹痞闷，食少难消，大便溏薄，苔腻微黄，脉虚弱为辨证要点。

第二十四章　驱虫剂

凡以驱虫药为主组成，具有驱虫或杀虫作用，用于治疗人体寄生虫病的方剂，统称驱虫剂。

使用驱虫剂，必须辨清寒热虚实之不同。内服驱虫药时应注意：一是忌食油腻食物，以空腹为宜；二是有些驱虫药含有毒性，运用时要注意剂量；三是有些驱虫药具有攻伐作用，年老体弱、孕妇等宜慎用；四是服用驱虫药之后，要注意调理脾胃。

乌梅丸

《伤寒论》

【组成】乌梅（三百枚）480g，细辛（六两）180g，干姜（十两）300g，黄连（十六两）480g，当归（四两）120g，附子（六两，炮去皮）180g，蜀椒（四两，出汗）120g，桂枝（六两，去皮）180g，人参（六两）180g，黄柏（六两）180g。

【用法】上十味，捣筛，合治之。以苦酒渍乌梅一宿，去核，蒸之五斗米下，饭熟，捣成泥，和药令相得，内臼中，与蜜杵二千下，丸如梧桐子大，每服十丸，食前以饮送下，日三服，稍加至二十丸。禁生冷、滑物、臭食等（现代用法：乌梅用50%醋浸一宿，去核捣烂，和入余药捣匀，烘干或晒干，研末，加蜜制丸，每服9g，日服2~3次，空腹温开水送下；亦可作汤剂，水煎服，用量按原方比例酌减）。

【功用主治】温脏安蛔。蛔厥证。脘腹阵痛，烦闷呕吐，时发时止，得食则吐，甚则吐蛔，手足厥冷或久泻久痢。

【方解】

	药　物	功　效
君	乌梅	安蛔止痛
臣	蜀椒、细辛	温脏安蛔
佐	黄连、黄柏	泻热降蛔
	附子、干姜、桂枝	加强温脏祛寒之功
	人参、当归	调补气血，补已伤之气血，又防祛邪伤正
使	蜜	甘缓和中，调和药性

柯琴说“蛔得酸则静，得辛则伏，得苦则下”。本方酸苦辛并进，寒热并用，邪正兼顾。

【辨证要点】本方为治疗脏寒蛔厥证的常用方。临床应用以腹痛时作，烦闷呕吐，常自吐蛔，手足厥冷为辨证要点。

肥 儿 丸

《太平惠民和剂局方》

【组成】神曲（炒，十两）300g，黄连（去须，十两）300g，肉豆蔻（面裹煨，五两）150g，使君子（去皮壳，五两）150g，麦芽（炒，五两）150g，槟榔（细锉，晒，二十个）120g，木香（二两）60g。

【用法】上为细末，猪胆汁为丸，如粟米大。每服三十丸，量岁数加减，热水下，空心服（现代用法：上药碾细筛净，取鲜猪胆汁和为小丸，每丸约重3g。开水调化，空腹时服1丸。1岁以下小儿服量酌减）。

【功用主治】杀虫消积，健脾清热。虫积脾虚内热证。面黄体瘦，肚腹胀满，发热口臭，大便稀溏等。

【方解】

	药　物	功　效
君	使君子	①杀虫化积；②健脾消疳
臣	槟榔	①杀虫消积；②导滞除满
	肉豆蔻	健脾涩肠止泻
佐	神曲、麦芽	①消食导滞；②健脾和中
	黄连	①清内蕴之热；②燥湿止泻
	木香	行气消胀
	猪胆汁	加强清热作用

【辨证要点】本方为治疗虫积脾虚内热证的常用方。临床应用以面黄体瘦，肚腹胀满，发热口臭为辨证要点。

第二十五章　涌吐剂

凡以涌吐药为主组成，具有涌吐痰涎、宿食、毒物等作用，以治疗痰厥、食积、误食毒物的方剂，统称为涌吐剂。属“八法”中的吐法。

涌吐剂作用迅猛，易伤胃气，应中病即止，年老体弱、孕妇产后均应慎用。

瓜蒂散

《伤寒论》

【组成】 瓜蒂（熬黄，一分）1g，赤小豆（一分）1g。

【用法】 上二味，分别捣筛，为散已，合治之，取一钱匕（3g），以香豉一合（9g），用热汤七合，煮作稀糜，去滓，取汁合散，温顿服之。不吐者，少少加。得快吐，乃止（现代用法：将瓜蒂、赤小豆研细末和匀，每服1～3g，以淡豆豉9g煎汤送服。如急救催吐，药后可用洁净羽毛探喉取吐）。

【功用主治】 涌吐痰涎宿食。痰涎、宿食壅滞胸脘证。胸中痞硬，烦懊不安，气上冲咽喉不得息，寸脉微浮。

【方解】

	药　物	功　效
君	瓜蒂	味极苦而性寒，善于涌吐痰涎宿食
臣	赤小豆	味酸性平，能祛湿除烦满
佐	淡豆豉	轻清宣泄，宣解胸中邪气

【辨证要点】 本方为涌吐的祖剂，适用于痰涎、宿食停滞胸脘证。临床应用以胸脘痞硬，烦懊不安，气逆欲吐为辨证要点。

盐汤探吐方

《金匮要略》

【组成】 盐（一升）30g，水（三升）600mL。

【用法】 上二味，煮令盐消，热饮一升（200mL），刺口，令吐宿食使尽，不吐更服，吐讫复饮，三吐乃止（现代用法：用开水调成饱和盐汤，每服2～3碗，服后用洁净翎毛或手指探喉助吐）。

【功用主治】涌吐宿食。宿食、秽浊、毒物停滞上脘证。脘腹痛连胸脘，痞闷不通；或干霍乱，脘腹胀满，欲吐不得吐，欲泻不得泻；或误食毒物，毒物尚停留在胃中。

【辨证要点】本方为涌吐宿食、毒物及治疗干霍乱的常用方。临床应用以胸脘胀痛，欲吐不得吐，欲泻不得泻为辨证要点。

【使用注意】若服后不吐，可以手指或羽毛探喉中，以助其吐。

第二十六章　痈疡剂

凡具有解毒消肿、托里排脓、生肌敛疮作用，以治疗痈疽疮疡的一类方剂，统称为痈疡剂。

痈疡的成因，一般分为内因、外因两大类。前者如内伤七情，或恣食辛热之物；后者如外感六淫，或外来伤害如烫伤、金刃伤、跌打损伤及虫兽咬伤等。所有这些常可导致经脉阻滞，气血不和，久而积瘀化热，甚则肉腐为脓；或是寒、湿、痰等内生，流注于经脉、肌肉附着于筋膜关节之间，凝聚不散。凡此而成痈疡的阳证或阴证。从发病部位而言，分为体表痈疡和体内痈疡；从发病性质而言，痈疡分为阳证和阴证。体表痈疡之内治法，一般是按痈疡发展过程的三期（初起、脓成、溃后），分别使用消、托、补三法。消法，一般用于痈疡初期，尚未成脓。托法，一般用于痈疡中期，出现邪盛毒深，或正虚邪陷，脓成难溃之症。补法，一般用于痈疡后期，气血皆虚，或脾胃、肝肾不足，而见脓液清稀，疮口久溃不敛等症。痈疡发于内在脏腑的治法，是以清热解毒，逐瘀排脓，散结消肿为主。使用痈疡剂，必须根据病情变化，随证加减使用。此外，当体表痈疡火毒炽盛时，温补应列为禁例，免犯“实实”之戒。

仙方活命饮

《校注妇人良方》

【组成】白芷（六分）3g，贝母、防风、赤芍药、当归尾、甘草节、皂角刺（炒）、穿山甲（炙）、天花粉、乳香、没药（各一钱）各6g、金银花、陈皮（各三钱）9g。

【用法】用酒一大碗，煎五七沸服（现代用法：水煎服，或水酒各半煎服）。

【功用主治】清热解毒，消肿溃坚，活血止痛。阳证痈疡肿毒初起。红肿焮痛，或身热凛寒，苔薄白或黄，脉数有力。

【方解】

	药　物	功　效
君	银花	清热解毒疗疮
臣	归尾、赤芍、乳香、没药、陈皮	行气活血，通行经络，消肿止痛
佐	白芷、防风	①清热解毒；②散结消肿
	贝母、花粉	①通行经络；②透脓溃坚
	山甲、皂刺	疏散外邪，使热毒从外透解
使	甘草	①清热解毒；②调和诸药

前人称本方为“疮疡之圣药，外科之首方”，适用于阳证而体实的各类疮疡肿毒。若用之得当，则“脓未成者即消，已成者即溃”。

【辨证要点】 本方是治疗热毒痈肿的常用方，前人云：“此疡门开手攻毒之第一方也。”凡痈肿初起属于阳证者均可运用。临床应用以局部红肿焮痛，甚则伴有身热凛寒，脉数有力为辨证要点。

【使用注意】 本方只可用于痈肿未溃之前，若已溃断不可用；本方性偏寒凉，阴证疮疡忌用；脾胃本虚，气血不足者均应慎用。

五味消毒饮

《医宗金鉴》

【组成】 金银花（三钱）20g，野菊花、蒲公英、紫花地丁、紫背天葵子（各一钱二分）各15g。

【用法】 水一盏，煎八分，加无灰酒半盏，再滚二三沸时热服，被盖出汗为度（现代用法：水煎，加酒一二匙和服。药渣捣烂可敷患部）。

【功用主治】 清热解毒，消散疔疮。火毒结聚之痈疮疖肿。初起局部红肿热痛或发热恶寒；各种疔毒、疮形如粟，坚硬根深，状如铁钉，舌红，苔黄，脉数。

【方解】

	药　物	功　效
君	银花	清热解毒疗疮
臣	野菊花、蒲公英、紫花地丁、紫背天葵子	加强清热解毒作用
佐	酒	行血脉以助药力

【辨证要点】 本方是治疗火毒结聚之痈疮疖肿的常用方，临床应用以局部红肿热痛或发热恶寒，舌红苔黄，脉数为辨证要点。

四妙勇安汤

《验方新编》

【组成】 金银花、玄参（各三两）各90g，当归（二两）60g，甘草（一两）30g。

【用法】 水煎服，连服十剂，永无后患，药味不可少，减则不效，并忌抓擦为要（现代用法：水煎服）。

【功用主治】 清热解毒，活血止痛。热毒瘀阻之脱疽。患处皮色黯红，微肿灼热，疼痛剧烈，久则溃烂腐臭，甚则趾节脱落，烦热口渴，舌红脉数。

【方解】

	药　物	功　效
君	银花	清气分邪热，解血分热毒，清热解毒力强
臣	玄参	①泻火解毒，兼滋养阴液；②散结软坚
佐	当归	活血通脉，滋阴养血
使	生甘草	①泻火解毒；②调和诸药

【辨证要点】本方是治疗热毒瘀阻经脉，阴血亏耗之脱疽的常用方。临床应用以患处红肿痛剧，或溃烂，烦热口渴，舌红脉数为辨证要点。

【使用注意】本方性寒而润，脾胃虚弱者慎用。脱疽属阴寒及气血亏损者，本方不宜。

阳和汤

《外科证治全生集》

【组成】熟地黄（一两）30g，麻黄（五分）2g，鹿角胶（三钱）9g，白芥子（炒研，二钱）6g，肉桂（去皮研粉，一钱）3g，生甘草（一钱）3g　炮姜炭（五分）2g。

【用法】水煎服。

【功用主治】温阳补血，散寒通滞。阴疽。如贴骨疽、脱疽、流注、痰核、鹤膝风等，患处漫肿无头，皮色不变，酸痛无热，口中不渴，舌淡苔白，脉沉细或迟细。

【方解】

	药　物	功　效
君	熟地	①温补营血；②填精益髓
	鹿角胶	①温肾阳；②益精血
臣	肉桂、姜炭	①温阳散寒；②温通血脉
佐	白芥子	①温化寒痰；②通络散结
	麻黄	辛温达卫，宣通毛窍，开肌腠，散寒凝
使	甘草	解毒和药

治疗阴疽犹如仲春温暖和煦之气，普照大地，驱散阴霾，而布阳和，故以“阳和汤”名之。

【辨证要点】本方是治疗阴疽的常用方。临床应用以患处漫肿无头，皮色不变，酸痛无热为辨证要点。

【使用注意】阳证疮疡红肿热痛，或阴虚有热，或疽已溃破者，不宜使用本方。

大黄牡丹汤

《金匮要略》

【组成】大黄（四两）12g，牡丹（一两）3g，桃仁（五十个）9g，冬瓜仁（半升）

30g，芒硝（三合）9g。

【用法】以水六升，煮取一升，去滓，内芒硝，再煎沸，顿服之（现代用法：水煎服）。

【功用主治】泻热破瘀，散结消肿。肠痈初起，湿热瘀滞证。右少腹疼痛拒按，按之其痛如淋，甚则局部肿痞，或右足屈而不伸，伸则痛剧，小便自调，或时时发热，自汗恶寒，舌苔薄腻而黄，脉滑数。

【方解】

	药　物	功　效
君	大黄	泻热逐瘀，荡涤肠中湿热瘀结之毒
	丹皮	清热凉血，散瘀消肿
臣	芒硝	泻热导滞，软坚散结，助大黄荡涤实热
	桃仁	活血破瘀
佐	冬瓜仁	清肠利湿，引湿热从小便而去

【辨证要点】本方为治疗湿热血瘀肠痈的常用方。临床应用以右下腹疼痛拒按，舌苔黄腻，脉滑数为辨证要点。

【使用注意】凡肠痈溃后以及老人、孕妇、产后或体质过于虚弱者均应慎用或忌用。

苇茎汤

《备急千金要方》

【组成】苇茎（切，二升，以水二斗，煮取五升，去滓）60g，薏苡仁（半升）30g，瓜瓣（半升）24g，桃仁（三十枚）9g。

【用法】㕮咀，内苇汁中，煮取二升，服一升，再服，当吐如脓（现代用法：水煎服）。

【功用主治】清肺化痰，逐瘀排脓。肺痈，热毒壅滞，痰瘀互结证。身有微热，咳嗽痰多，甚则咳吐腥臭脓血，胸中隐隐作痛，舌红苔黄腻，脉滑数。

【方解】

	药　物	功　效
君	苇茎	清肺热，利肺窍
臣	瓜瓣	清热化痰，利湿排脓，清上彻下，肃降肺气
	薏苡仁	上清肺热而排脓，下利肠胃而渗湿
佐	桃仁	活血逐瘀

方中瓜瓣一药，《张氏医通》认为“瓜瓣即甜瓜子”，后世常以冬瓜子代瓜瓣，因其功用近似。

【辨证要点】本方为治肺痈的常用方剂，不论肺痈之将成或已成，均可使用本方。临床应用以胸痛，咳嗽，吐腥臭痰或吐脓血，舌红苔黄腻，脉数为辨证要点。

内补黄芪汤

《刘涓子鬼遗方》

【组成】 黄芪（盐水拌炒）、麦冬（去心）、熟地黄（酒拌）、人参、茯苓（各一钱）各9g，炙甘草、白芍药（炒）、远志（去心，炒）、川芎、官桂、当归（酒拌，各五分）各5g。

【用法】 加生姜三片，大枣一枚，水煎服（现代用法：水煎服）。

【功用主治】 温补气血，生肌敛疮。痈疽溃后，气血两虚证。溃处作痛，或疮口日久不敛，脓水清稀，倦怠懒言，食少乏味，自汗口干，间或发热，舌淡苔薄，脉细弱。

【方解】

	药　物	功　效
君	黄芪	温养脾胃而生肌，补气升阳而托毒
	熟地	甘温质润，滋阴填精益髓
臣	人参	大补元气，补脾益肺
	肉桂	①温阳散寒；②通畅气血
佐	当归、川芎	养血活血行滞
	麦冬、白芍	养阴补血敛阴
	远志	祛痰排脓，消肿止痛
	茯苓	健脾泄浊
	生姜、大枣	调补脾胃，以助化生气血
使	甘草	①益气和中；②调和药性

【辨证要点】 本方是治疗疮疡溃后，气血两虚证的常用方。临床应用以痈疽溃后，溃处作痛，或疮口日久不敛，脓水清稀，舌淡苔白，脉细弱为辨证要点。

【使用注意】 疮痈早期，热毒尚盛者，本方不宜。

主要参考书目

[1] 国家药典委员会. 中华人民共和国药典（2015 年版）. 北京：中国医药科技出版社，2015.
[2] 中华人民共和国第九届全国人民代表大会常务委员会. 中华人民共和国中医药法. 2017.
[3] 王绵之. 方剂学. 贵阳：贵州人民出版社，1991.
[4] 颜正华. 中药学. 北京：人民卫生出版社，1991.
[5] 朱文峰. 中医诊断学. 北京：中国中医药出版社，2002.
[6] 王永炎. 中医内科学. 上海：上海科学技术出版社，1997.
[7] 张登本. 中医学基础. 北京：中国中医药出版社，2007.
[8] 黄兆胜. 中药学. 北京：人民卫生出版社，2002.
[9] 杜守颖，崔瑛. 中成药学. 北京：人民卫生出版社，2016.
[10] 康廷国. 中药鉴定学. 北京：中国中医药出版社，2003.
[11] 翟华强，王燕平，林丽开. 中药调剂学. 北京：人民卫生出版社，2017.
[12] 李锦开. 医院中药管理学. 北京：中国医药科技出版社，1997.
[13] 翟华强，王燕平. 中医药学概论. 北京：中国中医药出版社，2013.